临床神经外科疾病诊断与治疗

主编 颜进项 甄 岩 刘营营 刘怀新
　　　马伟元 邓玉龙 解东成 饶 江

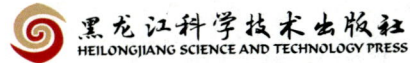

图书在版编目(CIP)数据

临床神经外科疾病诊断与治疗 / 颜进项等主编.
哈尔滨：黑龙江科学技术出版社，2024.7. -- ISBN 978-7-5719-2473-7

Ⅰ. R651

中国国家版本馆CIP数据核字第2024Y6S670号

临床神经外科疾病诊断与治疗
LINCHUANG SHENJING WAIKE JIBING ZHENDUAN YU ZHILIAO

主　　编	颜进项　甄岩　刘营营　刘怀新　马伟元　邓玉龙　解东成　饶江
责任编辑	包金丹
封面设计	宗　宁
出　　版	黑龙江科学技术出版社
	地址：哈尔滨市南岗区公安街70-2号　邮编：150007
	电话：(0451) 53642106　传真：(0451) 53642143
	网址：www.lkcbs.cn
发　　行	全国新华书店
印　　刷	黑龙江龙江传媒有限责任公司
开　　本	787 mm×1092 mm　1/16
印　　张	21.75
字　　数	547千字
版　　次	2024年7月第1版
印　　次	2024年7月第1次印刷
书　　号	ISBN 978-7-5719-2473-7
定　　价	198.00元

【版权所有，请勿翻印、转载】

编委会

主　编

颜进项　甄　岩　刘营营　刘怀新
马伟元　邓玉龙　解东成　饶　江

副主编

姚国防　刘广标　王洪财　胥　敏
杨文辰　庞春晓

编　委（按姓氏笔画排序）

马伟元　临朐县中医院
王顺利　济宁市第二人民医院
王洪财　宁波大学附属李惠利医院
邓玉龙　高州市人民医院
任崇文　东营市人民医院
刘广标　佛山市顺德区伦教医院
刘怀新　聊城市脑科医院
刘营营　广饶县中医院
杨文辰　海阳市人民医院
杨爱民　渑池县人民医院
庞春晓　潍坊市人民医院
饶　江　湖北省黄冈市黄梅县人民医院
胥　敏　盐城市第三人民医院（南通大学第六附属医院）
姚国防　菏泽医学专科学校附属医院
陶晓刚　郑州大学第一附属医院
甄　岩　邹平市人民医院
解东成　航空总医院
颜进项　宁阳县第一人民医院

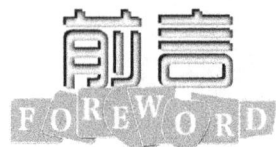

  神经外科是外科学中的一个分支,是在外科学以手术为主要治疗手段的基础上,应用独特的神经外科学研究方法,研究人体中枢神经系统(脑、脊髓)和周围神经系统疾病的一门临床外科专科。神经外科从初创至今历经百年,自20世纪70年代第一代头颅CT问世,随着神经影像学、生物化学、神经病学、工程技术、信息学和计算机科学等的发展,以及其在神经外科中的整合运用,今天神经外科手术的专业化和精细化与几十年前已不可同日而语,对既往疑难疾病治疗的有效性有了显著的改变,神经外科患者的生存率和生活质量得到了大幅度提高,诊疗技术突飞猛进。为了进一步提高广大神经外科医务工作者的诊疗水平,帮助神经外科医师正确诊断及防治神经外科各种疾病,我们特组织编写了这本《临床神经外科疾病诊断与治疗》。

  本书内容以贴近临床实际应用为特色,力求用最简洁的方式介绍临床常见神经外科疾病的诊断策略和治疗方案,同时向读者展示该领域的最新进展。本书涵盖内容较为全面,对基础理论和临床实际均有涉猎,具有较强的实用性和指导性,不仅适合神经外科临床医师在实际工作中阅读使用,也可作为医学院校相关专业师生的参考用书。

  本书由多人执笔,且编者编纂经验有限,再加上编写时间仓促,书中可能存在某些粗疏或偏颇之处。在此恳请广大读者对本书内容提出批评指正,以便再版时进行改进。

《临床神经外科疾病诊断与治疗》编委会
2024年3月

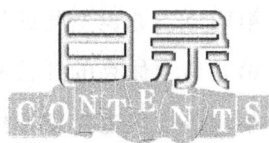

目录

第一章 神经外科疾病的定位诊断 (1)
- 第一节 大脑皮质病变的定位诊断 (1)
- 第二节 间脑病变的定位诊断 (3)
- 第三节 小脑病变的定位诊断 (8)
- 第四节 脑干病变的定位诊断 (11)
- 第五节 脊髓病变的定位诊断 (22)

第二章 神经外科疾病的常用治疗技术 (28)
- 第一节 脱水疗法 (28)
- 第二节 人工冬眠疗法 (30)
- 第三节 高压氧治疗 (32)
- 第四节 脑室穿刺引流术 (33)
- 第五节 神经修复治疗 (35)
- 第六节 神经传导阻滞封闭疗法 (37)
- 第七节 神经调控治疗技术 (40)
- 第八节 颅骨缺损与修补 (58)
- 第九节 重型颅脑损伤的去骨瓣减压术 (62)
- 第十节 血液光量子疗法 (68)

第三章 神经外科疾病的介入治疗 (70)
- 第一节 颅内动脉瘤的介入治疗 (70)
- 第二节 脑动静脉畸形的介入治疗 (74)
- 第三节 椎-基底动脉狭窄的介入治疗 (81)
- 第四节 颈内动脉-海绵窦瘘的介入治疗 (92)

第四章 神经外科重症监护 (96)
- 第一节 颅脑损伤的院前急救和急诊室处理 (96)

第二节　颅内压增高 …………………………………………………………………………（100）

　　第三节　脑血流和脑代谢 ……………………………………………………………………（104）

　　第四节　意识变化的评估 ……………………………………………………………………（106）

　　第五节　休克的评估和治疗 …………………………………………………………………（109）

　　第六节　气道管理和机械通气 ………………………………………………………………（114）

　　第七节　体液管理和酸碱失衡 ………………………………………………………………（121）

　　第八节　神经外科重症患者的影像学监测 …………………………………………………（127）

　　第九节　神经外科重症患者的营养支持 ……………………………………………………（131）

　　第十节　神经外科重症患者的感染预防 ……………………………………………………（133）

第五章　颅脑损伤 …………………………………………………………………………………（136）

　　第一节　头皮损伤 ……………………………………………………………………………（136）

　　第二节　颅骨骨折 ……………………………………………………………………………（140）

　　第三节　原发性颅脑损伤 ……………………………………………………………………（148）

　　第四节　非火器开放性颅脑损伤 ……………………………………………………………（160）

　　第五节　儿童颅脑损伤 ………………………………………………………………………（165）

　　第六节　老年人颅脑损伤 ……………………………………………………………………（170）

　　第七节　外伤性颅内血肿 ……………………………………………………………………（175）

　　第八节　外伤性脑水肿 ………………………………………………………………………（195）

第六章　脑血管疾病 ………………………………………………………………………………（202）

　　第一节　壳核出血 ……………………………………………………………………………（202）

　　第二节　脑叶出血 ……………………………………………………………………………（204）

　　第三节　丘脑出血 ……………………………………………………………………………（208）

　　第四节　脑干出血 ……………………………………………………………………………（211）

　　第五节　小脑出血 ……………………………………………………………………………（215）

　　第六节　脑室出血 ……………………………………………………………………………（218）

　　第七节　尾状核出血 …………………………………………………………………………（220）

　　第八节　带状核出血 …………………………………………………………………………（223）

　　第九节　蛛网膜下腔出血 ……………………………………………………………………（224）

　　第十节　缺血性脑血管病 ……………………………………………………………………（241）

　　第十一节　颅内血管畸形 ……………………………………………………………………（248）

　　第十二节　脑动脉硬化症 ……………………………………………………………………（264）

　　第十三节　烟雾病 ……………………………………………………………………………（270）

第七章　脊髓疾病…………………………………………………………………………（280）
　　第一节　脊髓损伤………………………………………………………………………（280）
　　第二节　脊髓动静脉畸形………………………………………………………………（294）
　　第三节　硬脊膜动静脉瘘………………………………………………………………（300）
第八章　神经系统肿瘤……………………………………………………………………（304）
　　第一节　颅内脂肪瘤……………………………………………………………………（304）
　　第二节　少突胶质细胞瘤………………………………………………………………（306）
　　第三节　多形性胶质母细胞瘤…………………………………………………………（308）
　　第四节　星形细胞瘤……………………………………………………………………（310）
　　第五节　脑膜瘤…………………………………………………………………………（315）
　　第六节　神经纤维瘤……………………………………………………………………（324）
　　第七节　神经鞘瘤………………………………………………………………………（326）
　　第八节　中枢神经细胞瘤………………………………………………………………（331）
　　第九节　脊膜瘤…………………………………………………………………………（333）
参考文献………………………………………………………………………………………（335）

第一章

神经外科疾病的定位诊断

第一节 大脑皮质病变的定位诊断

一、额叶病变的定位诊断

额叶控制机体的随意运动、语言、情感和智能,并与自主神经功能的调节和共济运动的控制有关,额叶前部与精神智能有关,额叶后部与运动有关。额叶损害的主要表现有以下几点。

(一)运动障碍

中央前回皮质运动中枢(4区)受损,早期出现典型的运动障碍。毁坏性病变表现为以对侧上肢、下肢或颜面部为主的局限性的不全或完全性瘫痪(单瘫)。当双侧旁中央小叶受损时,可引起双下肢的上运动神经元性瘫痪,并伴有小便障碍。刺激性病变表现为以对侧上肢、下肢或颜面部损害为主的局限性癫痫发作,肌肉抽搐由身体某部位开始,逐渐向邻近或全身的肌群扩散,引起全身痉挛性大发作(Jackson癫痫),继之出现Todd麻痹。

运动前区(6区),位于中央前回前方,为锥体外系和部分自主神经的高级中枢。此区受损时出现对侧肢体共济运动障碍、肌张力增高、自主神经功能紊乱、强握反射及摸索现象等释放症状。额中回后部为额叶的同向侧视(凝视)中枢,此区受刺激时,出现眼和头向病灶对侧的痉挛性抽动或同向痉挛性斜视;如为毁坏性病变,则出现两眼向患侧偏斜和对侧凝视麻痹。优势半球的额中回后部为书写中枢,受损时出现书写不能(失写症)。

(二)语言障碍

优势半球的额下回后部(44区,亦称Broca区)为语言运动中枢,受损时产生运动性失语,完全丧失讲话能力。部分运动性失语者,具有一定语言功能,但词汇贫乏,言语迟缓而困难。

(三)精神障碍

额叶前部的额叶联合区(9、10、11、12区)为精神和智能的功能区,与精神状态,记忆力,判断力和理解力等有密切的关系。当双侧额叶受损时,出现明显的额叶性精神障碍,表现为淡漠迟钝,记忆力和注意力减退,定向力不全,性格行为异常。情绪不稳定,常自夸、滑稽、幼稚、欣快、不洁、易冲动,尿便失禁,随地大小便,对自己所处状态缺乏认识,对疾病的严重性估计不足,出现智力衰退等。

二、顶叶病变的定位诊断

顶叶位于中央沟和顶枕裂之间,其下界为外侧裂,包括中央后回(3、2、1区)、顶上小叶(5、7区)、缘上回(40区)、角回(39区),与躯体感觉功能、自身位置觉的认识及语言功能有关,顶叶损害的主要表现如下。

(一)感觉障碍

中央后回的刺激性病变引起对侧身体发作性的感觉异常(感觉性Jackson癫痫),出现蚁走感、麻木感或串电感。破坏性病灶引起对侧身体的位置觉、震颤觉、压觉、实体觉、两点分辨觉严重障碍,而痛、温、触觉障碍较轻。

(二)失读症

优势半球顶叶角回为阅读中枢,受损后出现阅读能力的丧失,同时伴有书写能力障碍,并可出现词、字、句法和语法上的错误。

(三)失用症

优势半球顶叶缘上回为运用中枢,受损后出现双侧肢体失用,患者虽无瘫痪,但不能完成复杂而有目的的动作,自己不能穿衣,扣纽扣,对日常工具的使用亦发生障碍。

(四)Gerstman综合征

见于优势半球顶叶后下部的角回、缘上回及邻近枕叶的病损,出现手指认识不能、左右认识不能、计算力障碍和书写不能等症状。

三、颞叶病变的定位诊断

颞叶功能区是听觉、嗅觉中枢,亦是语言、声音和记忆的储存中枢,颞叶损害时可出现下列症状。

(一)感觉性失语

优势半球的颞上回后部(42区)为感觉性语言分析中枢,此区受损后患者具有能听到声音和自动说话的能力,但丧失了语言理解的能力,听不懂别人的话语,也听不出自己话语中的错误(错语症)。

(二)命名性失语

优势半球颞叶后部和顶叶下部(37区)损害时,患者对熟悉的物品只能说出其用途,而道不出其名称,丧失了对物品的命名能力。

(三)颞叶刺激征

颞叶各中枢受刺激后可出现幻听、幻嗅、幻味、幻视等现象,常为癫痫发作的先兆。钩回发作为海马沟回受刺激出现一过性嗅幻觉,如其邻近的味觉中枢受到刺激,可伴有幻味,幻视为视放射受损之症状,幻听为听觉中枢病损所致。

(四)精神运动性发作

颞前内侧部损害时常出现发作性的精神障碍,表现为一种特殊的意识混乱状态,出现狂躁、兴奋,甚至攻击行为,部分患者表现为自动症、睡梦或幻觉状态。

(五)视野缺损

颞后深部病变,累及视放射,出现病灶对侧的同向偏盲(半侧性或象限性偏盲),或对物体大小的错误认识。

(马伟元)

第二节　间脑病变的定位诊断

间脑位于大脑和中脑之间，第三脑室位于其中央，其两侧壁即间脑之内壁，丘脑下沟将间脑分为上方的丘脑部和下方的丘脑下部。间脑系由许多不同的灰质块所组成。间脑包括丘脑部、丘脑下部和第三脑室。

一、丘脑病变的解剖生理与定位诊断

(一)丘脑的解剖生理

丘脑为一卵形的灰质核团块，两侧之间有一灰质横桥，称为中间块。其背面是侧脑室，外侧为尾状核和内囊，下侧通过丘脑底部与中脑相连接。丘脑后部有一隆起，称为丘脑枕，内藏枕核，其下方为内侧膝状体和外侧膝状体。在丘脑后部的后方有缰三角、后连合及松果体，合称丘脑上部。

丘脑在水平断面上被V形的白质纤维板（名为内髓板）分隔成3个核团，即前核、外侧核及内侧核。

1.前核

前核位于丘脑前方的背部，主要与嗅觉通路有关，嗅觉路径先和丘脑下部的乳头体产生联系，再由乳头丘脑束与前核联系；然后由前核发出纤维至大脑半球的扣带回，管理内脏活动。

2.外侧核

外侧核分为背、腹两部，背部向后与丘脑枕连接，腹部向后与内、外侧膝状体连接。腹部又分为腹前核、腹外侧核、腹后核三部分。腹前核接受由苍白球来的纤维。腹外侧核接受由小脑经结合臂来的纤维；再发出纤维至大脑皮质运动区，与维持姿势有关。腹后核又分为腹后外侧核及腹后内侧核，腹后外侧核接受脊髓丘脑束及内侧丘系的纤维，腹后内侧核接受三叉丘系的纤维，由此二核再发出纤维至中央后回皮质感觉区。外侧核的背部又分为背外侧核及后外侧核，此二核接受上述各丘脑核发出的纤维，并与顶叶后部的顶上小叶及楔前叶发生联系。

3.内侧核

内侧核又分背内侧核及中央核，发出一小部分纤维至丘脑下部，大部分接受其他丘脑核来的纤维，再发出纤维与额叶发生联系。

丘脑各核之间、丘脑与端脑（嗅脑、基底节、大脑皮质）之间及与皮质下结构之间，均有复杂的纤维联系。从进化程序上看，丘脑的核团可分为古、旧、新三部分，各有其特殊的纤维联系。

(1)古丘脑：丘脑的中线核、内髓板核、背内侧核的大细胞部（内侧部）、腹前核及网状核等是丘脑进化中较古老的部分，有人认为无直接进入大脑皮质的向心纤维，但与嗅脑、纹状体、丘脑下部、网状结构等都有往返的联系。有人认为它们接受来自网状结构的非特异性冲动的上行纤维，再发出纤维至大脑皮质的广泛区域。古丘脑又称"丘脑网织系统"，其功能似与完成躯体与内脏间复杂反射的整合作用有关。

(2)旧丘脑：在进化中较新，接受脊髓和脑干发出的外部感受和本体感受的冲动，它们又发出纤维经内囊至大脑皮质的特定区域，故丘脑各核团又称"驿站核"，包括以下诸核。

腹后外侧核：接受内侧丘系和脊髓丘系的上行纤维，投射到中央后回一般感觉区的腿区和臂区。

腹后内侧核：接受三叉丘系的纤维，投射到中央后回一般感觉的面区。

外侧膝状体核：接受视束的纤维，发出纤维投射到枕叶皮质的视区。

内侧膝状体核：接受外侧丘系的听觉纤维，发出纤维至颞叶皮质的听区。

腹外侧核：接受结合臂来的纤维，发出纤维至大脑皮质中央前回运动区。

(3) 新丘脑：丘脑进化中最新的部分，与古、旧丘脑核均有联系，发出纤维投射到大脑运动皮质及感觉皮质以外的皮质区域，这些核团又称"联络核"。

外侧核背侧组核团：接受丘脑其他核团的纤维，发出纤维投射到顶上小叶。

枕核：接受内、外侧膝状体的纤维，发出纤维至顶下小叶、枕叶和颞叶后部皮质。

背内侧核小细胞部：接受丘脑其他核团的纤维，发出纤维至额叶前部皮质。

丘脑前核：接受乳头体来的纤维，发出纤维至扣带回皮质。

综上所述，丘脑有交替及传导痛、温、触觉冲动的功能，大脑皮质接受精细的感觉。

丘脑的血液供应：丘脑接受颈内动脉系统和椎-基底动脉系统的血液供应，其中绝大部分来自椎-基底动脉系统。①颈内动脉系统。脉络膜前动脉的丘脑支和枕支，大脑前动脉的丘脑前动脉，大脑中动脉的豆状核丘脑动脉，后交通动脉的丘脑结节动脉。②椎-基底动脉系统。大脑后动脉的丘脑膝状动脉及丘脑穿动脉。

丘脑各部的血液供应：①丘脑外侧核，由丘脑膝状动脉、丘脑穿动脉和豆状核丘脑动脉供应。②丘脑内侧核，由丘脑穿动脉、脉络膜前动脉的丘脑支供应。③丘脑前核，由豆状核丘脑动脉、丘脑前动脉供应。④丘脑枕核，由脉络膜前动脉枕支、丘脑膝状动脉供应。⑤内髓板核，主要由丘脑穿动脉供应。

(二) 丘脑病变的临床表现

1. 丘脑综合征

(1) 对侧半身感觉障碍：①对侧半身感觉缺失。各种感觉均缺失，是丘脑外侧核，特别是腹后核的损害。②感觉障碍程度不一致。上肢比下肢重，肢体远端比近端重。③深感觉和触觉障碍比痛、温觉重。可出现深感觉障碍性共济失调。④实体感觉障碍。出现肢体的感觉性失认。

(2) 对侧半身自发性剧痛：为内髓板核和中央核受累所致，病灶对侧上下肢出现剧烈的、难以忍受和形容的自发性疼痛。呈持续性，常因某些刺激而加剧，常伴感觉过敏和过度。疼痛部位弥散，难以定出准确位置，情感激动时加重。

(3) 对侧半身感觉过敏和过度：丘脑病变的常见典型症状，尤其感觉过度更是丘脑病变的特征，患者对任何刺激均极为恐怖，还可出现感觉倒错。

(4) 丘脑性疼痛伴有自主神经症状：如心跳加快、血压升高、出汗增多、血糖增高等。

(5) 对侧面部表情运动障碍：为丘脑至基底节联系中断所致，病灶对侧面部表情运动丧失，但并无面瘫。

(6) 对侧肢体运动障碍：在急性病变时出现瞬息的对侧偏瘫，亦可出现对侧肢体的轻度不自主运动。

2. 丘脑内侧综合征

病变位于丘脑内侧核群，为穿通动脉闭塞引起。

(1)痴呆及精神症状：为丘脑投射至边缘系的纤维中断所致。
(2)睡眠障碍：为上行网状激活系统经丘脑前核及内侧核向大脑皮质投射路径中断所致。
(3)自主神经功能障碍：出现体温调节障碍、心血管运动障碍、胃肠运动失调等。
(4)自发性疼痛：为内髓板核及中央核受损所致。

3.丘脑红核综合征

病变部位在丘脑外侧核群的前半部，多为丘脑穿动脉闭塞所致。
(1)小脑性共济失调：为腹外侧核病变，小脑发出的结合臂纤维在此处中断，不能投射到大脑皮质中央前回运动区，使小脑失去了大脑皮质的支配所致。
(2)意向性震颤：发生机制同上。
(3)舞蹈徐动样运动：为腹前核受损所致，多为短暂性。

(三)丘脑病变的定位诊断和鉴别诊断

丘脑是皮质下感觉中枢，损害时感觉障碍是其最主要最突出的症状，其外侧核受损时更为明显，一切感觉均受损，故当发现患者有偏身感觉障碍时总应想到是否有丘脑的病变，偏盲、偏身感觉性共济失调及偏身感觉障碍等三偏征为丘脑病变的特征，有偏身自发性疼痛亦提示丘脑病变的可能，偏身感觉过度及过敏亦是丘脑病变的典型症状。因感觉障碍出现于偏身者可以是器质性的，也可以是功能性的，病变的部位也不单是在丘脑，因此根据一些感觉障碍特征在考虑丘脑病变同时，总得排除其他部位的病变甚至功能性疾病引起的偏身感觉障碍。如偏身感觉障碍，尤其是深感觉及实体觉障碍明显，仅伴有轻度的偏身运动障碍，则提示病变在丘脑的可能性最大，但也要排除顶叶的病变。内分泌及自主神经功能障碍通常为丘脑下部的病变所引起，也要注意是否为丘脑病变的影响。至于嗜睡、痴呆、精神症状等引起的病变部位很多，单凭这些症状不能确定病变的部位在丘脑，如合并一些感觉症状，则丘脑引起的可能性很大。丘脑与基底节及中脑有密切联系，部位接近，当出现中脑及基底节症状时也要注意是否有丘脑的病变。

二、丘脑下部病变的定位诊断

(一)丘脑下部的解剖生理

1.外形

丘脑下部为间脑在丘脑下沟以下的结构，分为三个部分。
(1)丘脑下视部：为丘脑下部的前部，包括灰结节、漏斗、垂体、视交叉等。
(2)丘脑下乳头部：主要为两个乳头体，呈半球形，在灰结节后方。
(3)丘脑底部：为大脑脚和中脑被盖向前的延续，腹侧与丘脑下视部连接，其中有丘脑底核(路易氏体)、红核前核及红核和黑质的延伸。

2.内部结构及功能

(1)核团。分4个区，从前向后为：①视前区。为第三脑室最前部的中央灰质，内有视前核。②视上区。在视交叉上方，内有视上核、室旁核及前核。③灰结节。在漏斗后方，内有腹内侧核、背内侧核。④乳头体区。在乳头体部，内有乳头体核、后核。

垂体主要分前叶和后叶，前叶为腺垂体部，是甲状腺、胰腺、肾上腺、生殖腺等靶腺的促成激素的分泌腺体。后叶是神经垂体部，为神经组织。在前叶与后叶之间有一中间叶。

(2)纤维联系：①传入纤维。海马有纤维至穹隆，由穹隆来的纤维终止于乳头体。额叶皮质、苍白球及脑干网状结构等均有纤维止于丘脑下部。②传出纤维。自乳头体发出乳头丘脑束，止于丘脑前核。自丘脑下部发出下行纤维至中脑被盖部，还有一些下行纤维止于脑干内脏运动核团。③与垂体的联系。视上核和室旁核分泌的垂体后叶素（包括抗利尿激素及催乳素）经丘脑下部垂体束输送到垂体后叶；根据身体生理需要再释放入血液。丘脑下部还有 7 种释放激素，刺激垂体前叶腺细胞分泌相应的激素，它们是促甲状腺素释放激素、促肾上腺皮质素释放激素、生长激素释放激素、促滤泡素释放激素、促黄体化素释放激素、促泌乳素释放及抑制激素、黑色素细胞扩张素释放激素等。丘脑下部与垂体前叶之间没有直接的神经纤维联系，而是通过垂体门静脉系统进行沟通。

(3)丘脑下部的功能：丘脑下部是人体较高级的内分泌及自主神经系统整合中枢，控制交感神经和副交感神经系统的活动。①水分平衡。视上核和室旁核根据生理需要分泌抗利尿激素，控制肾脏对水分的排出与再吸收；损害丘脑下部与垂体后叶的系统可引起尿崩症。②调节自主神经。丘脑下部前区和内侧区与副交感神经系统有关，丘脑下部后区和外侧区与交感神经系统有关，通过丘脑下部以调节交感和副变感神经的功能。③调节睡眠与糖的代谢。丘脑下部视前区损害后出现失眠，丘脑下部后方损害后出现睡眠过度，丘脑下部对血糖的高低有调节作用。④调节进食功能。丘脑下部腹内侧核的内侧部有一饱食中枢，腹内侧核的外侧部有一嗜食中枢，通过这两个中枢调节进食功能。腹内侧核损害时出现肥胖症。⑤调节体温。丘脑下部通过使散热和产热取得平衡而保持体温相对恒定，散热中枢位于丘脑下部的前部，产热中枢位于丘脑下部后部。⑥调节消化功能。丘脑下部与胃肠功能有密切关系，丘脑下部损害后可引起消化道出血。⑦调节内分泌功能。丘脑下部能产生多种促垂体素释放激素，丘脑下部能直接调节垂体的一些内分泌功能。

(二)丘脑下部病变的临床表现

丘脑下部解剖结构复杂，生理功能又极为重要，其重量虽只有 4 g 左右，但其核团却多至 32 对，此处的病变多种多样。

1.内分泌及代谢障碍

(1)肥胖症：丘脑下部两侧腹内侧核破坏时，可引起肥胖症，破坏室旁核也可引起肥胖，而且丘脑下部前部、背侧部、视交叉上部、视束前部都与肥胖的产生有关。引起肥胖的机制可能与三个方面有关，进食量异常增加；运动减少，脂肪沉积；基础代谢降低。

(2)水代谢障碍：视上核与室旁核病变时尿量显著增加，产生尿崩症，此部功能亢进时产生少尿症。

(3)盐类代谢异常：破坏腹内侧核可引起高钠血症，破坏室旁核时尿中排钠增多，并伴有多尿。

(4)性功能异常：可表现为性早熟及性功能不全。丘脑下部结节漏斗核与性功能有关，此核发出结节垂体束，影响垂体的性腺激素的排出量。

1)性早熟：临床上按性早熟的程度分为三种，即外观上类似性早熟、不完全性早熟、完全性早熟等。外观上类似性早熟表现为新生儿或儿童期乳房发育和子宫出血，早期生长阴毛；完全性早熟应有睾丸或卵巢发育成熟，有成熟的精子或卵细胞，有月经排卵，有早熟妊娠，性激素达到成人水平。性早熟女性多于男性。

丘脑下部病变引起的性早熟主要为损伤了第三脑室底部及丘脑下部的后部，除性早熟表现外尚有精神异常、智力低下、行为异常、情绪不稳、自主神经症状等。松果体病变尤其是肿瘤常引起性早熟，是由于压迫了丘脑下部所致。

2) Albright 综合征:病因不明,临床上有四个特点。①弥散性纤维性骨炎。多为偏侧性,有骨质脱钙、骨纤维变性及囊肿形成。②皮肤色素沉着。在骨质变化的皮肤上出现色素沉着。③性早熟。多呈完全型,主要见于女性。④可合并甲状腺功能亢进,神经系统有锥体束征、先天性动静脉瘘、大动脉狭窄及肾萎缩等。

3)性功能发育不全:系指青春期生殖系统不发育或发育不完善而言,分为丘脑下部性、垂体性、性腺性等 3 种。①丘脑下部病变的性功能发育不全:伴有肥胖症,有两个综合征。①Frohlich综合征,临床症状有性功能低下,生殖系统发育不良,男性多见,伴有智力低下、肥胖、生长发育迟滞、多尿,其他发育畸形、头痛等。②Laurence-Moon-Biedl综合征,表现有肥胖、外生殖器发育不良、生长障碍、尿崩症、智能障碍、视网膜色素变性及多指症或指愈合畸形等。此等症状可呈完全型或不全型。②垂体病变的性功能发育不全:表现为侏儒症、性功能发育不全、垂体功能失调等。男、女皆可发生。垂体促性腺激素特异性缺乏为促性腺激素不足所致。男性阴毛稀疏,类似女性,第二性征不明显,睾丸与外生殖器很小,无精子,此为肾上腺雄性激素分泌明显不足引起。在女性如雌性激素分泌明显不足时,表现乳头、乳晕、乳房、外阴、子宫等发育不良,呈女童型,阴毛发育正常。③性腺病变的性功能发育不全:表现为第二性征缺乏、先天畸形等。

(5)糖代谢异常:动物试验刺激室旁核、丘脑前核、腹内侧核、后核时血糖增高,丘脑下部肿瘤常有血糖升高,视交叉水平或视束前区损害时血糖降低。

2.自主神经症状

(1)间脑性癫痫:其诊断依据主要为有发作性的自主神经症状,可伴有意识障碍;病史中或发作间歇期有某些丘脑下部症状;临床上有客观证据提示有丘脑下部损害,脑电图提示有癫痫表现。

(2)间脑病。包括下列四个方面。①代谢障碍:糖代谢障碍可出现糖尿、糖耐量试验和胰岛素敏感试验异常。脂肪代谢异常可出现肥胖、消瘦、血中脂肪酸增高。水代谢异常表现为口渴、多饮、多尿、少尿、水肿等。②内分泌障碍:表现为性功能障碍、肾上腺功能障碍、甲状腺功能障碍等。此与代谢障碍有密切关系。③自主神经功能障碍:表现为体温调节障碍,心血管运动障碍,胃肠功能障碍,尿便排泄障碍,汗液、唾液、泪液、皮脂等分泌障碍。④精神与神经障碍:精神障碍可表现为情绪不稳、易激动、抑郁、恐惧、异常性冲动、梦样状态、神经官能症状态等,神经症状的出现均为丘脑下部附近脑组织损害引起。

(3)体温调节障碍:丘脑下部后区为产热中枢。前区为散热中枢,前区损害时产生持久高热,后外侧区损害时引起体温过低,丘脑下部病变引起的体温调节障碍,可表现为中枢性高热、发作性高热、中枢性低温、体温不稳等4种类型。

(4)循环调节障碍:丘脑下部前部损害时血压升高;后部破坏时血压下降,两处均损害或损害不均时血压不稳。

(5)呼吸调节障碍:刺激视前区的前部可使呼吸受到抑制,引起呼吸减慢及呼吸幅度变小,刺激丘脑下部中间部亦可出现呼吸抑制,甚至呼吸暂停。

(6)瞳孔改变:刺激丘脑下部后部时瞳孔散大,刺激丘脑下部前部时瞳孔缩小。

(7)消化道症状:可引起胃十二指肠病变,主要表现为胃肠道出血。

三、丘脑下部病变的定位诊断和鉴别诊断

丘脑下部是一个内分泌及自主神经系统的中枢,丘脑下部损害的诊断依据主要根据有代谢、

内分泌及自主神经功能障碍的存在。仅有其中某些临床症状,难以确定是丘脑下部病变引起;如这几方面的症状均有一些,同时又有精神意识障碍及一些神经系统的有关局灶体征,则诊断比较容易肯定。病变有些是原发于丘脑下部的,有些可能是原发附近脑组织,以后蔓延到丘脑下部的,也可能是丘脑下部未受到直接侵犯,仅在功能上受到一定影响。这要根据临床症状出现的顺序,严重的程度及可能的病因来判断。如其他定位症状出现早,而且很突出,而内分泌自主神经症状出现较晚较轻,病情是逐渐加重的,则病灶原发于丘脑下部的可能性不大,而是由附近脑组织扩展而来的,病因很可能是肿瘤;如伴有颅内压增高,则肿瘤的可能性更大。反之,如内分泌自主神经症状出现很早很突出,而其他症状是次要的,则首先要考虑原发于丘脑下部的病变,如丘脑下部症状和其他脑症状同时出现,常提示两者同时受到侵犯,尤其在一些急性病变如血管病、炎症、外伤等,患者常有昏迷、局灶体征及明显的丘脑下部症状,此种情况提示病情非常严重。对单有内分泌自主神经症状的患者可进行一些脑部的辅助检查,以明确有无丘脑下部或垂体的病变。还可做一些内分泌功能的检查,以明确障碍的严重程度,同时还要进行有关靶腺的检查,以明确内分泌代谢障碍引起的部位。对丘脑下部的病变,还要根据其临床表现来判断病变的主要部位,因为丘脑下部病变本身无明确定位体征,它与整个神经系统及全身都有广泛而密切的联系,因此在诊断丘脑下部有无病变时应进行综合考虑。

(马伟元)

第三节 小脑病变的定位诊断

小脑位于颅后窝内,约为大脑重量的1/8,在脑干的脑桥、延髓之上,构成第四脑室顶壁,主要是运动协调器官,病变时主要表现为共济失调及肌张力低下。

一、小脑的解剖生理

(一)大体观察

上面:较平坦,紧位于小脑幕之下,中间凸起,称为上蚓。自前向后,上蚓又分五部分,最前端是小脑小舌,其次为中央叶,最高处称山顶,下降处为山坡,最后为蚓叶。在此上蚓部的后1/3有伸向外前方,略呈弓形的深沟,称原裂。原裂之前两侧为小脑前叶,中间为山顶。原裂之后的两侧为小脑半球的两侧部。

下面:两侧呈球形,为小脑两半球,中间凹陷如谷,谷底有下蚓部。下蚓部自后向前分四部分,蚓结节、蚓锥、蚓垂和小结。蚓垂两侧为小脑扁桃体。小结是下蚓的最前部,它的两侧以后髓帆与绒球相连,共称绒球小结叶。在绒球之内前方,紧邻桥臂。双侧桥臂之间,稍向前有结合臂及前髓帆。综观上、下两面,中间为蚓部,两侧为半球。从进化上看,蚓部为旧小脑而半球为新小脑,前面介于上、下两面之间的桥臂稍后之绒球小结叶为古小脑。

(二)内部结构

小脑皮层结构各处基本一致,镜下分为三层由外向内:①分子层。细胞较少,表浅部含小星形神经细胞,较深层为较大的"篮"状细胞("basket"cell)。它们的轴突均与浦肯野(Purkinje)细胞接触,其纤维为切线形走行。某些纤维负责联系小脑两半球。②浦肯野细胞层。主要由这层细胞执行小脑功能。这个层次很明显,细胞很大。其粗树突走向分子层,呈切线位,像鹿角的形象向上广泛伸延;其轴突穿过颗粒层,走向小脑核群。浦肯野细胞接受脑桥与前庭来的冲动。③颗粒层。为大片深染的球形小神经细胞,本层接受脊髓和橄榄体来的冲动。

在小脑髓质内有四个核,均成对。在额切面上用肉眼即可看到,由外向内:①齿状核。呈"马蹄形",细胞群呈迂曲条带状,向内后方开口,称核门。此核接受新小脑的纤维,将冲动经结合臂及红核,并经丘脑传至大脑皮质。②栓状核。形状像一个塞子,位于齿状核"门"之前,它接受新小脑与古小脑的纤维之后,也发出纤维到对侧红核。③球状核,接受古小脑的纤维,之后也发出纤维到对侧红核。④顶核:接受蚓部与古小脑来的冲动,发出纤维到前庭核与网状结构。

(三)小脑的联系通路

小脑与脑干有三个连结臂或称脚,在横切面上很易辨认,从下向上说,这三个臂是:①绳状体,称小脑下脚,连系小脑与延髓。②桥臂,称小脑中脚,连系脑桥与小脑。③结合臂,称小脑上脚,连系外脑与中脑。小脑的这三个臂(或脚)是向小脑与离小脑的纤维。

在绳状体内有:①背侧脊髓小脑束(Flechsig束)。起于脊髓的后柱核;不经交叉,终止于蚓部的前端;传递本体感觉冲动。②橄榄小脑束。起于延髓橄榄体。经交叉,终于小脑皮层。橄榄体之冲动可能来自苍白球。③弓状小脑束。由同侧楔核的外弓状纤维形成,其中还有三叉脊髓感觉核来的纤维。④网状小脑束。起自盖部网状核。此束含有起自小脑的小脑网状束。⑤前庭小脑束。在绳状体内侧部行走,一部终止于顶核,一部止于绒球小结叶。也有顶核与前庭核联系的小脑前庭束。

在桥臂内几乎全部为脑桥小脑纤维。脑桥纤维为水平方向行走,起自桥核细胞。后者是额桥小脑束与颞桥小脑束的中转站。桥小脑纤维大部分终止于对侧小脑半球。

结合臂有离小脑的纤维。小脑红核丘脑束起自齿状核与栓核,有交叉(Wernekink交叉);部分止于对侧红核(从红核再起红核脊髓束),部分直接到达对侧丘脑的腹外侧部。在结合臂内也有走向小脑的束。腹侧脊髓小脑束与背侧脊髓小脑束一样也起自脊髓后柱核,不交叉,终止于小脑蚓部。

可将小脑的主要联络概括如下:①小脑接受脑桥的纤维(大部分到达小脑半球),通过桥核细胞接受大脑皮质的冲动;接受脊髓的纤维(到达蚓部),从脊髓接受本体感受刺激,接受前庭核的纤维,向绒球小结叶传递前庭冲动,接受下橄榄体的纤维,到达小脑的整个皮层,这组纤维可能传递来自纹状体的冲动。纹状体经丘脑与下橄榄体联系。这个通路称为丘脑橄榄束。最后,小脑还广泛地接受网状结构的纤维,以保证运动的协调。②小脑的离心纤维有到前庭核的,到红核的和到脊髓的。还有经过丘脑到大脑两半球皮层和纹状体的传导通路。③凡小脑发出纤维所要到达的部位,均有纤维再向心地走向小脑。

(四)小脑的功能区分

(1)基底部第四脑室顶壁的下部,包括蚓结节、蚓垂、蚓锥、绒球及顶核。功能是维持平衡,为小脑的前庭代表区。

(2)中部两半球上面的中间部,中线稍向两侧、原裂前方,前叶之后部区域。此区主要是通过内侧膝状体和外侧膝状体与听和视功能有联系。病变时发生何种症状尚不清楚。

(3)前部为小脑上面的前上区域,主要是前叶,在中部以前。此部主要是控制姿势反射和行走的协同动作。

(4)外侧部小脑上下面的后外侧两半球,主要功能是控制同侧肢体的技巧性随意动作。

由此可见，小脑的功能定位，如 Bolk 曾指出的，身体不分两侧的部分（躯干）由小脑不分两侧的部分（蚓部）支配，蚓部前端支配头部肌肉，后部支配颈部和躯干的肌肉。肢体的肌群则由同侧小脑半球支配，前肢在上面，后肢在下面。这个定位原则虽较简单，但目前临床上还只能大体如此定位。小脑的某些部位如蚓部外侧与半球之间的某些部位，病变时无定位体征，仅在病程发展到一定阶段时发生颅内压增高，应予注意。

二、小脑病变的临床表现

（一）小脑功能丧失症状

1.共济失调

由于小脑调节作用缺失，患者站立不稳、摇晃，步态不稳，为醉汉步态，行走时两腿远分，左右摇摆，双上肢屈曲前伸如将跌倒之状。

患者并足直立困难，一般不能用一足站立，但睁眼或闭眼对站立的稳定性影响不大。

检查共济失调的方法主要是指鼻试验与跟膝胫试验。做这种动作时常发现患者不能缓慢而稳定地进行，而是断续性冲撞动作。

笔迹异常亦是臂、手共济失调的一种表现，字迹不规则，笔画震颤。小脑共济失调一般写字过大，而帕金森病多为写字过小。

2.暴发性语言

暴发性语言为小脑语言障碍的特点。表现为言语缓慢，发音冲撞、单调，鼻音。有些类似"延髓病变的语言"，但后者更加奇特而粗笨，且客观检查常有声带或软腭麻痹，而小脑性言语为共济运动障碍，并无麻痹。

3.辨距不良或尺度障碍

令患者以两指拾取针线等细小物品，患者两指张展奇阔，与欲取之物品体积极不相称。此征也称辨距过远。如令患者双手伸展前伸手心向上迅速旋掌向下，小脑病变一侧则有旋转过度。

4.轮替动作障碍

轮替动作障碍指上肢旋前旋后动作不能转换自如，或腕部伸屈动作不能转换自如，检查轮替动作障碍，当然要在没有麻痹或肌张力过高的情况下，才有小脑病变的诊断意义。

5.协同障碍

如令正常人后仰，其下肢必屈曲，以资调节，免于跌倒。小脑疾病患者，胸部后仰时其下肢伸直，不做协同性屈曲运动，故易于倾倒。又如令患者平卧，两臂紧抱胸前，试行坐起。正常人必挺直下肢，支持臀股才能坐起；但小脑患者缺乏下肢协同伸直动作，试行坐起时，往往下肢上举，呈"两头跷"状态。

6.反击征

令患者用全力屈曲其肘，检查者在前臂给予阻力，尽力向外拉其前臂，然后突然放松之。正常人在外拉力突然放松时，其前臂屈曲即行停止，不致反击到患者自己的胸壁，在小脑病变时，则屈曲不能停止，拉力猛止，则患肢可能反击至患者胸部或面部。因而检查者应置一左手于被检查肢体与患者胸壁之间，加以保护。

7.眼球震颤

许多人认为它并非小脑体征，而是小脑肿瘤或脓肿时压迫脑干所致。可能是小脑前庭核间的联系受累所致。

(二)肌张力变化

小脑病变时肌张力变化较难估计。张力调节在人类有很大变异,而且还因病变部位与病变时期而有所不同。但有如下临床事实可供参考。

(1)一侧小脑病变(外伤、肿瘤)发生典型的同侧半身肌张力降低。表现为肌肉松弛无力,被动运动时关节运动过度,腱反射减弱。如令患者上肢下垂,医师固定其上臂,在患者完全放松肌肉的情况下,击其下垂之前臂使其被动摇摆,可见患侧摇摆幅度比健侧为大。所谓膝腱摇摆反射也是张力低的表现。

(2)两侧对称性小脑病变者,一般无明显的肌张力改变。

(3)在某些小脑萎缩的病例(皮层与橄榄、脑桥、小脑型)可见渐进性全身肌张力增高,可出现类似帕金森病的情况。但在尸检时,发现病灶限于小脑。许多观察证明,在小脑核(特别是齿状核)和所谓张力中枢(红核和苍白球)之间有密切的功能联系。

(三)小脑体征的定位意义

(1)小脑病变时体征在病变同侧的肢体,表现为共济失调、辨距不良、轮替动作障碍、反击征等,并可能出现同侧肢体肌张力低下、腱反射减弱等。

(2)如病变限于蚓部,症状多为躯干共济失调与言语障碍。肢体异常较少,张力也正常。但目前有一值得注意的事实,即大部分(慢性)弥散性小脑萎缩的病例,蚓部与半球之退行性病变的程度相等,而临床上主要是躯干共济失调与言语障碍,肢体异常较轻。这说明大脑通过大量投射联系对新小脑发生了代偿。如病变呈急性病程,代偿作用则很少发生。

(3)如病变仅限于齿状核(特别是齿状核合并下橄榄),最常见的症状是运动过多,节律性运动失常(肌阵挛)。偶尔也可见肌张力过高。孤立性齿状核病变(或合并一侧结合臂)一般是发生同侧性典型动作震颤(或称意向震颤)。

(4)关于暴发性语言的定位意义:需两侧病变或中间的蚓部病变才导致此类言语障碍,特别是蚓部与两半球前部病变时,有人报告个别局限性小脑萎缩病例仅有蚓部前部及半球的邻近部分病变,临床上即有严重的暴发性语言。

(马伟元)

第四节 脑干病变的定位诊断

一、脑干的解剖生理

脑干位于小脑幕下的后颅凹内,上端与间脑相连,下端与脊髓相接,背侧为第四脑室和小脑。除第Ⅰ、Ⅱ脑神经外,其余脑神经核均位于脑干内。

脑干由三部分组成:延髓、脑桥和中脑。延髓在最下端于枕大孔水平与脊髓相连,脑桥居中间,中脑位于脑干顶端与间脑相邻。

(一)脑干的外形

如图1-1、图1-2所示。

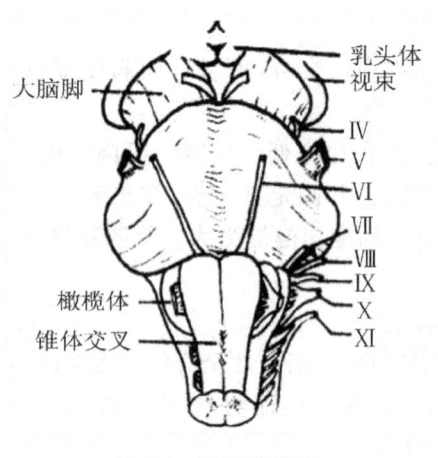
图 1-1　脑干腹面观

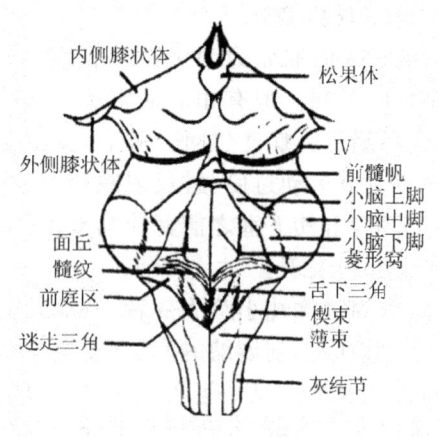
图 1-2　脑干背面观

1.延髓

延髓为脊髓的延续，为锥形，在枕大孔水平，以第 1 脊神经分界，全长 2.8～3.0 cm。最下端宽 0.9～1.2 cm，最上端横径可达 2.4 cm。其外形特征与脊髓外形十分相似，亦有前正中裂、后正中沟、前外侧沟、后外侧沟及中间沟，尾端也有脊髓中央管的延续。至延髓中部开始，中央管的背侧板向两侧延伸，至脑桥时则扩展成三角形的隐窝，构成第四脑室底的延髓部，后者表面覆盖有室管膜上皮与有丰富血管的软膜相融合。双侧外隐窝向下延伸到脑室下角相连处称为闩。由前后裂和沟使延髓分成左右对称的两半，在其尾端可见斜行交叉的纤维束，称为锥体交叉。在锥体的外侧为橄榄体（其内为下橄榄核），在前外侧沟有舌下神经出脑。在舌下神经的背外侧可见舌咽神经、迷走神经和副神经发出。在后正中沟与后外侧沟之间为后索，即薄束与楔束，其首端成棒状体及楔形结节，其内有薄束核及楔束核。此部再向上外延伸与小脑下脚（绳状体）相连接。

2.脑桥

脑桥位于延髓上方，形如一条宽带，长为 2～3 cm，宽为 3.0～3.6 cm，在两侧成粗索状为小脑中脚（脑桥臂），以桥上、下沟与延髓和中脑的大脑脚之间构成明显分界。腹侧面为宽阔的横行隆起称为基底部，背侧为延髓的延续称为背盖部，且与延髓共同成为菱形窝构成第四脑室底，在其上可见由外侧至中线的髓纹，亦为脑桥和延髓在背侧的分界线，底面中线为中央沟，其外侧有与之平行的外界沟。在腹侧之基底部下缘与延髓分界之沟内，自中线向外依次可见外展神经、面神经和听神经发出，三叉神经经小脑中脚出脑。

3.中脑

中脑位于脑桥上方，全长 1.5～2.0 cm，其末端为脑桥的上部所遮盖，背部为顶盖，腹侧面变粗大为一对大脑脚，内有锥体束走行，两大脑脚之间为脚间窝亦称脚间池，动眼神经由大脑脚内侧的动眼神经沟出脑。背部有四叠体，为一对上丘和一对下丘。松果体卧于其中间。上丘为皮质下视觉反射中枢，下丘为皮质下听觉反射中枢。滑车神经在下丘下方出脑。在中脑顶盖部中央有大脑导水管连接第三脑室和第四脑室。

(二)脑干的内部结构

1.脑神经核团

(1)延髓的脑神经团（图 1-3）。①舌下神经核：位于第四脑室底近中线旁，发出纤维组成舌下神经走向腹侧,在锥体外侧出延髓。②迷走运动运动背核:位于舌下神经核之背外侧,参与组成舌咽神经、迷走神经,在延髓背外侧出脑。③疑核:位于延髓背外侧,由此发出运动纤维参与组成舌咽神经、迷走神经和副神经。④三叉神经脊束核:位于延髓背外侧区内,接受来自迷走神经的感觉纤维及三叉神经的感觉支。⑤孤束核:位于迷走神经运动背核之前外侧,其纤维组成舌咽神经和迷走神经的感觉支。⑥下涎核:位于延髓上部中心附近,组成舌咽神经的一部分。⑦耳蜗神经核:位于延髓上部绳状体的外侧,耳蜗神经终止于此核,从此核发出的纤维由同侧及对侧上行组成外侧丘系。⑧前庭神经核:位于第四脑室底前庭区的深部,占据延髓、脑桥两部分,由4个亚核组成,即前庭神经上核、下核、内侧核和外侧核。由它们发出的纤维主要参与内侧纵束,并与小脑、脊髓及脑神经核发生联系。

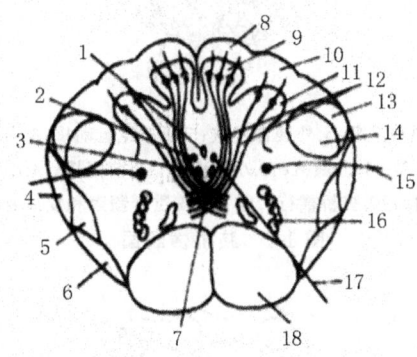

1.中央管;2.舌下神经核;3.内侧纵束;4.脊髓小脑后束;5.外侧脊髓丘脑束;6.脊髓小脑前束;7.内侧丘系交叉;8.薄束;9.薄束核;10.楔束;11.楔束核;12.内侧弓状纤维 13.三叉神经脊髓束;14.三叉神经脊髓核;15.副神经脊髓根;16.下橄榄核;17.舌下神经;18.锥体

图 1-3　延髓横断面

(2)脑桥的脑神经核团(图 1-4)。①面神经核:位于三叉神经脊束核及脊束之内侧,发出纤维组成面神经,经背侧向上行,并绕过外展神经核,再外侧行出脑,支配面部表情肌。②孤束核(上部):位于迷走神经背核外侧,组成面神经味觉支,专司舌前 2/3 的味觉。③上涎核:位于网状结构的外侧部,其下端在延髓为下涎核组成舌咽神经一部分,而此核之纤维参与组成面神经,支配泪腺、颌下腺和舌下腺,司泪液和唾液之分泌。④三叉神经运动核:位于脑桥中部背盖部外侧三叉神经感觉主核的内侧,其纤维组成三叉神经下颌支的运动支,支配咀嚼肌、颞肌和翼内外肌。⑤三叉神经感觉主核及三叉神经脊髓束核:在运动核之外侧组成三叉神经眼支、上颌支和下颌支,接受头面部皮肤黏膜、牙齿等部位的痛、温度觉和触觉。⑥外展神经核:位于脑桥中下部内侧隆起的外侧部,发出纤维组成外展神经,支配外直肌,司眼球外展。⑦前庭核:位于绳状体背侧,组成听神经的前庭纤维,接受内耳前庭及半规管的平衡功能。⑧耳蜗核:位于绳状体的外侧,分为耳蜗背核和耳蜗前核,组成听神经的耳蜗纤维,接受内耳螺旋器的听觉。⑨旁正中桥网状质:位于外侧神经核腹内侧,和眼快速扫视运动有关。

(3)中脑的脑神经核团(图 1-5)。①动眼神经核:位于中脑上丘平面,大脑导水管腹侧,中央灰质中线旁;其纤维组成动眼神经之大部分,支配上睑提肌、上直肌、内直肌、下直肌和下斜肌。②缩瞳核:亦称 Edinger-Westphal 核(EW 核)。位于中央灰质前方,其纤维组成动眼神经的一部分,支配瞳孔括约肌,专司瞳孔的缩小与扩大。③玻利亚核(perlia 核):位于中央灰质腹侧正中的单一核，发出纤维至两眼的内直肌，司双眼聚凑运动。④滑车神经核：位于中脑下丘平面中央灰质的前部，内侧纵束的背面，发出纤维组成滑车神经，支配上斜肌，专司眼球向下外方向注视。⑤黑质和红核：黑质为一色素层，位于大脑脚背侧，再背侧为红核。

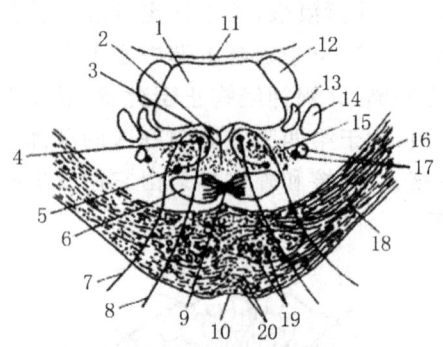

1.第四脑室；2.内侧纵束；3.面神经丘；4.外展神经核；5.面神经运动核；6.内侧丘系；7.面神经；8.外展神经；9.斜方体；10.基底动脉沟；11.上髓帆；12.小脑上脚；13.前庭核；14.小脑下脚；15.网状质；16.小脑中脚；17.三叉神经脊髓束核；18.脑桥横行纤维；19.皮质脊髓束和皮质延髓束；20.脑桥核

图1-4 脑桥横断面

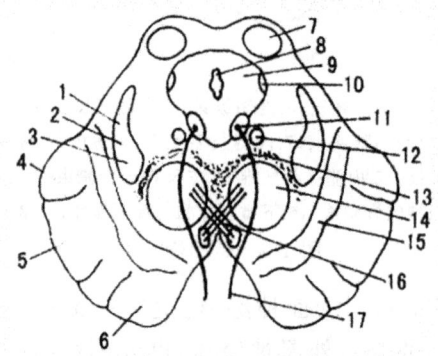

1.三叉丘系；2.脊髓丘系；3.内侧丘系；4.颞叶脑桥纤维；5.皮质脊髓束和皮质延髓束；6.额叶脑桥纤维；7.上丘；8.大脑导水管；9.中央灰质；10.三叉神经中脑核；11.动眼神经核；12.内纵束；13.网状质；14.红核；15.黑质；16.红核脊髓束交叉；17.动眼神经

图1-5 中脑横断面

2.传导束

(1)延髓的传导束(图1-3)。①锥体束：为起于额叶中央前回经放射冠专司运动的下行性传导束，至延髓则位于腹侧面之锥体。锥体束行于脑干时分成皮质脑干束和皮质脊髓束两部分。皮质脑干束在下行之中分别依次止于双侧各个脑神经之运动核团，但在延髓的舌下神经核只接收对侧单侧之皮质脑干束支配。皮质脊髓束下行至延髓锥体交叉处大部分神经纤维交叉至对侧脊髓侧索，形成皮质脊髓侧束下行，终止于脊髓前角。小部分神经纤维在锥体交叉处不交叉，直接在脊髓前索下行，形成皮质脊髓前束，在各平面上陆续交叉终止于对侧脊髓前角。还有少数神经纤维始终不交叉，在脊髓侧索中下行陆续止于同侧脊髓前角。②脊髓丘系：位于三叉神经脊髓束的腹侧，传导痛、温觉和部分触觉，系来自脊髓侧索中的脊髓丘脑束，和脊髓顶盖束组成脊髓丘系，途经脑干继续上行，止于感觉中枢中央后回。③内侧丘系：在锥体束背侧中线旁，传导深感觉,接受来自脊髓后索之薄束和楔束的上行纤维,止于延髓背部之薄束核和楔束核,再发出纤维在中央灰质腹侧交叉至对侧锥体束背侧中线旁,称内侧丘系,再继续上行至丘脑和感觉中枢中央后回。④其他延髓内纤维束:内侧束,位于延髓背内侧。此处尚有腹侧和背侧脊髓小脑束,内侧和外侧红核脊髓束,内和外侧前庭脊髓束和下行的交感神经通路。

(2)脑桥的传导束(图 1-4)。①锥体束:位于脑桥腹侧面,纤维束由集中改成散在分布。皮质脑干束在下行至脑桥时依次分别止于双侧相应脑神经运动核团,但面神经核的下半部(其发出纤维支配下半部面部表情肌)只接受对侧的皮质脑干束支配。皮质脊髓束下行至延髓经过锥体交叉后大部分在脊髓侧索中继续下行。②脊髓丘系:为上行性纤维束,在脑干均位于周边部分,上行经丘脑腹后外侧核至感觉中枢中央后回,传导痛、温觉和部分触觉。③内侧丘系:亦为上行性传导束。起自延髓之薄束核及楔束核,发出纤维向腹侧形成弓状纤维在中线处交叉到对侧,在锥体束背侧上行,至脑桥则位于中线旁,上行经丘脑腹后外侧核至感觉中枢中央后回,传导深感觉。④三叉丘系:位于脑桥背外侧之三叉神经感觉主核及三叉神经脊髓束核发出纤维越过对侧组成三叉丘系,伴随脊髓丘脑束上行,经丘脑腹后内侧核再上行,至感觉中枢中央后回,传导面部(包括角膜、鼻腔黏膜、牙齿、口腔黏膜等)痛、温觉和触觉。⑤外侧丘系:起自绳状体外侧之耳蜗神经核(包括前核和背核),所发出纤维大部分通过斜方体交叉到对侧上行,小部分在同侧上行称外侧丘系,经内侧膝状体至颞横回,司听觉传导。⑥其他脑桥内纤维束:内侧束,位于背内侧。其他有:腹侧脊髓小脑束,外侧顶盖脊髓束、红核脊髓束和皮质-脑桥-小脑束。

(3)中脑的传导束(图 1-5)。①锥体束:在大脑脚运动纤维的排列为:额桥束在最内侧的 1/3,顶桥、颞桥、枕桥束位于外侧 1/3,皮质脊髓束占中间的 1/3~2/5,且支配面部的纤维在内侧,支配下肢的纤维在外侧。②脊髓丘系:实际是脊髓丘脑束通过脑干的部分。在中脑则位于红核之背外侧继续上行。③内侧丘系:在中脑位于脊髓丘系邻近。④外侧丘系:在中脑靠近周边,于内侧丘系之背侧再上行。⑤中脑束:包括齿状核-红核-丘脑束、内侧顶盖束、后联合等。

3.脑干网状结构

脑干内有广泛的网状结构,主要位于脑干的中部,在解剖上的联系非常广泛,生理功能也十分重要。其含有大小不等的细胞,密集或分散排列,纤维交织成网,故称为网状结构。

(1)网状结构的核分为内侧部分和外侧部分。①内侧部:位于脑干被盖部中央偏腹内侧的部分,主要由大、中型细胞组成。包括腹侧网状核(在延髓下部)、巨细胞网状核(在延髓上部)、脑桥尾侧网状核(在脑桥下部)、脑桥嘴侧网状核(在脑桥前部)和中脑被盖核。②外侧部:位于脑干被盖部中央偏背外侧部,包括背侧网状核(在延髓下部)、小细胞网状核(在延髓上部和脑桥下部)、楔状核(在中脑顶盖腹外侧)等。

(2)网状结构主要的纤维联系:包括上行、下行和中间 3 部分。①上行部分:是网状结构向上与大脑皮质相联系的纤维。包括网状丘脑束、顶盖丘脑束和由脊髓上升的感觉束侧支与网状结构的联系(图 1-6)。②中间部分:是网状结构与锥体外系核、脑神经核和上行感觉束等结构的纤维联系。为网状结构的小细胞,其联系很广泛,几乎所有通过脑干的传导束均以侧支与其联系。它与邻近的第Ⅴ~Ⅻ对脑神经核也有联系,参与各种反射,因此网状结构又成为许多反射路的中转站。③下行部分:是由网状结构向下传导到脊髓的纤维。网状结构内的大细胞接受来自红核和纹状体的纤维,于此更换神经元,发出的纤维为网状脊髓束,沿脊髓的侧索和前索下行,属于锥体外系的一部分。功能上与肌张力的调节有关,使肌肉保持一定的张力。

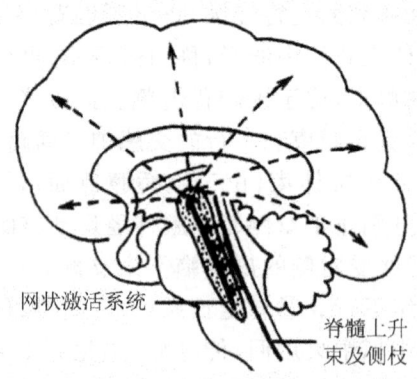

图1-6 网状结构上行部分

在脑干网状结构的前内侧部有纵行的条状区,称为抑制区。当其受刺激时可抑制或减弱脊髓反射,大脑皮质下行纤维的活动也可被此区的兴奋所抑制。

(3)网状结构的生理功能:①生命中枢(图1-7),脑干网状结构,特别是延髓的网状结构,有一些内脏的基本调节中枢,即生命中枢,包括心跳加速和血管收缩中枢、心跳减慢和血管舒张中枢、吸气中枢、呼气中枢、长吸中枢及呼吸调节中枢等。这些中枢的反射性调节活动,对维持机体的正常生命活动是十分重要的。如果延髓受损,破坏了这些生命中枢的生理活动,就可引起心跳、血压、呼吸的严重障碍,可导致死亡。②调节躯体运动(图1-8),脑干网状结构调节躯体运动功能主要是通过网状脊髓束对脊髓的反射活动调节来完成的。包括对躯体肌张力的易化和抑制两种作用,易化作用是通过间脑、中脑、脑桥和延髓的易化冲动来实现的。起自间脑和中脑易化冲动是通过多触突经络实现。起自脑桥和延髓的易化冲动,是通过网状脊髓束下行到脊髓来完成的。抑制作用有大脑皮质的抑制作用和小脑对肌张力的抑制作用,也都通过脑干网状结构抑制区来实现的。

维持觉醒状态:脑干网状结构接受各种感觉的特异冲动,并将其转为非特异冲动,上达大脑皮质的广泛区域,以维持觉醒状态;这种特殊作用称为上行激活作用,其传导系统称为上行激活系统。

(三)脑干的血液供应

脑干主要接受椎-基底动脉系统的血液供应(图1-9)。

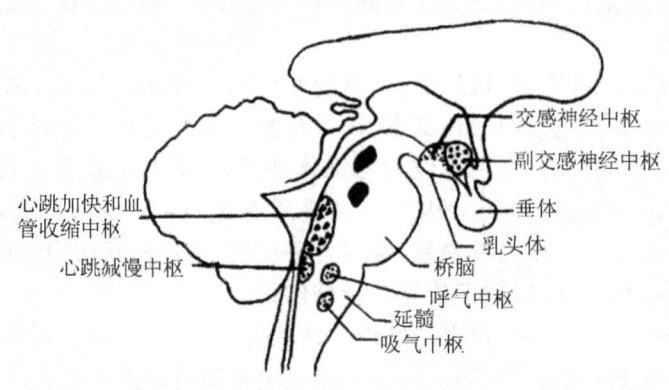

图1-7 生命中枢

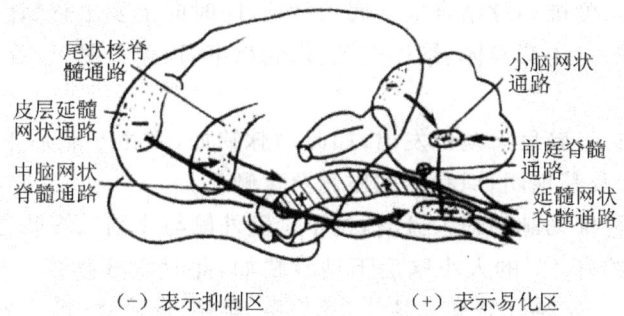

（-）表示抑制区　　　（+）表示易化区

图 1-8　网状结构对骨骼肌活动的作用途径（猫脑）

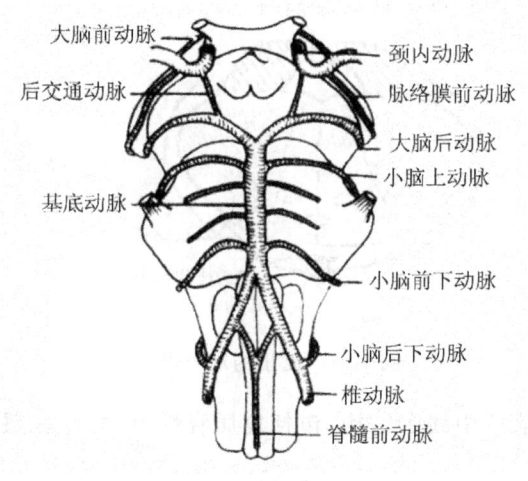

图 1-9　脑干的动脉

两侧椎动脉直径为 0.92～4.09 mm，在脑桥沟处结合成基底动脉，走行在脑桥腹侧面基底动脉沟内。随年龄增长基底动脉常变得迂曲和延长而偏离中线，垂直行走者仅占 25%，双侧椎动脉管径常不一致，左侧多大一些，有时发现一侧椎动脉细如丝状，甚至可闭锁，这时基底动脉血流主要来自对侧椎动脉；还可有一侧椎动脉至小脑后下动脉而终止，另一侧椎动脉延续为基底动脉。

1.延髓的血液供应

延髓的血液供应主要来自两侧椎动脉及其分支（图 1-10）。

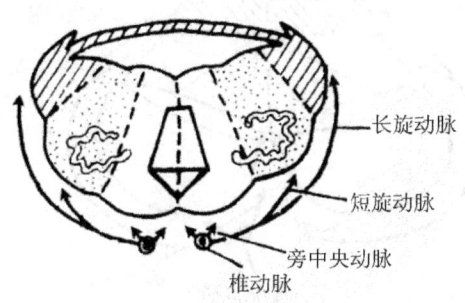

图 1-10　延髓的动脉供应

(1)脊髓前动脉：在两侧椎动脉结合成基底动脉处，同时向下发出脊髓前动脉，可下行至颈部脊髓。供应延髓内侧部的结构有锥体、锥体交叉、内侧纵束、顶盖脊髓束、舌下神经核、孤束、孤束核、迷走神经背核等。

(2)脊髓后动脉：多自小脑后下动脉发出，如此动脉缺如，则由小脑后下动脉直接供应，供应延髓的结构有薄束、楔束及其核团，绳状体的尾侧及背侧部。

(3)小脑后下动脉：为椎动脉的最大分支，位于延髓外侧与小脑二腹叶之间，并发出细小分支到延髓外侧及后外侧。约有4%的人小脑后下动脉缺如，此时血液直接由椎动脉供应。其供应的延髓结构有脊髓丘系、三叉神经脊髓束核、三叉丘系、疑核、绳状体、前庭外侧核等。

2.脑桥的血液供应

脑桥血液供应来自基底动脉桥支（图1-11）。

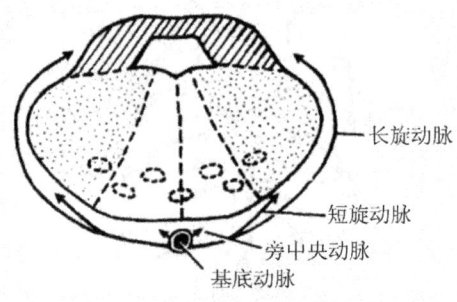

图1-11 脑桥的动脉供应

(1)旁中央动脉：供应脑桥中线旁结构，包括皮质脊髓束、内侧丘系、脑桥小脑束、内侧纵束及外展神经核等。

(2)短旋动脉：供应脑桥前外侧面的一个楔形区，包括面神经核、听神经核、三叉神经核及其纤维、前庭神经核、耳蜗神经核及脊髓丘脑束等。

(3)长旋动脉：发自基底动脉。与小脑上动脉及小脑前下动脉一起供应背盖部和脑桥臂大部分，包括三叉神经核、外展神经核、面神经核、内侧丘系、脊髓丘系、绳状体、小脑中脚和网状结构等。

3.中脑的血液供应

中脑的血液供应与脑桥相似（图1-12）。

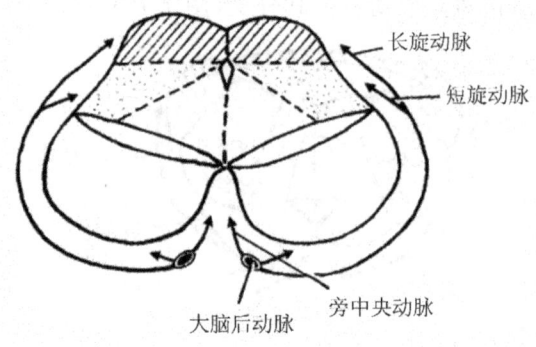

图1-12 中脑的动脉供应

(1) 旁中央动脉：来自后交通动脉，也来自基底动脉上端分叉处和大脑后动脉的近端，在脚间窝形成广泛的血管丛，进入后穿质，供应脚间窝底，包括动眼神经核、滑车神经核、内侧纵束的缝隙区域、红核及脚底的最内侧部。前脉络膜动脉的分支也发出类似的血管供应脚间窝的最上部和视束的内侧。

(2) 短旋动脉：一部分来自脚间丛，一部分来自大脑后动脉及小脑上动脉的近端部分，供应大脑脚底的中部和外侧部、黑质及被盖的外侧部。

(3) 长旋动脉主要来自大脑后动脉，最重要的为四叠体动脉，主要供应上丘和下丘。还有来自下脉络丛动脉和小脑上动脉的长支参与顶部的血流供应。

二、脑干病变的定位诊断原则

脑干的结构比较复杂，再加以病变的部位、水平及病变范围大小不同等因素，故定位有时较为困难。必须结合脑干的解剖、生理特点作为病变定位诊断的指导。脑干病变的定位诊断基本原则有下列几点。

(一) 确定病变是否位于脑干

由于第Ⅲ至Ⅻ对脑神经核都位于脑干内，都由脑干发出纤维，而且脑神经核彼此又相当接近，因而在脑干损害时，至少有一个或一个以上的脑神经核及其根丝的受累。脑神经核或其根丝受损均在病灶的同侧，在另一侧有一个或几个传导束功能障碍，即所谓的"交叉性"病变。即病变同侧的脑神经麻痹，病变对侧传导束型感觉障碍或偏瘫，这是脑干病变特有的体征。具备"交叉"性的特点就提示为脑干的病变。

(二) 确定脑干病变的水平

受损的脑神经核或脑神经足以提示这种病变在脑干中的部位。例如一侧动眼神经麻痹，另一侧偏瘫(包括中枢性面、舌瘫)，则提示病变位于动眼神经麻痹侧的中脑大脑脚水平。一侧周围性面神经麻痹及外展神经麻痹，对侧偏瘫(包中枢性舌瘫)，提示病变位于面神经、外展神经麻痹侧的脑桥腹侧尾端。

(三) 确定病变在脑干内或是在脑干外

鉴别病变在脑干内或是在脑干外的要点如下。

(1) 脑干内病变交叉征明显，而脑干外病变交叉征不明显，有时或不存在。

(2) 脑干内病变脑神经麻痹与肢体瘫痪发生时间相近，而脑干外病变脑神经麻痹发生早而多，对侧肢体如有偏瘫也往往出现较晚，程度也较轻。

(3) 鉴别脑神经麻痹是核性或是核下性有助于确定脑干内或是脑干外病变。例如动眼神经核组成复杂，故脑干内动眼神经核病变，表现动眼神经麻痹常属不完全性，而脑干外核下病变多为完全性，故可帮助鉴别。

(4) 注意有无纯属脑干内结构损害的征象，如内侧纵束损害时出现眼球同向运动障碍等。

(5) 脑干内病变病程较短，进展快，而脑干外病变病程较长、进展缓慢。

(6) 脑干内病变常为双侧性脑神经受损，而脑干外病变常先是一侧单发性，渐为多发性脑神经损害。

(7) 脑神经刺激性症状多见于脑干外颅底的病变，如面部神经痛为三叉神经干病变，耳鸣常常是耳蜗神经的刺激性征象。

三、脑干综合征及定位诊断

(一)延髓综合征及定位诊断

1.延髓前部综合征(Déjérine综合征)

延髓前部综合征常因脊髓前动脉或椎动脉阻塞,造成同侧锥体束、内侧丘系、舌下神经及其核的缺血性损害,产生下列症状。

(1)病灶侧舌下神经麻痹,引起同侧舌肌瘫痪,伸舌偏向病灶侧,舌肌萎缩和肌纤维震颤。

(2)病灶侧锥体束受损,引起对侧肢体偏瘫。

(3)病灶侧内侧丘系受损,引起对侧半身深感觉障碍,但痛、温度觉保留。若无此症状,即称Jakson综合征。

2.延体外侧综合征

延髓外侧综合征常因小脑后下动脉或椎动脉阻塞,造成延髓外侧和下小脑损害,产生下列症状。

(1)病灶侧三叉神经脊束核及束、脊髓丘脑束受损,引起病灶侧面部痛、温度觉减退(呈核性分布),对侧躯干和肢体痛、温度觉减退。

(2)病灶侧疑核受损,引起同侧软腭咽和声带麻痹,伴吞咽困难和声音嘶哑。

(3)病灶侧下行的交感神经受损,引起同侧的霍纳综合征。

(4)病灶侧前庭神经核受损,出现眩晕,恶心及呕吐,眼球震颤。

(5)病灶侧小脑下脚和小脑受损,出现同侧小脑症状和体征。

(二)脑桥综合征及定位诊断

1.脑桥腹侧综合征

(1)Millard-Gubler综合征(图1-13):为脑桥腹外侧单侧病损所致,累及脑桥基底部和外展神经、面神经两对脑神经,表现为以下几点。①由于病灶侧锥体束损害,引起对侧肢体偏瘫和中枢性舌瘫。②病灶侧外展神经麻痹,引起同侧外直肌麻痹,眼球不能外展,处于内收位,注视病灶侧可出现复视。③病灶侧面神经麻痹,引起同侧周围性面瘫。

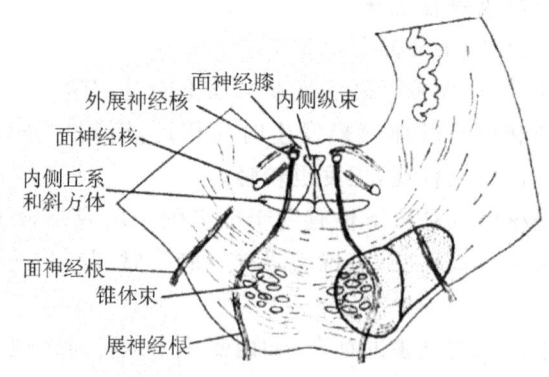

图1-13 Millard-Gubler综合征

(2)Raymond综合征:脑桥腹侧单侧病损,累及同侧外展神经束和锥体束,但面神经幸免,表现为"交叉性外展偏瘫"。①病灶侧外展神经束受损,出现同侧外直肌麻痹。②病灶侧锥体束受损,出现对侧肢体偏瘫和中枢性舌瘫。

(3)闭锁综合征(Locked-in Syndrome):双侧脑桥腹侧病变(梗死、肿瘤、出血、外伤等)引起,表现为以下几点。①由于双侧皮质脊髓束受损,出现四肢瘫。②由于支配后组脑神经的皮质脑干束受损,出现发音不能,吞咽困难(假性延髓性麻痹)。③由于中脑网状质和面神经正常,神志清醒,垂直眼球运动和眨眼正常。

2.脑桥背侧综合征

常见的是 Foville 综合征(图 1-14),为脑桥尾端 1/3 背部的顶盖病损所致,表现为以下几点。

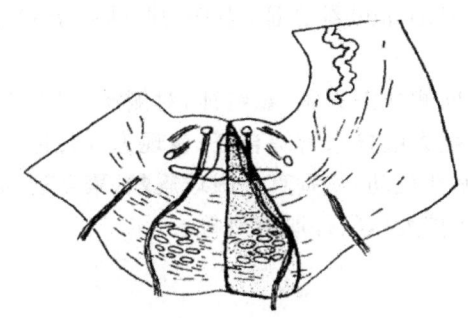

图 1-14　Foville 综合征

(1)由于皮质脊髓束和皮质延髓束受损,出现对侧肢体偏瘫和中枢性舌瘫。
(2)由于病灶侧面神经核和束受损,出现同侧周围神经面瘫。
(3)由于旁正中脑桥网状质和外展神经核受损,出现同侧外展神经麻痹,两眼向病灶侧的水平协同运动麻痹。

(三)中脑综合征及定位诊断

一侧中脑局限病变产生典型综合征如下。

1.中脑腹侧综合征

一侧大脑脚中局限性病变引起动眼神经束和锥体束损害,产生病灶侧动眼神经麻痹和对侧中枢性偏瘫(包括中枢性面瘫和中枢性舌瘫),也称为大脑脚综合征或 Weber 综合征(图 1-15)。

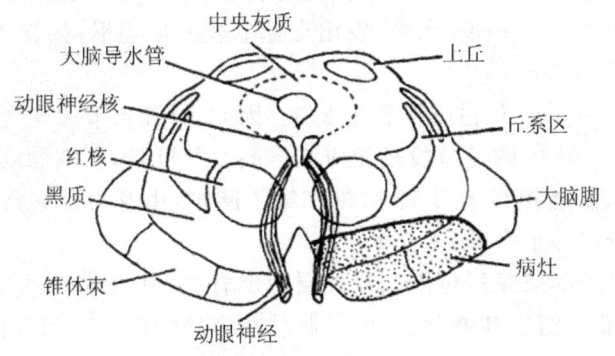

图 1-15　大脑脚底综合征(Weber 综合征)

2.中脑被盖综合征

中脑被盖病变损害被盖中的动眼神经核或动眼神经束、红核、内侧纵束和内侧丘系,产生病灶同侧动眼神经麻痹和对侧肢体的不自主运动(震颤、舞蹈、手足徐动症等)及偏身共济失调。

由于临床表现的差异,而有不同的命名,若主要表现为病灶侧动眼神经麻痹和对侧偏身共济失调,称为 Nothnagel 综合征。若主要表现为病灶侧动眼神经麻痹,对侧偏身共济失调及对侧不自主运动,称为 Claude 综合征。若主要表现为病灶侧动眼神经麻痹和对侧不自主运动及轻偏瘫,称为 Benedikt 综合征。

3.中脑顶盖综合征

病变损及上丘或下丘,引起眼球垂直联合运动障碍。但病变可损害其他结构,合并出现中脑损害的其他征象而构成不同的综合征。

若病变在上丘水平,产生 Parinaud 综合征,表现为眼球向上和/或向下联合运动瘫痪。也可伴中脑的其他症状。

若病变在下丘,产生病灶同侧共济失调,霍纳征,对侧痛、温度觉或各种感觉障碍,听觉障碍。

若病变在大脑导水管,产生大脑导水管综合征,表现为垂直性注视麻痹,回缩性眼球震颤(眼球各方向注视时出现向后收缩性跳动)或垂直性眼球震颤,聚合运动障碍,瞳孔异常(双眼近点视时会聚不能,眼球分离,伴瞳孔扩大),眼外肌麻痹等。

(姚国防)

第五节 脊髓病变的定位诊断

一、脊髓的解剖生理

(一)外部结构

脊髓是脑干向下的延伸部分,其上端在枕骨大孔水平与延髓相连,下端形成脊髓圆锥,圆锥尖端伸出终丝,终止于第一尾锥的骨膜。

脊髓呈微扁圆柱形,自上而下共发出 31 对脊神经:颈段 8 对,胸段 12 对,腰段 5 对,骶段 5 对,尾神经 1 对,因此,脊髓也分为 31 个节段,但其表面并没有界限。脊髓有两个膨大,即颈膨大和腰膨大。颈膨大相当于 $C_5 \sim T_2$ 水平,发出支配上肢的神经根;腰膨大相当于 $L_1 \sim S_2$ 水平,发出支配下肢的神经根。

成人脊髓全长 42~45 cm,仅占据椎管上 2/3。因此,脊髓各节段位置比相应脊椎为高,颈髓节段较颈椎高 1 节椎骨,上、中胸髓节段较相应胸椎高 2 节椎骨,下胸髓则高 3 节椎骨,腰髓相当于第 10~12 胸椎水平,骶髓相当于第 12 胸椎和第 1 腰椎,由此可由影像学(X线、CT、MRI)所示的脊椎位置来推断脊髓的水平(图 1-16)。

脊髓由三层结缔组织的被膜所包围。最外层为硬脊膜,硬脊膜外面与椎骨的骨膜之间的空隙为硬膜外腔,其中有脂肪组织和静脉丛,此静脉丛在脊髓转移性肿瘤及栓塞的发生中具有重要意义;最内层为软脊膜,紧贴于脊髓表面;硬脊膜与软脊膜之间为蛛网膜,蛛网膜与硬脊膜之间为硬膜下腔,其间无特殊结构;蛛网膜与软脊膜之间为蛛网膜下腔,与脑内蛛网膜相通,其中充满脑脊液(图 1-17)。

(二)内部结构

在脊髓横断面上,中央区为神经核团组成的灰质,呈蝴蝶形或"H"形,其中心有中央管;灰质外面为由上、下行传导束组成的白质。

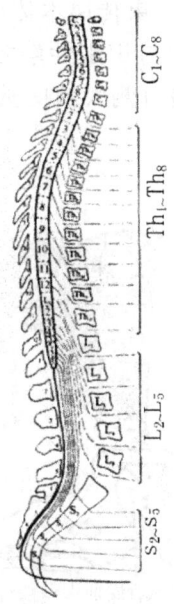

图 1-16　脊髓、脊神经节段与脊柱的关系

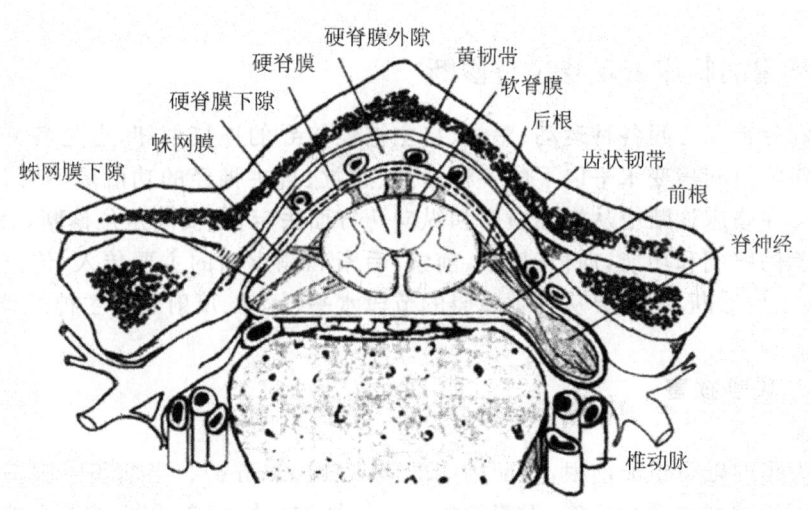

图 1-17　椎管的内外结构脊神经

灰质,其"H"形中间的横杆称为灰质连合,两旁为前角和后角,$C_8 \sim L_2$ 及 $S_2 \sim S_4$ 尚有侧角。前角含有前角细胞,属下运动神经元,它发出的神经纤维组成前根,支配各有关肌肉;后角内含有后角细胞,为痛、温觉及部分触觉的第二级神经元,接受来自背根神经节发出的后根纤维的神经冲动。$C_8 \sim L_2$ 侧角内主要是交感神经细胞,发出的纤维经前根、交感神经径路支配和调节内脏、腺体功能。$C_8 \sim T_1$ 侧角发出的交感纤维,一部分沿颈内动脉壁进入颅内,支配同侧瞳孔扩大肌、睑板肌、眼眶肌,另一部分支配同侧面部血管和汗腺。$S_2 \sim S_4$ 侧角为脊髓的副交感中枢,发出的纤维支配膀胱、直肠和性腺。白质,分为前索、侧索和后索三部分。主要由上行(感觉)和下行(运动)传导束组成。如上行传导束主要有脊髓丘脑束、脊髓小脑前后束、薄束、楔束等;下行传导束主要有皮质脊髓束(锥体束)、红核脊髓束、顶盖脊髓束等。脊髓丘脑束传递对侧躯体皮肤的痛、温觉和轻触觉至大脑皮质；脊髓小脑前、后束传递本体感觉至小脑，参与维持同侧躯干与肢体的平衡与协调；薄束传递同侧下半身深感觉与识别性触觉，楔束在 T_4 以上才出现，传递同侧上半身深感觉和识别性触觉；皮质脊髓束传递对侧大脑皮质的运动冲动至同侧前角细胞，支配随意运动（图 1-18）。

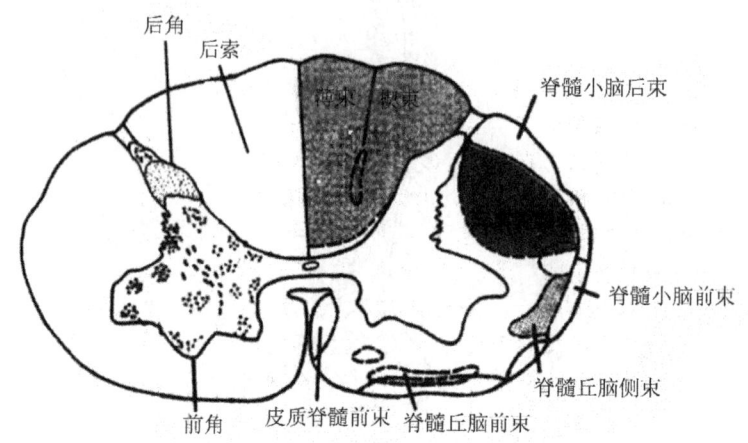

图 1-18　脊髓内部结构（$C_7 \sim C_8$ 水平横切面）

二、脊髓损害的临床表现及定位诊断

脊髓是脑和脊神经之间各种运动、感觉、自主神经传导的连接枢纽，也是各种脊髓反射的中枢。脊髓的损害将引起病变水平以下的各种运动、感觉、自主神经的功能障碍可以是全部的，也可以是部分的。在临床诊断应从脊髓横向和纵向两方面去定位，横向定位诊断，必须根据脊髓内各部分灰质细胞的解剖和功能，前根、后根、前索、后索和侧索内的主要传入、传出通路的受损表现来确定；纵向定位诊断，则主要从感觉障碍的节段水平、运动、反射和自主神经节段性支配的功能障碍来推断。

（一）灰质节段性损害

1.前角损害

前角细胞发出的轴突组成前根，支配相应的肌节（Myotome）。当前角细胞损害后将出现所支配骨骼肌的下运动神经元性瘫痪，无感觉障碍。慢性进行性病变早期，受累肌肉中可见肌束颤动，这是由于尚未破坏的运动神经元受刺激的结果。单纯前角损害见于脊髓灰质炎、运动神经元病等。

2.后角损害

后角损害后将产生同侧皮肤节段性痛、温觉障碍而深感觉及部分触觉仍保留（分离性感觉障碍），是由于深感觉及部分触觉纤维不经后角而直接进入后索。单纯后角损害见于脊髓空洞症（图 1-19）。

3.前连合损害

前连合损害后将破坏至两侧脊髓丘脑束的交叉纤维，表现为双侧对称性节段性痛、温觉障碍，而触觉有未交叉的纤维在后索及前索中直接上升，故无明显障碍，称为感觉分离现象。常见于脊髓空洞症、脊髓内肿瘤、脊髓血肿等（图 1-19）。

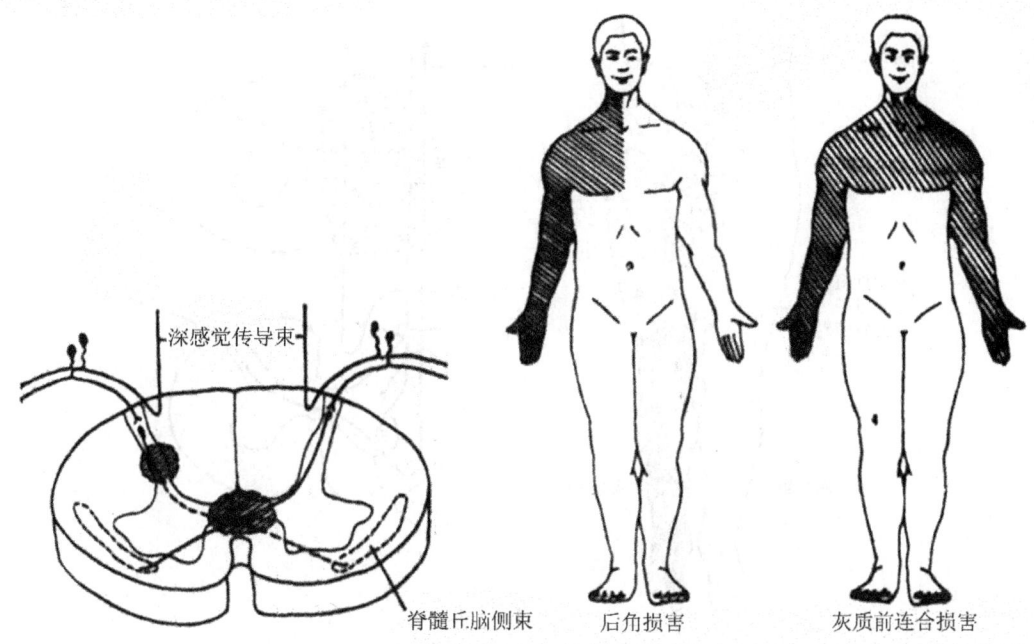

图 1-19 脊髓后角与前连合损害

4.侧角损害

$C_8 \sim T_1$ 侧角受损时产生同侧霍纳（Horner）征，常见于脊髓空洞症、脊髓内肿瘤等。其他节段的侧角损害，则表现为同侧相应节段的血管运动、发汗、竖毛、皮肤和指甲的营养改变等。

(二)传导束损害

1.后索损害

后索损害时病变水平以下同侧深感觉和识别性触觉减退或缺失，行走犹如踩棉花感，有感觉性共济失调。薄束损害严重者以下肢症状为主，楔束损害严重者则以上肢症状为主。可见于脊髓压迫症、亚急性联合变性、脊髓痨和糖尿病。

2.脊髓丘脑束损害

一侧脊髓丘脑束损害时出现损害平面以下对侧皮肤痛、温觉缺失或减退，触觉及深感觉保留。

3.皮质脊髓束损害

皮质脊髓束损害时损害平面以下出现同侧上运动神经元性瘫痪。见于原发性侧索硬化。

(三)脊髓半侧损害

脊髓半侧损害导致一组临床症状称脊髓半切综合征（Brown-Sequard syndrome），主要表现为损害平面以下同侧上运动神经元性瘫痪，同侧深感觉障碍，对侧痛、温觉缺失，病变同侧相应节段的根性疼痛及感觉过敏。见于髓外肿瘤早期和脊髓外伤（图 1-20）。

(四)脊髓横贯损害

脊髓横贯损害表现为脊髓的"三大功能障碍"：受损节段以下双侧运动、感觉障碍和自主神经功能障碍。当脊髓受到急性严重的横贯性损害时，早期呈脊髓休克（spinal shock），表现为肌张力低，腱反射降低或消失，病理反射阴性等。一般持续 2～4 周，以后逐步转为肌张力增高，腱反射亢进，病理反射出现及反射性排尿。

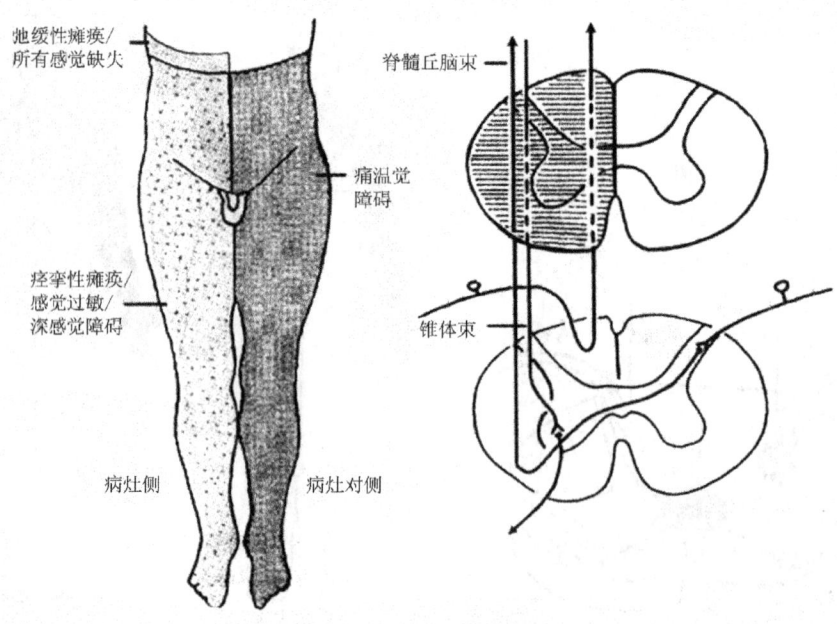

图 1-20　Brown-Sequard 综合征的临床表现

脊髓病变纵向定位(受损哪些节段),主要依据根痛或根性分布的感觉障碍、节段性肌萎缩、反射改变、肢体瘫痪、棘突压痛及叩击痛等来判断,尤其是感觉障碍的平面对纵向定位帮助最大。脊髓主要节段横贯性损害的临床表现如下。

1. 高颈髓(C_1~C_4)

高颈髓病变时,病损平面以下各种感觉障碍,四肢呈痉挛性瘫痪,括约肌障碍,四肢躯干多无汗。根痛位于枕及颈后部,常有头部活动受限。C_3~C_5 受损将出现膈肌瘫痪,腹式呼吸减弱或消失。当三叉神经脊束核(可低达 C_3)受损,则出现同侧面部外侧痛、温觉丧失。如副神经核(可降至 C_1~C_5)受累,则表现为同侧胸锁乳突肌及斜方肌无力和萎缩。此外,如病变由枕骨大孔波及后颅凹,可引起延髓及小脑症状,如吞咽困难、饮水呛咳、共济失调、眩晕及眼球震颤等,甚至累及延髓的心血管呼吸中枢,导致呼吸循环衰竭而死亡。

2. 颈膨大(C_5~T_2)

颈膨大病损时双上肢呈软瘫,双下肢呈硬瘫。病变水平以下各种感觉缺失,括约肌障碍。可有向肩及上肢的神经根痛。C_8~T_1 侧角受损时产生同侧 Horner 征。上肢腱反射的改变有助于病变节段的定位:如肱二头肌反射减弱而肱三头肌反射亢进,提示病变在 C_5 或 C_6,肱二头肌反射正常,而肱三头肌反射减弱或消失,提示病变在 C_7。

3. 胸体(T_3~T_{12})

胸段脊髓病损时两上肢正常,两下肢呈痉挛性瘫痪(截瘫),病变水平以下各种感觉缺失,出汗异常,大小便障碍,受累节段常伴有根痛或束带感。胸髓节段较长,感觉障碍水平及腹壁反射消失有助于定位:如 T_4 相当于男性乳头水平,T_6 齐剑突水平,T_8 齐肋缘水平,T_{12} 在腹股沟水平;上、中、下腹壁反射对应的脊髓反射中枢分别为 T_7~T_8、T_9~T_{10}、T_{11}~T_{12}。T_4、T_5 水平血供较差是最易发病的部位。

4.腰膨大($L_1\sim S_2$)

腰膨大受损时双下肢出现软瘫,双下肢及会阴部各种感觉缺失,括约肌障碍。神经根疼痛,在腰膨大上段受累时位于腹股沟区或下背部,下段受损时呈坐骨神经痛。损害平面在$L_2\sim L_4$时膝反射消失,在$S_1\sim S_2$时踝反射消失,$S_1\sim S_3$受损出现阳痿。

5.脊髓圆锥($S_3\sim S_5$)和尾节

脊髓圆锥和尾节受损时无下肢瘫及锥体束征,肛门周围及会阴皮肤感觉缺失,呈马鞍状分布,髓内病变可见分离性感觉障碍。脊髓圆锥为括约肌功能的副交感中枢,故圆锥病变可有真性尿失禁。

6.马尾神经根

马尾和脊髓圆锥病变的临床表现相似,但马尾损害时症状、体征可为单侧或不对称,根性疼痛和感觉障碍位于会阴部、股部或小腿,下肢可有软瘫,括约肌障碍常不明显。

(五)脊髓髓内与髓外病变的定位诊断

对于脊髓病变特别是脊髓压迫症,在确定了纵向定位(损害的上下水平)后,还应进行横向定位,鉴别病变位于脊髓的髓内或髓外;如位于髓外,应明确系在硬膜内抑或硬膜外,这同样重要,因为这对病变性质和预后的判断、治疗方法的选择等有着密切的关系。髓内、髓外硬膜内及硬膜外病变的鉴别如下。

1.髓内病变

神经根痛少见,症状常双侧性。痛温觉障碍自病变节段开始呈下行性发展(首先损害了脊髓丘脑束排列在内侧的纤维),常为分离性感觉障碍,有马鞍回避;节段性肌肉瘫痪与萎缩明显,括约肌功能障碍出现早且严重。椎管梗阻出现较晚,常不完全,CSF蛋白含量增加多不明显。脊柱X线平片较少阳性发现。慢性髓内病变多为肿瘤或囊肿,急性病变多为脊髓出血,可由脊髓血管畸形或肿瘤出血引起。

2.髓外硬膜内病变

神经根刺激或压迫症状出现早,在较长时间内可为唯一的临床表现。痛、温觉障碍自足开始呈上行性发展。括约肌障碍出现较晚。椎管梗阻较早而完全,CSF蛋白明显增高。脊柱X线可见骨质破坏。髓外硬膜内病变主要为"良性"肿瘤,尤其是脊膜瘤及神经纤维瘤最常见,病程进展缓慢,脊髓损害往往自一侧开始,由某部分、半切逐渐发展为横贯性损害。

3.髓外硬膜外病变

可有神经根刺激症状,但更多见局部脊膜刺激症状。痛温觉障碍亦呈上行性发展。括约肌障碍出现较晚。CSF蛋白增高不明显。硬膜外病变与脊柱密切相关,故脊柱X线片常有阳性发现。髓外硬膜外病变可由肿瘤、脓肿、脊柱外伤(如骨折、脱位、血肿)或结核、椎间盘脱出等所引起,其中的肿瘤多为恶性,因此,病程发展常较髓外硬膜内病变快。

总之,在进行脊髓疾病的定位诊断时,还应酌情结合有关检查:如CSF、脊柱X线摄片、脊髓造影、CT、MRI等,尤其是MRI能清晰显示解剖层次、椎管内软组织病变轮廓,可提供脊髓病变部位、上下缘界限及性质等有价值的信息。

(姚国防)

第二章

神经外科疾病的常用治疗技术

第一节 脱 水 疗 法

颅内肿瘤、颅脑损伤及其他颅内病变,以及手术性创伤,都可产生脑水肿,导致颅内压力增高,必须采用脱水治疗。常用的药物可分为渗透性脱水药和利尿性脱水药两大类。

一、药理作用

(一)渗透性脱水药

渗透性脱水药包括各种高渗性晶体或大分子药物,注入静脉后,迅速使血浆渗透压增高,在血-脑屏障良好的情况下,血浆与脑组织液体(包括脑细胞外间隙液、脑细胞内液与脑脊液)之间造成渗透压力差,脑组织液体即进入血液中,高渗物质由肾小球滤出,在近端肾小管中造成高渗透压而产生利尿作用。同时因血液的高渗透压,反射性地抑制脉络丛分泌,脑脊液产生减少,从而降低颅内压力。

(二)利尿性脱水药

此类药物通过增加肾小球滤过率,减少肾小管对钠离子、钾离子等的再吸收,使尿量显著增加,导致血液浓缩,渗透压增高,从而使脑组织脱水和颅内压力降低。

二、常用药物

(一)注射用药

1.甘露醇

由于甘露醇脱水作用发生较快,作用较强且持久,只有少数情况下大剂量使用后出现肾衰竭,因此仍为目前首选的高渗性脱水剂。成人剂量,20%甘露醇溶液 250 mL[一般用量 1~2 g/(kg·次),紧急情况下 2~4 g/(kg·次)],静脉快速滴注,30 分钟内滴完,每 6~12 小时 1 次。必要时每 4 小时 1 次。滴完后 10~20 分钟内颅内压力开始下降,30 分钟降到最低水平,可使颅内压力降低 50%~90%,约 1 小时后逐渐开始回升,4~8 小时达到用药前水平。现多主张单次剂量为 20%甘露醇溶液 125 mL 小剂量使用,尤其是对年老体弱者。若加入呋塞米 20~40 mg 静脉滴注,则脱水效果更佳。

2.尿素

成人剂量每次 0.5～1.0 g/kg 体重。常用制品浓度为 30％,溶于 10％葡萄糖、10％～20％甘露醇或 10％～25％山梨醇溶液中静脉滴注,30 分钟内注完,每 6～8 小时 1 次,连续使用,一般不宜超过 2 天。由于尿素能透过血-脑屏障,用药后 6 小时血内尿素浓度开始下降,脑组织内的浓度反而相对升高,因此产生"反跳"现象。限制输液量并用激素治疗或与甘露醇交替使用,可减轻"反跳"现象。有严重肝、肾功能不全者忌用。本品脱水功效强,但不良反应较多,故除紧急抢救外一般不作首选药物。

3.山梨醇

常用 25％溶液 250 mL,成人剂量为每次 1～2 g/kg 体重,每 4～6 小时 1 次,静脉快速滴注,30 分钟后起作用,维持 3～4 小时。脱水作用比尿素、甘露醇差。

4.葡萄糖

常用其 50％溶液,成人 60～100 mL/次,静脉推注,每 4～6 小时 1 次。脱水作用差,常与其他脱水药物交替或合并使用。

5.高渗盐水

在使用常规脱水药物效果不佳时,可以试用。

6.人体血清蛋白

常用 25％浓缩人体血清蛋白,每次 20～40 mL,静脉注射。脱水作用差,不单独选用。

7.冻干血浆

用半量溶剂溶解即可得浓缩一倍的血浆 125 mL,每天 1 次。脱水作用差,不单独选用。

8.依他酸钠

成人每次 25～50 mg,肌内注射,或置于 50％葡萄糖溶液 40～60 mL 中静脉注射,每天 1～2 次。作用快,15 分钟后见效,2 小时达高峰,可维持 6～8 小时。反复应用时,注意电解质与酸碱平衡。

9.呋塞米

成人每次 20～40 mg,必要时 100～120 mg,肌内或静脉注射,每天 1～2 次。作用快而短,注射后 1 小时内脱水效果最佳。久用时,须注意电解质、酸碱平衡。

10.肾上腺皮质激素

以地塞米松对脑水肿疗效最明显,不良反应较少,常用剂量 5 mg,每天 2～4 次加入甘露醇中静脉滴注。大剂量应用时可达 5 mg/kg 体重。5～12 小时发生作用,12～24 小时达高峰,一周后逐渐减量停药。有溃疡病、糖尿病及高血压者慎用。

11.其他

低分子右旋糖酐、氨茶碱、蔗糖、硫酸镁等,均有脱水利尿作用,可结合病情,酌情选用。

(二)口服药物

1.氢氯噻嗪(双氢克尿塞)

成人每次 25～50 mg,每天 2～3 次。因大量失钾,故需同时服用氯化钾,每次 1 g,每天 3 次。

2.氨苯蝶啶

成人每次 50 mg,每天 3 次。排钠离子性利尿,不增加钾离子排泄,与氢氯噻嗪同时服用,效果更佳。

3.乙酰唑胺（醋唑磺胺）

成人每次 0.25～0.50 g，每天 3 次，加服氯化钾和碳酸氢钠。

4.甘油

甘油是三价乙醇，是一种无毒、安全的口服脱水剂。成年人每次 10～20 mL，或加入等渗盐水配成 50% 甘油溶液，每次 50～60 mL，每天 4 次，服后 30～60 分钟起作用，维持 3～4 小时。甘油吸收后部分在肝脏内转化为葡萄糖而被利用。

5.螺内酯（安体舒通）

成人每次 20～40 mg，每天 2～4 次，有潴钾作用。与氢氯噻嗪或甘露醇合并使用，疗效更佳。

三、应用原则及注意事项

(1)疾病不同，脑水肿发生机制也不尽相同，药物的使用应针对其作用特点进行选择。

(2)紧急情况下，要选用作用快、功效强的药物，静脉快速推注。慢性颅内压增高，可选用口服药物。

(3)限制液体入量，成人每天输液应限制在 1 500～2 000 mL，对发热、多汗、呼吸急促者，应给予适量等渗盐水，并酌情增加补液量。

(4)有严重心、肝、肾功能障碍者，使用脱水药物要慎重。

(5)有低颅压综合征、严重脱水或休克者，不要使用脱水药物。

(6)对昏迷患者，在应用脱水药物治疗期间，应隔天测定血 pH、电解质含量，注意电解质紊乱和酸中毒，并及时予以纠正。

(7)对疑有脑瘤或急性颅内血肿脑疝形成者，在使用脱水治疗的同时，应迅速施行手术，解除脑干受压。

（刘营营）

第二节 人工冬眠疗法

人工冬眠疗法是指在物理降温的同时，注射冬眠合剂的一种辅助治疗措施。一般认为使用冬眠合剂的目的在于减轻或消除机体遭受外界不良因素（如外伤、感染、中毒、剧痛或精神创伤等）侵袭而引起的各种反应，保护机体免受过分的消耗，防止疾病的发生与发展。但绝不能忽视病因的彻底治疗，应用时须重点加强护理。

一、适应证

(1)各种原因引起的严重高热状态而无呼吸循环衰竭。

(2)严重颅脑损伤，脑血管意外伴颅内压增高，烦躁不安。

(3)颅脑损伤或手术后，伴严重精神失常和谵妄、狂躁者。

(4)严重外伤，一般止痛剂不能缓解疼痛者。

(5)癫痫持续状态，抗癫痫药物不能控制者。

(6)大手术时,作为辅助麻醉。
(7)用于治疗严重创伤、感染、烧伤、破伤风及顽固性呕吐(已排除颅内血肿)等。

二、禁忌证

(1)各种原因的休克、昏迷。
(2)颅内病变晚期,机体处于衰竭状态。
(3)颅内血肿或疑有颅内血肿。
(4)老年体弱患者。
(5)严重心、肝、肾疾病。

三、注意事项

(1)安排专人严密观察各种生命体征。冬眠药物常可引起不同程度的血压下降、心率增快、嗜睡等不良反应。用药开始阶段,每隔15分钟测量一次血压、脉搏,冬眠期间每隔1～2小时测量1次。观察过程中,若发现患者昏迷加深,体温持续下降,同时伴有血压过低、心率增快和发绀,则应考虑病情恶化,宜撤除冬眠疗法。一般认为如收缩压低于10.7 kPa(80 mmHg)时应停止给冬眠药物。冬眠期间降温标准以维持直肠内温度32～34 ℃为宜,体温不宜低于30 ℃,如体温降至28 ℃可诱发心室颤动。体温若高于36 ℃则冬眠效果不佳或无效。

(2)注射冬眠药物后,患者可能发生直立性低血压,甚至休克、心跳停搏。因此用药后半小时内不宜翻身或搬动患者,翻身时应避免体位急剧变动。一般宜取平卧,头不可枕高。

(3)给药应以少量多次为原则,防止超量,不宜与碱性药物混合使用。避免使用兴奋药和洋地黄等强心剂。

(4)维持冬眠状态期间,因机体基础代谢率降低,应限制补液量,一般1 500 mL/d。血压、体温下降不宜过低、过快,避免强烈物理降温。

(5)保持呼吸道畅通,观察患者各种反应变化,定期检查血常规、凝血机制和血生化及肝、肾功能(通常施行人工冬眠前、中、后各1次)。

(6)停止冬眠降温治疗时,先停止物理降温,然后逐渐停用冬眠药物,一般多可自行复温。若肛温低于32 ℃,不能自行恢复,可考虑人工缓慢复温:①新斯的明及维生素B_{12}肌内注射。②氯乙酰胆碱0.05～0.10 g,组胺0.5 mg,肾上腺素0.5～1.0 mg,混合肌内注射,必要时8～10小时重复1次。

四、常用药物

现已投入使用的冬眠合剂有6种配方,但临床上常用的有冬眠合剂1号、2号和4号。

(一)合剂配方

(1)冬眠合剂1号:氯丙嗪50 mg,异丙嗪50 mg,哌替啶100 mg(小儿可50 mg)。
(2)冬眠合剂2号:异丙嗪50 mg,甲磺酸双氢麦角碱(海特琴)0.6 mg,哌替啶100 mg(小儿可50 mg)。
(3)冬眠合剂3号:司巴丁(金雀花碱)0.1～0.3 g,普鲁卡因3～6 g,硫酸镁3～6 g。
(4)冬眠合剂4号:异丙嗪50 mg,哌替啶100 mg,乙酰丙嗪20 mg。
(5)冬眠合剂5号:乙酰丙嗪20 mg,利多卡因0.4～0.8 g。

(6)冬眠合剂6号:异丙嗪50 mg,二乙嗪250 mg,哌替啶100 mg。

根据患者血压、脉搏、呼吸及病情决定合剂配方、剂量、次数、间隔时间及给药途径。

(二)用法及剂量

(1)肌内注射:成人每次可用半量或1/3全量,必要时3~6小时重复。

(2)静脉滴注:每次将药溶入等渗盐水或5%葡萄糖溶液250 mL中,根据患者耐受情况和效果调整滴速和剂量。最好采用此种给药方法。

(3)成人24小时内氯丙嗪和异丙嗪最大用量不宜超过200 mg,哌替啶不宜超过300 mg,儿童则更应慎重,1岁以下儿童不用哌替啶。

用药后体温可自行下降0.4~2.0 ℃,如需进一步降温,应在患者冬眠后,使用降温床和冰毯。人工冬眠一般维持3~5天。在降温期间,始终维持在一相对恒定水平(32~34 ℃),切忌体温忽高忽低。

(刘营营)

第三节 高压氧治疗

高压氧医学是临床医学中的一门新兴学科,有其独特效果和广阔的发展前景。一个标准大气压等于101.3 kPa,即相当于每平方厘米面积上承受1 kg压力。一个大气压又称为常压,凡超过一个大气压力称为高压。通过特殊设备(高压氧舱),将患者置于高于一个大气压环境中吸收纯氧对某些疾病进行治疗的方法称为高压氧疗法。所吸氧的浓度为85%~99%,血氧含量是常压下吸氧的数倍乃至数十倍,能有效地提高血氧张力,增加血氧含量,这对于治疗某些急性缺氧性疾病如一氧化碳中毒等有特殊疗效。高压氧疗法还能提高组织氧含量和储氧量,增加组织内氧的有效弥散距离,向缺氧组织提供充足的氧,这可促进侧支循环的建立,因此可以有效地治疗断肢再植、心肌缺血和脑缺血疾病。细菌的生长和繁殖与周围的氧浓度有很大关系,高压氧状态下厌氧细菌生长受到明显抑制,因此专家认为手术切除和高压氧结合是治疗气性坏疽的首选方法。加压可使气泡体积缩小,氧又可把气泡内气体置换出来,从而使气泡消失,因此高压氧也是治疗气栓症和减压病的有效方法。有生命就必须有生物氧化,氧是人体新陈代谢中的必需物质,而高压氧可向人体更快地提供更多的有效氧,这是治疗多种疾病的基础。

高压氧舱内压力由压力表上所显示读数表示,称"附加压"或"表压",附加压加常压(1个大气压)等于绝对压(ATA),临床上应用高压氧治疗时,治疗压力一般用"绝对压"表示。

一、适应证

(1)急性脑缺氧:如急性一氧化碳及其他有害气体(氯、氨、硫化氢等)中毒。

(2)神经内、外科疾病:如脑血栓形成、脑梗死、缺血性脑血管病、非特异性脑炎、重度神经衰弱、神经性头痛、颅脑损伤后遗症、颅脑手术后脑功能障碍等。

(3)骨科疾病:断指再植、植皮手术后及股骨头无菌性坏死、骨愈合不良、顽固性骨髓炎。

(4)五官科疾病:突发性耳聋、神经性耳聋、梅尼埃综合征、急性视网膜动脉栓塞、口腔炎症。

(5)其他:急性气栓症、减压病、气性坏疽、药物中毒、呼吸与心跳复苏后、冠心病、血栓闭塞性脉管炎、脊髓或周围神经损伤后的肌营养不良、重症肌无力、冻伤、破伤风、牛皮癣、神经性皮炎、带状疱疹等。

二、禁忌证

(1)未经处理的气胸(自发性或创伤性),严重的肺气肿,肺部感染。

(2)急性上呼吸道感染,卡他性或化脓性中耳炎,咽鼓管阻塞,急、慢性鼻窦炎,青光眼,视网膜剥离。

(3)颅内、椎管内活动性出血及其他部位出血性疾病,高血压>21.3/12.0 kPa(160/90 mmHg),全身衰竭不能入舱者。

(4)脑脊液漏未经手术修补或仍未停止者。

(5)原因不明的高热,孕妇,妇女月经期。

适应证和禁忌证均是相对而言,并非绝对,应根据具体情况具体分析,合理使用。

三、治疗方法

(一)一般治疗

高压氧临床治疗范围为2～3 ATA,面罩或气管插管间歇吸氧(即呼吸纯氧20～50分钟,呼吸空气5～15分钟,反复数次),总共吸氧时间为90～100分钟,每天1次,10次为1个疗程。高压氧治疗方案(如压力高低、吸氧方式、吸氧时间等)应根据病情、个体差异、治疗后反应等具体情况决定。

(二)抢救治疗

通常开始治疗时压力较高(3 ATA),待病情改善或相对稳定后减低压力(2.0～2.5 ATA),在高压下应用气管插管或面罩间歇吸氧。如患者因病情危重,暂时不能脱离纯氧吸入时,其吸氧时间可适当延长,但不宜超过总的安全时限,即在2 ATA连续吸氧不超过3小时,在2.5 ATA下吸氧不超过1.5小时,在3 ATA下吸氧不超过1小时。若用间歇吸氧,则可延长安全时限,每天1～2次,一般3～5次可判定转归如何,决定是否继续治疗。

(三)配合手术中治疗

可以先手术后加压,也可以先加压后手术。前者一般待手术接近关键时刻再开始加压,使机体充分氧合后再阻断循环,这样既可保证手术的效果和安全,又可防止或减少使用高压氧的不良反应。后者是先加压,在高压下待充分氧合后施行手术。患者一般情况好转后减压出舱。

(刘营营)

第四节　脑室穿刺引流术

一、脑室穿刺术

(一)适应证

(1)当患者因颅内压增高而威胁生命,出现昏迷、一侧或双侧瞳孔散大、呼吸障碍等时。

(2)因颅内压增高须做脑室引流以缓解颅内压增高,或颅内感染需经脑室内注药者。

(3)开颅手术时,为降低颅内压,以利于手术操作,或手术后为解除脑水肿引起的颅内压增高等。

(4)对婴儿先天性脑积水,通过脑室穿刺可抽取脑脊液标本或注入染料以判断脑积水为阻塞性或交通性。

(二)术前准备

(1)备皮。

(2)除紧急情况外,一般需术前禁食6小时。

(3)术前1小时,苯巴比妥钠0.1 g(儿童酌减),肌内注射。

(4)准备好穿刺物品。

(三)麻醉

一般采用普鲁卡因或利多卡因局部浸润麻醉,儿童或不能合作者可做基础麻醉或全身麻醉。

(四)穿刺途径与操作方法

1. 前角穿刺

仰卧,眉间中点向后10~12 cm(或发际后2.5 cm),中线旁2.5 cm处矢状切开头皮直至颅骨(紧急情况下以颅锥直接钻孔),用手摇钻钻孔,切开硬脑膜,先以脑室穿刺针与大脑镰平行,向双侧外耳道假想连线穿刺,深达4~5 cm即到脑室前角。拔出穿刺针,置入硅胶引流管。

2. 侧脑室三角区穿刺

俯卧或侧卧,枕外隆突上7 cm,中线旁开3 cm处切开皮肤,钻通颅骨,切开硬脑膜,穿刺针头指向同侧眼眶进入侧脑室三角区。

3. 侧脑室枕角穿刺

枕外隆突上4 cm,中线旁开3 cm处切开头皮并钻孔,切开硬脑膜,穿刺针头指向同侧眼眶外缘,穿刺深达4~5 cm即进入侧脑室后角。

4. 侧脑室颞角穿刺

在耳轮最高点以上1 cm处做皮肤小切口,钻孔并切开硬脑膜后,穿刺针垂直刺入4~5 cm即进入侧脑室颞角。

5. 婴幼儿脑室穿刺

在前囟两外角(距中线1.5~2.0 cm),针头垂直刺入,深入3~4 cm即可穿入脑室。

上述穿刺方法,以侧脑室前角及三角区穿刺较为常用。

(五)注意事项

(1)脑室穿刺具有一定的危险性和容易产生并发症,应严格掌握适应证。

(2)一般选择非优势侧半球穿刺。

(3)穿刺必须遵循一定方向,当针头刺入脑实质以后,切勿更改方向,穿刺宜缓慢进行,掌握好深度,过深可能误伤脑干或脉络丛,针头如遇阻力可稍加捻转,不可强行刺入。

(4)穿刺点或穿刺方向不对,脑室移位可能导致穿刺困难,当多次将穿刺针退出,更改方向后仍未能刺中脑室时,应放弃或做对侧脑室穿刺。

(5)穿刺成功后,放出脑脊液要慢,一次放出不宜过多,减压太快可引起脑室内渗血。

二、脑室引流术

穿刺成功后,如需持续引流者,缝合头皮,丝线固定引流管,接上引流瓶。注意事项具体如下。

(1) 将引流瓶悬挂在床头,引流瓶入口高度应适当(高于脑室15~20 cm),过高达不到减压目的,过低则脑脊液流出速度过快,可导致低颅压性头痛、呕吐,一般置放高度应低于脑脊液初压水平。

(2) 保持脑脊液引流通畅,缓慢持续滴出,注意无菌,防止感染。

(3) 严密观察患者的生命体征。

(4) 每天记录脑脊液量,定期做脑脊液常规检查。

(5) 持续引流一般不宜超过1周。

（邓玉龙）

第五节　神经修复治疗

神经修复学是研究以细胞治疗为核心,以神经修复性药物、神经调控、生物和组织工程等神经塑形手段为基础的综合修复干预策略及其作用机制的一门学科,领域涉及神经系统损害部分的神经再生、结构修补或替代、神经重塑、神经保护、神经调控、血管发生及免疫调节恢复机制。近年的大量基础研究,特别是临床转化实践的迅速开展,极大丰富和更新了人们对神经修复学知识体系的认识,不断推动学科深入发展。

一、神经修复治疗的定义

神经修复治疗也称神经修复疗法,是细胞治疗、神经修复手术、神经修复药物治疗、神经调控/电刺激治疗、主动运动-目标强化神经康复治疗、中医药治疗、物理治疗、组织工程治疗和生物工程治疗的总称。其理论基础是神经可修复理论。效用机制包括神经营养因子、信号神经修复和神经塑形,其他还包括神经修补、神经调控、神经再生、神经替代、神经发生、突触发生、再髓鞘化、血管再生、免疫调节,以及神经保护等。目前神经修复疗法已经发展到第二代,第一代疗法是单一类型细胞移植、单一或部分疗法的简单组合,而第二代疗法依据神经系统修复的上述复杂客观规律,优化整合和有机组合当前各种有效方法,达到优势互补,能最大程度、最有效地修复神经功能,其突出特点是:多种类型细胞、多途径、多疗程和多手段综合神经修复治疗。方案采用个性化最佳细胞组合和最佳途径组合,多疗程植入细胞,联合最适宜的神经-肌肉刺激/激励,通过最佳突破脑屏障的用药路径和最优剂量使用修复类药物因子,结合主动运动-目标强化神经康复治疗,达到最佳费用-效果比。

二、神经修复学临床分类

普通神经修复学、小儿神经修复学、老年神经修复学、创伤神经修复学、疼痛神经修复学、精神神经修复学、癫痫神经修复学、卒中神经修复学等。以疾病和不同年龄患者群为分类亚专业的主要依据,使学科发展,更贴近临床,更关注疗效,更有可能主动整合所有的手段,能够更高、更全面地把握和治疗疾病,更健康地引导细胞(包括干细胞)、神经调控等治疗手段的发展。

三、神经修复与不同治疗方法之间的原则

(1)加强神经康复和对症治疗,是神经修复学提高疗效的必由之路。因为外周肌肉和关节的运动,反过来也会影响神经塑形,所以神经修复一定要与最高水平神经康复和对症治疗(如抗痉挛的药物注射)紧密结合起来,这样才能减少长期的异常关节运动和对神经塑形的持续负面作用,达到最好功能改善。这对于脑瘫尤为重要,因为,他们脑内从幼年就没有一个正常的神经控制环路,所以要在神经修复的前提下,进行正常运动的康复训练。

(2)神经系统疾病治疗之殊途同归原则:很多神经疾病开始发病各异,但最终损害殊途同归,故许多治疗手段是相同或相似的,作用机制也包括保护、再生、修复、替代、激活、微环境改变、免疫调控等多方面。

(3)细胞药用原则:细胞移植后其中一个主要机制是通过释放因子,改变微环境而发挥作用,因细胞植入一定时间后数量将会逐渐减少,故神经修复作用也逐渐减弱,因此应该像用药一样,定期重复移植细胞。

(4)车流梗阻理论:一个小的阻塞节点,就会严重影响整个车流,而疏通则是耗时巨大的事情。

(5)细胞使用黄金2小时原则:即细胞产品从准备好,到临床植入患者体内的等待时间必须控制在2小时以内。因为存放超过2小时,细胞的存活和功能状态迅速下降。

(6)外因主导内因原则:人体其他器官和系统的治疗,强调外因治疗通过内因内心起作用;而作为中枢,作为人体司令部,内因已经受累,故强调主要依靠外因,外在的修复是第一位的。人体其他器官和系统疾病的治疗,强调心理调节心理治疗配合;而作为中枢,作为人体司令部和心理思维的发源地的疾病,应该更需要依赖非心理方面的调整和治疗。

(7)感觉促进运动假说:神经系统通过感觉传入,感知到存在,然后中枢发出运动信号,不断加强、纠偏、固化。所以,只强调运动锻炼,而无有效感觉刺激传入,对运动神经重塑产生的效果有限,且也不符合自然的神经发生学过程,即感觉决定神经再生的方向,所以应该刻意加强细胞植入后的感觉刺激。应该强调给予患者有效的足量的感觉刺激,以利于运动神经的正确再生,而不仅仅是足量的单纯运动锻炼。

(8)局部网络节点活化假说:细胞内实质内移植后,活化局部神经网络节点,逆转极化方向,对癫痫放电有抑制作用。

(9)先活化再塑形原则:经过移植足够(或多次)细胞数量、药物、电磁刺激后,正确充分的功能训练神经重塑一定跟上,否则好细胞也被周围"坏"环境同化。

四、脊髓损伤患者神经修复三阶梯目标治疗方案

让躺着的人坐起来,让坐着的人站起来,让站着的人走起来。以修复神经+功能康复为基础的明确治疗方案,能够更有效地指导患者的治疗方向,提高临床疗效。

五、神经修复学发展六阶段

理念变革期、治疗探索期、比较整合期、规范治疗期、普及提高期、临床治愈期。

六、细胞神经修复疗法五原则

早期、足量、多途径、多量程、联合干预。

七、神经康复治疗方法

(1)主动运动-目标强化神经康复治疗:是一种在神经修复治疗基础上,通过预设目标强化训练来改善瘫痪患者肢体功能障碍的疗法。例如:对于脊髓损伤患者,设定三阶梯治疗目标,即让躺着的人坐起来,让坐着的人站起来,让站着的人走起来;对于累及下颈段、胸段、腰段的患者,使用尽量短的支具站起来,强化训练站立和行走功能。对于卒中患者,通过限制健侧肢体的运动,达到强制使用患肢和强化训练患肢的目的,提高患者运动功能和日常生活能力。可短期集中强化重复训练患肢,每天强化120~240分钟,每周5~7天,连续8~12周。随后根据疗效,进行负荷调整。主动运动-目标强化训练要根据每个患者的功能障碍情况,突出日常生活动作,选择不同塑形任务,制订个体化训练方案;具体可结合塑形技术行为训练方法,让患者设定通过努力才可以达到的动作或行为目标,或是任务难度刚刚超过患者的肌肉运动能力。

(2)无痛主动运动-目标强化神经康复治疗:是在主动运动-目标强化神经康复治疗基础上,结合"无痛康复治疗"理念,而形成的一个更加完整的康复学新概念。本治疗突出 AMTENT 治疗过程中严密监控疼痛应激反应策略,提前预防疼痛,即时控制疼痛,早期缓解疼痛,将疼痛程度控制在无痛康复治疗范围内,其根本目标是:既能最大限度改善患者的实用功能,又不致造成治疗性损伤。

(邓玉龙)

第六节 神经传导阻滞封闭疗法

在神经干周围注射局部麻醉药或适当的药物,阻断对中枢神经的外来或内在刺激,打断恶性循环的疗法,称为神经(传导)阻滞封闭疗法,简称为神经阻滞法。短期效果肯定,但易复发。由于其方法简单,痛苦较小,为临床普遍采用。

一、三叉神经阻滞法

(一)适应证
(1)发作较频、疼痛严重以致营养情况极差者,可先做阻滞术使疼痛缓解,全身情况改善,为手术治疗创造条件。
(2)药物治疗效果不佳或无效而患者暂时不愿或不宜手术者。
(二)术前准备
(1)向患者解释操作的全过程及注射时可能出现的剧痛,以取得患者的合作。
(2)疼痛有时并非立即消失,偶尔须经过7~10天才逐渐消失。少数患者注射乙醇后可能有恶心、呕吐。

(三)操作方法

1.第一支(眼支)

在眶上孔行眶上神经阻滞术,步骤如下。

(1)患侧眼眶周围皮肤消毒,将眉毛上推,摸清眶上孔或切迹(距鼻根外侧约2.5 cm)。

(2)用2 mL注射器,配以22号针头,刺入眶上孔或切迹,深入1～3 mm。

(3)刺中神经即产生疼痛,先注射2%普鲁卡因溶液0.1 mL,如果分布区有麻木,再缓慢注入98%无水乙醇0.2～0.4 mL。

(4)注意点:①注射后可能产生眼睑肿胀或瘀斑;②滑车上神经较细,封闭时不易同时刺中,故额部疼痛消失不完全。

2.第二支(上颌支)

(1)在眶下孔行眶下神经阻滞术,步骤如下。①皮肤消毒。②眶下孔位于眼眶下缘中点下方0.5～1.0 cm,用22号针头从孔的下方向后上方刺入,略向外倾斜,入孔后再刺入0.2～0.3 cm,此时患者有剧痛感觉。③先注入2%普鲁卡因溶液少许,如局部产生麻木后再缓慢注入无水乙醇0.5 mL,为使药液分布均匀,注射时可将针头在孔内略进出转动,拔针后压迫并观察片刻。④注意点:由于眶下管较短,故针头刺入不宜过深,乙醇用量不应过多,以免溢入眶内,引起下睑水肿、结合膜水肿和充血、眼外肌麻痹或失明等;因上颌骨较薄,故在寻找眶下孔时,切勿强行穿刺,以免刺入上颌窦(可抽出空气)。

(2)在蝶腭窝行三叉神经第二支阻滞术,步骤如下。①侧卧位,患侧面部向上。②局部皮肤消毒。③穿刺经路有以下两种:外耳孔与眶外缘连线中点,颧弓下方即下颌骨关节突与喙突之间进针,局麻后用20号针头,做好深度标记,向外眼角方向刺入。在针达到上颌骨侧壁后退出少许,再向前上方向以达蝶腭窝抵圆孔,注意深度一般不超过5 cm。颧弓中点下前1 cm处刺入,先达翼板,然后拔出少许,将针改向前上方抵达蝶腭窝。④刺中后,将针头固定,先注入2%普鲁卡因溶液0.2～0.5 mL,在支配区出现麻木后,再缓慢注入无水乙醇0.5～1.0 mL。⑤注意点:穿刺进入皮下如有阻力,可能系碰到下颌骨喙突,可让患者稍张口,针头即可通过。进针深达4.5～5.0 cm有阻力,可能是触及翼外板或颅底。一般刺入深度为4.5～5.0 cm。不宜超过5.5 cm,穿刺过深可能经眶上裂入颅腔,误伤血管,甚至将乙醇注入蛛网膜下腔,均应注意避免,更应注意避免损伤眶内眼球运动神经或视神经。过多穿刺,可致局部出血或血肿。如乙醇未注入神经干内而在其周围,则无效或效果差,且可引起局部组织反应,瘢痕粘连,若疼痛复发则影响下次封闭。

3.第三支(下颌支)

(1)在颅底卵圆孔行第三支阻滞术:①侧卧位,患侧面部在上。②进针点在外耳道前2～3 cm,颧弓下缘下方0.5～1.0 cm,用20～21号针头先垂直刺达翼突根部,深4～5 cm,然后将针退出少许,略向后上刺入0.5 cm左右,即可刺中卵圆孔。③先注入2%普鲁卡因溶液0.1 mL,待麻木后,再注入无水乙醇0.2～0.4 mL。

(2)在下颌角处行第三支阻滞术:①体位同上所述。②在下颌角前1.5～2.0 cm下颌骨缘进针,针沿下颌角内侧面并与冠状突平面平行刺入,至4～5 cm深度,即达下颌孔,注射方法同上。

注意点:上述第一法如穿刺角度过分向后,可能刺伤耳咽管引起耳部疼痛,如针进入卵圆孔,则可致三叉神经麻痹。乙醇也可沿神经根进入颅后窝脑池,造成眩晕、恶心、呕吐、眼震,甚至影响脑干造成死亡或误伤血管。注射前应先抽吸观察有无脑脊液或血液。

二、枕大神经阻滞法

(一)适应证
该法适用于枕大神经痛。

(二)操作方法
(1)寻找枕大神经压痛点,通常位于枕外隆突下 3 cm 的水平线上,离中线 2～4 cm 处。

(2)常规局部消毒。

(3)维生素 B_{12} 500～1 000 μg,2％普鲁卡因溶液 4 mL,加等渗盐水至 10 mL,注入压痛处。注药液以前须先抽吸观察有无血液,穿刺不必过深。

三、交感神经阻滞法

(一)星状神经节阻滞法

1.适应证

(1)颈总动脉及颅内血管痉挛、栓塞或血栓形成。

(2)上肢灼性神经痛,残肢痛。

(3)神经性头痛。

(4)术前做阻滞术以预测手术效果。

2.操作方法

(1)术前 30 分钟服巴比妥类药物。

(2)仰卧位,头稍向后仰。

(3)局部皮肤常规消毒。

(4)在胸锁乳突肌前缘,锁骨上 3 cm,气管、食管之外侧,相当于第 6 颈椎横突平面(星状神经节位于第 7 颈椎横突与第 1 肋骨起点处之间)进针。

(5)于标记点垂直刺入 3～5 cm(穿刺时可将颈动脉推向外侧)即达第 6 颈椎横突处,将针退出少许,再向内下方徐徐刺入直达椎体,然后将针拔出 2 mm 抽吸无血、脑脊液或气体后即注入 1％普鲁卡因溶液 10～15 mL,5 分钟左右即出现同侧霍纳综合征,并见同侧结合膜充血,同侧上肢血管扩张,皮肤温度升高,电阻反应消失,证实阻滞术成功。

3.注意点

(1)易刺伤胸腔圆顶导致气胸,因此,在操作时应使患者在呼气时刺入,注意穿刺方向,注药以前须先行抽吸有无空气。

(2)易误刺入血管(椎动脉在星状神经节的背侧)或椎管,因此注药前须先行抽吸观察有无血液或脑脊液。

(3)注意勿误伤喉返神经、膈神经和臂丛神经。

(二)腰交感神经阻滞法

1.适应证

(1)下肢疼痛及血管疾病。

(2)预测腰交感神经切除后疗效。

2.操作方法

(1)取俯卧或侧卧位(患侧在上)。

(2)局部皮肤常规消毒。

(3)于第2、3、4棘突旁3～4 cm选一处做标志点,局麻后用细腰穿针垂直刺入约5 cm,针尖触及相应椎体横突后,将针退出少许,向内上方再刺入而达椎体外侧面,然后沿椎体旁滑过再进入1～2 cm,以达椎体前外侧缘(深度离横突不超过4 cm),用X线摄片或透视定位更为准确。

(4)抽吸无血液或脑脊液后,即可注入1%普鲁卡因溶液15～20 mL或1%利多卡因溶液10～20 mL,注射后可出现下肢温度上升,血管扩张。

四、肋间神经阻滞法

(一)适应证

(1)胸背部带状疱疹所致的局部疼痛。

(2)胸椎病变(如外伤、关节炎、结核、肿瘤等)压迫神经根所致的根性疼痛。

(3)脊髓肿瘤所致根痛,可暂时缓解症状。

(二)封闭部位

(1)根据疼痛部位的神经分布阻滞相应的肋间神经。

(2)常从肋骨下缘与腋前线、腋中线或腋后线的交点为进针点;或于肩胛骨下缘至各棘突连线之间的中线与肋骨下缘的交点进针。此法患者应取坐位,伏在椅背上,两臂交叉抱住对侧肋部,使肩胛骨外展,选择所需进针点。

(3)每一根肋间神经一般与其上下的肋间神经有分支相连,故阻滞每一根肋间神经时必须同时阻滞其上下的肋间神经才能获得满意效果。

(三)操作方法

(1)选准部位。

(2)局部皮肤常规消毒。

(3)先做局麻皮丘,然后用25号针头通过皮丘自肋骨下缘垂直刺入,遇骨质后略退出少许后略向下到肋骨下缘,此时如针尖触及肋间神经,患者有酸痛感,抽吸无血液或空气后,即注入1%普鲁卡因溶液2 mL或1%利多卡因溶液1～3 mL。

(4)治疗后应观察患者呼吸,并注意有无气胸征象。

(四)注意点

(1)进针不可过深,以免刺伤胸膜,阻滞时宜暂时屏住呼吸。

(2)针尖刺到胸膜偶可引起胸膜反应性休克,轻者只需平卧休息,重者可皮下注射1:1 000肾上腺素溶液0.3～0.5 mL,并密切观察。

(3)肋间神经封闭后,部分患者可引起肋间神经炎。

(甄 岩)

第七节 神经调控治疗技术

神经调控是通过植入或非植入的神经控制器,以人工电信号替代或补充脑的自然电信号,调控神经元或神经网络兴奋性,恢复受损神经功能的技术。神经调控强调神经系统和人工系统的相互作用和结合,并使患者的功能恢复达到最大化。神经调控在神经细胞修复、有效控制及延缓疾病发展中有重要的治疗作用。神经调控的非破坏性、可逆、可调节等特点,以及在神经系统疾病中的良好治疗效果,使得其治疗范围和适应证逐渐扩大。该技术在昏迷促醒的临床应用和基础研究方面取得了一定的新进展。特别是无创神经调控技术,该技术操作简单,无须手术,花费小且治疗效果有证可循,逐渐受到临床医师和患者家属的认可。

一、正中神经电刺激

(一)概述

正中神经电刺激(MNS)是一种周围神经电刺激治疗技术,利用盘状电极穿透机体表面皮肤,向患者腕关节掌面横纹线上 2 cm 处的正中神经点传递低频脉冲电流,一般选用右侧正中神经进行电刺激,刺激强度以看到患者双侧手指产生轻微的收缩为准,主要用于昏迷促醒治疗。MNS 因具有非创伤性、无并发症、易操作和费用低廉等优点而应用广泛。20 世纪 90 年代,日本学者 Yokoyama 等首次报道将 MNS 用于昏迷治疗,Cooper 等证实 MNS 对 TBI 昏迷患者具有促醒作用。石艳红等对 MNS 治疗 TBI 昏迷患者的促醒效果进行荟萃分析,纳入 12 个研究共 1 001 例患者,分为观察组 503 例和对照组 498 例,结果显示,与常规治疗比较,MNS 有利于改善昏迷患者意识、脑血流量、脑电生理活动、脑干功能、言语及运动功能,其中意识改善最为显著也最为重要。

正中神经由 $C_{5\sim8}$ 与 T_1 神经根的纤维构成。从臂丛神经外侧索分出的外侧根和从内侧索分出的内侧根共同组成正中神经,正中神经支配前臂屈侧的大部分肌肉,且穿过腕管支配手内桡侧半的大部分肌肉和手掌桡侧皮肤感觉。正中神经是中枢神经系统的"外周门户",在中枢的支配区域占有较大面积,与身体其他部位相比,手的感觉代表区在大脑皮质占据的范围不成比例地扩大,因此,当手部的正中神经受到电流刺激信号,可以在大脑皮质得到投射及明显的反馈,唤醒及激活受抑制的神经元及上行网状激活系统,从而产生较为显著的治疗效果。

(二)治疗机制

目前,正中神经电刺激作用机制不是很明确,根据现有研究结果,促醒效果机制可能涉及激活神经核团,激活相应的神经元细胞,影响神经递质的改变等。

1.激活 ARAS 和觉醒

核团 ARAS 是感觉传导的重要通路,把自身和体外的各种刺激广泛地传递到大脑皮质各部的神经元,以保持大脑皮质的觉醒状态。感觉冲动增加时,上行性网状激活系统活动亢进、大脑皮质的兴奋水平升高,意识清晰;反之,感觉冲动减少,上行性网状激活系统的活动便会减弱、大脑皮质的兴奋水平下降,产生嗜睡或昏迷。正中神经元的突触成分直接参与 ARAS,故 MNS 可直接兴奋 ARAS,促进觉醒。ARAS 中三个重要的觉醒系统分别是:①ARAS 系统中的胆碱能系统,刺激 ARAS 可大量释放 ACh,激活大脑皮质;②ARAS 的中缝背核 5-羟色胺(5-HT)系统,5-HT 是调节睡眠的重要物质之一,其释放增加有利于觉醒;③蓝斑-去甲肾上腺素系统,蓝斑产生的 NE 对脑的多部位具有兴奋性作用,可加强觉醒状态并预备脑的神经元对未来刺激的响应。同时,MNS 还能激活两个重要的觉醒区域——丘脑核团与下丘脑核团,与大脑皮质的多个区域都有较广泛的投射联系,丘脑不仅向大脑皮质发送感觉信息,还能够从大脑皮质接收信息,MNS 通过刺激丘脑核团间接激活相连的大脑皮质,利于去除皮质抑制。下丘脑则是自主神经活动的高级中枢,涉及对情绪、饮食、体温、睡眠、觉醒及内分泌活动的调节,下丘脑是公认的睡眠调控中枢,其区域内存在触发睡眠的神经元,具有引导和调节睡眠的功能,与睡眠-觉醒周期活动密切相关。这两个重要核团的激活也是 MNS 促醒机制之一。

2.提高神经营养因子水平

神经生长因子(NGF)是重要的神经营养因子之一,神经元受到损伤时,将发生一系列的病理改变,实验研究证实 NGF 通过其生物学活性使神经细胞存活率升高,并且增强神经细胞突触生长,具体包括:①促神经元分化;②维持神经元存活,尤其是对兴奋性多巴胺能神经元有保护作用;③促进缺血缺氧皮质神经元的修复,减少对神经元的损害。脑源性生长因子(BDNF)是体内含量最多的神经营养因子,BDNF 可引导轴突延伸塑型及神经发生,促进神经元生长存活,具有维持中枢神经系统结构与功能完整性的重要作用。MNS 造成的复杂体验环境很可能增加 BDNF,同时提高基底前脑的 NGF 水平,激活胆碱能系统活性,发挥保护神经元、促进突触再生、增强神经可塑性的作用,这也可能是 MNS 发挥促醒作用的机制。

3.影响神经递质含量

觉醒是一个主动的神经调节过程,与神经递质的作用密切相关。目前关于觉醒的机制尚未明确,但可以肯定的是,众多神经递质参与睡眠-觉醒周期的调节。当调控睡眠与觉醒的两种递质失衡时可产生昏迷。研究表明,MNS 可引起上行网状激活系统中的 NE 及 ACh、5-HT 和脑脊液中 DA 的水平增加,这些兴奋性神经递质水平的增加有利于促进觉醒。徐平等发现,脑外伤昏迷患者 MNS 后 β-内啡肽浓度下降。β-内啡肽是一种内源性阿片肽,可明显抑制中枢和外周神经递质的释放,使中枢神经系统功能紊乱,加重脑水肿,颅内压上升,不利于意识恢复。MNS 可减少 β-内啡肽的释放,减轻其对中枢神经系统的抑制和损害,有效抑制颅内压升高,防止病情恶化,从而促进意识恢复。Orexin 是一种重要的下丘脑神经肽,几项研究表明,在人类和其他哺乳动物中,Orexin 缺乏可引起嗜睡症,Orexin 系统通过与其他系统之间的相互作用调节睡眠和觉醒,并且该系统按照我们的内部和外部环境在适当的时间调节睡眠和觉醒。冯珍等在研究 MNS 促醒机制时发现 MNS 可以提高脑外伤昏迷大鼠中枢神经系统 Orexin-A 的浓度,增加大鼠觉醒程度,这一研究结果既证实了 MNS 的促醒作用,又揭示了 MNS 可通过提高中枢神经系统 Orexin-A 水平增加觉醒。

4.增强脑皮质活动,去除大脑抑制,改善脑电活动

除了上行网状激活系统、丘脑激活系统,还包括重要的皮质激活系统。双侧大脑皮质活动受抑制,与下级中枢失去联系是昏迷的发病机制之一。去除皮质抑制,重新建立起与下级中枢的功能联系则是促进觉醒的重要环节。一系列研究表明,MNS 对大脑皮质可产生兴奋作用,表现为皮质电生理活动增强。MNS 可激活的皮质区有:主要大脑运动皮质区 M1、主要躯体感觉皮质区 S1、双侧次级躯体感觉区 SⅡ、双侧岛叶,疼痛强度还可直接激活前扣带皮质(包括 BA24、BA32 区)。这些研究结果表明,MNS 可激活大脑皮质,而且激活区域覆盖范围广,通过大范围皮质活动的激发,有利于最大限度去除皮质抑制,唤醒沉睡的神经元及觉醒通路,逆转昏迷状况。脑电图能检测并反映脑干及大脑的功能,可用于判断意识受损情况。成人清醒并处于安静状态时,脑电图以 β 和 α 波为主,少量出现 θ 波,几乎无 δ 波。运用 MNS 可以影响脑电图,使主导觉醒的 α 节律增加、波幅增高,主导睡眠的弥漫性慢波 θ、δ 则减少。丘脑内非特异性核团及网状结构在大脑皮质有广泛投射,对脑电活动的形成有主要影响,因此 MNS 对脑电活动的改善可能是通过调节丘脑与网状结构电活动发生的。BAEP 是一项检测脑干活动比较敏感而客观的指标,

正常情况下,人体接受相应听觉刺激后可记录到6~7个不同波形,Ⅰ、Ⅱ波代表听觉传入通路的外周波群,其后各波记录的是脑干动作电位,昏迷患者可出现Ⅰ、Ⅲ、Ⅴ波异常,尤其是波间潜伏期变长、波形变异或者消失。研究证实,MNS能改善昏迷患者的BAEP,使Ⅲ、Ⅳ波波幅增高,Ⅰ~Ⅲ、Ⅲ~Ⅳ波间潜伏期缩短,逆转BAEP传导减慢或阻滞的发生,使脑干传导通路间联系增强。

5.增加脑血流灌注

脑是神经系统的高级中枢,代谢极其旺盛,自身几乎没有能量储备能力,需要依靠血液循环的持续供应。为保证其正常代谢和生理机制,不管是在睡眠、安静还是觉醒、活动时,脑部均需恒定的血液循环,脑部的血液供应主要来自两个系统:颈动脉和椎-基底动脉系统。若患者在局部或全脑出现不同程度的缺血缺氧症状,可影响其正常功能,严重时出现意识障碍,导致昏迷。MNS可明显提高昏迷患者大脑中动脉、椎-基底动脉血流灌注,增加脑干血供,改善脑缺血。椎-基底动脉的血供改善还有利于网状结构功能恢复,增强意识。此外,研究还发现MNS结合高压氧还能增加病灶局部脑血流量,加强其修复病损的能力。病灶部位血流增加可改善此处神经营养供应,及时清除病理性有害物质,挽救濒临死亡的神经元,促进损伤修复,利于意识恢复。

6.减少神经型一氧化氮合成酶神经元数量,减轻神经毒性

脑缺血缺氧昏迷患者,其大脑兴奋性谷氨酸释放可增加。谷氨酸除了其本身的兴奋性毒性作用,还会催化生成大量一氧化氮(NO),NO是一种活性很强的分子,同时具有促神经细胞分化与杀伤神经细胞的作用。过多的NO可抑制多种线粒体代谢酶,同时形成强毒性作用的自由基如二氧化氮和羟自由基,两者可直接杀伤神经细胞,因此研究者认为NO是神经元损伤的直接毒性分子。研究表明,间断性MNS可以明显减少中枢神经系统楔状核内神经型一氧化氮合成酶(nNOS)阳性神经元的数量,该神经元减少后,可以减少损伤NO的过度释放,从而保护这个重要核团内的神经元,增加意识恢复的结构功能基础。但间断性MNS似乎不影响兴奋性谷氨酸能神经元数量。

(三)临床应用

MNS对颅脑损伤、脑血管意外、脑缺氧等原因所致昏迷均有一定的促醒效果。MNS能缩短患者昏迷时间,同时提高生命质量。目前MNS已经推广到各期昏迷患者的促醒治疗,对于昏迷患者,只要病情许可,尽可能早地进行神经电刺激治疗,使昏迷患者尽早苏醒。

1.急性颅脑损伤昏迷

国内学者在对MNS的研究过程中发现,在颅脑损伤昏迷患者常规治疗的基础上,应用MNS后,患者的各项脑部动脉血流动力学指标水平较入院时明显改善,同时刺激组患者的昏迷程度明显减轻,效果比常规治疗组的疗效更佳,故认为MNS对促进患者的早日苏醒有利。

2.颅内动脉瘤昏迷

颅内动脉瘤属于急性脑血管病范畴,颅内动脉瘤出血后部分患者出现昏迷,影响患者预后的其中一个重要因素是昏迷的持续时间。因此,促醒刻不容缓。研究证实,采用正中神经电刺激干预,可以增加昏迷患者脑血流量,改善病变区血液供应,增强脑电活动,从而快速促进患者的清醒康复,促醒效果明显。

3.大面积脑梗死昏迷

大面积脑梗死通常是颈动脉主干、大脑中动脉主干或皮质支完全性卒中,导致该动脉供血区的脑组织坏死、软化。有研究通过比较MNS治疗干预和常规促醒干预方法的两组患者的GCS

评分,发现 MNS 治疗组明显高于对照组,因此说明右侧 MNS 治疗对于大面积梗死意识障碍患者促醒方面有着积极的影响。

(四)适应证和禁忌证

1. 适应证

各种原因导致颅脑损伤的意识障碍患者。生命体征平稳,且颅内情况平稳,无须手术处理的颅脑血肿、脑积水等情况。

2. 禁忌证

孕妇;频发心律失常;频发癫痫;心脏植入起搏器;多器官功能障碍;临床评估不适宜使用电刺激类产品患者。

(五)操作方法

(1)定位前臂腕关节正中神经。

(2)酒精清洁局部皮肤,使之与导电介质接触良好,减少阻抗。

(3)将接触平坦的金属圆盘或条状电极贴在手腕处,并固定好。

(4)根据需要设定参数。治疗昏迷时,建议的刺激参数为:儿童的强度设置为 $10\sim15$ mA,成人的强度定为 $15\sim20$ mA,以拇指微动为宜;刺激频率报道有 $30\sim50$ Hz,刺激脉宽 $200\sim300$ μs。有报道推荐优化频率为 50 Hz,脉宽 300 μs。

(六)注意事项

(1)表面电极尽可能多与区域皮肤贴合。

(2)两电极距离保持在 $4\sim5$ cm,以保证电场范围足够大的同时使深部神经也得到电刺激。

二、迷走神经电刺激

(一)概述

迷走神经电刺激(VNS)是神经科学领域新兴的一种神经调控技术,目前被认为是治疗癫痫、抑郁症等神经系统疾病的一种安全有效的方法,近年来的研究表明,其可改善颅脑损伤昏迷患者的觉醒水平。

迷走神经(脑神经 X)是混合型脑神经,其行程最长、分布范围最广。包括一般内脏运动纤维、特殊内脏运动纤维、一般内脏感觉纤维和一般躯体感觉纤维。其中,一般内脏运动纤维起于延髓的迷走神经背核,支配颈、胸、腹部大部分器官的平滑肌、心肌和腺体。一般躯体感觉纤维中枢支止于三叉神经脊束核,传导耳郭后面和外耳道皮肤的一般感觉。特殊内脏运动纤维起于延髓的疑核,支配咽、喉的横纹肌。一般内脏感觉纤维通过孤束核(NTS)发出纤维投射到下丘脑、边缘系统、杏仁核、前脑和其他皮质区域,从而与上行网状系统形成紧密联系,为 VNS 治疗神经系统基本提供了解剖学基础。周围支分布于颈部和胸腔、腹腔内的脏器,传导内脏感觉冲动;基底前脑和海马与学习记忆密切相关,但迷走神经网络复杂,具体作用部位不清。感觉信息集中在迷走神经核处,迷走神经核向多个脑区传递信息,并通过下行迷走神经传导调节信息。

(二)治疗机制

目前认为迷走神经电刺激改善觉醒状态的相关机制主要包括:VNS 可影响脑干核团的纤维投射、脑内相关神经递质的改变、改善脑部血流量、抗炎效应、增加神经营养因子的表达和增强突触可塑性、影响脑电活动及其他相关机制。

1.影响脑干核团(主要是孤束核)的纤维投射

孤束核被认为是迷走神经传入纤维和脑内相关核团之间的中转站,它接受绝大部分迷走神经的传入纤维和小部分来自外周其他部位的信息,继而对这些感觉信息整合并投射到高级中枢。目前认为 NTS 发出的投射纤维主要形成三条通路:①构成自主反馈环路;②直接投射到延髓网状结构;③投射到脑桥臂旁核、蓝斑核(LC)和其他结构。其中后两者是迷走神经影响中枢活动的重要通路,尤其延髓网状结构与 ARAS 密切相关,对于觉醒系统的调节具有重要作用。从神经解剖学的角度出发,有学者认为植入性 VNS 治疗癫痫的机制通路为"迷走神经-迷走神经核-NTS-延髓网状结构-丘脑网状核-丘脑皮质中继神经元-大脑皮质"。此通路可能同样存在于 VNS 治疗昏迷中,而网状结构在上行激活通路中扮演重要角色。还有学者认为迷走神经是通过"迷走神经-迷走神经核-孤束核/蓝斑核-脑桥臂旁核通路"兴奋相关觉醒脑区,其中臂旁核在通路中扮演着中心角色,其位于脑桥背外侧和蓝斑核之间,与丘脑、基底前脑、下丘脑、大脑皮质之间有广泛联系,为昏迷促醒提供了可能。此外,通过电生理学发现,VNS 能提高 LC 的兴奋性。LC 在网状上行激活系统中扮演着重要的媒介作用,可通过中缝核、杏仁核、下丘脑、眶额叶皮质、扣带回,投射到大脑皮质,此外,LC 邻近脑干上行网状激活系统,从该区释放的 NE 有兴奋大脑皮质的作用。因此 LC 的兴奋可直接影响睡眠周期。由此可见,VNS 达到促醒效果的机制之一可能是通过影响 NTS、网状结构、臂旁核、LC 等脑干相关核团的纤维投射,进而影响大脑皮质等觉醒脑区的兴奋性。

2.影响脑内相关神经递质的改变

在中枢神经系统内,迷走神经主要投射到孤束核并释放兴奋神经递质(谷氨酸、天冬氨酸)、抑制性神经递质(γ氨基丁酸)、乙酰胆碱(ACH)及其他类信号传导的神经肽。如 NTS 投射到脑干的相关核团(如 LC、中缝背核)调节去甲肾上腺素和 5-HT 在大脑中的释放。而神经递质在睡觉-觉醒中扮演着重要的角色,如 NE 主要与快动眼睡眠及觉醒有关,去甲肾上腺素的蓝斑神经元在觉醒时有高度活性,在非快速动眼睡眠期缓慢释放,在 REMS 期则完全静止。NE 激动剂能促进觉醒,抑制睡眠。研究发现,利用光基因技术刺激蓝斑核的去甲肾上腺素能神经元,其释放的 NE 立即诱导了一个从睡眠状态到觉醒状态的转变。因此迷走神经与神经递质的分泌密切相关。Manta S 等在大鼠中研究长期 VNS 对脑内单胺能神经系统的影响,发现前额叶皮质和海马区细胞外 NE 含量升高且锥体神经元中突触后 α_2 受体增加,前额叶皮质和伏核等处细胞外多巴胺水平上升,中缝背核处 5-HT 水平明显增加。Dorr AE 等发现 VNS 后在 LC 处 NE 和中缝背核(DRN)处 5-HT 基线水平明显升高。Raedt R 等通过微量渗析方法也证明了 VNS 显著提高海马区 NE 的含量。此外,VNS 可以保护 GABA 能神经元,降低脑外伤后脑脊液中的谷氨酸水平,维持谷氨酸/GABA 能神经元的平衡,进而降低谷氨酸的兴奋性毒性,保护脑神经。研究还发现 VNS 可提高部分癫痫患者抑制性神经递质 GABA 的水平,并通过 GABA 的可塑性调节大脑皮质的兴奋性。此外 VNS 可通过促进 ACH 释放抑制炎症因子的释放,进而保护脑细胞。NE、DA、5-HT、GABA、ACH 等神经递质均参与睡眠觉醒的调节。因此,VNS 影响睡眠觉醒相关兴奋性和抑制性神经递质含量,进而调节大脑皮质的兴奋性状态可能是 VNS 调节觉醒状态的重要机制之一。

3.抗炎效应

VNS 介导的抗炎途径包括神经调节和体液调节。胆碱能抗炎通路为神经调节的主要途径,迷走神经的传出冲动在网状内皮组织中的巨噬细胞附近释放乙酰胆碱,乙酰胆碱特异性地与免疫细胞上具有α7亚单位的N型乙酰胆碱受体(α7n AChR)结合,抑制炎症细胞因子释放。VNS体液调节主要是通过下丘脑-垂体-肾上腺(HPA)轴介导实现的。炎症因子包括肿瘤坏死因子(TNF)、白介素1(IL-1)、白介素6(IL-6)等,其中IL-1、TNF等参与急性脑外伤神经细胞的第二次损伤。胆碱能抗炎通路中,迷走神经通过介导中枢神经系统控制细胞因子表达的可能机制为:①迷走神经作为机体内最重要的脑神经蜿蜒贯穿胸腹,分布于大部分内脏器官,其中包含网状内皮系统的脏器,如脾脏和肝脏,而这两个器官是细胞因子的主要来源。②迷走神经感觉纤维向神经中枢传递由损伤和感染引起的发热及其他炎性反应的相关信息。传入性炎症信息在神经中枢的作用下激活迷走神经释放ACh,进而抑制细胞因子的产生,限制或阻止损伤的发展。脑外伤后昏迷常常伴有大量的炎症反应,导致神经元细胞的再次损伤,而VNS可降低大脑局部炎症反应保护脑神经元,为VNS促醒提供了可能。

4.改善脑部血流量

研究发现,长期VNS可引起大脑血流量(CBF)的改变。Henry TR等曾报道VNS能够增加癫痫患者丘脑的血流,但并不增加脑皮质的血流。但之后他又报道VNS能够增加癫痫患者双侧丘脑、下丘脑、小脑半球下部、右侧中央后回的脑血流。Conway CR等在抑郁症患者中发现,左侧VNS能够增加双侧叶皮质和右顶叶皮质的血流。Kosel M等运用长期VNS抗抑郁治疗发现前额叶皮质背外侧局部血流量明显增加。此外,研究还发现人类无论进行高低强度VNS,均可以提高双侧丘脑、下丘脑和岛叶皮质的脑血流量。Shi C等认为VNS通过提高前脑、丘脑及网状结构的新陈代谢和CBF进而达到促进觉醒和提高意识状态。目前认为VNS改善CBF的可能机制为:①迷走神经-翼腭神经节(SPG)-一氧化氮(NO)-扩张血管改善CBF;②迷走神经-NTS-上泌涎核、顶核、蓝斑-改善大脑血管舒张能力,增加CBF。脑外伤及脑血管病后,昏迷患者常伴有脑部供血不足及脑组织缺血,而VNS可改善下丘脑、前额叶皮质、网状结构等与觉醒密切相关脑区的CBF,进而为VNS促醒奠定了基础。

5.影响脑电活动

1951年首次报道VNS能够影响大鼠脑电活动,后来逐步发现不同频率和强度的VNS可分别引起大脑皮质同步去极化(20 Hz;10 V或70 Hz;3 V)和非同步去极化(50 Hz;0.1～2 V或70 Hz;3 V)。Puizillout JJ等发现VNS可以提高大鼠REM之前的慢波睡眠(SWS),并能够增加REM的频率。Valdes-Cruz A等为了探索长期VNS对睡眠觉醒各个阶段脑电波的影响,在VNS前、中、后分别检测脑电波功率谱、睡眠各阶段数量及总时间、REM期间脑桥-外侧膝状体-大脑皮质枕叶细胞的放电活动(PGO)及嗜睡反射的次数(剥夺睡眠后迅速从觉醒状态转换成REM),与VNS刺激前相比,VNS中和后发现SWS、睡眠梭状波及δ波普显著增加;VNS中PGO在REM各阶段总时间和密度明显提高,且出现嗜睡反射;VNS后觉醒时间下降。此外,众多研究表明VNS可影响睡眠过程中PGO波、α波、δ波及睡眠梭状波。因此,VNS改变睡眠觉醒周期中各个阶段的电活动可能是VNS促醒的机制之一。

6.其他机制

VNS可促进内源性神经干细胞的增长、影响细胞去极化活动水平、降低颅内压、减少梗死面积、减轻大脑水肿程度及降低血-脑屏障的损伤等,均对神经功能的保护和昏迷觉醒具有重要的作用。

(三)临床应用

19世纪末期,纽约神经病学家Corning尝试通过压迫颈动脉窦部刺激迷走神经而治疗癫痫,这是人类史上关于迷走神经刺激技术的最早探索。而到了1938年,Bailey等发现刺激猫的迷走神经可引起其大脑皮质脑电图的变化。1988年,Dean等首次将迷走神经刺激器植入癫痫患者体内,并显著减少了癫痫患者的发作次数。在随后的研究中,VNS逐渐被用于抑郁症、丛集性头痛和自闭症等神经精神疾病。VNS分别在1997年和2005年获美国FDA批准用于难治性癫痫与重度抑郁症。鉴于VNS在治疗癫痫与抑郁症中的客观表现,不少学者开始将目光转向意识障碍领域。

2015年,董晓阳等发现VNS可以促进脑外伤后昏迷大鼠的觉醒。2017年3月,Yu等研究发现,持续性taVNS能够改善重度颅脑损伤昏迷患者的觉醒度,其课题组使用taVNS对一名心搏骤停后缺血缺氧性脑病的意识障碍患者治疗4周后,意识状态水平由VS转为MCS,其CRS-R评分由5分提升至13分,且该患者出现了明显的可重复性的遵嘱运动。同年9月,Corazzol等也发现持续性植入式VNS能够促进脑损伤后持续性植物状态患者向最小意识状态转变。一名因创伤性颅脑损伤处于VS长达15年的患者植入迷走神经刺激器治疗1个月后出现眼球追踪性移动,CRS-R评分由5分提升至10分。2019年12月,Enrique等通过小样本的临床试验发现迷走神经电刺激是一种安全有效的技术,且能够改善严重脑损伤导致的意识障碍,其课题组使用taVNS治疗4周后,8名处于MCS的患者中有5名CRS-R评分得到改善。2020年2月,Jakob等使用taVNS对5例重度颅脑损伤后诊断为VS/UWS或MCS的患者进行为期8周的治疗发现,3例患者CRS-R评分得到改善且改善程度均在3分以上。

目前,VNS用于意识障碍促醒时,尚无统一参数,目前文献报道,taVNS治疗意识障碍患者所使用的参数如下:每天2次,每次30分钟,连续4周,刺激强度为4~6 mA,频率为20 Hz,脉宽250 μs。Yu等的个案报道及Enrique等的小样本临床试验中都使用了该参数。Jakob等最近的临床研究中,其参数设置为:刺激频率25 Hz,脉宽250 μs,30秒开/30秒关,前3天0.5 mA,其余时间1 mA,每天连续刺激4小时,共8周。

(四)适应证和禁忌证

1.适应证

各种原因导致的意识障碍患者,生命体征平稳,颅内情况平稳,无需手术处理。还可用于偏头痛、抑郁症、脑卒中等。

2.禁忌证

(1)存在严重疾病如肺癌,患有恶性肿瘤患者。

(2)颈部及锁骨下区域有外伤或有皮肤病、患者整个区域皮肤异常、植入异物可能会出现感染的情况下,不能做手术。

(3)部分患者因疾病导致迷走神经被切断,信号无法传递到颅内也不能做手术。

(4)心率低于60次/分、严重心律失常或心脏起搏器植入。

(5)生命体征不平稳。

(五)操作方法

1.植入性VNS

患者全麻,取仰卧位,头右偏,在左锁骨与乳突之间、胸锁乳突肌中部前界做一横行切口,分离颈阔肌至颈动脉鞘并切开,于颈总动脉和颈内静脉的后方分离、暴露迷走神经干。左锁骨下横切口,在胸大肌浅层埋入脉冲发生器。用隧道棒从锁骨下切口连接到颈部切口,将导线从外套内插到颈端。将电极固定于迷走神经,连接电极与脉冲发生器,检查脉冲发生器内的参数和导线状态,一切显示正常即可缝合切口。推荐 VNS 治疗参数:电流强度 0.75~2.75 mA,频率 30 Hz,刺激时间 30 秒,间歇时间 3 分钟,脉宽 250~500 μs。

2.taVNS

将正负电极片置于左外耳道入口耳屏中间内外侧(迷走神经传入纤维分支),刺激器挂于颈脖,通过导线与电极相连。推荐 VNS 治疗参数:电流强度 0.5 mA,频率 25 Hz,刺激时间 30 秒,间歇时间 30 秒,脉宽 200~300 μs。

(六)注意事项

(1)VNS 不良事件分为两类,一是手术并发症,二是刺激的不良反应。

手术并发症包括:①手术切口感染,不常见,通常对抗生素治疗有反应,罕见的难治性感染病例需要移除发生器。②液体积聚,在发生器部位,有或没有感染,可通过抽吸和抗生素解决。③疼痛,手术所致的疼痛约 2 周内自动消退。④单侧声带麻痹,可能是由迷走神经的过度操作和随后对迷走神经动脉及其加强小动脉的损伤引起的,多数情况下会在几周内完全消失。⑤外伤继发的铅丝断裂,很少见。

刺激的不良反应包括:①声音改变,嘶哑或音质变化。②咳嗽和喉咙痛。③呼吸困难,而肺功能测试无变化。④感觉异常,如颈部收紧感。⑤吞咽困难,有吞咽困难病史儿童在治疗期间可能会再次诱发,调整设备设置或在用餐时使用磁铁关闭刺激器可能会有所帮助。⑥头痛和局部疼痛,如颈部刺痛。这类不良反应是剂量依赖性的,并且当 VNS 参数被适当编程时,通常是轻微的或没有的。随着时间的推移,许多患者已经习惯了。随着治疗的进行,这些不良事件的发生频率逐渐降低。

(2)由于 VNS 治疗还影响睡眠期间的呼吸,对于睡眠呼吸暂停患者,应谨慎使用 VNS,或补充持续气道正压通气。

(3)左侧迷走神经通常比右侧更受欢迎,因为从左侧迷走神经流向心脏的传出纤维更少,从而降低了引起心动过缓的风险。

(4)VNS 作为一项侵入性治疗,需要通过手术将仪器植入患者体内,创伤较大,疗效不确切,患者与家属常难以承受,在具体临床应用时应当与患者交代清楚。

三、经颅直流电刺激

(一)概述

经颅直流电刺激(t-DCS)是一种非侵入性的,利用恒定、低强度直流电(1~2 mA)调节大脑皮质神经元活动的技术。t-DCS 治疗仪分为阳极和阴极两个表面电极,以微弱极化直流电作用于大脑皮质。阳极刺激通常使皮质的兴奋性提高,阴极刺激则降低皮质的兴奋性。t-DCS 通过调节自发性神经元网络活性而发挥作用,如刺激患者大脑皮质初级运动区(M1 区)可有效改善患者的运动功能障碍;刺激患者前额叶皮质可有效改善患者的吞咽功能障碍等。

t-DCS 已广泛应用于临床工作中,如脑卒中后肢体偏瘫、吞咽言语障碍等。而应用于 DOC 患者的研究起步比较晚。近年来有学者将 t-DCS 应用于意识障碍患者的促醒治疗,发现其能提高 CRS-R 评分,改善其意识状态水平。以左侧 DLPFC 为代表的 t-DCS 治疗方案在意识障碍患者中取得了较理想的疗效,且在 MCS 患者中的效果普遍优于 VS 患者。t-DCS 具有无创、简便、廉价等优点,对于 DOC 促醒是一种非常有前景的无创脑刺激技术。

(二)治疗机制

目前,t-DCS对大脑兴奋性影响的潜在机制目前没有完全确定,其可能机制如下。

1.神经元膜电位极化

在神经元水平,t-DCS对皮质兴奋性调节的基本机制是刺激引起静息膜电位超极化或者去极化。膜的极化是t-DCS刺激后即刻作用的主要机制,然而,除即刻作用外,t-DCS同样具有刺激后效应,如果刺激时间持续足够长,刺激结束后皮质兴奋性的改变可持续达1小时。因此,其作用机制不能单一的用神经元膜电位极化来解释。进一步的研究证实,t-DCS除了改变膜电位的极性外,还可以调节突触的微环境,如改变NMDA受体(学习、记忆过程中至关重要的受体)或GABA(调节情绪)的活性,从而起到调节突触可塑性的作用。t-DCS的后效应机制类似于突触的长时程易化,动物研究发现,以阳极刺激作用于运动皮层可观察到突触后兴奋性电位的持续增加。皮层兴奋性的调节在t-DCS刺激时依赖膜极化的水平,而刺激结束后的后效应作用主要是受皮层内突触的活动的影响。

2.调节脑源性生长因子的表达

脑源性神经因子(BDNF)主要表达于中枢神经系统,是神经营养素家族最重要的成员。免疫组化检测发现,大脑皮质、海马、纹状体等部位BDNF阳性颗粒不仅分布在神经元胞体,而且延续到纤维,其中以海马和皮质的BDNF含量最高。研究发现,应激反应中BDNF在脑组织含量变化与应急程度成正相关,有可能为临床脑损伤的治疗、损伤程度及预后的判断提供新思路,由此可见,BDNF是大脑损伤应急调节的重要因素。BDNF的脑保护作用包括:①防止神经元受损伤后死亡,减轻神经元的病理状态,促进受损伤神经元再生;②调节兴奋性神经递质乙酰胆碱、多巴胺等的分泌,促进神经细胞的抗衰亡和对抗损伤性刺激;③成熟中枢神经系统的神经元生存及维持正常生理功能需要BDNF,应激、缺血、低血糖及脑损伤等导致BDNF表达增加,可能具备病理条件下的脑保护作用。t-DCS可通过调节BDNF表达提高突触可塑性,修复损伤脑组织。

3.调节局部皮质和脑网络联系

功能神经影像研究显示,慢性意识障碍患者常表现为脑网络连接结构的功能失常,包括大范围额-顶叶脑网络内部的连接丧失。t-DCS除了直接调节刺激电极下大脑区域突触的电活动外,还可以调节与刺激区域功能相关的局部皮质和大脑网络的活动。t-DCS促进大脑局部区域网络活动早在2003年就被报道,而且其在局部神经元的网络效应比单个神经元更加敏感,因为t-DCS会诱导各种皮质和皮质下网络的功能连接、同步性和共振活动。近些年利用fMRI技术对t-DCS的研究越来越多,从脑功能连接方面揭示了一些t-DCS的作用机制。例如,t-DCS作用于右侧额下回,即使时间很短也可以参与调节与控制认知网络相关的功能活动和连接,t-DCS产生的网络调控依赖于脑网络潜在的状态和刺激的极性。Guo等发现t-DCS刺激左侧背外侧前额叶皮质(DLPFC)时,与假刺激相比,其促进了丘脑与颞叶和左尾状核之间的功能连接。此外,t-DCS可使双侧大脑半球感觉运动网络、左侧额顶网络功能、意识水平相关的默认网络关键节点(右侧楔前叶)功能连接强度增强。另一项研究发现t-DCS可以使刺激区域皮质下和远隔脑功能网络的神经元活动兴奋性发生改变。

4.改变脑血流量

脑灌注不足及脑组织缺血缺氧是重型颅脑损伤昏迷患者普遍存在的问题。脑组织出现缺血缺氧时,会导致组织能量代谢障碍,同时伴随自由基的大量增殖、兴奋性氨基酸的释放、单胺氧化酶活性降低及细胞内游离钙离子大量增加等变化,以上病理变化均可造成脑组织的继发性损害,导致意识障碍的出现或进一步加重意识障碍。多项研究报道 t-DCS 可调节 rCBF 变化。阳极 t-DCS 可增加作用于 DLPFC 相应区域电极下的脑血流灌注,而初级运动皮质的 rCBF 在阴极下明显降低,并与阴极刺激下 MEP 振幅的降低相关。阴极 t-DCS 在动物实验中亦可诱导出长达 90 分钟的可逆性 rCBF 减低,并且血流减低区域并不局限于刺激部位。

(三)临床应用

t-DCS 在意识障碍领域的临床运用主要包括:促进意识的恢复、对不同意识状态患者的鉴别诊断。

1. t-DCS 在不同严重程度意识障碍中的疗效差异

根据目前的研究,得出如下结论:MCS 患者可以从刺激左侧 DLPFC 的 t-DCS 治疗中获益,但其在持续性 VS 或昏迷的患者中的疗效仍需要进一步证据支持。大脑 t-DCS 调节作用可能取决于皮质网络潜在结构的完整性,而 MCS 患者的脑损伤通常比 VS 患者更轻。脑损伤所致的皮质-皮质和皮质-皮质下连接破坏相对较小。因此,相对于 VS 患者,MCS 患者的脑功能连接在 t-DCS 后可受到更为显著的影响。而且 MCS 患者在与意识相关的大脑关键区域保留了更多的代谢活动,具有相当多的意识相关的皮质和丘脑完整性保存,因此更有机会恢复更高的意识水平。

2. 刺激靶点

目前意识障碍领域的 t-DCS 研究多以左侧 DLPFC 为刺激部位,其有效性得到了较为一致的认可。刺激后顶叶皮质区域、小脑等部位虽然亦可产生类似效应,但现有的研究未显示出优于左侧 DLPFC 刺激方案的证据。

3. t-DCS 对 MCS 和 VS 的鉴别诊断价值

目前对于 MCS 和 VS 的鉴别诊断主要依赖于临床量表评估,误诊率较高。鉴于行为评估的主观性,开发能精确评估意识水平的量化工具具有极大的临床需求。其中结合 t-DCS 的功能神经成像技术为探索意识的神经机制和临床意识障碍的鉴别诊断提供了重要的补充。

一项结合 t-DCS 的脑电相干性研究发现,MCS 患者的额顶相干性在 θ 带中显著增加,γ 带中降低,而在 VS 患者中未观察到这种现象。先前研究认为 t-DCS 可有效调节意识障碍患者的皮质兴奋性。其反应的一致性与基线 CRS-R 评分显著相关,进一步支持了该现象。这提示 t-DCS 下的脑电相干性反应特点可能是鉴别 MCS 与 VS 的工具。其灵敏度和准确性可优于传统量表。此外,Naro 等认为阳极 t-DCS 刺激后运动前区-运动皮层的连通性和初级运动皮层的兴奋性可辅助 MCS 和 VS 之间的鉴别诊断。由此可见,t-DCS 可在 MCS 与 VS 的鉴别诊断中起到独特的作用。

(四)适应证和禁忌证

1. 适应证

创伤性或非创伤性所致的意识障碍患者,生命体征平稳,颅内情况平稳,无需手术处理。颅内无金属植入物且未安装心脏起搏器,无癫痫病史且无与意识障碍无关的其他中枢神经系统疾病。此外,还可用于偏头痛、抑郁、帕金森病、阿尔茨海默病等。

2. 禁忌证

颅内有金属植入器件的患者;使用植入式电子装置(如心脏起搏器、脊柱内固定等);大面积脑梗死或脑出血急性期的患者;刺激区域有痛觉过敏、损伤或炎症的患者;生命体征不稳定;局部皮肤损伤或炎症;有颅内压增高或急性大面积脑梗死;癫痫及癫痫家族史禁用阳极 t-DCS;有出血倾向。

(五)操作方法

(1)首先评估患者有无禁忌证。

(2)将电极片内部的电极泡棉用生理盐水浸湿,并将电极泡棉装入电极片底座。

(3)将电机线的柱状电极插入电极片的插孔,单通道输出时接入通道一,双通道输出时接入通道一和通道二可供两名患者同时使用。

(4)开始治疗前,向患者交代治疗时应有的感觉(均匀的针刺感,或轻微的蚁行感),患者坐位或平躺皆可。

(5)将 t-DCS 的一个电极作为刺激电极放置在目标皮层区域,另一个电极作为参考放置在对侧眶上缘或颅上其他区域(电极具体放置位置需根据患者病症),随后用电极帽或者绑带固定电极片。

(6)长按电源键,启动设备,选择好通道后按"确认"键进入参数设置界面,根据患者病症设置好相应的治疗参数后,便按需要选择是否进行阻抗测试,随后便可开始治疗。一般采用 $1\sim 2$ mA 微弱电流调节大脑皮质神经细胞活动,电流密度一般为 $0.029\sim 0.08$ mA/cm^2;常用刺激部位包括初级运动皮质区、背外侧前额叶皮质、初级视觉皮质区、左侧 Broca 区、小脑、枕叶等。

(7)治疗结束后应及时关闭仪器。

(六)注意事项

大多数研究显示 t-DCS 治疗耐受性良好。最常见的不良反应为皮肤发红、瘙痒、烧灼感、发热和刺激部位的刺痛感,出现在半数以上的患者中。也有报告称出现头痛、视物模糊、耳鸣、疲劳、恶心、轻度欣快、注意力不集中、定向障碍、失眠和焦虑,但发生率较低,主动刺激和假刺激之间的差异极小。所有这些不良反应均为轻度、存留时间较短,且在治疗结束后很快消失,无需医疗干预。当前研究无检查长期使用的安全性和耐受性。

四、脊髓电刺激

(一)概述

脊髓电刺激(SCS)是一种将刺激器植入脊髓并通过不同电流脉冲范式进行刺激从而实现一定治疗目的的治疗手段。有蛛网膜下刺激、硬膜下刺激和硬膜外电刺激,目前广泛使用的是硬膜外脊髓电刺激(eSCS)。脊髓电刺激系统由三个部件组成,包括植入患者脊髓硬膜外间隙的电极,植入腹部或臀部皮下的电脉冲发放刺激器,以及连接两者的导线。电极植入在需要刺激的部位,发生器产生模拟人神经电冲动的脉冲,并通过对电压、电流、频率等参数的调控而达到调节神经冲动,实现相应的治疗目的。

通过电流刺激来实现一定的治疗目的由来已久,早在 1559 年,Dioscorides 就曾尝试使用海洋鱼雷来缓解持续性头痛。1967 年,Shealy 等在全麻下切除椎板,将电极植入蛛网膜下腔并成功缓解了 6 名患者的疼痛,随后到 1975 年,Dooley 创新性地提出了经皮穿刺将电极植入脊髓背侧硬膜外腔的新方法。在器件设计方面,到 70 年代中期,Cordis 公司生产出第一代以锂电池为动力的脉冲发生器,电极很快由起初的单极发展为现在的双极。特别值得一提的是,在 80 年代初期,Jose Waltz 和 Neuromed 设计出经皮四极电极,其可通过使用外置传感器无损伤地调节已植入机体内部的刺激器的刺激参数,随后高频/变频刺激疗法为慢性疼痛患者提供了一种新选择。极大地促进了 SCS 治疗范式的成熟稳定和适应证范围的进一步拓宽。

在昏迷患者治疗领域，SCS也同样经历了一段漫长的发展历史。20世纪80年代初，Funahashi等首次报道采用SCS治疗PVS患者，之后Kanno等通过对比SCS对意识障碍患者脑代谢和脑血流的变化发现，SCS刺激前后脑局部葡萄糖代谢率及脑血流量均明显增加，证实了SCS可以明显提升大脑的反应活性。近年来，Yamamoto等于2012年对10例MCS患者施行SCS手术，最终显示7名患者意识水平明显提高。2017年，Yelena等报道，在无反应觉醒综合征患者的治疗中，SCS可以在一定程度上改善大多数患者的觉醒状态。

SCS在中国昏迷患者的治疗中同样日趋发展成熟。2001年王培东等对6例PVS患者施行SCS手术，最终2例患者获得清醒。2011年董月青等对1例外伤性PVS患者施行SCS手术，发现患者术后意识明显恢复。另有报道，在对22例昏迷患者的临床研究中发现，15例接受SCS治疗的患者中有9例恢复清醒，而其余7例未接受SCS治疗的患者意识无改善，这证明SCS可以在很大程度上改善昏迷患者的意识水平。目前认为SCS对昏迷患者疗效确切，尤其是对于脑外伤后的PVS促醒率和有效率更高。相比于其他神经调控技术，SCS具有微创、可逆、绿色、安全的独特优势，并可通过量表来对患者治疗效果进行严格评估，对昏迷患者的促醒治疗意义重大。

(二)治疗机制

大脑觉醒系统功能失衡是患者昏迷的主要原因，人体觉醒依赖于大脑皮质的非特异投射系统，主要包括两条网状上行激活系统，其中一条为脑干上部网状上行激活系统，它可以将信号传递到丘脑，并从丘脑发出神经刺激投射到广泛的大脑皮质以维持机体觉醒。另一条为脑干网状上行激活系统，其信号发送到基底前脑，然后再投射到广泛的大脑皮质以维持觉醒。两条通路的功能平衡是觉醒的重要保障。近年来，关于昏迷的致病机制越来越深入，主要机制假说如下。

1.SCS通过改善大脑血流量促进觉醒

研究发现，颈部SCS能够明显增加同侧大脑半球脑血流量并诱导肢体感觉恢复。董月青等采用5Hz低频电流进行昏迷患者促醒治疗时发现，在促醒的同时可诱发上肢抽动，而上肢的抽动又可诱导患者上肢神经功能恢复，与此同时，患者还可以完成一些简单的动作。进一步的对比研究发现，将电极放植入C_3～C_4水平进行颈部SCS治疗能够明显增加患者大脑半球的血流量，改善大脑血流状态并提高大脑代谢水平。研究还发现，应用5分钟刺激、30分钟间隔的刺激模式可以更好地诱导肢体抽动，防止肢体废用。作者推测，应用间断SCS可以更好地促进患者运动功能康复，这种机制可能与电刺激激活了脑干网状结构的活性并诱导了脑干上部的网状上行激活系统功能恢复，从而达到了促醒治疗与感觉恢复的目的。

2.SCS通过改善皮层间耦合活性促进觉醒

大脑皮质是维持人体兴奋的中心，可以控制语言及运动等多种功能。昏迷患者失去意识的主要原因便是觉醒网络功能失衡导致的兴奋信号无法传递到大脑皮质，同时大脑皮质的冲动也无法被肢体感知。SCS可以通过影响脑网络的功能状态改善皮层信号的传导从而发挥治疗作用，一方面，SCS治疗可以激活上行网状通路，增加皮层和丘脑的信号传导，从而激活丘脑-皮质通路，同时调节皮质纹状体回路；改善由于激活系统异常导致的信号阻断，从而实现皮层信号的再联通及昏迷促醒的治疗目的。另一方面，SCS还可以缓冲由于异常神经元冲动引起的脑部病理状态，调节异常的皮层信号，从而实现冲动信号的正常发放，实现其治疗目的。

3.不同分型意识障碍的SCS治疗机制

意识障碍根据其意识状态的残存程度可以划分为昏迷、VS、CMD、MCS和最终的脱离微意识状态(EMCS)五种分型。不同分型意识障碍的致病机制与治疗手段存在一定的区别。针对意识残存最低的昏迷状态患者的研究发现,脑桥被盖区的一小块区域损伤与之密切相关。该部位在功能上连接到前岛区和前膝前扣带皮层区,这两个区域在意识障碍时表现出明显的分离;VS状态患者的功能连通性 PET 分析结果显示,双侧丘脑板内核功能连通性下降,并可随着症状改善而恢复;另有研究提出,70Hz 的 SCS 正是通过改善以上丘脑回路从而实现 VS 状态患者的促醒治疗;关于 CMD 状态患者的机制研究较少,*Neurology* 上的一项研究提出,CMD 患者可能是由于丘脑和初级运动皮质之间的连接受损,干扰了自主运动行为的执行,从而出现患者虽然能在任务状态下呈现出一定的脑网络反应,但却无法通过肢体的自主活动完成相应任务要求的神奇现象;关于 MCS 状态患者的研究认为,左角回与左前额叶皮层断开是其意识水平低下的重要原因,并可通过 30~45 Hz 的 SCS 改善;EMCS 状态患者脑区连通性大体改善,以上脑区连接异常在昏迷患者的意识丧失中意义重大,并可能是临床治疗的关键。

(三)临床应用

SCS 通过在脊髓硬膜外腔植入神经刺激电极而实现对脊髓传导束、后角神经施与持续的电流脉冲刺激而达到治疗目的。随着研究的不断深入,SCS 手术设备发展快速,范式不断更新改进,手术成功率、有效性逐步提高。同时 SCS 作为有效的、成熟的手术治疗方式,在昏迷促醒领域也在不断发展进步,对部分严重程度不同的昏迷患者的适用范围也在逐步扩大。

(四)适应证和禁忌证

1.适应证

(1)患者为突发意识障碍,而非神经功能逐渐退化导致的意识障碍。

(2)患病时间须超过 3 个月,且连续 4 周以上意识无进行性改善或恶化。

(3)经量表评估适合进行脊髓电刺激手术。

(4)无严重并发症及手术禁忌证。

2.禁忌证

(1)神经退行性疾病,恶性脑肿瘤术后所致的昏迷。

(2)患病时间小于 3 个月或 4 周内意识存在进行性改善或恶化者。

(3)一般状况较差,存在严重的呼吸、循环功能障碍及有肝脏、肾脏或凝血功能障碍而不能耐受手术者。

(4)手术部位或其附近存在感染灶、血管畸形或其他性质难以明确的病变。

(五)操作方法

本手术为微创手术,具体手术操作流程如下。

(1)术前完善相关检查,做好昏迷量表(CRS-R)评估,向家属充分解释评估结果,并明确告知可能的疗效风险。

(2)患者一般采取俯卧位、开放静脉、进行循环呼吸监测,常规消毒、铺巾。用 C 型臂 X 线透视法确定适合的穿刺椎间隙,并在皮肤上做出相应进针穿刺点标记。

(3)局部麻醉手术区域。

(4)从标记的椎间隙穿刺 Tuohy 针,向头部进针,倾斜角度小于 45°。在透视下确认进针位置。

(5)应用阻力消失法及 X 线确认穿刺针进入硬膜外腔。

(6)导入临时测试电极,并在透视下确认位置。若临时刺激电极植入困难,可小心使用硬膜外导丝,在 X 线引导下按预定方向探路,然后撤出导丝,再行电极植入。

(7)电极植入成功后,将电极末端与体外临时延伸导线、体外刺激器连接。

(六)注意事项

术后需要注意各种并发症的发生,主要包括手术相关并发症、植入装置相关并发症等。

1.出血

脊髓电刺激植入过程中出血比较罕见。由于胸腹壁、腰曲血管并不丰富,不太容易导致浅层大的出血。一般在进行下一步手术操作时,用纱布或棉塞暂时塞住伤口即可解决问题。皮下隧道过浅,可导致皮下出血和瘀斑。硬膜外出血十分罕见,一旦出现后果严重,术前排除凝血功能异常或正在进行抗凝治疗的患者可以避免其发生。术前应常规进行凝血四项检查。

2.血肿

血肿和血清肿的发生率报道不一,但很少发生在脊髓电刺激植入术后,预防的主要措施是防止皮袋留下死腔。即使发生局部小的血肿,大多会自行消失。术后使用腹带可以加快血肿吸收。

3.局部感染

局部感染并非常见并发症,据报道发生率不到4%。如感染发生在浅部(IPG包埋区域的蜂窝织炎),使用足量的胃肠外抗生素可以有效逆转;如出现脓肿并向深部蔓延,尤其沿导联线向硬膜外入口处蔓延,应毫不犹豫将植入物取出。

4.硬膜外血肿和感染

发生率小于0.3%。硬膜外感染和硬膜外血肿并发感染症状相似,以感染区域剧烈的脊柱痛为显著特征,对躯体振动尤为敏感。严重时可出现全身感染症状或脑膜刺激征。一旦出现,需行外科治疗并拔出植入物。

5.脑脊液漏

脑脊液漏的发生率约为0.3%,多因硬膜外穿刺时穿破硬脊膜、放置导联时造成硬脊膜穿孔。此外,硬膜外腔有粘连时,使用硬膜外扩张管也易穿破硬脊膜,不主张轻易使用。导联植入鞘内,很低振幅即可产生很大的刺激范围,因此不难辨别。此时,应在新的水平和角度重新穿刺,避免导联再次植入鞘内。脑脊液漏呈自限性,一般去枕平卧可减轻症状,必要时给予补液和镇痛治疗。持续的脑脊液漏需手术治疗。

五、深部脑刺激

(一)概述

深部脑刺激(DBS)又称为脑起搏器治疗,是一种借助于立体定向手术技术,结合功能性核磁共振等成像手段将电极植入到脑组织的特定部位,并通过体外程控方法调整刺激参数,直接对脑组织靶区神经核团进行一定的电流刺激,改变相应靶区神经元兴奋状态,从而实现治疗目的的一种治疗手段。根据刺激靶点的不同,可分为丘脑底核深部脑刺激、苍白球深部脑刺激、脑桥核深部脑刺激。DBS系统一般由三部分组成,包括植入式脉冲发生器、探头和连接导线,三个组件均通过手术植入人体。电极通过立体定向技术植入到大脑特定核团,脉冲发生器向脑组织发送特定的电流刺激,从而实现对大脑功能状态的调节和疾病的治疗。

DBS在20世纪50—70年代便逐渐应用于疾病的临床治疗。1947年,Spiegel等尝试通过电刺激和高频电凝方法治疗帕金森病、癫痫、精神障碍等疾病;1965年,Wall等采用神经调控技术成功实现了患者疼痛的治疗缓解;1987年,Benabid等首次运用DBS刺激丘脑腹侧中间核治疗震颤型帕金森病,并获得较为满意的治疗效果。自20世纪80年代以来,DBS一直用于运动障碍的治疗,尤其是伴有运动障碍的帕金森病的治疗。DBS手术技术现已被FDA批准用于帕金森病、原发性震颤和肌张力障碍等疾病的临床治疗。

　　DBS应用于昏迷患者的促醒治疗经历了漫长的发展历程。1969年,Hassler等人为一名外伤后昏迷的患者施行了DBS手术,手术结果显示患者出现了含混不清的发音和左侧肢体的自发性运动;1993年,Hosobuchi和Yingling报道DBS手术改善了一名男性昏迷患者的意识水平,但该患者仍然存在一定的意识水平丧失。同年,Cohadon及Richer报道利用DBS为11名昏迷患者进行促醒治疗,最终结果显示患者均表现出了不同程度的意识改善,但也出现了病情恶化的不良后果。2007年,Schiff等人报道了一名微意识状态患者在DBS治疗后意识状态改善,研究人员通过CRS-R发现该患者的沟通得到恢复,各种肢体运动情况也得到了改善。2017年,Chudy等报道,在一项14例患者的研究中,有3例处于MCS状态的患者在DBS治疗后恢复。近年来,随着DBS技术的不断进步发展,DBS手术在各种不同分型意识障碍患者的治疗中均发挥了可观的治疗效果。

　　DBS手术治疗具有不良反应小、可体验性强、可控性高等优势,加之可通过随时调整其刺激靶点、电流强度、脉冲幅度及频率从而达到改善治疗效果的特点,使得DBS手术在昏迷患者促醒方面越来越具有优势。

(二)治疗机制

　　如前所述,人体觉醒依赖于大脑皮质的兴奋性,而大脑的兴奋性需要网状上行激活系统维持。脑干上部的网状上行激活系统和脑干网状上行激活系统可将信号传递到丘脑和基底前脑等重要脑网络功能区,然后再投射到广泛的大脑皮质以维持觉醒,DBS通过对丘脑等重要核团的刺激来恢复昏迷脑网络的活性,从而实现昏迷患者的促醒治疗。

1.DBS通过刺激丘脑促进觉醒

　　丘脑是意识网络中的一个重要节点,在正常人意识的产生和维持中发挥重要作用,一方面,丘脑特异性地将躯体感觉和运动信息投射到大脑皮质,维持皮层兴奋;另一方面,丘脑的非特异性投射参与上行网状激活系统,在觉醒的维持中发挥重要作用。同时,许多基于病灶位置的定位研究也同样发现丘脑核团(板内核)损伤容易引起昏迷,这些核团与皮质区域广泛相关,尤其是与额叶区域连接紧密,使得它成为整合皮质信息的最佳脑区和意识障碍DBS治疗的最佳靶点。DBS刺激可以调节丘脑区域神经元活动,促进遍布全脑的脑网络神经元活动的诱导和维持,并通过丘脑与其他脑区的联通来促进注意、记忆、语言及执行等功能恢复。

2.DBS通过刺激丘脑亚区促进觉醒

　　DBS可通过提高丘脑活性而促使整个丘脑相应皮质网络的连接重新激活并改善意识水平,因此,研究丘脑不同亚区与皮质之间的连接非常重要。研究表明,丘脑中部不同核团的损伤与患者的意识障碍程度直接关联,当前部和中线部核团损伤时,功能保留程度较高;若板内核损害,则常导致严重残疾,甚至出现植物状态。因此,丘脑中央核群(特别是板内核)在意识障碍的病理机制中可能发挥核心作用。此外,中央核的活动水平可因警觉程度及实现某个任务所需的认知负荷而不同,这也就解释了意识障碍常见的波动性行为表现。

　　DBS可使中央丘脑和板内核神经纤维活化并释放兴奋性神经递质(谷氨酸),进而激活纹状体和皮质,随后产生更大范围的脑活动。精细地区分丘脑的亚区核团对于改善昏迷患者的DBS治疗效果具有重要意义。因此,丘脑靶区的正确选择和精准定位是DBS手术成功的关键,对丘脑的亚区进行细致划分及进一步研究亚区与不同皮质网络的投射关系,对意识障碍的DBS治疗研究作用重大。

3.DBS可能通过刺激DMN网络促进觉醒

DMN是慢性意识障碍致病脑网络机制的研究热点。DMN网络是由前额叶内侧、前扣带、后扣带及双侧顶下叶等脑区组成，并与其他脑区及广泛皮层连通的一个脑网络区域。该脑网络区域静息状态下亦存在有组织的脑网络活动，且比在认知任务负荷下所激活的脑区更活跃，研究还表明DMN脑区在一定程度上反映人的意识水平，并与各型慢性意识障碍的形成都有一定的关系。Laureys等研究静息状态下不同意识状态的DMN网络连接发现，昏迷、VS及MCS患者均存在DMN脑区的连接下降，并且下降的程度与意识水平具有相关性。此外，在意识障碍患者恢复过程中发现了DMN连接的恢复，这同样支持了DMN的连接水平反映意识水平的观点，并且DMN的联通状况对意识障碍患者的预后有一定的预测作用。对DMN脑区进行特定的DBS刺激可能有助于改善意识回路，促进昏迷脑网络的再次联通，改善意识状态水平，实现昏迷患者的促醒治疗。

(三)临床应用

自20世纪60年代DBS应用于昏迷患者的临床治疗以来，DBS设备的进步及技术的成熟都促使了其在昏迷治疗中的不断进步，具体表现为适应证范围的扩大和靶点选择的多样化。目前临床上DBS改善意识状态的刺激靶点主要集中在丘脑、中脑及下丘脑。

1.丘脑DBS刺激

丘脑是间脑中最大的卵圆形灰质核团，位于第三脑室两侧，同样是最重要的感觉传导接替站。来自全身各种感觉的传导通路(除嗅觉外)均在丘脑内更换神经元，然后投射到广泛的大脑皮质。因而进行丘脑的DBS刺激是实现意识障碍治疗的重要手段。丘脑DBS治疗的核团主要涉及丘脑中央核、丘脑板内核前群、丘脑非特异性核团和丘脑外侧前核等，有学者对MCS状态患者行丘脑板内核前群及丘脑中央核刺激后，经CRS-R评估发现，患者的认知功能明显提高。同样，Magrassi等人的前瞻性研究结果表明，DBS刺激丘脑板内核前群可提高VS状态和MCS状态患者的意识水平，改善其临床表现；Giacino等也发现，对MCS状态患者进行中央丘脑DBS治疗后，患者的沟通、运动、摄食及物体命名功能都有明显提升。

2.中脑DBS刺激

中脑的刺激靶点主要集中于中脑网状结构，其纤维与大脑、小脑、脊髓等均有密切联系。电刺激中脑网状结构可激活大脑皮质，进而促进意识状态的改善。Tsubokawa等对8例持续性VS状态患者进行6个月以上的DBS治疗发现，3例患者语言表达能力得到了显著恢复，另有1例患者语言也呈现出部分恢复。Yamamoto等发现，对满足一定神经电生理纳入标准的VS状态患者进行中脑网状结构DBS治疗后，患者可立即出现相应的觉醒反应，包括睁眼、张口、无目的发声、四肢轻微运动等，且伴有大脑局部脑血流明显增加；另有研究报道，对21例患者进行中脑区长期DBS治疗后，8例患者苏醒，交流能力改善并能执行简单的任务。

3.下丘脑DBS刺激

越来越多的研究表明，下丘脑区域可能是一个重要的促醒靶点。下丘脑分为外侧区、穹隆周区、背侧区和后侧区。Chijavadze等给予麻醉昏迷大鼠模型下丘脑后侧和穹隆区电刺激，发现这两个靶点DBS刺激均可缩短昏迷时间，加快昏迷大鼠由睡眠向觉醒的转变；2015年，Nachkebia也同样发现电刺激下丘脑背侧区可促进麻醉大鼠由睡眠向觉醒转变。可见下丘脑电刺激具有昏迷促醒作用，但具体作用机制尚不明确，可能与下丘脑分泌的促醒神经递质有关。

(四)适应证和禁忌证

1.适应证

(1)各种因素所致的昏迷,而非神经功能逐渐退化导致的意识障碍。

(2)经量表评估适合进行深部脑刺激手术。

(3)无严重并发症及手术禁忌证。

2.禁忌证

(1)有严重心肺疾病和严重高血压病者。

(2)有严重出血倾向者。

(3)对DBS治疗效果和并发症缺乏认识者。

(五)操作方法

(1)在病房换药室,安装立体定向头架,局部麻醉、消毒后用四个螺钉将立体定向头架安装在患者颅骨上。

(2)安装MRI坐标定位框,行薄层MRI扫描,辨认神经核团,将图像数据传至手术计划系统或手工计算靶点坐标值。

(3)局麻下额部颅骨钻孔,打开硬膜,调整立体定向仪坐标。

(4)先通过推进器缓慢植入微电极,并经微电极记录仪进行电生理记录和试验刺激,确定靶点。

(5)拔出微电极,植入永久刺激电极,连接体外脉冲发生器,验证靶点的有效性和安全性,也可经C型臂X线拍片或术中MRVCT进一步验证靶点位置。

(6)在全麻下通过皮下将电极的延长线引至同侧胸前锁骨处皮下切口内,并将体内脉冲发生器植入皮下与延长导线连接固定,基本操作完成。

(六)注意事项

1.并发症

DBS存在不可忽视手术的并发症,相对于开颅手术而言,DBS手术属于通常意义上的微创手术,其中包括三类并发症。

(1)手术操作相关并发症:严重并发症主要出现在颅内,包括颅内出血、脑梗死、颅内积气、癫痫、电极位置不佳等,这类并发症一旦出现,轻则影响手术效果,重则可能危及患者生命。

(2)植入材料相关并发症:包括装置外露、颅内感染、导线断裂、囊袋血肿、异物感等。这类并发症过可以通过清创、抗感染治疗、更换装置等治愈,严重时也面临被迫去除所有植入材料的可能。

(3)神经刺激相关并发症:包括感觉异常、异动症、肌张力障碍、头痛、胸闷、复视、抑郁躁狂等。多为非目标性刺激症状,主要原因是电极位置欠佳或靶点/参数选择不合适,是发生率最高的并发症类型。

2.充分关注手术的安全性

安全性和有效性是包括DBS手术在内的所有手术的基本要求之一。DBS手术的安全性源自对手术全程的管控:术前对患者的严格评估筛选、术中细致的操作、术后患者自身对设备的保护。

3.严格掌握手术指征

DBS对运动障碍性疾病的治疗机制尚不十分清楚,对这些新应用的疾病的治疗机制更加不明了,要区分临床研究和治疗的目标,鼓励创新的同时,加强基础研究,进一步把 DBS 的作用机制研究清楚,充分了解 DBS 在新的疾病应用时可能产生的不良反应,审慎扩大 DBS 的治疗范围。

4.切实履行知情同意原则

医师或者临床研究者应该告诉患者手术操作过程、手术的必要性、手术风险等关键信息,征得患者代理人同意后方能实施手术。

(解东成)

第八节 颅骨缺损与修补

一、颅骨缺损的病因

(1)开放性颅脑损伤,尤其是火器伤作清创术后,颅骨本身即有骨折碎裂,伤口为有菌性开放伤,易感染骨折不能复位。

(2)闭合性颅脑损伤清除血肿、挫裂失活脑组织后颅内压仍高而行去骨瓣减压术。

(3)骨瘤等颅骨病变切除后。

颅骨属膜性骨再生能力差,新生骨主要来自内层骨膜,而 5~6 岁后即失去骨再生能力。直径小于1 cm者可以骨性愈合,直径 2~3 cm者难以修复,从而遗留颅骨缺损。

二、颅骨缺损对颅脑的影响

通常颅骨缺损直径小于3 cm者多无症状;施行颞肌下减压术或枕下减压术后有肥厚的肌肉及筋膜覆盖,并在缺损区可以形成坚韧的纤维性愈合层,起到原有颅骨对脑的保护作用,在临床上亦无任何症状。大片颅骨缺失可造成患者头颅严重畸形,直接影响颅内压生理性平衡,直立时塌陷、平卧时膨隆,早上凹入晚上凸出;或因大气压直接通过缺损区作用在脑组织上,久而久之则势必导致局部脑萎缩,加重脑废损症状,同时患侧脑室也逐渐向缺损区扩张膨出或变形。此外,小儿颅骨缺损可随着脑组织的发育而变大缺损边缘向外翻,凸出的脑组织也逐渐呈进行性萎缩及囊变。所以小儿更需要完整的颅骨保证脑的正常发育。

三、临床表现

通常颅骨缺损直径小于3 cm者多无症状;施行颞肌下减压术或枕下减压术后,有肥厚的肌肉及筋膜覆盖并在缺损区可以形成坚韧的纤维性愈合层,起到原有颅骨对脑的保护作用,在临床上亦无任何症状。颅骨缺损的临床表现如下。

(1)直径 3 cm 以上的缺损,特别是位于额部有碍美观和安全的缺损。

(2)常见的症状,如头昏、头疼、局部触痛、易激怒、不安等。

(3)患者对缺损区的搏动、膨隆、塌陷存恐惧心理,怕晒太阳、怕震动甚至怕吵闹声,往往有自制力差、注意力不易集中和记忆力下降;或有忧郁、疲倦、寡言及自卑。

(4)因大片颅骨缺失造成患者头颅严重畸形,直接影响颅内压生理性平衡,直立时塌陷、平卧时膨隆,早上凹入、晚上凸出。

(5)因大气压直接通过缺损区作用在脑组织上,久而久之则势必导致局部脑萎缩,加重脑废损症状,同时,患侧脑室也逐渐向缺损区扩张膨出或变形。

(6)小儿颅骨缺损可随着脑组织的发育而变大,缺损边缘向外翻,凸出的脑组织也逐渐呈进行性萎缩及囊变,所以小儿更需要完整的颅骨保证脑的正常发育。

四、手术治疗

颅骨缺损的治疗是施行颅骨修补成形术,但对手术的时机、方法和选用的材料及适应证与禁忌证均须认真考虑,特别是患者要求修补颅骨缺损的目的,希望解决什么问题。因为单纯的颅骨成形术对脑外伤后功能性症状障碍和外伤性癫痫等表现的治疗效果是难以预测的。

(一)手术指征

(1)颅骨缺损直径大于 3 cm 者。

(2)缺损部位有碍美观。

(3)引起长期头昏、头痛等症状难以缓解者。

(4)脑膜-脑瘢痕形成伴发癫痫者(需同时行痫灶切除术)。

(5)严重精神负担影响工作与生活者。

(二)手术时机

对于颅骨缺损,一般主张在外伤手术 3 个月以后再进行颅骨修补,各家医院就修补的时机说法不一,有的主张 3 个月后,有的主张 6 个月后,但目前没有外伤手术后 3 个月内进行颅骨修补对人体有害的确切证据。北京博爱医院神经外科更提倡早期行颅骨修补术,即在颅骨缺损处由膨起变平或凹陷时就做修补,有的在 3 个月内,有的甚至在 1 个月内,早期颅骨修补术有如下的好处。

1.早期做颅骨修补有利于患者康复

颅骨缺损患者颅骨缺损处压力是不断变化的,不仅随着心跳、呼吸在不停地波动,且在睡眠、平卧时缺损处会膨起,在站立活动时会塌陷,用力大便时也会膨起,脑皮层在膨起时会卡压在颅骨缺损边缘,塌陷时会随之下陷,如同电线一样反复折动,久而久之,产生功能损害;颅骨缺损处因缺乏颅骨保护,承受外界一个大气压,皮层血运在一定程度上受到影响,血运减少该处皮层功能可受到影响,如再行高压氧治疗,有加重脑皮层受压之虞。

早期颅骨修补不仅保护大脑避免意外伤害,减轻心理压力,而且避免脑皮层折返运动,改善皮层供血,有利于高压氧治疗,有利于患者功能康复。通常认为,颅骨修补手术的目的在于恢复颅骨完整性,对患者原发病引起的认知障碍、瘫痪、失语、精神障碍无治疗作用。在术前谈话中也是这样向患者家属强调的,以降低患者对手术的期望值,减少纠纷。据笔者观察,部分患者在修补术后,脑功能有很大程度的提高。可表现在认知障碍改善、精神状态好转、言语障碍好转、运动功能改善等方面。

有部分患者担心手术中断康复治疗,笔者在围术期细节上做了改进,如术后 6 小时即进食水,1 天拔引流管,2 天后即可下床继续康复锻炼,可吸收线缝合,无须拆线等,不耽误康复治疗。

2.早期做颅骨修补避免骨窗过度凹陷

随着时间延长,颅骨缺损处骨窗逐渐凹陷,严重者过度凹陷形成一"深坑","深坑"给颅骨修补手术造成很大麻烦,不做处理直接修补,往往术后出现修补材料下积液、硬膜下、脑内出血,癫痫发作等。而使凹陷骨窗变平非常困难,目前缺乏有效安全的方法。早期修补避免骨窗过度凹陷,减少了术后并发症。

3.早期做颅骨修补避免脑皮层功能倒退

有少数患者在6个月后行颅骨修补手术,出现肢体活动障碍加重或言语、认知障碍加重,几个月辛苦康复训练的疗效化为乌有,称之为脑皮层功能倒退,影像学检查,没有积液、出血等并发症,理论上很难解释。分析脑皮层功能倒退可能的原因,笔者认为有可能是脑皮层供血减少造成的。头皮的血管在没有颅骨的情况下可能与脑皮层血运相沟通,修补时剥离皮肌瓣,会切断吻合血管,造成皮层缺血功能倒退,这种情况在大面积颅骨缺损、大面积脑梗死去骨瓣减压、烟雾病做了颞肌贴敷的患者中,容易出现,修补手术做得越晚越容易出现。所以早期修补手术在颅内外血管交通之前手术,可能避免脑皮层功能倒退。修补后头皮血管仍可能通过钛板的网孔和颅内沟通,理论上有利于患者进一步康复。

4.早期做颅骨修补有利于减少硬膜下积液

部分硬膜下积液,和颅骨缺损有关,特别是大面积颅骨缺损,压力不均衡、脑组织重力作用下垂,硬膜下隙增宽形成积液,穿刺抽吸是无效的,做修补手术后,积液自然消失,有的硬膜下积液已经形成囊腔与蛛网膜下腔不通,修补术中将囊腔打开,也可一次治愈积液。

5.早期做颅骨修补避免颞肌萎缩

涉及颞骨的颅骨缺损,颞肌的附着点离断,时间越长越可能萎缩,颞肌萎缩明显的患者修补术后出现颞部明显隆起,与对侧不对称,不美观,家属往往报怨颅骨塑形不满意,其实是颞肌萎缩向下堆积造成的,早期修补避免颞肌萎缩,塑形美观满意。

6.早期做颅骨修补有利于脑积水的治疗

有理论认为,颅骨缺损是形成脑积水的原因之一,早期修补可能避免颅骨缺损相关脑积水的形成。慢性脑积水常常在伤后1~2个月出现,在颅骨缺损和脑积水同时存在的情况下,应先行颅骨修补术,且应早期手术,不然,随着脑积水的进展,脑室扩大,颅骨缺损处骨窗张力增高,骨窗隆起,处理变得棘手,修补手术已无法进行,不得已先做分流手术解决脑积水,同期或二期做修补手术,均增加了分流管堵塞和感染的风险。分流手术最好选用可调压分流管,避免过度分流引起骨窗凹陷,增加修补手术硬膜下出血、积液、脑内出血的风险,术前颅内压不能降得较低,骨窗应平或略凹陷,以利于皮下组织、钛板和脑膜的贴敷,减少皮下积液的发生,术后1周再调节分流管压力,进一步缓解脑积水。

(三)延迟手术指征

颅骨缺损修补的时机,应视患者的全身和局部情况而定,在下列情况下应该考虑延迟手术。

(1)对初期清创不彻底、局部已感染、颅内存有病灶及颅内压增高的患者,暂勿施行颅骨成形术。

(2)部分全身情况差、神经缺损严重、不能自理生活者;特别是合并心肺并发症、贫血、糖尿病、营养不良、电解质紊乱者延迟修补。

(3)缺损区头皮菲薄有大片瘢痕者,亦勿急于修补,可外盖局部头盔暂时保护,待条件成熟后再考虑成形手术。

(4)行动脉瘤夹闭、脑血管畸形、血管介入治疗者应复查血管影像检查,明确病灶已处理妥善,再考虑修补手术。

(四)颅骨修补材料的选择

关于修补颅骨的材料,种类甚多,各有利弊。

(1)自体骨虽然组织反应小,但需在供骨区和植骨区两处施术,增加患者痛苦且整形效果较差。有人将去大骨瓣减压所取下的骨片包埋在腹部皮下,作为日后修补之用,由于须作两处手术,而且骨片常常被吸收变小以致松动下凹。

(2)采用异体骨又因冷藏于骨库,增加了污染的机会,异物反应也较大故均已少用。

(3)骨移植材料:理想的骨移植材料应具有良好的生物兼容性和整合能力、化学性质稳定、术后长期维持其形状、不易滑脱移位、可预知其长期生物学性质、易于塑形、轮廓化方便、价格便宜。目前国内使用的颅骨修补材料有机玻璃、硅橡胶、钛板、钛网及其他有机材料,但都具有各自的优缺点。①平板有机玻璃经加热塑形作为修补材料,具有方便易行的优点,但对整形要求较高的眼眶、鼻根等处则效果欠佳,同时,抗冲压强度较差容易碎裂亦非理想材料。②由高分子材料甲基丙烯酸甲酯与苯乙烯共聚物的粉剂加上甲基丙烯酸甲酯单体水剂互相混合制成的可塑性自凝材料,既有良好的塑形性能,又能自凝固化形成坚固稳定的永久性植片,具有强度适宜、组织兼容性好、不易降解、不影响 X 线检查等优点。近年来有人在上述双组分材料中添加了制孔剂,研制出可塑性微孔人工颅骨材料。植入人体后,成纤维细胞可以长入植片的微孔,使植片与组织融为一体,且有钙化和骨化趋势,可谓较理想的颅骨修补材料。③金属颅骨成形片如不锈钢板及网片、钽板或钛合金板及网片均有较强抗压性能,组织兼容性亦好,但钛网、钛板由于易导热、导电,造成患者术后在高温环境中有头部灼热感,钛网板价格亦昂贵,边缘锐利还容易穿破头皮并有影响 X 线检查的缺点。④硅橡胶颅骨修补材料,虽然生物兼容性较好,却存在强度偏低的问题。目前加网增强的硅橡胶颅骨板、羟基磷灰石或陶瓷材料所制成的新型颅骨成表植片则有较好的颅骨缺损修补性能。

(五)手术方法

1.常规方法

在局麻或全麻下施术,头皮切口呈弧形,皮瓣基蒂部血供应充分保证。分离头皮时勿损伤深面的硬脑膜,以免术后积液。采用覆盖法修补时,骨缺损区周边无需修整,骨衣也不必切开,用稍大于缺损的植片覆盖在缺损区,四周用粗丝线固定在骨衣上即可。但必须使用强度大、质地好、周边薄的材料,才能与颅骨的形态和弧度相吻合。若采用镶嵌法则需沿骨缺损缘切开骨衣并加修整,然后将剪裁合适的植片镶嵌在骨缺损处,周边钻孔用粗丝线固定在骨缘上。应注意在前额部行镶嵌法修补时,勿打开额窦,以免引起感染。术毕,应分层缝合头皮,不放引流,适当加压包扎。

2.无模多点成形钛合金颅骨修复体的数字化设计与方法

采用数字化电脑塑形钛网进行额颞大面积颅骨缺损修补,其术后并发症明显少于手工塑形钛网,而且能很好地还原患者的头形容貌,是颅骨修补理想的选择(图 2-1)。

颅骨缺损的部位、大小、形状各不相同,且术前及术中进行传统模具和手工制作与缺损区难以十分匹配,特别是塑形的钛板修复体与原缺损区生理曲度不符,成形后左右对称性欠佳,美容效果差。既往多数临床医师采用简单工具对钛网进行现场加工制作,医师在术前和术中反复设计、裁剪、塑形,由于术者的经验和制作工具的影响,导致手术效果参差不齐,既延误了手术时间,又往往达不到对称的美容效果。而且 70%以上的患者缺损区域在前额、眉弓轮廓及其相邻的额颞顶区域,美容效果直接影响到患者的心理和生理的健康。

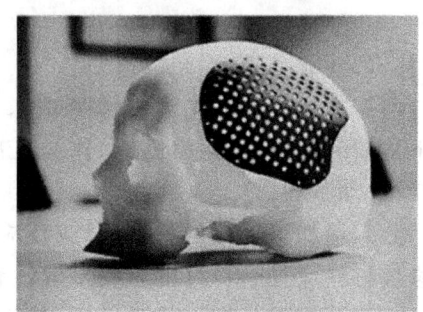

图 2-1 钛合金颅骨修补板

无模多点成形技术应用于颅骨成形术,标志着颅骨修复体塑形已从手工时代进入了数字化时代。近年来随着计算机和三维图像重建技术的应用及采用自动模具制作钛板,使塑形更完美、更精确。目前,有一种钛合金颅骨修复体的数字化设计与制造技术,这种技术的优点是数字技术结合 CT 扫描三维成像,能使术前制成的修复体更精确。

3.颅骨修补材料的个性化设计与方法

随着计算机辅助设计和快速成形技术的发展,颅骨修补材料的个性化设计制造成为可能。赵文旭等采用个性化预制医用树脂和羟基磷石灰复合材料完成 48 例颅骨缺损的修补,效果满意。利用组织工程技术修补颅骨缺损是近年来发展起来的新方向,在组织工程骨中快速建立血管尤为重要。徐松柏等采用血管内皮生长因子(VEGF)转基因组织工程骨对兔颅骨缺损模型进行修复,对转基因技术在颅骨组织工程方面的应用进行初步探讨,认为 VEGF 转基因组织工程骨能加快修复区的骨形成,可望为临床大块颅骨缺损修复提供有效方法。

(刘怀新)

第九节　重型颅脑损伤的去骨瓣减压术

现如今,重型颅脑损伤患者死亡率仍然较高,平均为 30%～40%,其中约 80% 的患者死于发病 1 周以内,死亡的主要原因是伤后各种原因所导致的难治性的高颅内压。对于这类患者,开颅清除颅内占位病变,去除骨片,最大限度降低颅内压,是急性期挽救患者生命的最后希望。对于颅内压调节失代偿者,当常规治疗方法失效时,很多学者认为去骨瓣减压术(DC)是可采用的唯一外科手段。据资料显示,对于外伤后出现高颅内压脑疝的患者,施行紧急开颅手术治疗死亡率为 32%,而未进行手术的患者死亡率高达 97%。从理论上讲,去骨片的面积越大,可使颅腔代偿的容积越大,降颅内压的效果越好,但不能无限制地扩大,否则会有加重病情和增加并发症的危险。究竟开多大的骨瓣最好,如何制定手术方案和进行有效的操作?目前在国内尚缺乏规范,治疗效果也不尽相同。

根据多数学者共识,DC 应用于重型颅脑损伤患者的适应证、禁忌证、时机、疗效评定和影响因素都是神经外科医师所必须掌握的。

一、大骨瓣开颅的理论基础

(一)颅脑损伤后的颅内压增高

众所周知,在颅脑损伤后的急性期,最主要的临床表现就是由于伤后脑组织继发的肿胀、水肿和颅内出血所导致的颅内容物体积增加。由于颅腔的容积能力是固定不变的,在一定范围内,通过脑血容量和脑脊液的自身调节,可以代偿部分颅内容物体积的增加,从而保持颅内压的相对稳定。当颅内容物体积增加明显,超出脑组织自身的代偿能力时,就会导致颅内压增高,而严重的高颅内压是急性期患者死亡的主要原因。因此清除颅内血肿等占位病变和/或去除骨片以增加颅腔的代偿空间就是该手术的目的。

(二)提供较广阔的视野

对于创伤性脑损伤或出血范围广泛的患者,大骨片开颅可以提供比较广阔的视野。

二、分类

根据 DC 的目的,有学者将其分为Ⅰ期 DC 和Ⅱ期 DC。

Ⅰ期 DC 是指在切除颅内病灶的同时,为防止术后可能发生的颅内压增高而采取的预防性 DC,也称之为预防性减压手术。该手术的目的不是控制已经发生的顽固性颅内压增高,而是术者根据术前影像和/或术中所见(如脑肿胀、脑实变或骨瓣复位困难),经验性地采取的预防性治疗。

Ⅱ期 DC 是指对最大限度内科治疗无效的顽固性颅内压增高者所实施的 DC。手术目的在于控制已发生的顽固性颅内压增高,可为伤后非手术治疗中出现病情恶化、监测显示颅内压持续增高者;也可为已接受开颅手术后出现病情恶化,CT 检查和颅内压监测提示非手术治疗不能控制的顽固性颅内压增高者。

对于重型颅脑损伤者,是早期积极采用Ⅰ期 DC,还是根据颅内压监测结果行Ⅱ期 DC 治疗,目前还存在争议,需要更多的临床研究来评估。

三、临床适应证

关于 DC 的指征,目前尚无统一的规范。

Taylor 等报道的儿童颅脑损伤者指征为:颅内压 2.7~3.2 kPa(20~24 mmHg)持续 30 分钟、3.3~3.9 kPa(25~29 mmHg)持续 10 分钟、≥4.0 kPa(30 mmHg)持续 1 分钟,或有脑疝表现者(一侧瞳孔散大或心动缓慢)。Rutigliano 等报道的病例中,指征为包括脑室外引流、巴比妥疗法、高渗盐水和利尿剂等治疗仍然无效的顽固性颅内高压、GCS<9 分者。

Skoglund 等报道的指征为:①经规范化神经监护处理仍不能维持颅内压/脑灌注压在理想状态[颅内压<2.7 kPa(20 mmHg),脑灌注压>8.0 kPa(60 mmHg)]。②伤后立即出现急性神经状态恶化,而 CT 扫描为弥漫性脑水肿且无占位性出血。Stocchetti 等报道的 18 例中,14 例为给予巴比妥疗法后 2 小时仍不能有效控制颅内压而采取 DC 者,余 4 例是采取Ⅰ期 DC 治疗者。

Salvatore 等报道 80 例 DC 联合钩回切除内减压治疗重型颅脑损伤的指征为:①有急性或进展性颅内压增高伴天幕裂孔疝者。②CT 扫描有天幕裂孔疝,如中脑受压和移位、桥前池闭塞、对侧颞角扩大。③GCS 为 3~8 分。

Morgalla 等报道的指征为：①保守治疗颅内压持续＞4.0 kPa(30 mmHg)[脑灌注压＜6.7 kPa(50 mmHg)]不能得到控制。②经颅多普勒提示患者状态恶化，仅有收缩期血流或收缩期峰波。③无其他严重合并伤。④年龄＜60岁。

我国多数学者的共识是：①严重广泛脑挫裂伤或脑内血肿，占位效应明显。②急性硬膜下血肿出现脑疝者。③弥漫性脑水肿/脑肿胀。④外伤性颅内占位病变所致双瞳散大者。

尽管迄今为止尚无随机的临床研究证实 DC 改善成人重型颅脑损伤预后方面，要比最大限度内科治疗更有效，但回顾性总结、非随机前瞻性研究及和以往对照研究的结果显示，及时 DC 可改善一部分患者的疗效。在期待前瞻、随机、对照研究结果的同时，多数学者主张对颅脑损伤后弥漫性脑肿胀和顽固性高颅内压者，在常规治疗措施不能有效控制高颅内压时，应该早期、大骨瓣地进行 DC 治疗。

四、禁忌证

DC 作为重型颅脑损伤继发顽固性高颅内压者的二线治疗中可选择的方法之一，并非适合所有伤者。大多数学者认为下列情况应视为 DC 的禁忌证。

(1)双侧瞳孔散大、对光反射消失、GCS 3 分、脑干损伤和中心型脑疝。

(2)对伤后有严重神经损伤和有迹象提示预后差者(如影像上有脑干损害或者严重弥漫性轴索损伤者)。

五、手术方法

目前临床上采用的 DC 方法存在很大的差异，包括单侧还是双侧减压、颅骨去除的部位和范围、硬脑膜的处理方式、是否采用其他辅助技术等。

(一)单侧还是双侧

多数学者认为单侧 DC 适用于伤后 CT 扫描显示脑肿胀主要位于一侧大脑半球、中线结构向对侧偏移者。而双侧 DC 适用于伤后 CT 扫描显示双侧大脑半球弥漫性脑肿胀、中线结构无明显偏移者。

(二)切口和颅骨去除的范围

目前临床上常用的有标准外伤大骨瓣、双额骨瓣和半颅去骨瓣减压，个别采用双枕去骨瓣减压。

1.标准外伤大骨瓣(美国 Becker)

一侧额颞顶大骨瓣开颅操作技术。①体位：仰卧，头偏对侧位约 45°，手术侧肩下垫高 20°。②头皮切口：起自颧弓向上—耳屏前 1.5 cm 绕过耳郭—绕顶结节后—至矢状线中点沿中线向前—前发际，形成大"?"形瓣。③骨窗：向前平皮缘，向下平颧弓上缘，向上距离中线 2 cm，其余部分紧邻皮缘下开窗，范围相当于一侧幕上颅骨的 2/3 以上面积，平均 12 cm×15 cm 大小(图 2-2)。④硬膜：十字或放射状剪开硬膜，大小接近骨窗，并有利于行硬膜减张成形缝合。⑤颅内操作：仔细检查，彻底清除血肿及挫裂/坏死组织，止血确实。⑥术后要进行硬膜扩大减张成形缝合，以恢复颅腔的生理密闭性，硬膜修补材料可以是自体骨膜，颞浅筋膜，阔筋膜或人工硬膜补片。⑦术后逐层缝合颞肌，筋膜或骨膜，帽状腱膜及头皮。术后因创面较大，渗血较多，通常放置皮下和/或硬膜下残腔引流管。引流袋的高度一般与头部同一水平即可。

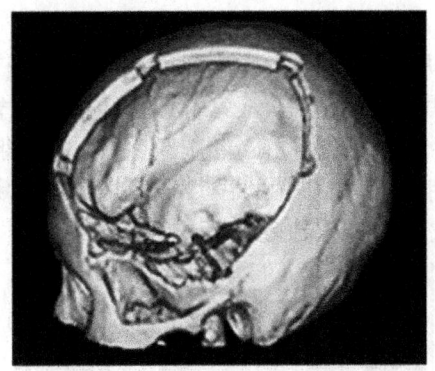

图 2-2 左侧标准外伤大骨瓣术后颅骨三维 CT 像

若需双侧减压时,可一侧完成后再行对侧 DC,或患者仰卧位,双侧头皮切口在中线处汇合成一个切口,再双侧分别按上述方法操作。若切口绕过耳轮向后至枕部再转向上,达中线后向前至额部发际内,可显露一侧大脑半球,即为半颅 DC。

2.双额骨瓣

双额冠切大骨瓣开颅操作技术。①体位:患者平仰卧位,头正中位,垫高 15°～30°。②头皮切口:冠状瓣切口,起止于双侧耳屏前发际内。颞肌翻向侧方后,双侧颞部钻孔,去除颞骨鳞部行颞肌下减压后,再双额骨瓣开颅。③骨窗:向下至眉弓上缘,向上紧邻皮缘,两侧至翼点,骨瓣后缘为冠状缝后 3～5 cm,前平前颅窝底水平,整块取下骨瓣(图 2-3);也有学者主张两侧额骨瓣开颅而保留矢状窦上骨桥,避免静脉窦损伤的同时,有利于硬脑膜悬吊后压迫止血。④前端十字过矢状窦切开硬膜,并结扎矢状窦和剪开大脑镰。硬膜剪开的范围接近骨窗大小,并有利于行硬膜减张成形缝合。⑤颅内操作:仔细检查,彻底清除血肿及挫灭/坏死脑组织,止血确实。⑥术后要进行硬膜扩大减张成形缝合或硬膜直接缝合(当预计术后颅内压不会再次升高和硬膜足够松弛时),以恢复颅腔的生理密闭性。硬膜修补材料可以是自体骨膜,颞浅筋膜,阔筋膜或人工硬膜补片。⑦术后逐层缝合两侧颞肌,筋膜或骨膜,帽状腱膜及头皮。术后因创面较大,渗血较多,通常放置皮下和/或硬膜下残腔引流管,引流袋的高度一般与头部同一水平即可。

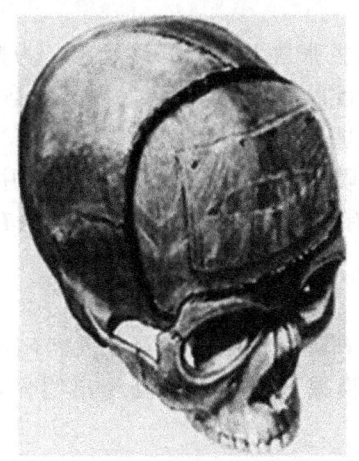

图 2-3 双额去骨瓣减压术示意图

3.双枕骨瓣

Stefini 等首次报道 1 例采用双侧枕部 DC 治疗颅脑损伤的经验(图 2-4)。与双额部 DC 相比较,他们认为该术式有三个明显的优势:①避免了额窦开放后脑脊液漏和颅内感染危险。②上矢状窦后 1/3,无来自皮层的桥静脉回流,硬脑膜切开后肿胀的脑组织外膨不会引起静脉牵拉损伤。③术后患者仰卧状态,借助重力的作用,更有利于脑组织的减压。他们认为对于血肿偏后者,该术式较双额部 DC 能更快和更有效地降低颅内压。

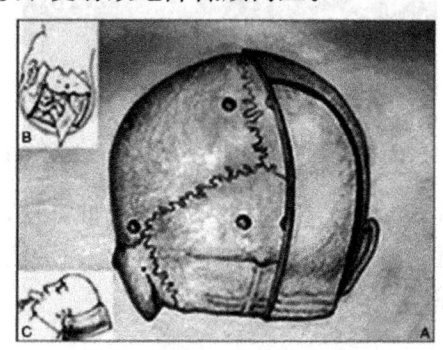

图 2-4 双枕去骨瓣减压术示意图
A.头皮切口(仅显示右侧)和颅骨钻孔处(仅左侧显示);B.切开硬脑膜,翻向中线侧;C.术后体位

Skoglund 等报道骨瓣的大小和降低的颅内压之间有明显的相关性。多数学者主张单侧骨瓣的直径至少>12 cm,且强调必须去除颞骨基底部,达中颅窝底。

(三)硬脑膜的处理

1.切开与否

有单纯颅骨去骨瓣减压,或者硬脑膜部分切开,也取得了较好疗效的报道。但多数学者认为,此种术式虽在儿童患者中可能有效,但不推荐这样做。如 Cushing 所说,因硬脑膜缺乏足够的弹性,单纯颅骨去除不能称为减压治疗,硬脑膜切开前不能保证充分的减压效果。Yoo 等报道硬脑膜切开后才最大限度降低颅内压。

2.切开方式

采用标准外伤大骨瓣者,多数主张放射状切开硬脑膜。为避免术中脑膨出,Alves 等提出沿额底、蝶骨嵴和颞底方向行基底部硬脑膜切开,也有人主张硬脑膜开窗式切开。但二者因显露范围有限,限制了对损伤灶的确切处理。

双额 DC 时,有学者主张双侧硬脑膜垂直于中线切开,至中线后缝扎矢状窦后将大脑镰切开,这样可使脑组织向前扩张,并有利于双侧压力的平衡。也有采用双额分别十字切开减压方法,避免处理矢状窦的操作。

3.减张缝合与否

为减少术后脑脊液漏、切口疝和继发性脑损害等并发症,多数学者主张取自体组织(如骨膜、颞肌筋膜)和/或异体材料行硬脑膜减张缝合。若脑膨出明显,可将颞肌瓣和骨缘硬脑膜减张缝合。

(四)其他辅助技术

1.脑叶切除

对于顽固性颅内高压或者术中发现脑肿胀明显者,有学者主张采用脑叶部分(额叶或颞叶)

切除以利术后颅内压的控制。Oncel 等报道一组 183 例重型颅脑损伤者采用脑叶切除治疗的结果(其中额叶、颞叶、其他脑叶或联合脑叶切除分别为 48.1%、36.6% 和 15.3%),恢复良好率为 48%,不良率为 51.9%。他们统计分析认为最初 GCS 低、闭合性伤和额叶切除与预后不良密切关联,对有局灶性损害病灶或弥漫性颅内高压或脑疝者,选择性脑叶切除是有效方法。

2.天幕游离缘切开和颞叶钩回切除

颅内高压引起颞叶钩回疝后,受压过久的脑干组织可发生永久性缺血性损害。有学者主张 DC 的同时,选择性切除部分颞叶钩回和切开天幕游离缘。Salvatore 等认为该术式对急性及进展性颞叶钩回疝者,能有效解除对脑干的直接压迫并降低幕上下的压力梯度,年轻者若治疗及时其疗效更好。

3.血管隧道技术

Csókay 等报道的血管隧道技术,是在骨窗缘下皮层主要回流静脉的两侧,垫上吸收性明胶海绵和可吸收缝线制成的垫片,使得回流静脉在骨窗缘不受卡压,从而避免静脉淤滞和继发性水肿的产生。

4.腰池引流

有学者将腰池引流作为颅脑损伤后高颅内压处理的辅助方法之一,Tuettenberg 等总结 100 例采用腰池引流作为辅助治疗方法的资料,结果显示可明显降低颅内压并改善临床状态,但有 7% 患者发生致命性脑疝。为避免引流过度导致幕上下压力梯度过大,应限定在环池明显可见者中采用此种方法,同时有颅内压监测作为前提。

(五)骨瓣的去留

虽然大部分这类患者手术需要去骨片,但应当明确这样一个概念,大骨瓣开颅不等于去大骨片减压,不是所有的患者都需要去骨片。是否需要去除骨片,要在颅内操作完成后视脑组织的状态而定。此外,还要参考术前的病情程度。

通常在有如下情况时,可以考虑去除骨片。

(1)单纯的硬膜外或硬膜下血肿,脑组织严重受压,表面苍白无血运,无脑搏动,预计可能会出现术后大面积脑梗死情况时。

(2)在清除血肿和坏死组织后,如果脑组织肿胀或水肿导致脑膨出情况时。如果术后内减压充分,脑压不高者可以行骨瓣复位。

六、影响疗效的因素

(一)年龄

多数的研究显示,年龄和疗效间存在直接的相关性,年轻者采用 DC 的疗效要比年长者好。早期报道中患者的年龄上限为 50 岁以内,Kunze 等报道,年轻者采用 DC 的疗效要比年长者好;Münch 等的报道也支持这一观点。Pompucci 等回顾 55 例采用 DC 治疗的资料,结果显示年龄≤65 岁和>65 岁者间,预后差异有统计学意义;而<40 岁和 40～65 岁者间,预后无差异。

(二)伤后 GCS

伤后 GCS 越低,预后越差。Ucar 等总结 100 例采用 DC 治疗结果,术前 GCS 为 4～5 分组预后不良和恢复良好率分别为 96.6% 和 3.4%,而术前 GCS 为 6～8 分者预后不良和恢复良好率分别为 65% 和 25%($P<0.05$),其结论是术前 GCS 为 6～8 分者最适合该术式治疗。

(三)手术时机

DC介入的理想时机尚无定论,但多主张在不可逆性神经损害发生之前进行。Polin等报道,应在脑水肿达到高峰的48小时内进行。Guerra等报道57例的手术时间为伤后12小时～8天。Münch等报道,伤后4小时内手术者死亡率为30%,而4小时后手术者死亡率高达90%。Chibbaro等报道的48例采用DC治疗的结果显示,伤后16小时内手术者的预后好于16小时后手术者(预后良好率分别为58.4%和41.6%,$P<0.05$)。而Jagannathan等报道的一组患者中,从受伤到手术的平均时间间隔为68小时,对患者的生存率无影响。

(四)合并损伤的程度

合并多发伤的TBI者,其预后要比单纯颅脑损伤者差。Meier等报道的病例中,有、无多发伤死亡率分别为53%和34%。

(五)并发症

DC后常见的并发症包括硬脑膜下积液、脑积水、颅内出血、感染和脑梗死等,这些并发症发生影响术后的疗效,但是否与DC直接相关及相关的防治,还值得研究总结。

(颜进项)

第十节　血液光量子疗法

血液光量子疗法又称自(异)体血经紫外线照射充氧回输疗法,系量子血液疗法范畴,始于20世纪20年代。

一、作用机制

(1)对能量代谢有复杂的触媒作用。因照射过的血液中血浆蛋白质的各种酶类已吸收大量光量子,其大分子中的电子就会处于激化状态,从而使其所含的能量达到更高水平,且电子被激化后很易引起一系列良性化学反应,促进新陈代谢和氧化还原反应,提高机体的健康水平和体质。

(2)使血红蛋白处于高饱和状态,且能维持较长时间(30天),使微循环得到改善,从而改善组织对氧和能量的需求和代谢。

(3)被照射血液有明显的杀灭细菌、病毒和灭活各类微生物产生的毒素。对解决各类菌丛抗药性和病毒等难题提供了新的治疗途径。

(4)可使血液黏稠度降低,血小板减少,纤维蛋白溶解度上升,从而使血管壁状态得到改善,血液流速加快,增加供血供氧,减少血栓形成,并增强红细胞对溶血作用的抵抗力。

(5)能促进白细胞和红细胞总数良性上升,白细胞吞噬活性增加,从而增强机体的免疫力和抵抗力。

(6)降低高血糖、胆红素、尿酸、尿素、乳酸、肌酐等物质,使体内酸碱平衡。

(7)能加固细胞的溶酶体膜,故可增强肝脏的解毒功能。

(8)能产生大量的游离基,形成催化性脂质过氧化物,能催化和激活未被照射的血浆质。

二、适应证

(1) 各种感染性疾病:如腹膜炎、蜂窝织炎、脓毒败血症、肺炎、感染性休克、术后感染等。

(2) 神经内、外科疾病:如脑出血、脑血栓形成、脑炎后遗症、脑震荡后遗症等。对癫痫、重症肌无力、脊髓蛛网膜炎、帕金森综合征、吉兰-巴雷综合征、血管神经性头痛、神经衰弱等有很好的疗效。

(3) 心血管疾病:如冠心病、心肌梗死、四肢动脉供血不足、高血压病等。

(4) 溃疡病:溃疡多位于胃窦和胃体部,经此疗法1个疗程后,多数溃疡形成过程迅速逆转,瘢痕化比采用传统疗法早7~10天,胃黏膜微循环改善,胃分泌活动得到调整,从而促进修复过程。对于溃疡位于胃体久不愈合者,此种作用尤为显著。

(5) 缺氧性疾病:一氧化碳中毒、二氧化碳中毒、硅沉着病(硅肺)、哮喘、支气管炎、肺心病等。

(6) 妇产科疾病:如院外堕胎引起的脓毒症、晚期妊娠中毒症、胎盘早期剥离、痛经等。

(7) 其他:某些眩晕症、糖尿病、贫血、高脂血症、高黏滞血症等。

三、禁忌证

急性出血期和有出血倾向患者。

四、治疗方法

按照采血、输血操作常规要求,每次取静脉血200 mL置于ACD-B抗凝剂采血袋内,然后将血转入石英罐内,放置在血疗机中进行紫外线照射并同时充氧后,将血液回输给患者,1小时左右即可完成。每周1~2次,5~7次为1个疗程。

(解东成)

第三章 神经外科疾病的介入治疗

第一节 颅内动脉瘤的介入治疗

一、动脉瘤的治疗选择

颅内动脉瘤的发生率各家报道不一,尸检发现动脉瘤的发生率在 0.2%～7.9%,其中破裂与未破裂动脉瘤比率为 5:(3～6)。在所有动脉瘤中,儿童动脉瘤占 2%。

动脉瘤的发生机理目前尚不清楚,争议颇多,病理显示颅内动脉与颅外动脉相比,内膜和外膜的弹力组织相对较少,中层的肌细胞亦少,外膜菲薄,内弹力层较明显。颅内大血管位于蛛网膜下腔,与颅外动脉相比明显缺少结缔组织支撑,这些因素可能是造成颅内动脉瘤发生的基本条件。根据发生原因,颅内动脉瘤可归为以下几类:先天缺陷性动脉瘤,因为动脉管壁肌层的先天缺陷引起,最为常见;动脉硬化或高血压性动脉瘤,梭形动脉瘤多见;剥离性动脉瘤,如壁间动脉瘤,动脉黏液瘤,夹层动脉瘤等;感染性动脉瘤,主要是真菌感染,也称"霉菌性动脉瘤";创伤性动脉瘤,因外伤引起。

动脉瘤多发生于动脉分叉处或血流动力学改变的部位。常见的发生部位有:颈内动脉系统(占 85%～95%),其中前交通动脉瘤占 30%,后交通动脉瘤占 25%,大脑中动脉瘤占 25%。椎-基底动脉系统(占 5%～15%),其中基底动脉瘤占 10%,以基底动脉尖动脉瘤最常见,另外还包括小脑上动脉瘤,小脑前下动脉瘤和基底动脉-椎动脉接合处动脉瘤;椎动脉瘤占 5%,主要是小脑后下动脉瘤。有 20%～30% 的颅内动脉瘤为多发性动脉瘤。

动脉瘤治疗的手段主要有手术和介入两种,如何平衡这两种治疗技术也一直是研究与讨论的热点。国际颅内动脉瘤临床研究协作组[International Subarachnoid Aneurysm Trial(ISAT) Collaborative Group]进行的两项多中心随机临床试验发现,动脉瘤患者介入治疗的死亡率比手术治疗更低,但是存在相对较高的再出血率。总之,对于治疗而言,应该充分考虑患者的个体情况,结合栓塞及手术夹闭的优、劣势,选择最适合患者的治疗方法。

一般来说,以下患者更适合手术夹闭治疗:①年轻患者,手术风险相对较低,预计生存期较长,夹闭后再出血率较介入手术偏低。②大脑中动脉 M1 分叉部动脉瘤。③巨大动脉瘤(最大径>20 mm),介入治疗后复发率较高。④有占位效应者,不论是巨大动脉瘤内血栓,还是 SAH 后血肿引起的占位效应,开颅行动脉瘤夹闭术,同时解除占位效应,比栓塞更有优势。⑤微小动脉瘤:最大径<1.5～2.0 mm者,这类动脉瘤栓塞时破裂的风险较大。⑥宽颈动脉瘤:但随着支架技术的发展,越来越多的宽颈动脉瘤可栓塞治疗。⑦栓塞术后残留的动脉瘤。

与此相对应的,以下情况更适合介入治疗:①老年患者,尤其是75岁以上者,选择介入治疗明显降低患者的死亡率。②临床分级较高者:对于Hunt-Hess分级3～4级,甚至达5级者。③手术难以显露到达部位的动脉瘤:如后循环动脉瘤。④动脉瘤的形状为瘤颈宽度≥2或动脉瘤颈<5 mm者。⑤后循环动脉瘤。⑥特殊的抗凝药物治疗中的患者。⑦夹闭失败或因医师技术估计开颅手术不能顺利夹闭者。

二、动脉瘤血管内治疗的术前准备

自1995年美国FDA批准电解可脱卸弹簧圈(guglielmi detachable coils,GDC)之后,颅内动脉瘤的血管内治疗发展迅速,特别是介入材料和血管内治疗技术的发展及数字显影设备的进步,促进了血管内治疗不断向前发展。针对动脉瘤患者开展血管内治疗前应做好充分的准备。

(一)知情同意

签署手术志愿书,告知患者及其家属手术风险,以取得患者及家属的充分理解和配合。

(二)一般检查

血、尿、便常规及肝、肾功能检查,行凝血时间检查对选择血管内治疗患者尤其重要,同时需查胸部X片及心电图检查排除心肺疾病。

(三)影像学检查

CT检查明确蛛网膜下腔出血诊断,同时可进一步观察瘤壁有无钙化,瘤内是否有血栓等;如怀疑有血栓的患者,需行MRI及MRA进一步了解。必要时实施脑血管造影明确动脉瘤诊断。

三、麻醉与监护

首先,所有的血管内治疗均需在患者全麻下进行,一般采用静脉插管麻醉,同时给予持续的心电监护。对于破裂的动脉瘤患者,血压监测尤其重要,在操作过程中需要适当降低血压。另外,在术中如动脉瘤不慎破裂,更需即刻降低血压,从而为处理动脉瘤提供充裕的条件和时间。

四、动脉瘤血管内治疗的操作方法与技术

(一)弹簧圈栓塞动脉瘤

1.弹簧圈栓塞系统

弹簧圈栓塞系统主要由软的铂金合金及其附着的不锈钢递送金属丝构成。根据松软度、型号、螺旋直径及长度进行分类,目前有多种弹簧圈可供选择,其中有波士顿科学公司的GDC和Matrix,强生公司的Orbit,Microvention公司的Microplex和Hydrocoil及EV3公司的EDC和Axium等。新一代的弹簧圈材料具有二维模式、三维模式、涂层材料及复杂的螺旋模式,以便更加精确地消除动脉瘤瘤腔。弹簧圈系统的解脱方式也分成电解脱、水解脱及机械解脱。

2.单纯弹簧圈栓塞技术

单纯弹簧圈栓塞技术中主要包括微导管塑形技术、三维成篮技术及分部填塞技术。微导管塑形技术即是根据动脉瘤与载瘤动脉的解剖关系将微导管头端进行塑形,使之更容易超选,便于

进入动脉瘤。且在弹簧圈填塞时微导管能更稳定。三维成篮技术是指第一枚弹簧圈填塞时通过调整形成三维形状,并尽可能封堵动脉瘤口,弹簧圈尽可能紧贴动脉瘤壁,这样有利于后续的弹簧圈填塞。分部填塞技术主要针对细长形或不规则形动脉瘤,填塞时分部分进行填塞,最终达到致密栓塞的目的。

在操作中,首先选好工作角度,工作角度能够清晰显示动脉瘤和载瘤动脉,当微导管在微导丝导引下置入动脉瘤腔内,在路图(roadmap)下置入弹簧圈,填入弹簧圈时可将动脉血压降低15%～20%。第一个弹簧圈的直径应大于瘤颈,等于或者稍大于瘤体最小径,尽可能长一些,使其在瘤腔内能紧贴瘤壁盘成篮状。在栓塞中可使用多个大小相近或者不同的弹簧圈填塞致密,填塞满意后进行解脱。当动脉瘤被最大限度闭塞或手术医师考虑如继续填塞会导致动脉瘤破裂、载瘤动脉面临闭塞等风险时,应当结束手术。

3.支架辅助弹簧圈栓塞技术

支架辅助弹簧圈栓塞技术的运用使原来不能栓塞的复杂动脉瘤及宽颈动脉瘤成为可能。目前应用于颅内的支架均为自膨胀支架,主要有Neuroform(美国波士顿科学公司)、Solitaire(EV3公司)、Enterprise(强生公司)等。以往操作上通常先将支架推送至动脉瘤口释放,然后再将微导管从支架网孔内超选进入动脉瘤,最后依次填塞弹簧圈,直至动脉瘤致密填塞。支架的应用可防止弹簧圈脱入载瘤动脉内,亦可以改变动脉瘤内的血流动力学,从而促进动脉瘤腔内血栓的形成。但是支架置入后使得血栓及栓子出现的可能性增大,故围术期需应用抗凝及抗血小板治疗。目前支架辅助弹簧圈栓塞术常采用支架后释放技术,先将微导管超选进入动脉瘤,再将支架完全释放或部分释放,使微导管处于支架外,最后从微导管填塞弹簧圈。该技术适用于宽颈动脉瘤和梭形动脉瘤。

球囊辅助弹簧圈栓塞技术:球囊辅助弹簧圈栓塞技术通常又称重塑形技术。术中将顺应性球囊在微导丝导引下送至动脉瘤口,同时将微导管超选进入动脉瘤,充盈球囊封堵动脉瘤口后,于微导管内填塞弹簧圈,在每一枚弹簧圈解脱之前,将球囊抽瘪,造影观察弹簧圈在动脉瘤内是否稳定,如弹簧圈无移位等异常,将其解脱后,再继续在球囊充盈下填塞弹簧圈,直至动脉瘤致密填塞。目前通常使用的球囊主要是EV3公司的顺应性球囊Hyperglide和高顺应性球囊Hyperform。

该技术适用于宽颈动脉瘤,对瘤颈特别宽或梭形动脉瘤应选用支架辅助技术。文献报道,应用该技术的动脉瘤填塞率为77%～83%,但术中动脉瘤的破裂出血率高达5%,是普通栓塞技术的2倍。

双导管填塞技术:双导管填塞技术主要运用于球囊和支架辅助均难以完成的宽颈动脉瘤的填塞。手术中将两根微导管先后置入到动脉瘤内,从两根微导管内依次填塞弹簧圈,并始终保持其中一根微导管内的弹簧圈不解脱,直至动脉瘤完全闭塞,再将弹簧圈全部解脱。双导管技术在防止弹簧圈突入载瘤动脉的可靠性方面不如球囊辅助和支架辅助技术。

(二)液体栓塞剂栓塞动脉瘤

ONXY胶作为EV3公司生产的新型液体栓塞材料,因其不会粘管,可用于一些大型动脉瘤的栓塞,通常是将微导管超选进入动脉瘤,用球囊封堵瘤口后从微导管内注入ONYX胶,以达到保证载瘤动脉通畅而动脉瘤闭塞的目的。由于欠缺大规模病例和长期随访资料来评估这一治疗技术,所以还未广泛应用于临床。目前常用栓塞剂的规格是ONYXHD500。

(三)血流转向装置治疗动脉瘤

以往的实验研究显示血管内支架覆盖动脉瘤口后,可以减慢动脉瘤内的血流,促进动脉瘤内的血栓形成。但常用于临床的支架因网丝过细、网孔过大对血流的影响很小,很难达到治疗的目的。临床上会使用重叠支架或特制的密网孔支架作为血流转向装置治疗动脉瘤。目前,这种治疗多用于复杂性未破裂动脉瘤或夹层动脉瘤。

(四)载瘤动脉闭塞治疗颅内动脉瘤

载瘤动脉闭塞治疗颅内动脉瘤主要分为主干型动脉瘤的载瘤动脉闭塞和末梢型动脉瘤的载瘤动脉闭塞。

如闭塞主干型动脉瘤的载瘤动脉应在术前行血管造影,评估侧支循环的代偿能力,必要时行球囊闭塞试验加以验证。在行闭塞试验时,需有良好心电监护,在正常血压下用球囊临时闭塞载瘤动脉数分钟至半小时,如无神经系统障碍,降低血压至正常值的2/3后再行观察。如果术前评估显示侧支循环良好,可选择球囊或弹簧圈闭塞动脉瘤和载瘤动脉。使用球囊闭塞时应选择合适的球囊型号,放置于动脉瘤近端,也可放置于动脉瘤颈处。有时可使用两个球囊以便获得更好的保护,从而防止因血流的冲击而发生球囊移位。使用弹簧圈闭塞时通常将动脉瘤及载瘤动脉一并闭塞。

如闭塞末梢型动脉瘤的载瘤动脉时,应判断该血管的供血区域是否重要及侧支循环代偿情况。当其供血区域有侧支循环代偿或不位于重要的功能区,才考虑闭塞载瘤动脉。闭塞末梢型动脉瘤的载瘤动脉,通常使用弹簧圈或液态栓塞剂将动脉瘤和载瘤动脉一起闭塞。

(五)带膜支架治疗颅内动脉瘤

带膜支架可治疗颅内动脉瘤,但由于颅内血管扭曲且分支较多,带膜支架的使用非常局限,且长期疗效难以确定。因此,目前尚未广泛使用。其释放过程,与冠脉球囊膨胀型支架的释放过程相似。

五、术后处理

所有患者术后均需在麻醉监护室观察,待苏醒后转至神经外科重症监护病房监护过夜。术后24小时内需严格心电监护,并每小时评估神经系统功能。根据术中的情况确定术后是否抗凝及抗血小板聚集治疗。必要时行头颅CT检查,了解有无出血、梗死及脑积水等颅内并发症,并给予积极的处理。

六、常见并发症及处理

颅内动脉瘤血管内治疗的术后并发症原因是多方面的,常与手术者的技术和经验、动脉瘤的位置、大小、形状及破裂与否有关。主要的并发症有以下几种。

(一)血栓形成

文献报道动脉瘤血管内治疗后血栓形成的发生率为2.5%~28%,MRI弥散成像(diffusion-weightedimage,DWI)能发现无症状的梗死(silentinfarcts)或症状性梗死引起的一过性脑缺血改变高达60%~80%。

血栓形成最主要的原因是术中导管及弹簧圈处理不当,未使用足够抗凝处理等。此并发症在需要辅助技术的宽颈动脉瘤处理中发生率更高。其中第一个和最后一个弹簧圈的放置是否妥当是血栓形成关键因素,第一个弹簧圈放置时应尽可能地轻柔并且迅速,减少尝试次数,从而减弱对动脉瘤内已形成的血栓或弹簧圈内血栓的刺激;最后一个弹簧圈放置时,应避免勉强放入已填致密的瘤颈部,以免破坏载瘤动脉管壁,造成后续血栓的形成。

预防措施主要包括术中、术后严密监测患者肝素化程度及全程抗凝。如发现弹簧圈部分拖入载瘤动脉内或使用支架辅助弹簧圈栓塞,可延长肝素抗凝时间至术后 72 小时,并应用抗血小板聚集药物至少6周;如果术中发现瘤腔内有不稳定血栓,可用支架辅助将血栓限制于瘤腔内;如动脉内血栓已形成,需用尿激酶等溶栓药物行动脉内溶栓治疗。

(二)动脉瘤术中破裂

文献报道动脉瘤血管内治疗术中破裂的发生率大概为 2%~8%。主要发生于微导管超选进入动脉瘤内及填塞弹簧圈的阶段。

该并发症的发生主要与术者的经验密切相关。同样的,放置第一个及最后一个弹簧圈与动脉瘤破裂的关系最为密切。第一个弹簧圈的选择需将对动脉瘤壁的张力减至最小为宜,因此亲水的柔软的弹簧圈是首选,且选择小于动脉瘤最大径 1~2 mm 的为宜;最后一个弹簧圈放置时不宜过于勉强。

一旦发生动脉瘤破裂,切忌撤出微导管、导引导管或者弹簧圈等,应中和肝素,严密监护,控制血压。如果在放置微导管时出现动脉瘤破裂,则需快速置入弹簧圈以减少经破口流出的血流;如发生于放置弹簧圈过程中,需继续置入弹簧圈直至出血动脉瘤闭塞,出血停止。术中可予甘露醇脱水,术后立即行头颅 CT 检查,了解出血量。

(三)血管痉挛

常见于血管内导管、导丝的刺激。

(四)弹簧圈解旋、移位

一旦发生,应尽可能将弹簧圈取出,无法取出时,可给予升压、抗凝等治疗,位置明确的可开颅取出。

(颜进项)

第二节 脑动静脉畸形的介入治疗

一、脑动静脉畸形概述

脑动静脉畸形(arteriovenous malformation,AVM)是一种先天性血管畸形,是指 AVM 中供血动脉的动脉血液不经毛细血管床而直接汇入引流静脉。一般在出生时畸形血管团内血流量较低,但随着年龄增长,血流量增多,病变也逐渐增大。病理表现最具特征性的是粗大的"红色"引流静脉(因容纳较多含氧的动脉血液)。

二、脑动静脉畸形的分类及临床表现

AVM 根据其分布,主要可以分为以下几类:皮质 AVM(又可分为软脑膜 AVM);皮质下 AVM;皮质与皮质下混合型 AVM;脑室旁 AVM;单纯型硬脑膜 AVM;皮质及硬脑膜混合型 AVM。在美国,根据临床研究,AVM 的发生率约为 0.14%,而且大部分患者确诊于 40 岁前。AVM 患者的临床表现主要有以下几个方面。

(一)出血

颅内出血是脑 AVM 最常见的症状,占 52%~77%,尤其需要指出的是妊娠期妇女的出血风险增加。与颅内动脉瘤相比,AVM 出血的高峰年龄相对较早,一般在 40 岁前,半数发生在 30 岁前。另外,AVM 出血的程度也较动脉瘤轻,多为扩张的静脉出血,所以发展缓慢,故因出血所致严重不良预后者较少。此外,AVM 的脑血管痉挛和早期再出血发生率也较低。

(二)癫痫

癫痫是浅表 AVM 中仅次于出血的主要临床表现,占 28%~64%,其中半数是首发症状。癫痫发生的主要原因包括:①AVM 的"盗血"特性,临近脑组织缺血缺氧。②出血或者含铁血黄素沉积,周围神经胶质增生形成致癫痫灶。③AVM 的所谓"点燃"作用,即在颞叶等处伴有远隔致癫痫灶。

癫痫的发生往往与 AVM 的部位和大小密切相关,其中位于大脑半球浅表的大型 AVM 发生癫痫的可能性较大,以顶叶最高,额、颞叶次之。临床上部分诊断为原发性癫痫的患者,需经 CT 及 MRI 检查排除 AVM 的存在。

(三)局部占位效应

未破裂的 AVM 很少会产生占位效应。但是部分特殊位置的 AVM 可产生相应的局部占位效应,比如桥小脑角 AVM 患者可有三叉神经痛症状。

(四)脑缺血表现

主要是因为 AVM 中大量动脉血不经脑实质而直接回流至静脉中,故而产生"盗血"效应,致使周围脑组织缺血,产生相应的神经功能障碍。一般在较大的 AVM 中常见,多发生于剧烈运动后。

(五)头痛

头痛是 AVM 另一常见症状,但是并无特异性。16%~42%患者以头痛为首发症状,60%的患者有长期头痛史。有些患者,特别是枕叶由大脑后动脉供血的 AVM 易引起偏头痛,同时伴有偏盲和象限盲,是其特征表现。

(六)颅内杂音

颅内杂音常见于硬脑膜 AVM。

(七)颅内压增高

可因出血及 AVM 自然增大致颅内高压,可伴有视盘水肿等体征。

(八)其他表现

在婴幼儿,中线部位如有较大 AVM 引流至 Galen 静脉,并发脑积水、巨颅及心脏肥大等较常见。

三、AVM 的分级

Spetzler-Martin 在 1986 年提出的 AVM 分级方法被临床上广泛应用,该分级系统可评估神经功能障碍的风险和外科治疗的死亡率。Spetzler-Martin 分级根据 AVM 的大小评为 1~3 分、根据其是否位于功能区评为 0~1 分,根据静脉引流的方式评为 0~1 分。赋予相应的数值,3 项总和分值(1~5 分)对应地将 AVM 分为 Ⅰ~Ⅴ 级(表 3-1)。

表 3-1 AVM 的 Spetzler-Martin 分级

项目	标准	分值
大小	≤3 cm	1
	3～6 cm	2
	>6 cm	3
部位	非功能区	0
	功能区	1
深部静脉引流	无	0
	有	1

四、AVM 的诊断

(一) CT 和 MRI

CT 因拥有适用范围广及操作快捷的特点,成为 AVM 疑似患者的首选检查。CT 平扫只能显示 AVM 组织密度的不均匀性,但较小的 AVM 可能会被漏诊。增强 CT 相对较为敏感,扩大的 AVM 脉管系统呈葡萄样对比增强。

MRI 的优势在于可评估 AVM 血管团的大小和解剖关系。MRI 对 AVM 的初步诊断是必需的,AVM 在 MRI 上表现为不规则或球形占位,可出现在大脑半球或脑干的任何部位,T_1W、T_2W 或 FLAIR 序列成像时,病灶内或病灶周围有小的圆形低信号斑块,可能为供血动脉、脑动脉瘤或引流静脉的流空现象。如果有出血掩盖其他诊断指征,应进行脑血管造影或复查 MRI。AVM 周围或 AVM 内有时可见呈低信号的细胞外含铁血黄素,则提示症状性或无症状出血史。MRA 可确诊直径>1 cm 的脑 AVM,但无法清晰显示供血动脉和引流静脉的形态,小的 AVM 易漏诊。此外,功能磁共振成像可对位于 AVM 病灶内或周围的重要脑功能区进行定位。

(二) DSA

DSA 检查对准备行治疗的 AVM 患者是十分重要,根据 AVM 的 DSA 影像学特点可以决定治疗方案,DSA 主要的影像学特征包括供血动脉、静脉引流形式、动脉瘤或静脉瘤的存在与否等。其他重要的 DSA 特征还包括引流静脉的扭曲或扩张及供血动脉狭窄等。DSA 并不能发现所有的 AVM,部分患者临床上或 CT、MRI 提示为 AVM 存在,但 DSA 却阴性,这种"隐性 (cryptic)"或"血管造影阴性"的血管畸形(AOVM)行病理学检查时通常可以证实。

五、AVM 的血管内治疗

AVM 的治疗需要经过多学科合作、认真评估,需要有掌握血管内栓塞、手术切除及放射性手术治疗等专业知识的医师对患者进行联合会诊。至今仍没有任何随机对照试验对这些治疗手段的利弊进行评估过。因此,合理的选择治疗手段相当具有挑战性。而目前正有一项随机试验对未破裂脑 AVM 的各种治疗手段进行对照性研究。

血管内治疗可以概括为以下 5 种:术前栓塞术、放射性手术前栓塞术、靶向治疗、根治性栓塞术和姑息性栓塞术。

(一)术前栓塞术

尽管许多较小的、浅表脑 AVM 可不需术前栓塞就能直接手术切除,且致残率和死亡率较低,但术前栓塞仍是手术治疗 AVM 前常用的手段。术前栓塞常用于Ⅲ级 AVM 的治疗,尤其是位于中央区或功能区并且有很深供血动脉的病灶;当然,术前栓塞也经常用于Ⅳ级和Ⅴ级的 AVM 治疗。然而,仍有一些例外,比如Ⅰ级和Ⅱ级 AVM 的供血动脉太深,很难手术到达,便会采用术前栓塞处理。

目前并无随访比较术前栓塞的手术治疗效果的研究。尽管如此,仍有相关病例提示术前栓塞有益于 AVM 的系统性治疗。术前栓塞处理主要有以下优点:①减少血容量丢失;②通过减小病灶及减少血流量,从而缩短手术时间;③栓塞的血管在术中更容易被识别,当需要断掉病灶供血动脉同时保留周边正常组织供血动脉时,栓塞的血管便可起到分界作用;④分时段降低病灶血流量可减低其潜在出血的风险。

在一组同时接受血管内及手术联合治疗的 AVM 研究中,轻度、中度、重度 AVM 并发症发生率在术前血管内栓塞患者中分别为 3.9%、6.9% 及 1.98%。Morgan 和他的同事调查发现,在单纯手术病例中有 33% 的患者出现并发症,而接受了术前栓塞的患者术后的并发症仅为 18%。当然,这些数据并没有将破裂与未破裂的病例分开统计。

哥伦比亚大学医院曾对 119 名治疗的 AVM 患者进行分析后显示,未破裂的 AVM 行栓塞处理会加大其症状性颅内出血的风险,急性致残性的临床症状也会增加。

众多临床研究表明,应用氰基丙戊酸丁酯(N-butyl-cyanoacrylate,NBCA)对 AVM 进行栓塞处理可明显降低 AVM 的 Spetzler-Martin 等级,同时也能降低其发病率及死亡率。一项随机对照试验对 AVM 术前栓塞所用的两种栓塞剂[NBCA 和聚乙烯醇(PVA)颗粒]进行比较,原发终点事件是通过观察病灶切除率及血管造影显示供血血管数量来评定血管收缩程度;继发终点事件则是通过后期的手术切除效果及术中所需的输血量来评定。其结果显示,除了 PVA 组的切除术后颅内出血发生较多外,其他的继发终点事件两组间无明显差异。

(二)放射性术前栓塞术

AVM 的放射性治疗成功率与其病灶大小成反比,对于容量低于 10 mL(直径小于 3 cm)的 AVM 病灶比较适合放射治疗,2 年内治愈率可达 80%~88%。正是因为如此,血管内治疗的一个主要目标就是将病灶体积充分缩小,从而方便放射治疗。当然,也包括其他的目标,如对于有出血风险的动脉瘤进行预处理,或者是闭塞那些能耐受放射性手术的动静脉瘘畸形。放射治疗的最大弊端就是无法在短期内消除颅内出血风险,而这个风险在病灶完全清除之前可高达 10%,甚至在病灶去除后也可出现。其他可能存在的毒副反应包括:大范围的放射性坏死、颅内动脉狭窄及脑神经损伤。并且这些反应会随着放射剂量的增加、病灶的深入及 AVM 的破裂而加大。

Golin 与其同事对 125 例接受放射性术前栓塞的患者进行调查,其中 11.2% 的 AVM 患者病灶可完全清除,而 76% 的患者可将病灶缩小至放射性手术治疗范围内。近乎 90% 的患者病灶直径介于 4~6 cm,而大于 6 cm 的病灶仅有不到一半可以通过栓塞缩小后放疗。因此,辅助性栓塞处理对于直径 4~6 cm 的 AVM 病灶最为合适,对于直径小于 4 cm 的 AVM 病灶,放射性术前栓塞并无确切指征。总体来说,栓塞与放射性治疗联合处理可以清除 65% 的局部栓塞后病灶。最近,Henkes 和他的同事报道这种联合治疗只能清除 47% 的 AVM 患者病灶,也许是因为这些 AVM 的等级较高,所以导致较低的清除率。

放射性手术之后无 AVM 病灶残余及动静脉分流存在并不意味 AVM 永久性清除。尽管目前治疗成功的终点是造影阴性,但最近的一项对于 236 例放射性手术治疗 AVM 病例的研究发现,在造影阴性后平均6.4年间对其进行随访,有4例病例在原先病灶部位出现继发性出血,2例再次出现小的动静脉畸形血管。这些病例除了在术后行造影检查外,还需加做MRI增强扫描进行确认。

目前并无放射性术前栓塞的理想材料,报道发现相对不稳定的材料可以导致放射性术后AVM再通率约为16%,所以许多研究中心倾向于使用更恒定的材料,比如NBCA或者ONYX胶,而ONYX胶是由乙炔乙烯醇聚合物溶解在二甲亚砜(DMSO)中形成的。然而也有证据显示新型的更为稳定的材料也可引发AVM放射性术后再通,约占11.8%。如果仅仅降低病灶血流量,而不减小AVM容量的话,可能对后期的放射性手术并无益处,甚至会使放射剂量的制定更为困难。

(三)靶向治疗

靶向栓塞可用于高风险病灶的处理,比如手术或放疗之前对于病灶内或血流较急促的动脉瘤治疗。同样,对于不适合手术或根治性血管内栓塞的高等级的AVM,局部的靶向处理可用来清除出血点。

动脉瘤常常伴随AVM出现,伴有动脉瘤AVM的处理应综合考虑。不管是病灶内还是病灶外的动脉瘤,均是AVM患者颅内出血的高危因素。研究者发现,病灶内伴有动脉瘤的AVM患者在不予处理的情况下,年出血率为10%。因此,血管内治疗应首先闭塞动脉瘤或动脉瘤的载瘤血管,防止其发生出血。

对于AVM出血相关的供血动脉处动脉瘤的处理意见不尽相同。Thompson等对600例AVM患者(其中有45例患者同时伴有动脉瘤)进行随访研究发现,有5例在治疗前就已并发出血,2例在治疗后3周内发生出血。这些亦提示在治疗AVM之前,就应对供血动脉上的动脉瘤进行处理。然而,亦有其他的研究者提出,降低AVM本身的血流量可致病灶外动脉瘤的缩小及退化,故认为不需要对其进行单独处理。正如一项研究所报道,AVM根治性处理可致80%的病例远端供血动脉上的动脉瘤自发性退化。这些动脉瘤的缩小及退化,很大程度上取决于AVM的收缩程度。同时,对于中央血管上的动脉瘤,其缩小及退化速度更快。因此目前认为,如AVM是出血的责任病灶,其血流动力学紊乱相关的动脉瘤便不需要单独处理;如其所载动脉瘤是急性出血的责任病灶,应对破裂的动脉瘤单独实施处理。

(四)根治性栓塞术

某些AVM可完全通过栓塞达到根治目的,文献报道的AVM栓塞治愈率为10%左右。AVM的栓塞治愈率与其血容量及供血血管数量呈反比。Wikholm等报道,AVM的完全栓塞率很大程度上依赖于病灶的大小,其中容量<4 mL的病灶整体清除率为71%,而容量在4~8 mL的病灶整体清除率仅有15%。但Valavanis等却认为,AVM的血管内栓塞根治率与病灶大小无明显关系。

随着栓塞技术的不断发展及经验的不断累积,栓塞根治AVM的成功率逐渐增长。近年来栓塞材料(ONYX胶)的应用使得清除AVM病灶更为成功,整体清除率已达18%~49%。治疗效果的改善与这些新型材料可不断重复注入相关。

(五)姑息性栓塞术

对于较难治愈的AVM患者,姑息性栓塞术似乎并不能改善其药物治疗效果,甚至会使其临床症状进一步恶化。有证据显示,对于较大的AVM行局部处理(栓塞或者手术)会增加其颅内出血风险。

然而,姑息性栓塞术也有其可供选择之处,它可通过减少动静脉分流及降低静脉压来缓解临床症状,但这些效果都仅是临时的。因为病灶的侧支出现较快,导致这种治疗的效果大大减低。另外,对于药物耐受的癫痫发作患者,此种方法也用于对症处理。局部栓塞术可以降低动静脉分流的严重程度,从而改善周边功能性脑组织的血流灌注。

六、脑动静脉畸形的血管内栓塞技术

(一)微导管到位

原则上是将微导管通过血流漂浮或在微导丝导引下,经供血动脉超选至畸形血管团内,最佳位置是动静脉瘘口处,这个位置微导管头端通常能阻断血流,即所谓"block"状态,然后注射栓塞剂,使之逐渐推移弥散,填充铸形,将畸形血管团全部或部分闭塞,达到治愈 AVM 或减小病灶、减轻临床症状的目的。在一些特殊情况下,可以仅行供血动脉的栓塞。例如术前栓塞,为减少术中出血,可栓塞主要供血动脉,有利于术中对出血的控制。另外,当供血动脉血流量很大时,微导管进入畸形血管团后,往往并不能"block"血流,栓塞剂则不能在畸形团内很好的弥散,容易随血流漂向引流静脉,达不到栓塞的效果,甚至会误栓引流静脉造成严重后果。在这种情况下,可以将微导管置于供血动脉近畸形血管团处,确认没有正常分支后,缓慢注胶,使最初的胶阻塞血流,以便后续的胶在推力的作用下,缓慢地在畸形血管团内弥散,注胶时要十分小心,严防胶反流误栓正常分支或导致微导管难以拔除。但希望通过单纯栓塞1支或多支供血动脉来治愈 AVM 的愿望常常是不可靠的,因为 AVM 不是静止不动的,它存在再生长、增大及重塑等病理过程。栓塞治疗时单纯闭塞某些供血动脉,其供血的部分畸形血管团可能暂时性缺血,但更多的供血动脉会增粗,代偿性充盈那些一过性缺血的畸形巢,不但未达到栓塞的目的,还增加了病灶的复杂性。

(二)微导管的选择

首选"漂浮导管",其头端柔软,能够随着血流漂流到畸形血管团内,不会穿破畸形血管团。只有在供血动脉迂曲、路径长远且是低血流病灶时,漂浮导管难以到位,此时可以选用导丝导引微导管。但使用微导丝导引时,一定要避免微导丝进入畸形血管团内,更不能在畸形血管团内来回拉动,否则极易穿破畸形血管团造成出血。目前应用较多的微导管有 Marathone、Magic 微导管等。

(三)栓塞材料的选择

目前最常使用的胶是 NBCA 胶,可以根据血流动力学情况,配成不同浓度,能较好地在畸形血管团内弥散。如果栓塞时拔管不及时,便会有粘管的风险,但只要操作规范,NBCA 胶的浓度不很高,这种风险多能避免。新近上市的 ONYX 胶,是乙烯-乙烯基醇共聚物(EVAL)、二甲基亚砜(DMSO)和钽的混合物,由于其优良的弥散性能和不粘管的特性,比 NBCA 胶栓塞更安全、更具操作可控性。但 ONYX 胶中的二甲基亚砜是一种有毒溶剂,在血液中挥发,容易引起血管痉挛,因此导致微导管拔管困难。此外,注射 ONYX 胶的操作时间过长及价格昂贵也是其主要缺点。

(四)NBCA 胶浓度的选择

究竟用何种浓度的 NBCA 胶主要决定于术者的经验,目前没有现成的公式计算术中使用何种浓度的 NBCA 胶,术者主要根据畸形血管团的部位、大小、结构、血流速度、供血形式、有无动静脉瘘、静脉引流情况、超选择造影的手感及导管粗细长短等因素综合考虑配制 NBCA 胶的浓度。

(五)区域功能试验

微导管进入重要功能区附近或畸形血管团中疑有正常供血动脉时,可行"区域功能试验"。即从微导管内推注利多卡因 20 mg,观察 15 分钟,如出现一过性运动障碍、感觉障碍、抽搐、意识障碍等情况即为阳性。试验阳性的功能区提示不适合在此处行栓塞治疗,应立即退出微导管,选择另 1 支供血动脉栓塞。但此试验多不稳定,且在全麻时难以实施,因此目前应用较少。目前仍主张,通过微导管内造影证实在目标栓塞畸形血管团内没有正常动脉是栓塞该分支动脉的标准。

(六)控制性降压

BAVM 的栓塞全过程应在严密监测,控制血压的情况下进行,微导管到位后,适当降低血压,减轻血流冲击力,便于 NBCA 在畸形团内推进弥散,充分铸形。在一些血流特别高的病灶栓塞时,可以使用可脱卸球囊或弹簧圈先进行瘘口的封堵,甚至可以通过药物暂时使心脏停搏,在血压极低[低于 2.7 kPa(20 mmHg)]的情况下完成栓塞。术后应行控制性降压[12.0～13.3/8.0～9.3 kPa(90～100/60～70 mmHg)],在监护室密切监护 48～72 小时,可有效地预防高血流病灶栓塞术后发生正常灌注压突破(NPPB)。但对于低血流的病灶,降压并非必需,而且对于较小病灶,全部或大部栓塞后,供血动脉内血流变缓,再行控制性降压后,易引起邻近正常脑组织缺血性改变。对于高血压患者,降压也应谨慎,以降低平时血压的 20%(不可超过 30%)为宜。

(七)分次栓塞

对于大型 AVM 的栓塞治疗,为避免发生 NPPB,应分次栓塞。一般情况下,每次栓塞的体积不应超过总体积的 1/3。但是部分栓塞后,由于血流动力学发生改变,会引起畸形血管团内及供血动脉内的压力升高。若畸形血管团内尚有动脉瘤等薄弱结构,则应继续栓塞,不用顾忌栓塞体积的大小。对于引流静脉不畅的病灶,在栓塞时引流静脉的误栓塞极易引起残留畸形血管团破裂出血,此时应该争取完全栓塞,若不能达到完全栓塞,则应尽早手术切除。对于分次栓塞的病例,两次栓塞应间隔 4～8 周,以使邻近的脑血管适应血流动力学的改变。

(八)伴发动脉瘤的 AVM 处理

许多文献指出,在畸形血管团闭塞后,供血动脉及残余畸形血管团内压力会明显升高,而 Willis 环附近的血压变化却不明显。结合我们的经验,伴发动脉瘤的 AVM 处理策略如下:①若有颅内出血时,首先应确定出血原因,如果出血来自动脉瘤,则首先处理动脉瘤。②若为畸形血管团出血,与血流动力学无关的动脉瘤,应首先处理 AVM;若伴发的动脉瘤为位于患侧 Willis 环上,也应该首先处理 AVM;若伴发供血动脉和畸形血管团内动脉瘤,则应首先处理动脉瘤或含动脉瘤的那部分畸形血管团。③若不能确定出血来源时,应首先处理动脉瘤。④若未发生颅内出血,首先处理动脉瘤。⑤在血管内治疗时,往往可以一次完成 AVM 和动脉瘤的栓塞,但栓塞时尚应根据以上策略,有先后、有偏重。

七、脑动静脉畸形血管内栓塞术的常见并发症

(一)颅内出血

常见原因包括正常灌注压突破、误栓 AVM 的引流静脉、静脉继发性血栓形成、注射 NBCA 时拔管不及时而导致粘管及血管或畸形团被微导丝刺破等。颅内出血的预防措施常包括:①每次栓塞不得超过畸形团总体的 1/3,两次栓塞应间隔 2 周至 2 个月。②术后鱼精蛋白中和肝素,并持续降血压 48～72 小时。③栓塞前仔细评价超选择造影资料,配制合理比例的 NBCA。④注

射栓塞剂时一定在 DSA 条件严密监视之下，尽量不要过早栓塞引流静脉，注意反流情况，应及时拔管。⑤尽量少用微导丝导引。使用微导丝时，最好不要伸出微导管头端，导丝在微导管弯曲处，不要用力强行通过。当微导管接近畸形团时，应及时退出微导丝。

(二) 神经功能障碍

主要原因为：①微导管到位不佳，栓塞畸形团内存有潜在正常供血动脉。②反复插管及 NBCA 刺激导致脑血管痉挛。③微导管断裂，末段滞留在脑血管内。④畸形团出血，形成血肿压迫脑组织。⑤插管过程中脑血栓形成，造成脑梗死。

预防措施包括：①微导管应精确到位，排除正常血管存在后再注射 NBCA。②必要时行区域功能试验。③插管动作应轻柔，插管时间不宜过长。④全身肝素化，所用同轴导管间均应有加压持续冲洗装置。⑤整个操作过程中需在良好的 DSA 显示下进行。

(颜进项)

第三节 椎-基底动脉狭窄的介入治疗

椎-基底动脉系统供应脑干、小脑、间脑、大脑半球后部等重要脑区。缺血性脑卒中近 1/4 发生在椎-基底动脉系统。椎-基底动脉系统发生的动脉粥样硬化是导致后循环卒中的主要原因之一。颅外脑动脉狭窄的患者中，25%～40%发生在椎动脉颅外段。后循环卒中或 TIA 患者，其 5 年内再次脑卒中的风险为 25%～35%。症状性椎动脉开口狭窄目前有多种治疗方案可供选择，单用抗血小板聚集药物行二级预防，年脑卒中发病率仍高达 15%；症状性颅内动脉狭窄的患者予华法林治疗与阿司匹林治疗效果相当，但出血的风险却大为增加；外科手术风险高、并发症多、术式复杂，在临床广泛开展亦受限。由于药物治疗及外科手术治疗的局限性，结合血管成形及支架置入术在冠状动脉粥样硬化性疾病中广泛运用的经验，椎动脉狭窄血管成形及支架置入术 (vertebralarteryangioplastyandstenting, VAS)因术式简单、手术风险低、并发症少，目前被认为是药物治疗无效的椎动脉开口狭窄患者一种有效选择。该方法能够明确改善血流，缓解狭窄相关的缺血症状，改善预后并预防缺血性事件的发生。

一、椎-基底动脉血管内介入治疗的适应证

目前，椎-基底动脉狭窄的介入治疗并没有统一的指南，2008 年欧洲脑卒中组织(ESO)发布的《缺血性脑卒中和短暂性脑缺血发作管理指南 2008》对椎动脉颅外段病变有简要描述，但未给予治疗的推荐等级，国内出版的《中国缺血性脑卒中和短暂性脑缺血发作二级预防指南 2010》则并未提及椎-基底动脉血管内介入治疗，美国心脏协会/美国脑卒中协会(AHA/ASA)于 2010 年及 2011 年先后发布了《缺血性脑卒中或短暂性脑缺血发作患者预防脑卒中指南 2010》及《颅外段颈动脉及椎动脉疾病处理指南 2011》，对椎-基底动脉狭窄病变的临床评估、药物治疗、血管重建均给出指导性的意见。

(一) AHA/ASA2011 椎动脉疾病诊断的血管影像指南

Ⅰ级推荐：①有后循环及锁骨下盗血综合征的患者，无创的 CTA 或 MRA 检查可初步评估椎动脉疾病(C 级证据)。②无症状的双侧颈动脉闭塞或单侧颈动脉闭塞且 Willis 环不完整的患

者应对椎动脉进行无创检查(C级证据)。③提示有大脑后部或小脑缺血患者,更推荐行MRA或CTA检查而非超声评估(C级证据)。

Ⅱa级推荐:①有大脑后部或小脑缺血症状的患者,系列无创的颅外椎动脉检查是合理的,可评估动脉粥样硬化疾病的程度并且排除新发的病损(C级证据)。②患者出现大脑后部或小脑缺血症状且可能行血管重建,当无创检查无法定位或评估狭窄程度时,基于导管的血管造影术对评估椎动脉病理解剖学有益(C级证据)。③已行椎动脉血管重建的患者,可间隔行颅外椎动脉无创的血管影像学检查(C级证据)。

(二)AHA/ASA2011椎动脉疾病的药物治疗指南

椎动脉粥样硬化高危因素管理推荐如下。

Ⅰ级推荐:①根据对颈动脉颅外段动脉粥样硬化的标准化推荐,椎动脉粥样硬化患者推荐药物治疗和生活方式调整以降低动脉粥样硬化风险(B级证据)。②若无禁忌证,动脉粥样硬化性椎动脉疾病应接受抗血小板药物治疗(阿司匹林75~325 mg/d),以预防心肌梗死或其他缺血事件(B级证据)。③与颅外椎动脉粥样硬化相关的缺血性脑卒中或TIA推荐抗血小板药物治疗作为首选的治疗方法。阿司匹林(81~325 mg/d)或阿司匹林联合双嘧达莫缓释剂(每次25~200 mg,2次/天)或氯吡格雷(75 mg/d)均是可选方法。应根据患者的基础疾病的风险、成本、耐受性和其他临床特征个体化选择药物治疗方案(B级证据)。

Ⅱa级推荐:对阿司匹林禁忌的患者(包括阿司匹林过敏症),除了活动性出血,氯吡格雷(75 mg/d)或噻氯匹定(每次250 mg,2次/天)是合理的代替(C级证据)。

(三)AHA/ASA2010椎动脉颅外段介入治疗指南

2010年12月AHA/ASA发布了《缺血性脑卒中或短暂性脑缺血发作患者预防脑卒中指南》,在2006年版指南的基础上,进一步对椎动脉颅外段血管内介入治疗进行如下阐述:椎动脉近端或颈段闭塞与后循环或椎-基底动脉缺血高度相关。系统回顾性研究认为,与新近发生的症状性颈动脉狭窄患者相比,症状性椎动脉狭窄患者在首发症状7天内再发脑卒中的风险更高,然而这类患者最佳的药物治疗方案仍不清楚,而且侵袭性治疗的治疗价值仍不能准确评估。考虑到外科手术干预(动脉内膜切除术或血运重建术)的高风险,药物治疗仍是这类患者治疗的主要手段,但是仍有许多的回顾性病例研究报告了血运重建术在药物治疗无效的椎-基底动脉TIA或脑卒中患者中开展。

2010指南推荐:所有椎动脉狭窄的TIA或脑卒中患者仍推荐口服药物治疗,包括抗血小板聚集治疗、他汀药物治疗及危险因素的控制(Ⅰ级推荐,B级证据)。口服药物治疗(包括抗栓、他汀及危险因素控制)无效的颅外椎动脉狭窄患者,可以考虑血管内治疗和外科手术治疗(Ⅱb级推荐,C级证据)。

(四)专家建议

1.症状性椎动脉狭窄患者

症状性椎动脉颅外段动脉粥样硬化性疾病传统的药物治疗方法有抗血小板聚集、抗凝或是二者联合治疗。但上述治疗方法是沿用了来源于颈动脉治疗的研究数据,尚不知晓这种治疗方法患者能够获益多少,也不知道上述药物是否应该成为一线治疗药物。当最优化的药物治疗失败,不能缓解后循环缺血的症状,将考虑血管内治疗。原因是在这些选择性的病例中,血管内治疗(血管成形术及支架置入术)潜在获益优于手术的风险。最优化的药物治疗失败且DSA证实椎动脉开口狭窄>50%,应考虑血管内治疗。若是后循环缺血事件是由于栓塞引起的,若未能找到心源性栓塞的证据,可以考虑是近端椎动脉引起的动脉-动脉栓塞导致的临床症状,基于这个原因,即使狭窄<50%,但由于是栓子的来源地仍应考虑血管内治疗。理由是:血管内治疗术后新生内膜使得不规则的血管内腔变得光滑,从而预防可以发生的远端栓塞。若存在两处狭窄病灶,处理其中一处还是两处,应根据后循环缺血的发病机制。如果是栓子脱落所致的症状性病灶或是串联病变,则倾向于治疗起始部、病变程度较高或伴有溃疡的病变。

2.无症状性椎动脉狭窄患者

大多数无症状性狭窄患者不需进行介入治疗。但对于具有脑卒中高发风险的患者,行介入治疗是有指征的。需再次强调的是,对于颅外段椎动脉闭塞性病变而言,常以脑卒中为首发症状,而非 TIA,而椎-基底动脉系统脑卒中伴随着高发病率和死亡率。存在高度血管狭窄病变(≥70%)或狭窄程度进行性加重的患者,若脑储备功能下降,他们发生脑卒中的风险更高。因此,介入治疗对于这些患者是十分有益的,特别是在伴有一侧椎动脉先天发育不良或阙如的情况下。我们认为有证据表明患者后循环灌注不足或脑血管储备功能下降且是由椎动脉狭窄病变或同样高危的串联病变引起的,则应考虑治疗。还有一些患者并发同侧颈动脉的闭塞,颅内血管有后向前的代偿,表现为前循环缺血的症状,此类患者经椎动脉血运重建后,前循环缺血的症状明显改善。

(五)后循环介入治疗的适应证

1.颅外段椎动脉狭窄

典型的椎动脉狭窄致后循环缺血患者首先要给予传统的药物治疗,只有当最优化的药物治疗无效时方能考虑血管内介入治疗。完整的病史、体格检查、辅助检查在术前、术后及随访中都应由独立的神经专科医师来完成。根据 AHA/ASA 的指南推荐及专家组建议,结合相关的文献及临床经验,总结椎动脉颅外段狭窄介入治疗的适应证如下。

(1)症状性椎动脉狭窄,最优化的药物治疗失败且血管狭窄程度>50%。

(2)症状性椎动脉狭窄,对侧椎动脉闭塞、狭窄或发育不良且血管狭窄程度>50%。

(3)症状性椎动脉狭窄,若是由近端椎动脉粥样硬化斑块引起的动脉-动脉栓塞,即使血管狭窄程度<50%,若最优化的药物治疗无效,也考虑治疗。

(4)无症状性椎动脉狭窄患者,血管狭窄程度>70%且椎动脉为单侧优势型或孤立型。

(5)无症状性椎动脉狭窄患者,血管狭窄程度>70%或串联病变且后循环灌注不足或脑血管储备功能下降。

(6)无症状性椎动脉狭窄患者,血管狭窄程度进行性加重。

(7)无症状性椎动脉狭窄患者,血管狭窄程度>70%,并发同侧颈动脉闭塞,其供血区由椎动脉代偿分流。

2.颅内段椎-基底动脉狭窄

ASTIN(the American Society of Interventional& Therapeutic Neuroradiology)、SIR(Society of Interventional Radiology)及 ASNR(American Society of Neuroradiology)这 3 个组织一致认为:①症状性颅内段血管狭窄>50%,且内科治疗无效的患者,应行血管成形术,可根据需要辅以支架置入术。②无症状性颅内段血管狭窄患者,目前没有充足的依据支持血管内介入治疗。应给予患者最佳的药物治疗(包括抗血小板和他汀类药物治疗),并密切随访,包括评估患者是否有神经系统症状出现,以及常规的无创影像学观察 6~12 个月(如 MRA,CTA),如有必要,随访过程中可行脑血管造影检查。

(六)后循环介入治疗的禁忌证

根据目前文献的报道,总结已经发表的对照研究的结果,目前一般认为后循环介入治疗禁忌证包括:①3个月内有颅内出血。②伴有颅内动脉瘤,并且不能提前或同时处理者。③2周内曾发生心肌梗死或较大范围的脑梗死。④胃肠道疾病伴有活动性出血者。⑤不能控制的高血压。⑥对肝素、阿司匹林或其他抗血小板类药物有禁忌者。⑦对造影剂或所使用的材料或器材过敏者。⑧有严重心、肝、肾疾病。⑨血管迂曲或变异,导管或支架等输送系统难以通过。⑩目标血管直径<2 mm。⑪狭窄血管供血区域已建立良好的侧支后循环。⑫血管病变广泛或狭窄范围过大。⑬血管炎性狭窄,广泛的血管结构异常。⑭穿刺部位或全身有未能控制的感染。⑮没有获得患者或其家属知情同意。

二、椎-基底动脉血管成形术及支架置入术

(一)椎-基底动脉血管成形术

1980年,Sundt等首先应用经皮腔内血管成形术(percutaneous transluminal angioplasty,PTA)成功治疗了2例基底动脉高度狭窄病例,并取得极好的短期疗效。此后,PTA开始应用于椎-基底动脉狭窄的治疗。PTA手术成功率达90%以上,短期疗效较好,长期疗效目前还未验证。

由于血管弹性回缩,PTA术后有10%的患者残存严重狭窄(>70%)。PTA术后脑卒中发病率依然很高。经PTA治疗(无论是否辅以支架)的患者,在没有脑卒中发生的基础上,其术后第一年生存率为88%~93%。PTA前后并发颅内出血的风险较高,特别是在术后1小时内。其他并发症如远端血管闭塞、血管内膜夹层等很难防治,术后再狭窄发生率也很高。椎动脉V1段的动脉弹力纤维丰富,对于球囊扩张不敏感,经PTA治疗会出现弹性回缩(elasticrecoil),造成残留狭窄,辅以支架置入术,可有效解决这一问题。

随着导管及导丝技术的不断完善,PTA并发症的发病率在不断下降。但由于存在以上问题,目前PTA仅作为椎动脉颅外段支架置入前预扩张处理或在分期支架置入术中应用,但在颅内段及基底动脉介入治疗中,是单纯行PTA还是行PTA+支架置入术目前临床上仍有争议。

(二)椎-基底动脉支架置入术

由于药物、外科手术及PTA均存在不同缺陷,人们开始探讨椎-基底动脉狭窄的血管内支架置入治疗。血管内支架置入术很早就被用于治疗冠状动脉及周围血管的狭窄病变,并取得了肯定的疗效。1996年Storey等应用血管内支架置入术成功治疗了3例PTA术后再狭窄的椎动脉起始部狭窄病例。1999年Phatouros等报道了第1例基底动脉狭窄支架置入术治疗病例。此后陆续有支架治疗椎-基底动脉狭窄的报道出现,且疗效较佳。与PTA相比,血管内支架置入术治疗有以下优点:①对管腔狭窄的改善程度优于PTA。②可降低目标血管急性闭塞的危险。③血栓形成及栓子发生率较低。④症状复发率明显降低。

支架治疗有3种方法。①常规支架置入术:即在支架置入前先用球囊进行预扩,这是目前应用最广泛的支架置入方法。②直接支架置入术:在支架放置前不进行球囊血管成形,已在冠状动脉及外周血管狭窄治疗中证实安全可靠,治疗的成功率与常规支架置入术相当,但它可以减少手术费用、手术时间、射线照射时间、造影剂用量及导管用量。对于狭窄程度相对较轻、病变较直、预计球囊扩张式支架可顺利通过狭窄病变的患者,可采用该方法。③分期支架置入术:在球囊血管成形术1个月后,再置入支架。对于不稳定(近期引起症状)、溃疡性或高度狭窄的病变,可采

用分期支架置入术。

(三)技术路线

1.术前准备

(1)术前3～5天开始口服阿司匹林(100～300 mg/d)和氯吡格雷(75 mg/d)。如患者需行急诊介入,则静脉给予糖蛋白Ⅱb～Ⅲa抑制剂[如盐酸替罗非班氯化钠注射液 0.4 μg/(kg·min)],并同时口服负荷剂量抗血小板药物。

(2)术前6小时禁食、禁水。

(3)术前6小时内行碘过敏试验。

(4)双侧腹股沟区备皮。

(5)除急诊介入外,术前应对患者进行全面的评估,完善各项检查。

(6)准备好急救药物及抢救设施。

(7)获得患者或其家属的知情同意。

2.椎动脉颅外段手术过程

(1)局部麻醉,常规右侧股动脉Seldinger穿刺,置入6F动脉鞘。全程给予肝素(50～75 U/kg)抗凝,监测活化凝血时间(activatedcoagulationtime,ACT),ACT控制在250～300秒。

(2)在0.035 in的亲水导丝的引导下送入6F导引导管。若狭窄部位位于椎动脉V1段及V2段中下段,将导引导管头端置于锁骨下动脉;若狭窄部位位于V2段中上部,可将导引导管头端置于椎动脉近端,距病变3～5 cm。行血管造影,再次确认病变部位、狭窄程度及性质,并测量病变的长度及直径,选择可能使用的支架型号。

(3)更换0.014 in微导丝(或脑保护装置),头端越过病变部位5 cm以上。

(4)高度狭窄的病变,支架置入前需行球囊预扩。将球囊沿微导丝送至病变部位,使其覆盖整个病变,略偏向于狭窄的近段。缓慢扩张球囊,压缩斑块,扩张压力则根据球囊张开的形态而定,一般在6～10 atm,Clatm=101 kPa。球囊撤回后对患者进行简单的神经功能评价并造影确认血管形态。

(5)沿微导丝将支架送至病变部位,缓慢释放支架,使其完全覆盖病变部位。支架释放成功后,对患者进行神经功能评价。

(6)支架释放后,再次行血管造影,并测量治疗后血管直径。

(7)若支架释放后残留狭窄严重,可行球囊后扩。

(8)撤回导引导管及微导丝(脑保护装置),停用肝素。

(9)采用血管吻合器缝合股动脉壁的穿刺孔;或在术后4～6小时采用动脉C型夹夹闭血管;或术后6小时拔出动脉鞘,人工按压止血15分钟。

3.椎动脉颅内段及基底动脉手术过程

(1)局部麻醉,常规右侧股动脉Seldinger穿刺,置入6F动脉鞘。全程给予肝素(50～75 U/kg)抗凝,监测活化凝血时间(activatedcoagulationtime,ACT),ACT控制在250～300秒。

(2)在0.035 in的亲水导丝的引导下插入6F导引导管,超选至椎动脉,将导引导管头端置于椎动脉C2水平。行血管造影,再次确认病变部位、狭窄程度及性质、手术径路,并测量病变的长度及直径,选择可能使用的支架型号。

(3)更换0.014 in×300 mm微导丝,头端置于同侧或对侧PCAP1段或P2段内。

(4)选择合适的低压球囊预扩。将球囊沿微导丝送至病变部位,使其覆盖整个病变,略偏于狭窄的近段。缓慢扩张球囊,压缩斑块,扩张压力在 4~6 atm。球囊撤回后对患者进行简单的神经功能评价。

(5)沿微导丝将支架送至病变部位,缓慢释放支架,使其完全覆盖病变部位。支架释放成功后,对患者进行神经功能评价。

(6)支架释放后,再次行血管造影,并测量治疗后血管直径。

(7)除非残留狭窄严重,一般不行球囊后扩。

(8)撤回导引导管及微导丝,停用肝素。

(9)采用血管吻合器缝合股动脉壁的穿刺孔;或在术后 4~6 小时采用动脉 C 型夹夹闭血管;或术后6 小时拔出动脉鞘,人工按压止血 15 分钟。

4.注意事项

(1)术中密切监测患者生命体征。

(2)大多数患者可行局麻;不能有效配合治疗的患者,可予全麻防止术中躁动。

(3)对于椎动脉颅外段病变,6F 的导引导管可适用于大多数支架置入术。如需使导引导管更可靠地固定,可采用 0.014 in 或 0.018 in 的双导丝技术,其中较硬的导丝放置到锁骨下动脉远端,起到更好的固定作用。

(4)对于椎动脉颅外段病变,大多数情况下,为防止指引导管弹出锁骨下动脉,指引导管到位后继续将 0.035 in 的亲水导丝放置在锁骨下动脉远端,0.014 in 微导丝顺利通过病变部位并能提供足够的支撑时再将 0.035 in 的亲水导丝撤出。微导丝输送至足够远的位置是十分重要的,这样才能确保它的稳定性。整个操作过程中导丝的头端都应在荧光屏监视范围内,以减少血管穿孔的风险。

(5)处理颅内病变时,导引导管头颅勿顶在 V2 段转弯处血管壁上(极易产生血管痉挛)。若颅内血管严重迂曲,输送球囊或支架则比较困难,导引导管支撑力不足时因反作用力而后退,常在锁骨下或弓上形成绊,影响手术成功率并可增加手术并发症的风险,此时可选择 6F 指引导管外套用 8F 指引导管或 7F 80 cm 的长鞘,增加指引导管的支撑力。

(6)颅外段病变球囊扩张的速度一般在 1 atm/s 左右,缓慢扩张球囊的目的是使狭窄部分充分扩张,降低动脉壁弹性回缩的发生率,并可充分观察患者的临床表现,减少出血或夹层的发生率。但扩张球囊时间较长存在血流减慢、穿支血管栓塞等风险。对于后交通或对侧椎动脉发育较好的患者,可适当延长扩张时间;反之,应缩短扩张时间,否则易造成远端供血不足及血栓形成。颅内段病变因其血管壁较薄,且血管周围缺乏软组织的支撑,为减少血管破裂或夹层形成,球囊扩张时速度较颅外段慢,根据患者对缺氧的耐受程度,一般在 0.5 atm/s 左右。

(7)球囊扩张及支架释放应在透视下完成,以避免球囊或支架发生移位,产生"瓜子现象"。

(8)进行球囊后扩时,支架的骨架可能会影响球囊进入支架,对于开环式支架尤为突出。将导引导管送至支架近端可帮助球囊进入支架。有时后扩球囊会难以从支架中撤回,这可能是由于抽气不完全或支架骨架阻碍造成的。将导引导管向上输送,往往可帮助球囊回撤。

(9)万一脑保护装置不能通过其标准回收鞘收回,可尝试采用造影导管、导引导管或 0.038 in 输送系统的球囊将其收回。

(10)操作过程中,应密切监测患者的不良反应。特别是在输送导管导丝、扩张球囊及释放支架过程中。如球囊扩张过程中,患者出现疼痛,应立即停止球囊扩张,及时造影评估,并对患者进行神经功能评价。

(11)椎动脉起始处病变常累及锁骨下动脉,支架近段应延伸至锁骨下动脉内 2 mm 左右。若支架仅覆盖椎动脉边缘,会增加再狭窄的发生率;若支架伸入锁骨下动脉过多,易导致红细胞机械性破坏。

5.术后处理

术后患者返回监护病房,监测血压、呼吸、脉氧及心电 24 小时,保持收缩压<18.7 kPa(140 mmHg)。注意观察是否有新出现的神经系统症状或体征,原有的症状体征是否有所加重。若出现新发症状或体征,应及时行头颅 MR 或 CT 检查,排除脑栓塞、颅内出血、急性支架内血栓形成等严重的并发症。

术后应口服氯吡格雷(75 mg/d)至少 6 个月,终身服用阿司匹林(100 mg/d)。

(四)相关技术问题

1.选择合适的支架类型

由于椎-基底动脉特殊的解剖结构,要求使用的支架具有良好的柔顺性、较强的径向支撑力和 X 线下的可视性。支架类型主要有球囊扩张式支架和自膨胀式支架两种。球囊扩张支架有良好的径向支撑性,但其顺应性及通过性较差,多用于较平直的颅外血管,自膨胀式支架柔顺性较佳,适用于走行迂曲的椎-基底动脉。

支架类型的选择取决于病变的解剖特点和动脉通路的选择。一般来说,椎动脉颅外段常选用径向支撑力较大的球扩式支架,若血管管径过大(如>5.5 mm),亦可选择适用于颈动脉的自膨胀式支架,若病变过于迂曲,则应选择通过性及顺应性强的支架;椎动脉颅内段及基底动脉因其血管迂曲、管壁较薄,常选用通过性好的自膨胀式支架或球扩式颅内专用支架。目前,球扩式冠脉支架及肾动脉支架已被广泛应用于治疗椎动脉颅外段狭窄病变。它具有以下特性:①良好的径向支撑力;②较低的径向回缩率;③较小的外形构造;④可选择的适合尺寸。支架的直径选择原则是颅外段远端正常血管管径的 1.1 倍或颅内段近端血管管径的 0.9 倍。支架的长度应能覆盖病变部位及病变两端各 2 mm 左右。

2.选择合适的手术路径

合适的手术路径的选择对手术的成功率会产生很大的影响,椎动脉手术绝大多数采用股动脉入路,但椎动脉起始处解剖变异较多,血管常迂曲或与锁骨下动脉成角,若经股动脉入路不能使导管导丝可靠固定,可采用经肱动脉入路,快速到达病变部位。在椎动脉起始部成角较大或主动脉弓解剖变异时,选择桡动脉或肱动脉建立动脉入路更好。

基底动脉的狭窄病变,究竟该选择哪一支椎动脉为合适的手术路径,有学者认为应把握以下几个原则:①优势椎动脉;②椎动脉无串联病变;③椎动脉起始部或颅内段弯曲度小,通过性好;④根据两椎动脉的解剖实际,判断哪支椎动脉可能给指引导管提供更强的支撑力。

3.支架置入前是否要进行球囊预扩

对于高度狭窄的病变,支架置入前行小球囊预扩是必需的。其目的是轻度扩张狭窄段血管,便于支架输送器顺利通过狭窄部位,进而降低支架输送过程中斑块脱落栓塞远端血管的风险。球囊预扩本身仅将狭窄部位的斑块撕开、压扁,及时覆盖支架,导致斑块脱落的风险不大。所选择的球囊长度应能覆盖整个病变,直径应小于病变远端血管的直径。

4.支架置入后是否需要球囊后扩

支架置入后应慎用球囊后扩,除非残余狭窄严重,否则一般不再进行球囊后扩。球囊后扩张有可能使支架的网眼对斑块形成切割效应,导致小斑块脱落。所选球囊直径应与病变远段血管直径一致。需要强调的是不可采用过大直径的球囊,以免造成血管破裂或内膜夹层形成;球囊过度膨胀还可使斑块从支架中挤出,造成远段栓塞。

5.椎动脉介入治疗是否需要脑保护装置

椎动脉PTA和支架置入术,血管远端栓塞是其风险之一。但椎动脉介入治疗常难于使用脑保护装置,这是由于以下原因:①椎动脉管径相对狭小。②将脑保护装置运送至椎动脉远端在技术操作上相对困难。③椎动脉很少能提供适于脑保护装置放置的平直血管段。④回收脑保护装置时可能出现困难。所以,对于椎动脉直径>3.5 mm,椎动脉起始部成角较小,且为溃疡斑块的病变,才考虑使用脑保护装置。

6.置入的支架是否会导致穿支血管或小的分支血管闭塞

支架置入后是否会导致分支血管闭塞是一个重要的问题,目前用于颅内支架的金属丝(钢丝或合金)的直径80~120 μm,金属丝覆盖的主要分支的直径为100~500 μm,故由支架金属丝闭塞分支血管的可能性较小,而斑块在PTA及支架置入术过程中被挤压进入分支血管开口,导致血管闭塞的可能性较大。术前、术中及术后给予抗凝治疗对于预防血栓形成及血管闭塞有重要作用。

(五)双侧椎动脉狭窄或串联狭窄病变

双侧椎动脉狭窄及串联狭窄的PTA及支架置入术较为复杂,易发生过度灌注综合征。介入治疗应遵循以下几点:①双侧椎动脉狭窄患者,原则上首先处理狭窄更严重侧的血管。②串联狭窄应首先处理远端病变,再处理近端病变。③术中密切监测血压,术后严格控制血压在14.7~17.3/9.3~10.7 kPa(110~130/70~80 mmHg)水平。④手术后可适当静脉滴注尼莫地平以缓解脑血管痉挛。

(六)如何减少介入手术的并发症

PTA及支架置入术的并发症有动脉内膜夹层、血管闭塞、血管痉挛、血栓形成、远段栓塞、血管破裂等。为了避免这些并发症的发生,所选用的球囊直径应比治疗血管的管径小一个尺寸或0.2 mm,在球囊扩张时应尽可能缓慢。采用气压计是必需的,它能使球囊扩张尽量缓慢,防止球囊过度扩张或破裂。

颅内血管管径很小,若损伤血管壁,很容易造成血栓形成,血管闭塞,手术过程中应特别注意动作轻柔,导管导丝头端均应在荧光屏监视范围内。此外,术前术后抗凝治疗也是必需的。后循环介入治疗很少采用脑保护装置,栓子脱落造成远段栓塞也需引起注意,术中应密切观察患者反应,一旦发生栓塞,及时给予降纤药物。术后可行MRI检查。

三、后循环介入治疗的循证医学证据

(一)前瞻性临床试验

近年来随着医学影像学的发展、新材料新技术的运用,椎动脉支架置入术已成为椎动脉颅外段狭窄病变较为成熟的治疗方法,中外文献也大量报道了VAS的可行性、安全性、有效性、围术期并发症及短中期随访结果,但无论是最优化的药物治疗、外科手术治疗,还是VAS联合最优化的药物治疗,现阶段尚缺乏针对其远期疗效的大规模的随机临床对照试验或荟萃分析结果。目前报道的VAS前瞻性研究有三个:2004年的SSYLVIA试验、2007年的CAVATAS试验、2008年的VEST试验。

1.SSYLVIA 试验

SSYLVIA(症状性椎动脉或颅内动脉粥样硬化性病变支架置入术)试验是多中心、非随机化、前瞻性研究,该研究并非专门针对椎动脉颅外段,入组椎动脉颅外段病例数有限,总共只有18例,结论是 VAS 手术成功率高,术后30天内脑卒中发病率为6.6%,术后30天到1年内脑卒中发病率是7.3%。虽然术后再狭窄率达35%,但仍有61%患者无临床症状。该研究结果仅能说明临床的一些现象,并不能提供有说服力的证据。

2.CAVATAS 试验

CAVATAS(颈动脉和椎动脉腔内血管成形术研究)试验是前瞻性、多中心、随机化对照研究,其中一个亚组比较了症状性椎动脉狭窄血管内治疗与药物治疗的远期疗效。入组的16例症状性椎动脉狭窄患者被随机分成 VAS 组8例与最优化的药物治疗组8例,由独立的神经科医师随访患者,随访时间长达8年。8例 VAS 手术成功率为100%,其中2例出现术中 TIA,30天内无干预血管区域的脑卒中或死亡。在平均随访时间4.7年期间,两组均未发生椎-基底动脉的脑卒中,但两组各有3例患者死于心肌梗死或颈动脉系统脑卒中,VAS 组另有一例出现颈动脉系统非致死性脑卒中。该研究认为:椎动脉狭窄患者在随访过程中发生心肌梗死或前循环卒中的概率大于再发后循环卒中,VAS 并不优于药物治疗,但是样本量太小,偏差大,并没有大的说服力。

3.VEST 试验

VAST(椎动脉支架试验)是前瞻性、多中心、开放式的随机化对照研究,始于2008年,由荷兰心脏基金会支持,荷兰多家医学院神经科参与,现处于实施阶段。拟入组180例患者,入组对象是:椎动脉狭窄>50%且出现短暂性脑缺血发作或非致残性脑卒中的患者。首要目标是比较症状性椎动脉狭窄>50%的患者行最优化的药物治疗与最优化药物治疗+支架置入术两组的安全性及有效性;其次是比较两组远期的预后。该试验入组患者数量大,设计严谨,可以期待在不久的将来对药物治疗或是药物+支架治疗有个令人信服的结论。

(二)介入治疗术后疗效

1.术后短期疗效

手术的短期目标包括:①成功的临床预后,患者症状获得缓解。②技术上成功(定义为支架放置在合适部位,术后造影残余狭窄<30%),无围术期(术中及术后30天)神经系统及血管通路上的并发症。

国外文献曾统计了300例椎动脉开口狭窄介入治疗的病例,其手术死亡率是0.3%,围术期的神经系统并发症是5.5%,手术成功率高达95%以上。而对170例远端椎-基底动脉血管介入治疗的回顾性研究中,其围术期的神经系统并发症为24%(80%的并发症发生在急诊椎-基底动脉血管重建术)。

急性脑卒中及串联狭窄患者具有较高的围术期并发症,并且预后较差。

2.长期随访和再狭窄评估

对椎-基底动脉狭窄 PTA 及支架置入术后患者应进行长期随访,观察支架内再狭窄及患者是否有椎-基底动脉缺血事件的发生。

患者的基础状况、狭窄部位和程度及随访时间和方法均可影响长期随访结果。在 VAS 术后随访中,无论是小样本的前瞻性研究,还是大样本的回顾性病例研究,其最突出的问题是狭窄病变处术后再狭窄的问题,文献报道中的术后再狭窄发生率差异很大。随访时间越长,亚急性和慢性支架内再狭窄的发生率就越高。许多随访研究都没有血管造影资料。部分接受血管造影检查的患者是因为他们在支架置入术后出现了新症状，或原症状有所进展。值得注意的是，相当一部分患者其血管再狭窄程度较严重，所表现的临床症状却很轻；而那些症状不稳定的患者，其再狭窄程度反而较轻。症状的持续性、再发性与再狭窄的程度并没有明确相关性。所以在随访过程中仅关注患者的临床表现是不够的，对患者的血管状况进行评价（超声、CTA、MRA 等）是必需的，有条件应行血管造影检查。

有学者统计了近年来发表的较大样本的椎动脉颅外段回顾性病例研究，平均随访 12 个月（4～36 个月），再狭窄发生率平均为 26%（0%～48%）。从统计结果中得出：椎动脉颅外段狭窄血管成形术及支架置入术手术操作相对简单，手术成功率高，围术期并发症少，安全性、可行性高，症状缓解率高，但是金属裸支架的术后再狭窄率高，相反，药物涂层支架的术后再狭窄率相对较低，术后再狭窄与症状缓解率并不对称，多数术后再狭窄患者并无临床症状。

椎动脉颅内段及基底动脉狭窄的血管内介入治疗其远期再狭窄率较椎动脉开口低，在 10% 左右（平均随访 12.6 个月）。综合 14 个单中心回顾性病例研究中，远端椎-基底动脉血管内介入治疗年脑卒中发病率在 3%，越是远端病变，越是复杂病变，其脑卒中发生率及再狭窄发生率就越高。

3.再狭窄发生的病理机制

支架置入术后发生再狭窄的病理机制是内膜的过度增生和支架内附壁血栓的机化。血管壁发生急、慢性炎症，诱导一系列细胞因子和生长因子分泌，激活各种信号转导途径，使平滑肌细胞增殖、迁移，导致血管内膜增生，管腔缩窄。发生再狭窄的患者，2/3 是无症状性的，这是因为由内膜增生引起的再狭窄病变，较动脉粥样硬化而言，其发生血栓栓塞的风险较低。

4.加速再狭窄的诱因

（1）吸烟：吸烟患者其椎动脉支架术后再狭窄率较未吸烟患者高，亦有文献报道吸烟是椎动脉支架术后再狭窄的独立危险因素。

（2）糖尿病患者，支架置入术后再狭窄率≥30%。

（3）血管直径小，再狭窄的发生率高。

（4）椎动脉开口处病变再狭窄的发生率较高。

（5）病变血管扭曲度大，其术后再狭窄高。

（6）所选择的支架大小不合适，可加速再狭窄。若所选支架尺寸偏大，则可能破坏内弹力膜，促进肌纤维增生。新内膜增生，加速再狭窄。若所选支架尺寸偏小，则可能破坏层流现象，形成一个血流淤滞区域，造成涡流，发生再狭窄。

（7）目前适合椎-基底动脉的神经介入专用器材较少，椎动脉颅外段大多是采用冠脉支架或肾动脉支架。这些支架并不是针对扭曲的椎动脉及坚硬而有弹性的斑块设计的，这从某种程度上可能会增加血管再狭窄的发生率。

5.椎动脉开口处的再狭窄

椎动脉开口处的解剖组织学特征决定了其有较高的再狭窄发生率。椎动脉管径较小，在扩张后较易发生回缩。椎动脉起始处较为扭曲，PTA 或支架置入术将其不自然的拉直，这会造成内膜损伤，加速再狭窄。此外，椎动脉开口处的斑块常较坚硬，球囊及支架难以将其完全压缩。血管造影椎动脉起始处常与锁骨下动脉重叠，不能很好显像，造成支架难以放置在最佳位置。

椎动脉开口处与冠状动脉、肾动脉开口处一样,具有丰富的弹力蛋白和平滑肌,可在PTA及支架置入术后可产生巨大回缩力。研究表明,冠状动脉、肾动脉开口处较其远段更易发生支架后再狭窄。这是因为它们从主动脉直接发出,有较大的切应力,并易在开口处形成涡流。同样,椎动脉起始处常成锐角,其管径与锁骨下动脉相差甚大,与冠状动脉、肾动脉开口一样,再狭窄发生率较高。

不同的回顾性病例研究发现,吸烟、术前病变长度、糖尿病、术前血管高度狭窄、术后残留狭窄大于30%、血管扭曲度、血管管径、支架类型可能是再狭窄风险相关因素。绝大多数椎动脉起始狭窄患者在支架置入术后症状都能改善,其术后1年的症状缓解率在80%~97%,这与术后再狭窄率并不匹配。其症状改善的原因是支架覆盖斑块防止栓子脱落还是因为血流量得到了改善?目前观点倾向于认为椎动脉起始处狭窄栓子栓塞性疾病要多于血流动力学疾病。

(三)药物涂层支架的应用

目前主要有两种药物涂层支架(drug-elutingstents,DES):西罗莫司涂层支架及紫杉醇涂层支架。药物涂层支架置入术的操作技术成功率已取得理想结果,但对其远期疗效还需要长期随访的资料。

对于再狭窄风险较高的血管病变,DES可能成为一种有效的治疗工具。一项研究表明,颅内狭窄患者支架置入术后再狭窄发生率为32%。再狭窄预示着脑卒中再发的风险较高,若再次进行介入治疗会增加患者手术并发症的风险。DES治疗冠状动脉狭窄已取得了成功,使冠状动脉再狭窄率下降至5%。近几年,DES也开始应用于颅内动脉狭窄的治疗。一项研究对8名颅内动脉狭窄者进行了PTA+药物涂层支架置入治疗。术后1年随访,患者均没有再出现脑缺血事件,血管造影结果显示除一位患者在支架处出现轻度内膜增生(29%狭窄),其他患者均没有内膜增生表现。这说明DES治疗颅内动脉狭窄,远期随访结果要好于普通支架。

采用DES也存在一些理论上的风险。如药物会引起血管或脑组织毒性反应,造成动脉瘤等不良后果。动物实验及临床应用结果均证明药物涂层支架是安全的。此外,DES还存在迟发性内皮化的可能性,即在支架置入6~12个月之后出现迟发性支架内血栓形成,当然普通支架也存在这样的风险。延长联合抗血小板治疗(阿司匹林+氯吡格雷联合使用1年以上)可预防支架内血栓形成。但最新研究表明,对于伴随广泛的小血管病变或糖尿病的脑卒中患者,联合应用阿司匹林和氯吡格雷的时间延长,会增加颅内出血的风险。

(四)展望

脑血管介入技术已经日臻成熟,围术期并发症也在不断降低,但椎动脉开口处狭窄支架治疗究竟能否预防椎-基底动脉系统脑卒中发生,还需依赖多中心随机对照研究的结果而定。

最近的研究并没有足够多的例数来调查基于椎动脉疾病自然史最优化的药物治疗的影响或与椎动脉支架的比较。将来,仍有许多最优化的血管内治疗策略尚未解决,双侧椎动脉狭窄成了临床的一个挑战。与前循环缺血不同,椎-基底动脉缺血的症状很难判断是哪一侧导致的。尚不清楚单侧椎动脉支架能缓解临床症状还是有必要行双侧椎动脉支架。锁骨下动脉狭窄并无椎动脉狭窄也能引起椎-基底动脉缺血。最近的研究表明,29.9%的患者并发锁骨下动脉狭窄。很需要知道是否锁骨下动脉狭窄也应该行支架治疗。

另一个重要的问题是支架内的再狭窄问题。与CAS较低的再狭窄率不同,VAS有很高的再狭窄率。关于药物涂层支架的使用其信息量也很有限,虽然最初的报告提示了较低的再狭窄率。目前,严格控制适应证、选用适当的支架、控制危险因素、药物预防和新技术新材料的应用可能会降低支架内再狭窄的发病率。

对于动脉粥样硬化性病变而言,治疗的目标是安全、有效(症状可得到缓解或可预防脑卒中发生)、持久。对于椎-基底动脉狭窄病变而言,DES 的应用可能会使治疗成果到达一个新的高度。糖尿病患者较非糖尿病患者发生支架内再狭窄的概率高,所以采用 DES 可能会使糖尿病患者受益。

随着对内膜增生和支架内再狭窄发生机制的深入研究,以及材料科学的发展,应用生物降解材料制造的支架治疗血管狭窄病变已成为一种可能。在动脉内膜重塑后逐渐降解为可溶解部件,它可以预防再狭窄。

(颜进项)

第四节 颈内动脉-海绵窦瘘的介入治疗

颈内动脉-海绵窦瘘(CCF)是位于海绵窦区域异常的动、静脉之间的沟通。追溯到1809年,"搏动性眼球突出"一词此前一直用来描述这种血管疾病。这种疾病的综合征与海绵窦的压力升高有关。CCF 的治疗方法包括:颈内动脉压迫保守治疗、微创手术及血管内治疗。目前随着血管内技术的进步,CCF 的治疗已彻底得到了改良,为临床提供了安全有效的治疗手段。

一、分类和病因学

CCF 按照病因学可分为外伤性和自发性,按血流量可分为高流量和低流量,按照与颈内动脉的交通形式可分为直接型和间接型。目前最被广泛接受的分类方法是由 Barrow 等人提出,此方法将 CCF 按照动脉供血分为以下四种不同的类型。

A 型:直接和 ICA 交通的瘘管。

B 型:CCF 由 ICA 的脑膜动脉分支供血。

C 型:CCF 由颈外动脉的脑膜动脉分支供血。

D 型:CCF 由 ICA 和颈外动脉的脑膜动脉分支共同供血。

A 型是属于高流量的直接型 CCF,此类型的最常见病因是外伤损坏血管壁,这种损坏可能源于额骨钝性伤、眼球损伤、火器伤或医源性损伤。这些类型的瘘管一般都不能自愈,如有症状可能需要干预。其他的类型都是间接型的,常被称为海绵窦区硬脑膜动静脉瘘。这些间接类型的血流速度都不相同,且有不同的病因学机制。可能和妊娠、海绵窦的血栓、鼻旁窦炎及小的外伤有关。

二、临床表现和病理生理学

CCF 的临床表现是海绵窦内压力升高的直接结果。窦内压力向前传至同侧的眼眶,向后传至下方的岩下窦。眼窝内静脉压力升高表现为经典的三联征:眼球突出、球结膜水肿及头部杂音。在 Venuela 等研究表明,CCF 三联征中前两种症状出现的概率比最后一种大。复视也是 CCF 的一种常见症状,病因可能与海绵窦内的第Ⅲ、Ⅳ、Ⅵ对脑神经及它们支配的眼外肌功能受限相关。CCF 患者的视力丧失是最严重的视网膜缺血并发症,亦是眼科的急症,需要立即实施治疗。鼻出血和颅内出血比较少见，一般认为与静脉压力的升高有关。这些临床症状在直接型 CCF 中多呈急性发作，在间接型 CCF 中呈缓慢进展状态。

三、治疗前评估

CCF 临床诊断并不困难，但在实施最佳的治疗方案之前，仍需细心的体格检查、影像学检查及血管评估。因为实施任何的血管内治疗，治疗前都要对患者的伴随疾病进行仔细评估。如评估患者是否罹患糖尿病、高血压及动脉粥样硬化等相关疾病。头颅增强 CT 可明确是否存在的头颅损伤，如多发性骨折、颅内血肿和海绵窦的显影。MRI 检查可提供是否存在软组织损伤信息，如眼上静脉突出、眼部肌肉挤塞、皮质静脉充血及海绵窦横向膨出。

脑血管造影术对于 CCF 的诊断、分类及血管内介入治疗非常重要。脑血管造影需分别超选双侧颈内动脉、双侧颈外动脉和双侧椎动脉，通过高帧频显影，动态地显示动脉系统及引流静脉，明确瘘口位置及瘘管与 ICA 之间的关系。其他的相关损伤，如外伤性假性动脉瘤、动脉内壁分离及静脉血栓形成等亦可通过脑血管造影术明确。部分 CCF 可伴有动脉盗血现象，此往往会影响眼动脉的供血。

高流量的 CCF 瘘口虽使用选择性的高帧频 DSA 也难以清晰显示，但使用特殊的方法可以降低瘘口的血流流速便于图像的捕捉。Mehringer-Hieshina 方法需要压迫同侧颈总动脉，行同侧 ICA 低流速血管造影；Huber 方法亦需要压迫同侧的颈总动脉，行椎动脉造影，通过后交通动脉获得 CCF 的低速图像。

四、目前的治疗

在症状轻微时，可以采用保守治疗方案，严密监测眼内压、视力及颅内神经病变。保守治疗的方法是指压同侧的颈动脉及颈静脉，促使海绵窦内形成血栓而达到闭塞瘘口的目的。这种方法可以在患者坐立或平躺时，由患者自己的对侧肢体实施完成。如出现缺血或虚弱，有症状的上肢会自动停止压迫。因保守治疗通常对于高流量的 CCF 无效，故高流量的 CCF 需要血管内的治疗。

颈动脉和颈静脉压迫的禁忌证包括：心动过缓和有皮质静脉引流的患者。因为颈动脉受压常会使心动过缓加重。而颈静脉的压迫可以阻断静脉引流，导致皮质静脉压力更加升高，从而形成静脉性梗死或者出血。

对于病情紧急的有症状的患者，血管内治疗方法是其主要的治疗手段。急性视力丧失、鼻出血、蝶窦动脉瘤和精神状态恶化都是急诊介入手术的指征。部分不能进行血管内治疗的有症状患者可以考虑采取经颅底海绵窦填塞治疗。有些研究机构正试图将立体放射外科学应用于治疗 CCF。尽管初步的数据提示放射外科治疗对于间接型的 CCF 可能有效，但目前仍存在短期无法起效、复发率较高、不能处理急症及外伤性 CCF 等缺陷。

五、血管内技术

CCF 的血管内治疗操作方法较多，其目的就是闭塞动脉和海绵窦之间的交通，尽可能保证血管的通畅。可供选择的治疗方法有：使用可脱性球囊、栓塞材料和覆膜支架的经动脉栓塞，经静脉栓塞及 ICA 闭塞。治疗的选择应根据瘘口的解剖学特点、动脉缺损的类型和尺寸、手术者的喜好进行个体化选择。

(一)可脱性球囊

经动脉可脱性球囊栓塞是直接型 CCF 血管内治疗最常用的方法。3D-血管造影可以显示瘘口周围复杂的解剖结构,有助于球囊进入瘘口。术中球囊通过血流漂浮经瘘口直接流入海绵窦,随后用等渗造影剂充盈球囊,让球囊紧紧压住瘘口球囊尺寸应比瘘口大,避免脱入 ICA。往往单个硅树脂球囊就能治疗大多数 CCF,但有时也需要使用多个球囊。球囊到位、充盈后,需再次造影检查以确保瘘口闭塞和 ICA 的通畅。

应用这种技术栓塞瘘口并不是每次都可行。瘘管周围的复杂解剖结构可能阻碍了球囊漂浮进入海绵窦,增加血流压力可以辅助球囊进入海绵窦。早期球囊移位、缩小或被骨片刺破都可能导致不完全的栓塞。随着球囊缩小之后,之前球囊充盈的地方可能形成一个静脉囊。大多数这样的病例中都能自愈,很少发展并出现症状。

(二)弹簧圈和其他栓塞材料联合栓塞

经动脉的 CCF 栓塞和动脉瘤栓塞技术一样。微导管通过 ICA 进入海绵窦,然后通过填塞弹簧圈来闭塞海绵窦,达到治疗 CCF 的目的。在 ICA 缺损较大时,为了防止弹簧圈脱入血管,可以通过支架辅助避免其发生。其他的栓塞材料还有 NBCA、ONYX 等。这一技术的难点与通向海绵窦的小动脉旁路有关,导致微导管超选瘘口非常困难。

(三)经静脉的栓塞

经静脉栓塞主要用于治疗间接型的 CCF,常通过后方或前方入路完成。后方入路通过股总静脉到颈内静脉、岩下窦,然后进入海绵窦,这种入路最常用。前方入路是通过面静脉到达眼上静脉,再进入海绵窦。通过侧翼丛、岩上窦、皮质静脉及眼下静脉的方法很少使用。只要微导管成功超选进入海绵窦,随后的栓塞便类似于经动脉的方法。弹簧圈、NBCA 和 ONYX 均可用于此项技术。

这一方法的优点是可以一次性治愈 CCF、比经动脉栓塞更简单及长期效果好。但在 CCF 发生的早期因为静脉壁还没有动脉化,静脉壁较薄,经静脉栓塞可能比较危险。微导管能否成功超选进入海绵窦是这一方法的关键所在。

(四)覆膜支架

据报道,PTFE 或者 Gore-Tex 覆盖的支架已应用于直接型 CCF 的治疗。在 ICA 缺损处置入这种非通透性屏障能够闭塞瘘口,同时可保持 ICA 的通畅。关于有覆盖的支架的成功应用,目前仍缺乏研究,也缺乏长期的随访结果。尽管这是一种很有前景的介入技术,但在它成为 CCF 治疗的成熟方法之前,还需要更多的循证医学依据。

(五)颈内动脉闭塞

ICA 的血管壁损伤可以导致直接型 CCF。在危及生命的急诊情况下,对于大的瘘口,需要闭塞动脉才能达到治疗目的。在次紧急的临床情况下,临时的球囊闭塞试验证实侧支循环代偿足够后,再行颈内动脉闭塞。闭塞颈内动脉治疗 CCF 可使用弹簧圈,也可使用可脱球囊。弹簧圈闭塞 ICA 应从瘘口远端向近端填塞,这样可以防止床突上段的 ICA 逆行灌注进入瘘管。可脱球囊闭塞颈内动脉,球囊应置放在瘘口处,或分别瘘口远端和近端各置放一枚球囊,必要时可再置入一枚保护球囊,防止球囊移位。

六、治疗预后

DSA 随访结果显示,CCF 血管内治疗的长期预后良好。直接型 CCF 的闭塞成功率在 82%～99%,间接型 CCF 则在 70%～78%。Higashida 等研究发现,206 例血管内治疗的直接型 CCF 患者,血管造影栓塞率为 99%,ICA 通畅率为 88%。Gupta 等人对 89 例经治疗的直接型 CCF 患者进行随访,显示临床有效率为 89%。主要的并发症是动眼神经麻痹加重及同侧的 ICA 闭塞,其发生率为 10%～40%。

(颜进项)

第四章
神经外科重症监护

第一节 颅脑损伤的院前急救和急诊室处理

颅脑损伤（TBI）严重威胁人类健康，一个半世纪以来尽管其死亡率已有显著下降，但重型TBI的死亡率依然维持在35%左右。在TBI患者的救治过程中，及时有效的院前急救，迅速合理的急诊室处理是提高救治水平的关键。交通意外是TBI的主要致伤原因，占所有TBI的60%左右。

TBI发生后，脑组织损伤可分为原发性损伤和继发性损伤。原发性脑损伤发生于外部暴力作用的瞬间，是TBI病理生理改变的基础，其特点和严重程度由致伤因素和机制决定，仅能采取相应措施预防和后续治疗；而继发性脑损伤是在原发性损伤基础上，继发出现的神经病理改变，是医疗救治的重点。导致继发性脑损伤的主要原因可归结为局灶性因素（如血液刺激、脑挫裂组织水肿、颅内压增高等）和系统性因素（如休克、低氧血症等）。故院前急救和急诊处理的关键是治疗原发性损伤、阻断或减少继发性脑损伤的进展，保护脑组织。

一、颅脑损伤患者的院前急救

院前急救的目的是迅速解救伤员并安全转移至救治医院。目前中国的院前急救主要由120急救人员和现场非专业人员共同完成；而欧美等发达国家都已建立了专门的救治机构，通过完善现场抢救体系，降低了TBI的病死率，提高了患者的生存质量。目前国内外专家们一致认为TBI患者伤后1小时内应得到救治，并将伤后医疗救治的时间作为衡量创伤救治水平的重要指标。各国现场抢救的时间不尽相同，日本的大阪市救护人员可在接到报告后的4.5分钟内到达现场实行抢救。部分发达国家使用的直升机创伤救治系统（HEMS），缩短了危重症创伤患者的转运时间，显著提高了院前救治的效率。美国耶鲁大学急救中心将患者送到达医院后接受救治的时间规定为0.5小时，并将之称为"黄金时间"。

TBI的院前急救的原则可概括为迅速现场解救、维持生命体征、避免继发损伤、快速安全转运。高碳酸血症、低血压、低氧血症的严重程度与患者的伤情及预后密切相关。TBI患者院前早期气管内插管辅以机械通气治疗可以减少高碳酸血症和低血氧的发生率，显著改善患者的预后，因此，对于GCS评分≤8的患者须尽早气管内插管，机械通气辅助呼吸，并持续监测脉搏、血氧饱和度,避免高碳酸血症和低氧血症的发生。重型 TBI 患者合并低血压时死亡率增高 1 倍,对于此类患者在采用加压包扎等方法止血后,应持续监测血压并尽早开始静脉补液治疗,同时积极寻找出血源,必要时输血以维持患者血压。对于伤情不明的患者,在事故现场解救出伤员后,需立即固定颈椎,以防在转运患者的过程中继发脊髓损伤。

在救治患者的同时,急救人员应尽可能详细记录相关的致伤因素及受伤过程。以交通伤为例:患者是否使用安全带、是否被甩出车外、方向盘是否弯曲、风挡玻璃是否有特征性的破损等现场有价值的信息,将为救治医师准确判断患者伤情、明确诊断提供更全面的线索。

二、颅脑损伤患者的急诊室处理

TBI 患者的急诊室处理要求快速、准确、全面。根据大量的临床实践经验结合相关循证医学证据,TBI 患者的急诊室处理分为初步诊查和深度诊查。

(一)初步诊查

初步诊查是指在 TBI 患者送达急诊室后医护人员立即对伤情进行的分析判断与处置,其目的是为了快速了解伤情,及时处理致命病症,它既是急诊室诊断的开始,也是进一步救治患者的基础。为了防止疏漏,可按照英文字母"ABCDE"顺序进行。

1.气道(airway,A)

患者气道通畅情况的评估。清除阻塞患者呼吸道的分泌物、异物(可能脱落的义齿)、胃内容物及血块。颅脑损伤后意识障碍严重(GCS≤8 分)的患者应尽早进行气管内插管或气管切开,并进行机械通气辅助呼吸。合并面部及气管损伤的患者可以适当放宽气管内插管的临床指征。进行气管内插管时,对可能合并颅底骨折的患者禁止采用经鼻插管,仅可选择经口途径。此外,在插管操作过程中应确保颈椎中立位,以防可能的颈椎损伤。

2.呼吸(breathing,B)

患者呼吸功能的评估。观察患者双侧胸廓是否对称,呼吸动度是否一致,双肺呼吸音是否存在。若患者出现连枷胸、气胸、血气胸表现应立即予以吸氧及其他专科处置,并纠正低氧血症及高碳酸血症。注意应保证患者血 CO_2 浓度在适当范围[动脉血 CO_2 分压在 4.0~4.7 kPa(30~35 mmHg)],浓度过高可能增加颅内压,过低可能导致脑供血不足。循证医学研究显示预防性过度换气导致血 CO_2 的浓度过低将增加 TBI 患者的死亡率。

3.血液循环(circulation,C)

患者循环功能的评估。立即检查并记录患者血压、心率,必要时可予以持续动脉压监测。若患者存在活动性出血(如头皮挫裂伤),应立即采取加压包扎、缝合等措施止血。对于体表无明显损伤出血而出现血压下降、心动过速,尤其是经补液扩容治疗后血压仍无明显升高的患者需高度警惕胸、腹内脏损伤等机体其他深在部位的出血。对于伤情严重的患者,在密切监测血压的同时应积极建立经脉输液通道,若血压下降,可进行静脉补液治疗,以维持正常血容量[避免收缩压<12.0 kPa(90 mmHg)]。

TBI 患者出现血压增高、脉压增大、脉搏徐缓、呼吸深慢等 Cushing 综合征表现,则应警惕颅内压的增高。延髓功能衰竭的濒临死亡患者也可出现心动过缓。低血压伴心动过缓多提示神经源性休克,常与脊髓损伤相关,此时低血压的治疗主要以升压药物为主,而非大量静脉补液。

4.神经功能障碍(disability,D)

患者神经功能的评估。患者生命体征稳定后,应迅速开始神经系统检查,包括 GCS 评分、脑神经、感觉和运动功能检查。需要注意的是低血压休克可导致患者意识不清,只有经抗休克治疗后进行的 GCS 评分才能够正确反映患者神经系统损伤所致的意识障碍。此外,饮酒、吸毒、伴复合伤等因素也可能影响神经系统功能的评估。创伤所致的痫性发作后出现的神经功能障碍会持续数分钟至数小时,需与原发或继发脑损伤所致的神经功能障碍相鉴别。

5.暴露(exposure,E)

其他合并损伤的评估。对于神志不清、受伤机制不明的 TBI 患者,为了全面评估受伤状况,需充分暴露观察患者全身,以避免体格检查疏漏。仔细检查患者颅面部是否有压痛及畸形。注意固定患者颈部,并采用滚木式平衡翻身法侧翻患者,充分暴露背部,并仔细触诊脊柱是否存在压痛和畸形。在暴露检查中应注意保暖,避免体温过低。

(二)深度诊查

1.病史采集

病史采集对患者伤情的判断及治疗方案的选择尤为重要。应充分向患者、家属、现场急救人员采集患者的病史并客观记录病史陈述者,以便评估病史的准确性。为了避免疏漏可按英文"AMPLE"的字母顺序采集病史,即过敏史(allergies,A)、用药史(medications,M)、既往史(孕龄妇女含妊娠史)(past medical history,P)、最近进食史(last meal,L)、受伤经过(events,E)。注意不要忽视受伤过程及事故现场的信息采集。此外,患者病情进展的状况也是判断伤情的重要线索,例如:典型的硬膜外血肿意识障碍的演变过程表现为:昏迷-中间清醒期-昏迷,即患者伤后因原发性脑损伤较轻,出现短暂昏迷后神志恢复,但伴随硬膜外血肿量逐渐增多,患者因出现脑疝而再次昏迷。

2.全身体格检查

首先再次评价患者的意识状态,在行 GCS 评分之前需确保患者无低血压或使用可能影响神志判断的药物。需要强调的是复苏后生命体征平稳下的 GCS 评分才对患者预后判断有价值。GCS 评分后面加上"T"则代表患者已行气管插管,无法行语言评分。如患者带气管内插管到达急诊诊室,呼唤睁眼,刺痛定位,则 GCS 评分为 8T。此外,GCS 评分以每项最佳评分为准,如患者一侧出现去皮质状态、对侧出现去脑强直,则运动项目评分为 3 分,而非 2 分。复苏后患者的 GCS 评分下降,高度提示继发性脑损伤。因此,在复苏过程中应,需多次对患者进行 GCS 评分。GCS 评分中运动评分较为准确,与患者病情及预后密切相关,应予特殊重视。

应仔细检查患者头部是否有头皮损伤、血肿、头颅凹陷变形。再次检查瞳孔及眼球各向运动并摘除隐形眼镜。瞳孔大小、对光反射情况及患者年龄是判断患者伤情及预后的重要指标,眼外伤后若出现同侧瞳孔散大,直接对光反射消失、间接对光反射存在,提示伤眼原发性视神经损伤;无明显眼外伤患者,单侧瞳孔散大、对光反射减弱或消失则高度提示同侧海马钩回疝。若患者一侧眼睑下垂、瞳孔散大、眼球外展外斜固定,则提示动眼神经损伤。双侧瞳孔散大见于:缺氧、低血压、双侧动眼神经损伤或濒危状态(注意出外使用扩瞳药物)。双侧瞳孔缩小多为药物所致,也可见于脑桥损伤。一侧瞳孔缩小伴同侧眼睑下垂,提示 Horner 综合征,应注意排除颈动脉夹层动脉瘤。

检查患者是否存在脑脊液耳漏或鼻漏,仔细检查鼓膜是否有损伤,一侧周围性面瘫伴同侧乳突部皮下血瘀斑(Battle 征)提示中颅窝底骨折,眶周皮下及球结膜下淤血斑(熊猫眼征)提示前颅窝底骨折。检查气管是否居中,双侧颈动脉搏动是否良好,有无明显杂音。检查患者有无明显颈部软组织肿胀、静静脉怒张。颈后部疼痛或棘突序列不良,提示脊髓损伤。对胸、腹、骨盆、四肢进行详细的体格检查,尤其是伴有低血压的TBI患者。

急诊医师应熟悉掌握不同种类脑疝的临床表现。海马钩回疝可表现为同侧瞳孔散大,可因受压大脑脚的侧别不同,出现一侧肢体偏瘫。枕骨大孔疝临床表现为患者烦躁或昏迷加深、生命体征紊乱、呼吸变慢,患者表现为可呼吸、心搏突然同时停止或呼吸越来越慢直至停止,而心搏仍可维持数分钟后停止。颞叶钩回疝和枕骨大孔疝均可导致脑干移位出血,出血多位于脑干腹侧中线旁,也称为Duret出血。而弥漫性轴索损伤导致的脑干出血常见于四叠体的背侧。

值得注意的是,TBI患者合并其他部位的复合伤是导致病情加重、救治困难的另一重要因素。以交通伤为例,研究发现:超过50%的重型TBI患者合并其他部位的复合伤,32%的患者合并骨盆或长骨骨折,23%合并胸外伤,22%合并颌面部骨折,7%合并腹腔脏器损伤,2%合并脊柱损伤。因此在深度诊查时,需要各专科医师对患者进行详细的体格检查。

3.影像学检查

头CT平扫检查是急性TBI患者的首选影像学检查。为了不浪费医疗资源,对于伤后无意识障碍,无逆行性遗忘,神经系统症状轻微,急诊室神经系统查体正常的患者可以暂不行头CT检查,除此以外的TBI患者均应在伤后尽早进行头CT平扫检查。CT检查时可通过调节窗宽和窗位进一步观察,以便更敏感地发现微小病灶;通过骨窗位观察可以更清晰地显示颅骨骨折。由于骨容积效应,后颅窝病变常CT平扫检查时显示不清,必要时须配合头MRI检查。

单次头CT检查时仅能反映检查以前出现的病理改变,随着伤后时间的延长患者还可能出现新的继发性病理改变。因此,应动态分析CT检查结果,如患者头痛、呕吐等症状体征进行性加重时,应及时复查CT。如患者头CT检查结果与出现的局灶性神经功能障碍不符,则要高度怀疑颅内血管损伤的可能,必要时可考虑行CTA或DSA检查。颅内小的挫伤及出血灶CT检查显示不清时,为明确诊断可进一步行MRI检查。

(三)颅脑损伤患者的院前临床风险评估

为了快速、高效地开展颅脑损伤的院前急救和急诊室处理,可以根据患者的临床特征进行风险评估,尤其是在群伤患者的救治时,科学分类将有助于保障患者安全,提高救治质量。

(四)颅脑损伤患者的急诊处理

所有患者在初步诊查和深度诊查的同时,均应根据不同状况及时进行相应处置,如吸痰、吸氧、气管插管或气管切开、伤口止血、抗休克治疗等。对体表存在伤口者应及时注射破伤风抗毒素或人破伤风免疫球蛋白。

1.低危患者处理原则

低危患者一般可院外观察,但应符合下述条件:①GCS评分15分;②急诊室神经系统查体正常;③头CT无明显异常。此类患者大多仅有头痛、头晕、乏力表现,但急诊医师应充分告知患者及家属,患者若出现病情变化应再次到医院就诊。

2.中危患者处理原则

中危患者一般均有或曾有意识障碍,可出现逆行性遗忘,临床表现复杂,病情变化快。可根据不同的临床特征选择处理方案:

(1)院外观察,定期复诊。但应符合下述条件:①GCS评分≥14分;②除有轻度头皮挫裂伤、头皮血肿外,急诊室神经系统查体未见其他异常;③头CT检查颅骨及颅内无明显异常;④患者有家属陪伴,可密切观察患者病情变化,且观察地附近有就医条件。

同时急诊医师应充分告知患者及家属,患者若出现下述情况,应立即就近诊治:①不能被唤醒或意识障碍程度加深;②头痛加剧伴呕吐;③言语含糊不清,行为异常;④感觉异常,肢体无力或抽搐;⑤头皮损伤部位肿胀迅速增大。

(2)观察室或住院观察。除可以院外观察的患者外,中危患者原则上均应观察室或住院观察。特别是伤后时间短、伤情尚不稳定、年龄<2岁的中危患者。此类患者病情有可能突然恶化或进一步进展,应密切监测患者生命体征、神志、瞳孔等变化,必要时动态复查头CT。

3.高危患者处理原则

对于高危患者,除立即进行生命体征监测、吸氧、止血、气管插管或切开、颈托固定颈部等紧急处理外,对合并胸、腹损伤及肢体骨折者还应及时进行相关的专业处理。如发现颅内血肿、挫裂伤、水肿等颅内占位病症及脑疝时,应紧急给予甘露醇等脱水药物降低颅内压,尽快完善术前准备(以备紧急手术的需要),并迅速将患者转入神经外科重症监护病房(NCCU)。

4.极危患者处理原则

极危患者生命垂危,呼吸、循环衰竭,生命体征难以维持稳定,转运过程中风险极高,应立即组织相关学科协作现场救治,稳定患者生命体征,再争取机会将患者转入NICU救治。

(颜进项)

第二节 颅内压增高

一、定义和病因

颅内容物对刚性颅腔壁产生的压力,称颅内压(ICP)。正常成人颅腔容积为1 400~1 500 mL,其内容物为脑组织、血液和脑脊液,其中脑组织体积占75%~95%,几乎不可被压缩;血液容量占2%~11%,其体积变动较大;脑脊液总量约150 mL占10%左右,45%在颅腔内,55%在脊髓蛛网膜下腔中。

(一)ICP的调节

ICP在生理状态下,通过自动调节机制,保持在一个恒定范围内,以保证神经细胞的正常生理代谢及发挥功能。这种自动调节机制,受神经、体液、血流等因素影响,并且互相作用。在病理情况下,当脑水肿、脑组织体积增大,或有外来占位病变时,假定人体的血压不变,ICP的增高,必然导致进入颅内血液的减少,CSF的分泌减少,排出增加,通过血液、CSF体积减少来代偿增加的体积,以维持ICP的相对恒定。如果病变继续进展,超过血液及CSF的代偿容积(8%~10%,颅腔容积为1 500 mL时相当于120~150 mL),压力则会向正常脑组织传导,进而压迫正常脑组织,就会导致ICP增高并出现相应的临床症状体征。

(二)ICP的正常值

正常成人ICP一般为0.7~1.3 kPa(5~10 mmHg)[儿童为0.5~1.1 kPa(4~8 mmHg)],正常上限被认为是2.0 kPa(15 mmHg),超过这个上限时,称颅内压增高。由于人体有一定的代偿能力,根据患者的病变性质、进展速度、症状严重程度和耐受性,确定是否对ICP增高进行干预。一般认为,进行干预的临界值是2.7 kPa(20 mmHg)。

(三) ICP 增高的危害

脑组织水肿区域本身,会导致相应的神经功能障碍,严重者造成意识障碍甚至死亡;另一个危害则是压力梯度的存在,使得脑水肿区或占位病变的高压,向正常脑组织的低压区传导,使脑组织移位并嵌顿于颅内的硬膜、颅骨等形成的孔隙,形成脑疝;ICP 增高,导致颅内血液灌注压力下降,造成受损脑组织及全脑组织缺血缺氧性损害。

(四) 脑灌注压(CPP)与 ICP 的关系

CPP 是维持脑组织正常生理代谢、完成功能的基础,CPP 与平均动脉压(MAP)成正比,与 ICP 和脑血管阻力成反比,由于在临床疾病的病理过程中,无法准确计算脑血管阻力。因此,CPP 可以简单地表达为:CPP=MAP−ICP,这一表达式具有重要的临床意义。ICP 控制的目的,不仅是减少压力过高导致的局部损害及脑疝,同时还要防止 CPP 过低[<9.3 kPa(70 mmHg)]造成的全脑缺血缺氧性损害。

(五) NCCU 中 ICP 增高的常见病因

见表 4-1。

表 4-1　ICP 增高的常见病因

分类	病因
1. 脑体积增加	脑水肿
2. 颅内血容量增加	高碳酸血症 下丘脑、脑干自主神经中枢或血管运动中枢遭受刺激,导致脑血管扩张
3. 颅内脑脊液量增加	脑脊液分泌过多:脉络丛乳头状瘤或颅内某些炎症 脑脊液吸收障碍:蛛网膜下腔出血后红细胞阻塞蛛网膜颗粒,脑脊液蛋白含量增高,颅内静脉窦血栓形成 脑脊液循环障碍:中脑导水管或第四脑室受压阻塞,炎症引起脑底池粘连
4. 颅内占位性病变	肿瘤、血肿、脓肿等颅腔内额外增加的内容物,这些情况常因合并脑水肿或脑脊液循环通路阻塞而进一步增高 ICP

二、临床表现

不同程度的 ICP 增高会有不同表现,见表 4-2。

表 4-2　ICP 增高的临床表现

ICP 增高程度	临床表现
颅腔代偿<ICP<1/3MAP	脑组织轻度缺血缺氧 头痛、呕吐
1/3MAP<ICP<1/2MAP	脑组织出现较严重的缺血缺氧 出现明显的 ICP 增高"三联征":头痛、呕吐和视盘水肿,而且为喷射状呕吐 可能有不同程度的意识障碍
1/2MAP≤ICP,CPP<1/2 正常值	大脑处于严重缺氧状态,$PaCO_2$ 经常超过 6.7 kPa(50 mmHg),这时脑血管自动调节能力丧失,依靠全身血管加压反应维持脑组织供血供氧 全身血管加压反应(Cushing 反应):动脉压升高+心率减慢+心搏出量增加+呼吸深慢

续表

ICP 增高程度	临床表现
ICP≈MAP,CPP<2.7 kPa(20 mmHg)	脑组织几乎无血流灌注,脑细胞停止活动,脑电图呈水平线 深昏迷,一切反应和生理反射消失 双侧瞳孔散大,去脑强直,血压下降,心率快,脉搏细速,呼吸不规则甚至停止

注:上述 MAP 仅作为 ICP 升高程度的参照,ICP 高低和临床表现的关系并不绝对与上文所述匹配。

三、诊断和监测

(一)诊断性 ICP 测定

可根据患者的临床表现和实际情况进行腰椎穿刺测压,但对 ICP 明显增高,神经内外科危重症,需要持续进行 ICP 测量的患者,不适宜进行腰椎穿刺测压。特别是对临床症状或影像学检查已经表现显著的 ICP 增高征象,腰椎穿刺有促成脑疝的风险,应尽量避免。

(二)ICP 的监测

NICU 中最常用的是有创 ICP 动态持续监测。

1.有创 ICP 监测的部位

脑室内、脑实质内、蛛网膜下腔、硬膜下和硬膜外几个部位。侧脑室内室间孔部置管测压,是有创 ICP 监测的金标准。

2.有创 ICP 监测的方法

脑室内导管法和脑组织内电子传感器法。

(1)脑室内导管法是 CSF 压力通过脑室导管传导,经过换能器转变为数字信号,显示 ICP 的压力数值及波形,是最常用的 ICP 监测方法。①优点:在监测 ICP 的同时可通过释放脑脊液来降低 ICP;进行 CSF 生化和常规化验检查;可以反复校准使 ICP 数值更准确。②缺点:创伤较脑组织内监测法大;技术操作相对复杂;导管相关性颅内感染风险高。

(2)脑组织内电子传感器法是目前常用的 ICP 监测方法。通过向脑组织内、蛛网膜下腔,硬膜下或者硬膜外置入压力探头,应用光纤或电子导线,监测 ICP。①优点:探头及导线纤细,创伤小、操作简单;适合于无法进行脑室导管置入的患者;可同时测量脑组织温度。②缺点:置入探头前一次性校准,无法反复校准 ICP 值;持续监测时间较长,压力值会有一定的飘移。③脑组织内 ICP 监测,其微小探头置入部位,一般选择额叶脑组织,或外科手术部位,深度在脑皮质下或者骨板下至少 2cm。监测的时程一般不超过 14 天。

3.ICP 监测的适应证

(1)颅脑损伤,GCS 评分 3~8 分且头颅 CT 扫描异常(有血肿、挫裂伤、脑肿胀、脑疝或基底池受压);GCS 评分 3~8 分但 CT 无明显异常者,如果患者年龄>40 岁,收缩压<12.0 kPa(90 mmHg)且高度怀疑有颅内病情进展性变化时,根据具体情况也可以考虑进行 ICP 监测;GCS 评分 9~12 分,应根据临床表现、影像资料、是否需要镇静及合并伤情况综合评估,如患者有 ICP 增高之可能,必要时也可行 ICP 监测。

(2)自发性蛛网膜下腔出血(Hunt-Hess 分级≥4 级)、自发性脑出血体积≥50 mL 及出血破入脑室系统需要脑室外引流者,根据患者具体情况决定实施 ICP 监测。

(3)脑肿瘤患者的围术期可根据术前、术中及术后的病情需要及监测需要进行 ICP 监测。

(4)隐球菌脑膜炎、结核性脑膜炎、病毒性脑炎如合并顽固高颅压者,可以进行ICP监测并脑室外引流辅助控制ICP。

四、治疗

(1)NICU中由于患者处于病情危重症状态,影响ICP的因素众多,故应采取综合方法控制ICP,这些措施包括:①纠正低血压和低有效循环血容量状态,通过CVP或Picco等监测血流动力学,避免脑低灌注引起的脑缺血及后续ICP增高。②控制高血压,一般将收缩压控制在18.7~21.3 kPa(140~160 mmHg)是合理的。对于原发高血压的患者,在保证脑灌注压的情况下,合理的控制血压于较低的水平,避免因过度脑血流灌注而增高ICP和出血/再出血风险,但对极端高颅压,则可以适当提高收缩压的维持水平。③气道和通气,严密监测血气分析,避免低氧血症和二氧化碳潴留。血气的要求是:$PO_2>10.7$ kPa(80 mmHg),$SaO_2>95\%$,PCO_2 4.0~4.7 kPa(30~35 mmHg)。避免过度通气后的脑血管收缩,或通气不足二氧化碳蓄积后的脑血管过度扩张。④镇静镇痛,疼痛与躁动可导致患者处于全身肌肉紧张、血压增高、屏气状态,使ICP增高。保持患者处于Ramsay镇静评分处于3~4分或Riker躁动镇静评分3~4分,有利于ICP控制。镇静镇痛也应适时中断,以动态评估神经系统功能。

(2)ICP的控制目标为ICP 0.7~2.7 kPa(5~20 mmHg),CPP 6.7~9.3 kPa(50~70 mmHg)。ICP的监测日趋常用。目前在我国销售的ICP监测仪有强生Codman和Integra的Camino两款产品。其中,二者主要区别为前者为金属丝传导,后者为光纤传导。后者还可以自动储存患者ICP数据,同时可监测脑氧与脑温。采取"渐进分级"的方法,即根据ICP增高的程度和ICP监测目标,首先采取一级方法将ICP/CPP控制在理想水平,在一级方法无效后,渐进采用二、三级方法。

一级方法:①头位抬高30℃,保持颈部和躯干轴线,通过增加静脉回流来降低ICP;检查是否有气道梗阻、尿潴留、便秘、腹内压增加。②行脑室型ICP探头监测者,可以根据ICP水平适当通过脑室外引流来辅助控制ICP,需注意脑脊液引流量和速度的合理控制。

二级控制方法:包括短时程过度换气,渗透性药物等治疗。①适当应用轻度过度换气:$PaCO_2$的控制目标为4.0~4.7 kPa(30~35 mmHg)。②渗透性治疗:目标渗透压值为300~320 mOsm/L;老年及肾功能容易伤害的患者,目标可为290~300 mOsm/L。渗透性治疗可依次选用甘露醇、高渗盐水、利尿剂、白蛋白。对特定的某一患者,渗透性药物对ICP的反应性可能不同,可根据ICP监测,选择降颅压敏感药物进行治疗。

三级治疗措施:包括低温治疗,巴比妥昏迷,外科开颅减压术。①体温管理:体温保持在正常水平有利于脑组织细胞的正常代谢。当因脑出血、颅脑损伤、自发性脑蛛网膜下腔出血等弥漫性病变,轻、中度低温治疗(核心温度32~35℃)有助于降低脑细胞代谢率,减轻炎性反应和脑水肿,提高脑细胞对缺血缺氧损伤的耐受性,从而起到神经保护和降低ICP的作用。亚低温治疗的临床作用已经取得临床共识,但在目标温度控制、低温时程及并发症的防治方面,仍然有必要进行深入研究。②巴比妥昏迷疗法:通过严密的脑电监测,可使用巴比妥深度镇静,减少脑血流和脑细胞代谢率,降低过高的颅内压。③颅骨去骨瓣减压术:采取上述措施后,如ICP持续增高,应及时复查头颅CT扫描,如有颅内血肿、脑挫裂伤或者占位性病变,可采取手术血肿清除,根据术中情况,应用单侧或双侧去骨瓣减压手术。

(颜进项)

第三节 脑血流和脑代谢

一、脑血流和脑血容量

流动于脑血管内的血液是颅腔内容物的第三大组成部分。脑血流（CBF）为 45～65 mL/(100 g·min)，灰质较多为 75～80 mL/(100 g·min)，白质较少为 20～30 mL/(100 g·min)。全脑 CBF 和局部 CBF 相比，以下变化发生的更快些：CBF 下降至 40～50 mL/(100 g·min) 时，蛋白合成下降；下降至 35 mL/(100 g·min) 时，将出现无氧糖酵解；下降至 25 mL/(100 g·min) 时，脑电图显示无明显脑电活动；下降至 12 mL/(100 g·min) 时，脑干听觉诱发电位消失；下降至 10～20 mL/(100 g·min) 时，细胞间交流功能丧失；下降至 8～15 mL/(100 g·min) 时，缺氧导致快速去极化。当局部 CBF 变化时，脑组织能稍微耐受。脑灌注下降的时间决定是缺血还是梗死。

正常情况下，颅内血容量主要由脑血流量和脑血管紧张度决定。脑血流增加，脑血容量随之增加，反之亦然。许多生理因素通过影响脑血流量进而影响局部或者全脑的血容量。临床上调节脑血流量的主要因素包括局部代谢、脑灌注压（CPP）及血氧和二氧化碳分压。脑血管还可进行自身调节，即在一定范围内可以通过调节小动脉直径（紧张度）使脑血流量保持恒定。

脑代谢依赖于血液中葡萄糖和氧气的连续供给。虽然脑的重量仅占体重的 2%～3%，血流量却占心排血量的 15%～20%。正常成人每分钟每 100 g 皮质的脑血流为 50～75 mL，白质代谢水平为皮质的一半。脑各部分的血流量与该部分脑组织的代谢活动程度密切相关，具体机制不明，可能涉及多种代谢产物的局部效应（如 K、腺苷、ATP 等）。

如上所述，影响脑代谢的因素会相应的影响脑血流。例如，发热和癫痫发作会引起脑血流、脑血容量和颅内压的相应增加。除脑的代谢活动外，诸如灌注压、氧分压、动脉血氧含量、二氧化碳分压及血黏度等许多因素都可以影响脑的血流量。但是，在颅内压显著升高的情况下，所有这些因素对脑血流的影响都显得微不足道，极高的颅内压会使脑血流量连同脑血容量都严重减少，最终引起神经损害。

二、脑灌注压与自动调节

脑灌注压为脑动、静脉的压力差，一般认为，脑灌注压是平均动脉压（MAP）减去颅内压。

脑血流的自动调节是指在正常情况下，灌注压在相当大的范围内波动时脑血流都可以保持恒定。自身调节是通过改变脑血管阻力实现的。

缺血性脑卒中、头部外伤等病变会造成自动调节的减弱甚至丧失。此时，CPP 过高，则会引起脑血流的增加，甚至发生脑水肿和脑出血，进一步升高 ICP。而 CPP 过低，则引起脑缺血缺氧，导致患者预后不良。《重型颅脑损伤治疗指南》中推荐 CPP 至少要维持在 9.3 kPa（70 mmHg）。

三、脑血管阻力

在正常生理状态下，脑血管阻力（CVR）可随 CPP 进行自动调节，以维持 CBF 稳定。病理状态下或超出 CVR 自动调节范围时则不再起作用。当 CPP 在 6.7～16.7 kPa(50～125 mmHg)，脑血管可扩张或收缩以维持恒定的 CBF；当 CPP 处于 6.7～8.0 kPa(50～60 mmHg)，血管已经扩张到极限，不能再继续扩张；如果 CPP 继续下降，则 CBF 会随着下降。同样，当 CPP 处于 16.7 kPa (125 mmHg)，脑血管已经收缩到极限，如果 CPP 继续增加，CBF 就会增加，就会引起毛细血管内皮间的紧密连接受损，造成血管源性脑水肿。

CVR 的大小和调节范围会随具体情况发生改变。脑损伤（除继发性脑损伤）、低血压、缺血和过度通气状态下，CVR 自动调节功能存在，但曲线左移。到目前为止，还没有可以连续测量 CVR 的直接方法。通常使用经颅多普勒测量，通过测量搏动指数和阻力，试图量化 CVR 和 CBF，公式如下：

$$CBF = CPP/CVR = (MAP - ICP)/CVR$$

四、颅脑损伤患者的低血压处理

重型颅脑损伤后，CBF 不仅在损伤周围下降，而是全脑都下降，可降至正常平均水平的一半。一次低血压事件可使重型颅脑损伤患者的病死率和致残率增加 2 倍。低血压还可使血管收缩增加 1.65 倍，增加脑血容量和颅内压。任何时候都不能采用低血压来治疗重型颅脑损伤。脑创伤基金会发表的《重型颅脑损伤治疗指南》中建议如下：必须避免发生低血压[SBP<12.0 kPa (90 mmHg)]或者缺氧[窒息或发绀，PaO_2<8.0 kPa(60 mmHg)，氧饱和度<90%]，一旦发生，应立即纠正。建议：在整个治疗过程中，要通过输液使平均动脉压维持在 12.0 kPa(90 mmHg)以上，并试图使 CPP 超过 9.3 kPa(70 mmHg)。在受伤现场即应处理收缩压和平均动脉压，如果患者为重型颅脑损伤，必须立即送往有神经外科医师的创伤中心，放置脑室外引流，监测颅内压。

五、脑缺血患者的血压处理

脑缺血患者的最佳血压水平尚存在争议。通常认为，血压过低会加重脑缺血。对于缺血性脑卒中的常用降压方案为：如果患者收缩压(SBP)>29.3 kPa(220 mmHg)或舒张压[DBP>18.7 kPa(140 mmHg)]，且间隔 5～10 分钟测量仍是如此，则每 10 分钟静脉注射 10 mg 拉贝洛尔，最大剂量 150 mg；无效时使用硝普钠 0.5～10.0 μg/(kg·min)。

高血压是脑卒中患者再次发生脑卒中的高危因素，对于治疗中需要将血压调整为 18.7/12.0 kPa (140/90 mmHg)甚至以上的患者，在治疗 4～7 天后要逐步恢复到患者的基础血压，然后缓慢降低至降低心血管风险的最佳指标 16.0/10.7 kPa(120/80 mmHg)。

六、脑出血患者的血压处理

对出血性脑卒中的血压处理仍存在争议。目前，美国心脏病学会指南建议维持 MAP<17.3 kPa (130 mmHg)，SBP<24.0 kPa(180 mmHg)，CPP>9.3 kPa(70 mmHg)。在脑出血后最初的几个小时内将 SBP 降低至<21.3 kPa(160 mmHg)可预防再出血。

急性颅内出血的高血压处理如下：有高血压病史者，SBP 维持在<21.3 kPa(160 mmHg)；无高血压病史者，SBP 维持在<20.0 kPa(150 mmHg)；每 10 分钟静脉注射 10 mg 拉贝洛尔，最大剂量 150 mg；无效则每 6 小时静脉注射 0.625 mg 依那普利；也可每 16 小时重复给予 0.625 mg，至 6 小时总剂量为 2.5 mg。

七、动脉瘤性蛛网膜下腔出血的血压控制

动脉瘤性蛛网膜下腔出血(aSAH)时,血压过高会增加再出血风险;过低则可能加重脑缺血梗死。急性 aSAH 的血压处理原则如下:GCS 3~6 分或有高血压病史,SBP 维持在<18.7 kPa(140 mmHg);GCS>6 分,且无高血压病史,SBP 维持在<16.0 kPa(120 mmHg)。

(颜进项)

第四节 意识变化的评估

意识即中枢神经系统对自身状态和环境中各种刺激所产生的有意义的应答能力,可通过语言及行动来表达。包括觉醒状态和意识内容两方面。意识状态改变是急救或重症监护的常见表现。在临床工作中,正确判断意识变化、意识障碍的程度对诊断和抢救、治疗具有重要意义。

一、病理

意识清醒状态的维持,依赖于大脑皮质及脑干网状结构功能状态的完整性及兴奋,意识内容取决于大脑皮质的完整性。脑干上行网状激活系统接受各种感觉信息的侧支传入,发出兴奋信号,从脑干向上传至丘脑的非特异性核团,再弥散性投射至大脑皮质,使整个大脑皮质兴奋,从而维持觉醒状态。因此,当弥漫性大脑皮质或脑干网状结构发生损害或功能抑制时,都可以引起意识障碍。

二、病因

意识障碍包括意识水平的下降(觉醒水平障碍)和意识内容变化。造成意识障碍的原因大致有 3 类。

(一)幕上结构损害

主要由于双侧大脑半球损害,或一侧半球急性严重损害后阻断与对侧半球的功能联系。如占位性病、脑炎、严重脑挫裂伤等造成双侧大脑的弥漫性损害而致昏迷。

(二)幕下结构损害

主要是由于压迫或破坏脑干网状结构。中脑和间脑的上端是上行性网状激活系统的关键部位,损伤会引起昏迷。

(三)脑代谢性疾病

在脑缺氧、缺血、低血糖、辅酶缺乏等情况下,大脑皮质神经细胞代谢被直接干扰,即导致不同程度的意识障碍。

三、分类

(一)意识改变的临床分类

1.嗜睡

表现为睡眠时间过度延长,但能被叫醒,醒后可勉强配合检查及回答简单问题,停止刺激后

患者又继续入睡。其病理生理改变为皮质或上行网状激活系统轻度抑制。

2.意识模糊

表现为注意力减退,情感反应淡漠,思维活动缺失,定向力障碍,活动减少,语言减少,语言反应接近消失,语言缺乏连贯性,不理解别人语言,对外界刺激可有反应,但低于正常水平,有时无法遵嘱睁眼与伸舌,痛觉反应存在,但较迟钝,存在躲避动作,偶有烦躁或喊叫。

3.昏睡

患者处于沉睡状态,仅强疼痛刺激下短时清醒,可作含糊、简单而不完全的答话,停止刺激后又很快入睡。功能抑制较嗜睡更强。

4.昏迷

大脑功能处于严重抑制状态。患者意识完全丧失,是意识障碍中最严重的一个等级,但昏迷的深浅与疾病严重程度有关。按刺激反应及反射活动等可分三度。

(1)浅昏迷:随意活动消失,对疼痛刺激有反应,各种生理反射(吞咽、咳嗽、角膜反射、瞳孔对光反应等)存在,体温、脉搏、呼吸多无明显改变,可伴谵妄或躁动。

(2)中度昏迷:随意活动完全消失,对较强的疼痛刺激有反应,压眶反射存在,角膜反射、吞咽反射及腱反射等减弱,呼吸、脉搏、血压可有改变。

(3)深昏迷:对各种刺激皆无反应,各种生理反射消失,呼吸不规则,血压下降、大小便失禁、全身肌肉松弛、去大脑强直等,患者处于濒死状态。

5.谵妄

谵妄是一种急性的脑高级功能障碍,患者对周围环境的认识及反应能力均有下降,表现为认知、注意力、定向、记忆功能受损,思维推理迟钝,语言功能障碍,错觉,幻觉,睡眠觉醒周期紊乱等,可表现为紧张,恐惧和兴奋不安,甚至可有冲动和攻击行为。病情常呈波动性,夜间加重,白天减轻,常持续数小时和数天。

(二)几种特殊的意识状态

1.动作不能性缄默

患者对外界刺激无反应、毫无欲望,四肢不动,不语,肌肉松弛,无锥体束征,无目的睁眼或眼球运动,睡眠-觉醒周期保留,伴自主神经功能紊乱。

2.闭锁综合征

患者几乎丧失全部运动功能(四肢瘫、中脑以下脑神经瘫,不能讲话及吞咽),但感觉和认知功能完全正常,患者可用自主睁眼或用眼球垂直活动示意,与人和环境交流,看似昏迷,实为清醒,脑电图正常,必须细致地进行观察才能鉴别。

3.植物状态

无意识,认知功能丧失,不能执行指令,保持自主呼吸和血压,有睡眠-觉醒周期,不能理解和表达语言,能自动睁眼或在刺激下睁眼,可有无目的性眼球跟踪运动,下丘脑和脑干功能基本保留。

四、诊断

(一)评估时机及对象

任何刚收入 NCCU 的患者,任何有遭受颅脑外伤、脑血管疾病发作、心肺复苏前后、中毒、开颅术后、使用麻醉镇静类等特殊药物的患者,或任何有病情变化的患者。

(二)评估方式

1.Glasgow 昏迷评分量表

(1)评估细则:①评估患者睁眼反应(压、捏),可压迫眶上切迹(眉弓处)或捏挤上臂、大腿内侧,观察患者有无睁眼或能用语言表达的痛苦表情,如失语、气管切开、语言不通等患者,观察其身体语言。评估睁眼反应主要是对醒觉状态的观察。②评估患者语言反应(呼、问),可呼唤患者姓名或摇动患者,观察有无睁眼甚至言语,询问其近期生活事件,判断患者是否能正确回答问题。注意每次刺激选择在健康肢体,避免在偏瘫肢进行,上肢的反应比下肢可靠。评估言语反应主要是对意识内容的观察。③评估患者运动反应(令),可指令患者动作,观察患者能否按吩咐进行动作。评估运动反应主要是对大脑皮质和脑干功能的观察。

(2)评估结果:昏迷程度,E+V+M 三者分数加总来评估,得分值越高,提示意识状态越好。轻度:GCS≥13 分,中度:GCS 9～12,重度:GCS≤8 分,GCS 3 分:多提示脑死亡或预后极差。

(3)以下情况不宜进行 GCS 评分:①手术患者麻醉作用尚未消失;②有各种睁眼障碍;③带气管插管者;④经医师判定已处于植物生存状态者。处于以上状态时所得到的分值已不能代表意识障碍的准确性,即不应再进行 GCS 评估。

2.Glasgow-Pittsburgh 昏迷量表

基于 Glasgow 昏迷评分(GCS)修订,于 1978 年开始使用。Ⅰ～Ⅲ与 GCS 相同,Ⅳ为瞳孔对光反射反应(1～5 分),Ⅴ为脑干反射(1～5 分),Ⅵ为抽搐(1～5 分),Ⅶ为自发性呼吸(1～5)。总分 35 分,最佳 35 分,一般认为正常,34～28 分时考虑神经功能损伤,27～16 分为早期衰竭,15～8 为脑衰竭,最差 7 分,多为脑死亡。可运用于一切昏迷患者。

(三)病史询问

1.现病史

诱发因素、发作时间、形式、现场经过、病情演变及发展情况,有无伴随症状和体征。

2.既往史

类似发作病史、其他急慢性疾病病史及就诊情况、治疗情况,近期药物使用情况。

3.个人史

患者的年龄、职业、性格特点等。

在患者至少还能提供病史的时候立即收集,准确而全面的病史采集;对于意识模糊、谵妄的患者,其主诉不能作为医师最初评估的依据,而应向患者家属、护理人采集病史;对意识水平下降的患者来说,询问 120 急救人员、家属或其他护理人员,以及回顾过去的病历资料则是非常重要的,它可能是过去和当前病史的唯一可靠的资料来源。当然,对于许多意识障碍患者来说,医师很有可能不能及时地取得病史。由于缺乏对病史的了解,我们只能假定患者处于不同于正常状况下的急性发病状态。

(四)体格检查

1.生命体征检查

对于基础生命体征,应关注脉搏是否整齐,血氧饱和度情况,呼吸的频率、深度、方式,腋温及肛温水平、波动情况,血压的水平及波动,然后应迅速确定有无意识障碍及临床分类和分级。

2.全身检查

气味、皮肤黏膜、心肺腹盆腔、四肢脊柱等查体。

3.神经系统检查

有无局灶神经系统体征,有无脑膜刺激征,有无颅内高压,而后检查姿势、脑神经、瞳孔检查、运动神经/肌力、感觉器官、反射及耳、鼻、喉等各自局部的情况。

(五)辅助检查

临床医师在根据发病情况、特点和临床表现来推断导致意识改变的可能原因后,应及时辅以辅助检查进一步明确。例如,患者在收入院时根据临床表现考虑硬膜外血肿,GCS评分由15分降至12分,此时应立即行头颅CT以明确血肿大小,明确是否需要手术治疗。又如,开颅术后患者意识障碍水平加深,并伴有发热,就需要考虑是否合并颅内感染,需行头颅增强CT和脑脊液常规检查。绝大多数的情况下,头颅平扫CT是意识障碍患者的首选检查,能够明确是否需要行急诊开颅手术,一旦占位性因素被排除,需进一步进行其他检查以明确可能存在的其他原因,如脑血管疾病除了头部平扫CT以外可能还需行脑血管造影及MRA等检查。

(颜进项)

第五节 休克的评估和治疗

休克是机体遭受强烈的致病因素侵袭后,由于有效循环血量锐减,机体失去代偿,组织缺血缺氧,神经-体液因子失调的一种临床症候群。所谓有效循环血量,是指单位时间内通过心血管系统进行循环的血量。有效循环血量依赖于:充足的血容量、有效的心搏出量和完善的周围血管张力3个因素。当任何一个因素异常均可导致休克的发生,根据上述因素可以把休克分为低血容量性休克、心源性休克、分布性休克和梗阻性休克。

一、评估

在进行有效的治疗之前,明确休克的发生机制是前提。血流动力学监测是评估休克患者的重要组成部分。血流动力学参数的变化形式可以区别休克的原因、严重程度,并提示治疗的方向。随着相关技术的进步和对循环功能病理生理学理解的深入,血流动力学的监测和治疗也在发生着显著的改变。血流动力学监测已经不单单停留在监测层面,而是尽可能早期发现循环的异常改变,并且能够通过监测参数的改变提示治疗的方向,避免因灌注不足导致组织和器官发生病理生理改变。

(一)传统血流动力学监测

单一的血流动力学指标的临床意义有限,几个参数的综合分析是临床常用的判断方法。最常用血流动力学指标有平均动脉压(MAP)、心率(HR)、中心静脉压(CVP)、肺动脉楔压(PAWP)、心排血量(CO)、混合静脉血氧饱和度(SvO_2)和动脉血氧饱和度(SaO_2)等。这种方法的理论基础是每一个参数值都有一个相应的阈值。超过阈值预示着某种病理状态,以此可以勾画出某些特定疾病相应的血流动力学的特征轮廓,并据此判断当前患者血流动力学状态。在传统血流动力学框架下,各个指标之间相对独立,而各指标之间的内在联系涉及不足。

随着对疾病发生的病理生理学认识的深入,应用传统的血流动力学指标对循环状态已经显出明显不足。如MAP是判断是否存在休克的重要参数,当MAP低于8.7 kPa(65 mmHg)提示患者存在休克，SvO_2低于70%提示DO_2不足等。但当患者血压超过8.7 kPa(65 mmHg)时，并不能证明休克已经得到纠正，组织灌注不足依然可能存在。同样，升高的中心静脉压(CVP)提示右心压力负荷升高，但不能说明CVP升高的原因是右心功能下降还是容量过负荷的结果。CO的升高往往提示机体代谢要求增加，但单一的CO不能告诉我们是否和机体代谢水平的改变相匹配。

血流动力学各参数之间存在着复杂的相互作用，且在病理状态下会更加复杂。例如，疾病因素可导致CO和DO_2下降，则平均动脉压也会随之下降。同时，这一过程会导致交感神经张力升高，增加心率和有效循环血量，并增加动脉血管张力，从而升高MAP。换句话说，血压下降是交感神经系统对休克状态的失代偿表现。在四种休克类型中，只有分布性休克时血流动力学改变是CO升高而血管张力下降。在未进行容量复苏时，表现为低血容量性休克。随着容量复苏，虽然CO进行性升高，但血压不能得到有效的回升。这一变化说明在分布性休克中，血管张力失去了应有的反应能力。

显然，传统血流动力学中单一血流动力学参数或单一点的血流动力学状态不能充分反映循环系统各个环节之间相互作用、相互影响的关系。因此，新的监测理念和方法应运而生。

(二)功能性(动态)血流动力学监测

功能血流动力学监测是通过测量循环系统单一或多个参数对患者生理状态改变的反应来确定患者的病理生理状态，能够比静态血流动力学参数更早、更精确地确定血流动力学不稳定的程度及治疗方向。功能血流动力学监测的重要特征是监测并评价治疗效果，从而提示进一步治疗方向。这对重症患者及时调整治疗方向及策略极为重要。试验性治疗是其重要的方法。

在国内血流动力学范畴，首先要明确前负荷和心排血量的关系，进而明确全身氧代谢和氧供的关系。新的治疗策略将以此为基础制定。

1.前负荷储备

前负荷和前负荷反应性。

氧输送异常是最常见的临床表现。休克复苏的主要目标是提高氧输送。是否能够通过液体复苏升高CO，能升高多少，是在进行液体治疗前必须面对的问题，也就是生理学上所说的前负荷反应性。容量状态评估和液体治疗往往是循环治疗中的第一步。其中一部分可以通过液体复苏提高CO、MAP，还有一部分患者不能从容量复苏中获益。不能从液体复苏中获益的群体，进一步输液只会导致相反的作用。如加重肺部水肿、延长机械通气时间等。此时需要适当应用正性肌力药物和血管收缩药物来提高有效的灌注压，而不应该再通过输液提高CO了。我们把能够通过输液提高CO称为具有容量反应性，反之则不具有容量反应性。为了避免容量过负荷的不良反应，在进行液体治疗前通过相关血流动力学参数的监测和解读区分出能够从中获益的患者群体至关重要，也就是评价患者是否具有前负荷储备。

在传统血流动力学监测下，通过心脏充盈压，如中心静脉压(CVP)和肺动脉楔压(PAWP)，来判断患者心脏的前负荷状态存在很大局限性。因为压力和容量之间的关系受左心室顺应性影响，同时也受呼吸支持过程中的呼气末正压的影响，而这两个因素在重症患者中频繁存在。另外，不同的心脏状态对容量的反应和要求也是不同的。精确地判断个体化的前负荷和心排血量之间的关系是进行容量治疗的前提。

(1)容量负荷试验：容量负荷试验是在短时间内给予相对小容量的静脉快速输注，然后评价血流动力学参数的改变，如血压、心率、CO、S_vO_2或其他相关参数等。如果这些指标在快速液体输注后有所改善,如表现为血压升高、CO增高或心率下降等,我们可以认为此患者在此时具有容量反应性。其他血流动力学参数,如S_vO_2升高和血乳酸下降提示组织灌注改善,也间接提示容量反应性的存在。在存在组织低灌注状态时,必须考虑进行容量负荷试验。

特别注意的是,容量负荷试验只是判断患者此时是否具有容量反应性的一个试验,而不能被视为液体复苏。因为液体复苏的最终目标是低血容量状态得到完全纠正。如果临床判断低血容量状态存在,且容量负荷试验提示具有容量反应性,可以较为安全地进行液体复苏,而发生肺水肿的风险较低。

容量负荷试验也存在不足。有实验证实,血流动力学不稳定的患者中只有一半存在容量反应性。在没有容量反应性的另一半患者中,可能因为最初的容量负荷试验而延迟针对性治疗,而这对预后的影响至关重要。另外,对于没有容量反应性的患者,试验过程中输入的液体会加重肺水肿或心脏的并发症。因此,我们需要更多的预测容量反应性的方法来弥补。

(2)正压通气时容量反应性的预测方法:正压通气可以导致胸腔内压的周期性改变,导致全身静脉回流的压力梯度周期性改变,这一周期性压力梯度改变首先导致右心室的前负荷和右心排血量的改变,并在2~4个心搏后传到左心室。

在正压通气的吸气阶段,右心室的前负荷下降,其原因是在吸气阶段的胸腔压力升高导致静脉回流减少。回流量的下降程度受当时的容量状态的影响。在低血容量的状态下,回流血量的改变受正压通气的影响更为明显。在同样的肺顺应性的条件下,潮气量越大,导致的胸腔内压力改变就越大,静脉回流压下降的就越多,也就导致左心室输出量下降得越多。随着潮气量的改变,收缩压或脉搏压也随之改变,其改变程度可定量反应患者的前负荷反应性。反过来,在同样条件的正压通气状态下,回心血量减少的程度取决于当时的容量状态。已经有实验证实,在低血容量状态下,回心血量的下降会更明显。引起的这一现象可以用三个可能机制来解释:①升高的胸腔压力使右房的压力升高更加明显。这种压力改变在右心房充盈不充分时更明显;②右心房和下腔静脉在胸腔压力增高时血液回流可能被阻断。这种现象已经在急性哮喘发作时被证实。同样,上腔静脉也可能出现类似的现象;③由于正压通气导致的肺膨胀可以增加右心房的阻力。在低血容量状态下,由于充盈不足的肺泡血管的塌陷,右心的充盈阻力受此影响会变得更加显著。另外,正压通气还可导致跨肺压的升高,使肺循环的阻力增加。所有这些机制的最终结果是右心的前负荷下降,后负荷增加,右心排血量下降。其中正压通气导致的回心血量的下降在整个过程中起主要作用。

另外,正压通气挤压了肺循环可引起左心一过性的前负荷增加。同时,胸腔压力的升高可减小左心后负荷。两者的共同作用可使左心排血量在吸气阶段轻度增加。在随后右心排血量下降导致的左心前负荷下降的影响下,使左心排血量的下降更为明显。总之,正压通气的周期对左室每搏输出量(SV)的影响表现为在吸气时SV最大,在呼气时SV最小。

因为收缩压由左室SV和动脉顺应性共同决定,所以SV的改变一定会导致患者收缩压的改变。因收缩压同时也受胸腔压力变化的影响而出现波动。脉压是收缩压和舒张压之差,由于胸腔压力对收缩压和舒张压的影响是同向的,因为脉压是收缩压和舒张压之差,可以抵消胸腔压力变化的影响。理论上,脉压变化既可以反映SV的变化,也可避免胸腔压力变化的影响。PPV就是此在基础上衍生出的预测容量反应性的血流动力学指标。

(3)脉压变异度(PPV):PPV是整个呼吸周期中最大脉压和最小脉压之差除以此期间的脉压平均值,再乘以100%。通过PPV可以将脉压变化进一步量化,便于临床评估。正压通气的潮气量设置显然对胸腔压力的变化梯度产生影响。潮气量越大,胸腔压力升高越大,PPV 也就会越明显。所以只有潮气量固定的情况下,PPV 才具有可比性。有研究证实,在压力通气潮气量 8 mL/kg 条件下,如果收缩压或脉压变异度超过 13% 高度提示患者具有前负荷反应性。

(4)SV 变异度(SVV):容量反应性的核心就是心排血量是否能够随着容量增加而增加。但由于技术复杂,床旁直接测量 SV 有一定困难。随着技术的进步,动脉压力波形分析方法逐渐应用到临床。脉搏轮廓法测量 CO 技术的出现,使床旁测量 SV 具有可行性。脉搏轮廓法是以动脉压力波形为基础进行计算的。我们可以用此方法获得每一个 SV。在一个呼吸周期中 SV 的变化程度就可以进行比较了。SVV 是在一个呼吸周期中最大 SV 和最小 SV 之差除以整个呼吸周期中 SV 的平均值再乘以 100%。同样,在相同的潮气量的情况下,SVV 越大,患者存在容量反应性的可能性越大。在一个针对既往健康的神经外科手术患者,以 9.5% 作为临界值,预测患者是否存在容量反应性的敏感性是 79%,特异性是 93%。但也有研究对此提出了质疑,因为通过脉搏轮廓法测量的每个心搏的 SV 并不是 SV 测量的金标准。脉搏轮廓法测量 SV 的准确性仍然存在某些质疑。尽管如此,SVV 在临床上已经得到了广泛的应用。

为了避免自主呼吸对动脉压力的影响,在测量时需要良好的镇静状态。另外需要注意的是存在容量反应性只是提示患者心功能状态位于心功能曲线的陡升部分,并不意味着需要输液来提高 CO。只有存在循环功能障碍时才具有扩容的指征。在输液提高心排血量的同时要特别注意肺水肿增加的潜在风险。

(5)床旁超声评价心脏前负荷:长期以来,监测中心静脉压和肺动脉楔压是评价右心和左心前负荷的主要方法。以心脏超声为代表的无创技术正在重症医学科中得到广泛应用。

下腔静脉直径及变异度:下腔静脉顺应性很好,其直径可以随着中心静脉压的改变而改变。下腔静脉直径除了和中心静脉之间的关系外,还受右心功能、血容量、胸腔压力、三尖瓣反流及所处呼吸周期等因素的影响。经过大量临床研究观察,如果下腔静脉直径不超过 12 mm 往往预示着右房压力低于 1.3 kPa(10 mmHg)。同样,如果下腔静脉直径增加往往提示右房压升高。另外,在机械通气时,呼气末正压对下腔静脉的直径亦有影响。呼气末正压越高,下腔静脉直径越大。这时右房压可能不高。肝左静脉也有类似特性。

在自主呼吸状态下,有研究证实下腔静脉随呼吸的塌陷程度和右房压呈明确相关。如果塌陷超过 50%,提示右房压低于 1.3 kPa(10 mmHg)。这一特性可以作为是否具有容量反应性的重要参考。

CO 的测量:应用心脏超声测量 CO 在技术上并不困难。单独的 CO 数据临床意义较小,但心脏超声同时还可以测量心脏的收缩性、心室内径和二尖瓣和肺静脉血流。多个参数的联合测量和综合分析及动态测量可以帮助我们区别当前的血容量状态和心功能状态。

大动脉血流变异度(AFV):显然,随着每搏心数量的改变,大动脉血流速度会发生相应的改变。通过经食管心脏超声可以监测每次心搏时降主动脉的血流速和动脉直径。因为降主动脉的血流占总血流的 70%,所有通过降主动脉超声监测技术可以获得每一个心搏的 SV。因此也可以完整记录每个呼吸周期中的 SV。比较呼吸周期中的心搏量的变化幅度也可作为判断是否存在容量反应性的一个参考。常用的测量部位是左室流出道或胸部降主动脉。随着心脏超声在重症医学科中的推广应用,AFV 的应用会越来越广泛。

(6)自主呼吸状态下的容量反应性预测:在自主吸取时,由于胸腔负压增加,静脉回流增加。右心泵入肺循环的血量增加,所以在自主呼吸的吸气阶段 CVP 会下降。如果胸腔内压下降

0.3 kPa(2 mmHg)，CVP下降超过0.1 kPa(1 mmHg)，提示心脏存在容量反应性。相反，如果CVP没有明显下降，提示心脏增加容量负荷不能提高CO。

和CVP的机制相似，下腔静脉直径在呼吸过程中的改变也可预测容量反应性。但下腔静脉直径改变需要床旁心脏超声检查才能获得，对观测者有一定技术要求。随着重症超声技术在重症医学领域的推广，相信这一指标也会得到广泛应用。

(7)被动抬腿试验(PLR)：双侧下肢抬高30°~45°可临时升高静脉回流量。暂时增加的回心血量可以首先增加右心前负荷，随之左心前负荷增加。被动抬腿试验可以模仿临时输液的效果，如果患者存在容量反应性，可以使CO短暂升高。PLR只是一种预测容量反应性的诊断方法，不能作为低血容量的治疗手段。PLR的主要优点是床旁容易操作，且具有可重复性。由于没有额外的液体输注，所以不会出现因额外的液体输注而导致的肺水肿或原有的肺心病恶化。在进行液体复苏或调整心功能的治疗过程中，可重复评估容量反应性以判断当前治疗的效果是其另外一个优势。

在严重的低血容量状态下，抬腿增加的回心血量有限，此时CO、血压改变不明显，容易造成误读。另外，被动抬腿除了对静脉回流的影响外，其产生一系列反应也会对桡动脉等的压力波形产生影响。这对通过压力波形来反应SV改变的测量方法影响尤为明显。临床实践过程中应予以充分注意。

2.心脏后负荷储备和动态参数

决定血压的两个因素是CO和外周血管阻力(SVR)，三者的关系为CO＝MAP/SVR。SVR代表了MAP和左室SV之间的比例关系。也就说，心脏的做功一部分形成CO，一部分克服阻力。临床经常可以观察到在正常CO或超正常的CO的情况下，机体依然会出现低血压。同样，在正常血压的情况下，心排血量也可以相差巨大。其中的差异就是SVR，也就是心脏的后负荷。不难理解，在满足组织氧代谢的前提下，CO和SVR的最佳匹配时就是心脏的最佳做功状态。

在相对较短的一个呼吸周期内，SVR可以保持不变，在此情况下，MAP可以反应左室SV。然而，在相同的SV的情况下，MAP依赖于动脉的顺应性。也就是说，动脉的顺应性越好，SVR越低，MAP就越低，相反亦然。这种比例关系也反应到SVV和PPV。我们可以时时测量PPV和SVV，并同时得到两者的比值(PPV/SVV)。理想的比值接近1，在应用血管活性药物和病情发生改变时，两者比例的改变对血流动力学调整具有重要参考意义。

二、治疗

传统意义上的血流动力学异常是指存在低循环血流量和低灌注压。循环的基本功能就是向组织运送能量底物、氧并清除代谢废物，维护组织能量代谢的平衡。血流动力学异常可以导致能量底物及氧不能有效运输到组织，从而导致组织能量代谢出现异常。这种情况在血压正常时也可能发生。所以当前的血流动力学治疗的目标已经不能单纯停留在维持正常的血压和血流，而是维持组织的能量代谢平衡。由于炎症反应及其他因素导致的线粒体功能障碍导致的能量代谢障碍是不能通过改善组织灌注得到缓解的。

血流动力学治疗的目标是提供足够的氧输送，避免组织出现氧债。作为组织代谢状态的重要指标SvO_2、$ScvO_2$、乳酸和血pH是血流动力学治疗重要的参考目标。

从最早提出的超高氧输送的概念，何为最优血流动力学状态已经争论了20余年。虽然血流动力学治疗的具体目标仍然在争论，但已经有大量研究证实尽早开始治疗，尽量减少组织低灌注时间可以明确改善预后。

重症患者的预后取决于多种因素的综合结果。针对血流动力学方面,关键在于心血管系统是否能够满足疾病状态下组织对灌注的要求。因此,在追求组织灌注的同时必须尽量降低心脏的负荷,包括最低的心脏前负荷,适当的心排血量而不是最大的心排血量。上述要求成为功能血流动力学治疗策略的核心。

(颜进项)

第六节 气道管理和机械通气

神经外科手术患者可能因为各种理由需要进行气管插管来机械通气。危重患者呼吸窘迫时最紧急的处理是,在对呼吸衰竭病因评估的同时进行呼吸道及通气管理。

NCCU 患者进行气管插管与机械通气的适应证很多。意识状态水平下降不能保持气道通畅、咳嗽或清除呼吸道内分泌物是 NCCU 中最普通的适应证。这可能是由于原发通气功能失调所致。GCS<10 分时被认为是呼吸窘迫的高危状态,危险程度随评分下降而增加。当患者意识状态下降时,不能维持呼吸道通畅而造成误吸危险。中枢神经病变导致呼吸驱动力下降,或者由于神经功能失调所致的通气不足,需要进行气管插管。呼吸衰竭的种类与原发"泵"的失调相关,另一些患者呼吸做功增加如发热致呼吸肌疲劳而迫使气管插管。存在低氧血症、肺泡氧分压(P_AO_2)<8.0 kPa(60 mmHg)或严重的呼吸过度、动脉血二氧化碳分压($PaCO_2$)>6.0 kPa(45 mmHg),特别是无潜在肺疾病证据时,亦需要机械通气。

一、呼吸衰竭的分类

呼吸衰竭按病因分为"泵衰竭"和"肺衰竭",前者与损伤呼吸功能的条件有关,后者与损伤气体交换的条件有关。在肺功能受到保护时,任何限制胸壁充分运动及胸廓容积的条件都将不成比例地需求呼吸肌做功、需求更多的氧,可导致呼吸衰竭。而泵功能正常的患者,肺泡壁组织疾病影响氧化及二氧化碳去除时,亦可致呼吸衰竭。NCCU 中的泵衰竭更普遍,继发于患者潜在性神经疾病。

呼吸衰竭可以分为泵功能衰竭和肺功能衰竭两类,当评估病因和治疗时应该考虑更多的可能。呼吸系统包括:①中枢神经系统;②周围神经系统;③神经肌肉系统;④胸腔与胸膜;⑤上呼吸道;⑥心血管系统;⑦下呼吸道,包括肺泡。任何一个或者多个系统的功能障碍都将引起呼吸衰竭。

呼吸衰竭分为高碳酸血症型呼吸衰竭与低氧血症型呼吸衰竭。泵衰竭一般将导致高碳酸血症型呼吸衰竭,肺衰竭则导致低氧血症型呼吸衰竭。患者的临床情况恶化,两种情况会同时发生。NCCU 机械通气的目的是给患者提供充分的通气直到引起呼吸衰竭的病因解决。

机械通气的目的和方法在神经麻醉和 NCCU 存在争议。脑损伤能导致血压、血流的急剧变化和脑部的炎症反应。神经系统疾病可致神经性肺水肿(NPE)、急性肺损伤(ALI)和急性呼吸窘迫综合征(ARDS),均与发病率和死亡率上升相关。

过度通气能有效地降低 ICP,但是目前不主张应用,其主要原因是其影响 CBF。2007 版重型 TBI 的治疗指南指出避免在受伤后第一个 24 小时当 CBF 还相当低时使用过度通气治疗,当 ICP 增高时可以适度地采用过度通气治疗。$PaCO_2$ 每降低 0.1 kPa(1 mmHg),CBF 会产生 3% 的减少变化。TBI 患者经常由于脑损伤使局部区域出现低灌注,可能由于过度通气对于 CBF 的区域性的作用而更易受损。PET 的研究显示 $PaCO_2$ 降低到 3.3~4.0 kPa(25~30 mmHg)时能降低局部的 CBF,出现脑的低灌注状态。

过度通气对重度 TBI 的血流动力学的影响已经被多次研究,过度通气并没有持续性的神经系统保护的作用。随机的临床试验显示了慢性过度通气对于 TBI 患者的负面影响。自动调节的复杂作用、局部缺血的作用和外伤本身的作用使得数据的比较有点复杂。过度通气仅仅起到暂时性的作用。

二、机械通气中的重要指标

(一) 气道峰压

气道峰压或吸气峰压是指放松的患者在正压通气吸气末所测得的最高压力。它代表了需要克服呼吸机环路、气管内插管、气道及肺和胸腔弹性回缩力的总和。

在完全放松的患者无气管受阻和明显的来自呼吸机环路、气管插管、分泌物阻力的情况下,气道峰压可以反映肺泡压。然而,气道峰压常受到呼吸机环路、插管、气道阻力的影响,所以气道峰压常不能反映肺泡压。在使用小号气管插管,并有明显气道阻力或分泌物的情况下,呼吸需耗费很大能量,而高气道峰压常提示气压伤的存在。

在胸腹弹性负荷增加的患者身上,也观察到压力峰值的增加,如病态肥胖、极度水肿,或大量腹水,但这种压力增高尚不能使肺泡破裂。若气道峰压突然增加应该引起人们怀疑气胸、严重支气管痉挛、大呼吸道肺不张、肺水肿或黏膜堵塞形成。

(二) 平台期压力

接受辅助控制通气(ACV)的放松的患者在被动吸气结束时给予吸气停顿,将导致气道开放压力[气道峰压(P_{aw})]立即下降到较低的值[平台压(P_{plat})],通常 3~5 秒后达到。P_{aw} 和 P_{plat} 之间的差异代表了阻塞性原因。P_{plat} 反映了肺和胸壁的顺应性,P_{aw} 反映在吸气过程中气道的电阻特性。高 P_{plat} 多见于弥漫性肺部疾病的患者,如 ARDS 或多叶性肺炎;高 P_{plat} 也出现在病态肥胖或胸壁畸形(如脊柱后侧凸)的患者,它是胸壁顺应性下降的反映。

机械通气时不断地强调监测 P_{plat},是为了防止呼吸机所致的肺损伤(VILI)。一个健康的肺,35 cmH_2O 的压力就能使肺膨胀到其最大容积。在急性肺损伤或肺水肿的患者,肺总容积会因肺泡减少或闭塞而显著减小。因此,每次呼吸机辅助呼吸提供的潮气量将使更多兼容区域的肺组织膨胀。由此产生的更高的 P_{plat} 可能导致更多兼容区域肺泡的过度膨胀。肺泡过度膨胀是造成 VILI 的机制之一。P_{plat} 显著升高的 ARDS 患者,伴有或不伴高碳酸血症的通气压力控制,认为能避免 VILI。

(三) 内源性呼气末正压通气

在呼气末,肺泡及气道压力等于大于气压。在呼气末,当肺内压超出大气压时,内源性呼气末正压通气(PEEPi)或自动 PEEP 产生。PEEPi 可导致胸内压增加和呼气末肺容积增加。

胸内压增加将导致严重的血流动力学后果,如静脉回流减少和心排血量降低。过度膨胀可使呼吸肌做功增加。

PEEPi 也可能发生在严重气流阻塞、在高潮气量通过小口径气管插管进行通气的,或在所选择的呼吸机设置导致因呼气时间不足而允许呼气来维持静止呼气末肺容积的患者。此时患者不能在下次吸气开始前完全呼气,从而导致进行性的空气滞留。

(四)顺应性

顺应性是指压力每变化一个单位时的容积改变。如果以气道压力为横坐标,通气量为纵坐标作图,由此产生的曲线(P-V曲线)的斜率代表的就是顺应性(图4-1)。该曲线在其两端并不呈直线,将达平台期时可检测到一些点位被称为拐点。图4-1描述的曲线中,有两个拐点,一个是低拐点(LIP)和一个是高拐点(UIP)。静态顺应性的计算公式如下:

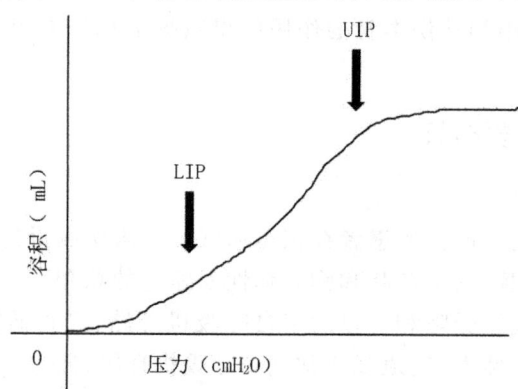

图4-1 P-V曲线

以气道压力为横坐标,肺容积为纵坐标作图。压力-容积曲线的斜率代表的就是顺应性。低拐点(LIP)表示排空肺容积所需的最小压力,高拐点(UIP)表示进一步增加肺容积最小排量所需压力以上的压力

$$C_{tot}=VT/(P_{plat}-总\ PEEP)$$

在这里,VT是潮气量,总PEEP是外源性PEEP和内源性PEEP的总和。一个正常人的肺顺应性为50～80 mL/cmH$_2$O。

三、呼吸机的设置

(一)模式

机械通气的基本模式描述了一组特性或变量的特殊设置(周期、触发和限制),即界定如何提供通气。

1.辅助控制通气(ACV)

ACV是常用的机械通气模型,设置最小气流速率和潮气量(或压力)。患者可能会触发呼吸机以较快的速率运转,设定的容量(或压力)将会在每次呼吸之间进行传递。ACV中呼吸机能够被气流或压力触发。为压力触发呼吸机启动时患者必需产生一定的压力(通常为1～3 cmH$_2$O)才能打开电磁阀接受辅助呼吸。呼吸机被设置为流量触发后,随着患者的吸气,呼吸机将会感知到电路基准流量的递减,而仅提供一次呼吸。如果患者无自主吸气,呼吸机将会依据设定的呼吸频率进行定时触发。

潮气量通常设定在6～10 mL/kg。ARDS患者的肺顺应性降低,潮气量大量增加将引起更多区域的肺组织过度扩张促使形成肺损伤。

控制通气(CMV)提供强制性的独立于患者自主呼吸周期外的固定速率的潮气量。CMV的主要缺陷是患者会感到不适,是与患者自主呼吸不同步的强制性呼吸活动增强引起。当患者的

临床情况改变时(如 $PaCO_2$ 增加和 pH 下降)也不能改变他们的每分通气量(VE)。

2.同步间歇强制性通气(SIMV)

SIMV 是一与患者吸气同步的通气模式。呼吸以设定的速率和容量进行。PS 的滴定水平或持续气道正压通气(CPAP)也可支持自发呼吸。SIMV 期间,每个时间周期被分成强制时期和自主时期。如果一个患者被嘱咐采用 6 次/分的 SIMV,每个周期即为 10 秒,在每个周期的最初阶段,与患者呼吸同步的呼吸机将提供一个预定的潮气量。自主时期,患者努力吸气没有触发机械通气,则潮气量由患者的自主呼吸决定。

3.压力支持通气(PSV)

与 ACV 相反,PSV 是一压力预设、气流循环的呼吸机通气模式,旨在支持自主呼吸。通过每次努力的吸气,患者触发呼吸机,从而维持呼吸循环中预设的压力水平。

吸气末当流速减慢时,压力增加停止。依靠通气模式,当流速<5 L/min,或流速降低低于25%的最大吸气流速时,吸气循环结束。通过增加压力达预设值以上,吸气循环也会终止,同时表明呼气已经开始。已设定的、可应用的压力值并没有标准,但大体上,当压力测定接近最大潮气量>7 mL/kg 时,呼吸频率降低(如,呼吸频率≤35 次/分),患者的呼吸功递减(辅助吸气肌的活动减少)。患者保持吸气周期时间长度和吸气深度的稳定,会影响总的由呼吸机和流速原件提供的,以呼吸-呼吸为基础的支持的比例。潮气量由 PSV 的综合设置、患者的用力情况和内在肺部结构而决定。

PSV 已成功用于有足够呼吸参数设置的患者的部分提醒策略。PSV 可减少吸气负荷量,但是肌肉去负荷可能是多变的,并且依靠内在的呼吸病理生理机制。在 COPD 患者,当过度通气坚持到患者中枢呼吸阶段,PSV 也许是增加呼吸量的原因。

4.压力控制通气(PCV)

PCV 是一个压力受限的通气,当潮气量随着气道阻力、肺、胸腔内结构变化而变化时,气道的压力被恒定地保持。结果,随着每次自主呼吸,依靠呼吸系统中抵抗力和弹性复合物活力的变化,患者会得到一个变化的潮气量。在 PCV 中,速率、压力限制、吸气时间在呼吸机上都可设置。呼吸从预设频率开始(时间循环),气体流入患者呼吸系统,直到达到预设压力。这时,气流被降低到最小流速,被要求保持气道压力在预设水平,直到吸气时间结束。

PCV 设置中增加的 P_{aw}(表明增加了肺泡的压力)与患者产生的 VILI 有关。PCV 通常比通气量限制的通气能产生更高的气道压力,但是肺泡压力更低。进行 PCV 模式机械通气的患者须处于镇静状态和/或本身就是瘫痪者,以达到足够的舒适度和有效的通气。

5.双水平气道正压通气(Duo PAP)

Duo PAP 是正压通气的一种增强模式,允许患者在通气周期的任何时刻都能进行不受限制的自主呼气,因而能使患者与呼吸机之间得到较为满意的同步化。Duo PAP 是在 2 种 CPAP 水平上进行通气,为支持自主呼吸而设计的两种相关形式的压力通气。在这种通气方式中,呼吸机会自动并按一定规律,在正气道压力或 CPAP(高压和低压)两种不同的压力之间转换。两种方式都能在自主呼吸下加上压力支持,相当于强制呼吸和自主呼吸的结合,且患者均可在两种方式中自由地呼吸,其工作周期由设定的 Duo PAP 工作时长决定。在 Duo PAP 方式中由压力设置(P-high 和 PEEP/CPAD)和时间设置(T-high 及速率)决定。PEEP/CPAP 是压力支持的基线。

Duo PAP 允许自主呼吸既存在于呼气期也存在于强制通气过程中,呼气阀是一个十分敏感的电脑控制的针式电磁阀门,电脑可根据设置,加上电压,将阀芯拉起,送出设置流量,并在送气过程中不断监测,当自主呼吸出现时它不是完全关闭,而是允许有部分气流通过,仅使气道内压轻微升高。因此,与 PCV 相比 Duo PAP 的自主呼吸不会使肺的顺应性下降,反而提高了通气量,同时患者的独立自主呼吸具有治疗价值。它改善了肺的通气血流分布,也减少了镇静药物的使用,从而降低了坠积性肺炎和肺不张并发症的发生率,解决了常见的患者的自主呼吸不能与强制的机械通气相匹配,即人机对抗的临床难题。正因为 Duo PAP 通气模式能将机械通气与患者的自主呼吸很好相互结合,使得 Duo PAP 很容易被患者接受,同时也使原来较难把握的撤机时机选择变得简单。

在 Duo PAP 方式中,通过对 T-high 和速率的设置,建立通气时长。通过对 P-high 和 PEEP/CPAP 的设置,得出所需的压力。临床应用时,通常是在肺泡氧合不良的情况下使用该方式,操作员应注意观察高压和低压,从而使呼吸机有最好效果。Duo PAP 可用在 PCV 之后,也可作为起始通气方式。若应用于 PCV 之后,PEEP 可作为 P-high 和 P-low 参考设定值,若作为起始通气模式 P-high 可高于 P-low 13~15 cmH$_2$O,并监测潮气量逐步调整 P-high。在应用策略上,若需提高机体氧合状态,纠正低血氧,可同时设定较高的 P-high 和 P-low,以增加功能残气量;或延长 T-high,缩短 T-low,使 I∶E 增大。若需改善通气功能,可适当调高 P-high,调低 P-low,使潮气量增大,同样调整 T-high 和 T-low 使 I∶E 缩小,有助 CO$_2$ 排出。

(二)吸入氧浓度(FiO2)

吸入氧浓度(FiO$_2$)和/或增加正在被通气的肺容积,可以提高 PaO$_2$。如果患者在插管前在特定的 FiO$_2$ 水平下处于适当的氧饱和状态,那么类似的 FiO$_2$ 水平可以作为一个初始设置,初始通气支持可将 FiO$_2$ 水平设置为人们普遍接受 100%。应迅速将 FiO$_2$ 水平最大限度地调整到最低,以减少潜在可能的氧气中毒。

(三)潮气量(VT)

传统上潮气量为 10~15 mL/kg,这个容量可能会造成肺泡过度膨胀和 VILI。目前建议将潮气量设置为 6~10 mL/kg。这对 ARDS 和支气管痉挛的患者特别重要。"保护通气战略"需要个体化选择。

(四)吸气流速(IFR)

吸气流速,单位为 L/min,决定提供的潮气量有多快,吸气时间(TI)反映了潮气量和气流速度的比值,公式如下:

TI=V$_T$(L)/流速(L/min)

呼气时间(TE)是由吸气流速和呼吸机频率决定的。如果将其设置为 10 次/分,呼吸周期时间(Ttot)就是 6 秒。呼气时间=呼吸周期时间-吸气时间。吸气时若使用特定的吸气流速模式会引起流速的改变。这些模式包括长方形、斜升、斜降、正弦流量模式。

吸气和呼气之间的关系可用吸呼气时间比(I∶E)表示,一般 1∶1.5 到 1∶2 为佳。

(五)呼吸频率(RR)

除非患者处于镇静或瘫痪状态,呼吸频率<10~15 次/分即耐受性很差。

呼吸机设定的频率,12~20 次/分。若实际的呼吸频率太快将导致不能完成有效的机械通气。患者镇静和瘫痪后,需要迅速寻找引起呼吸急速的原因(疼痛、不适、发热等)。

V$_T$ 和 f 保持不变,如果吸气流速增加,吸气时间将减少,I∶E 值降低(如 1∶2 降至 1∶4)。在相同的条件下,降低吸气流速则会有相反的效果。

如果保持吸气流速和 f 不变,V$_T$ 降低,也将会缩短吸气时间和降低 I∶E 值。

保持 V_T 不变和恒定的吸气流速,同时降低 f,则会引起呼吸周期时间延长;吸气时间保持不变,则呼气时间延长。

(六)持续气道正压通气(CPAP)和呼气末正压通气(PEEPe)

CPAP 是一个呼吸支持的模式,适用于有自主呼吸的患者。在呼吸循环中,呼气和吸气时一个持续的压力一直施加在气道内。CPAP 的压力水平是由内科医师调整的唯一一个变量。

CPAP 和 PSV 联合或单独用于患者撤离呼吸机时,以防止小气道的塌陷和肺不张。非侵入性的 CPAP 模式通常被用来治疗睡眠呼吸综合征。PEEPe 被用作为一种用于阻止肺泡塌陷,重建肺泡,通过增加呼气末肺容积及减少肺间反流,提高氧化。在 ARDS 患者中,PEEPe 的选择可根据以下两种方法:①谨慎地根据氧化和肺结构测量 PEEPe;②在建构一个压力-容量曲线 LIP 的基础上,测定 PEEPe。两种 PEEPe 测定方法的选择,并没有对临床效果产生显著影响。PEEPe 在机械通气辅助或支持模式中,有降低患者呼吸工作负荷的作用。

PEEPe 有明显的缺点,能增加胸廓内压力,减少静脉回流,并降低心排血量和氧气的运输。PEEPe 会使正常的肺泡过度伸张,导致肺泡空间的部分丧失。应关注 PEEPe 的压力水平,尤其在更高水平时,会导致 VILI。

四、机械通气的并发症

(一)预防

气管插管和持续机械通气与医院内相关性肺炎(HAP)有显著的关系。非侵袭性持续通气可供患者选择,但其在神经障碍急性期的应用受限,因为它需要患者的配合。缩短持续性机械通气的方法有改进镇静的方法、实施脱机方案等。声门下的分泌物进行持续的吸引可以显著地降低 VAP 早期发作的概率,半仰卧位可以降低 VAP 发生率。

(二)诊断

应用临床和微生物学的标准去确定肺炎的存在,有 2/3 的临床特征(发热>38 ℃,白细胞计数增多或减少,或者脓性分泌物)都是作为抗生素治疗的确切标准。治疗指南推荐使用定量培养的方法,可通过支气管肺泡灌洗物、气管内吸引物或防污染样本刷获取下呼吸道分泌物。

(三)治疗

住院时间超过 4 天者发生多重耐药性病原体感染的风险很大。及时并适当地进行经验性治疗极其重要。因为延迟治疗将增加死亡率,对 VAP 的患者及时进行经验性治疗是很有必要的。目前美国胸腔协会(ATS)对 VAP 患者的治疗要求获取下呼吸道分泌物(LRT)标本,并迅速给予广谱抗生素。抗生素的应用应该以微生物学数据为基础,在患者应用抗生素 2～3 天后,应该对患者重新进行评估。如果病原体培养呈现阳性,应该给予抗生素升级以预防细菌耐药。抗生素治疗初期要足量,如果没有分离出假单胞菌,抗生素治疗可缩短至 7～10 天,而不用持续应用 14～21 天。

与在肺泡表面活性物质生产或功能导向损害的 VILI 不同,气压伤指的是气胸、纵隔气肿的存在,并作为机械通气的并发症之一。虽然有显著的发病原因,但至少有一项研究表明 ALI 患者与正常人在气压伤的死亡率方面没有差异。

五、机械通气的撤除

撤除机械通气是重症监护最具挑战性的内容。有 20%～25% 机械通气患者初步尝试撤机失败,需要长期的努力。对于需要多管齐下的机械通气患者,有超过 40% 的时间花费在撤除呼吸机的过程中。这一比例在特定的疾病,如 COPD 会更高,他们将花费 60% 的时间用于尝试撤除呼吸机。

(一)确定呼吸衰竭的病因

机械通气安全撤离之前,要查明异常突发的呼吸衰竭,且要显示对治疗反应良好的迹象。确定呼吸衰竭的生理原因对于区分呼吸衰竭三大类原因是很有用的:①低氧性呼吸衰竭;②呼吸泵衰竭;③心理因素。

低氧性呼吸衰竭可能是低通气、受损的肺气体交换能力下降,或者混合静脉血的氧含量减少的结果。胸部 X 线检查、体格检查、肺泡-动脉血氧梯度变化对于区分肺内分流是很有用的,生理无效腔的增加和肺泡低通气亦可以是发生低氧性呼吸衰竭的原因。

呼吸泵衰竭被一些作者认为是撤除机械通气后所致呼吸衰竭最常见的原因。呼吸泵衰竭,可能会发生在呼吸需求超过呼吸机泵能力的任何时候。呼吸泵衰竭亦可能会出现在以下情况:通气负荷增加(即使是正常呼吸泵患者)而增加通气无效腔的时候;败血症和/或发热导致的代谢率增高的时候;碳水化合物的负载增加而导致 CO_2 产生增加的时候;或由于不适当地提高呼吸中枢反应的时候。另一方面,吸气驱动受损、膈神经功能障碍,或者严重的呼吸肌功能障碍(如隐匿性神经肌肉疾病、电解质紊乱)导致呼吸泵容量下降,难以维持正常的或仅轻度增加的通气负荷。

中枢性呼吸困难可见于中枢神经系统结构受损、镇静剂滥用、代谢性碱中毒。横膈功能障碍可见于寒冷导致的膈神经功能障碍或心胸手术直接损伤横膈。横膈受损还见于上腹部手术。

ICU 常遇见许多因素可导致呼吸肌功能障碍,包括营养不良、电解质紊乱(低磷酸盐血症、低钾血症、低钙血症、低镁血症)和甲状腺功能障碍。呼吸肌萎缩是呼吸机依赖的原因。

(二)患者需在何时准备停止机械通气

在机械通气停止前,应该有相关的准备措施。最重要的必备措施应是解决或者明显改进可能导致呼吸衰竭的因素。患者应在尽量少使用或者不需要血管升压素的情况下,能够保持血流动力学的稳定;应排除败血症或高热;应停止镇静剂和神经肌肉阻滞剂。患者应该保持清醒、警觉,分泌减少,并保持呼吸道通畅。在停止机械通气前应纠正严重的水、电解质和代谢紊乱,保证有足够的气体交换,需监测 PaO_2/F_iO_2(≤50%)、PEEP(≤5 cmH_2O),还需保证足够的呼吸肌强度[最大吸气压力(MIP)或负向吸气力≤-25 cmH_2O]。

(三)预测机械通气停止后的结局

尽管在停止机械通气前需评估有足够的肺气体交换,但是气体交换的变异使预测价值下降。尽管足够的动脉血氧浓度是停止机械通气所必需的,但很明显,这个指标对停止机械通气后结局的预测十分有限。

呼吸系统的强度和耐受性是停止机械通气后结局的最大决定因素。

通过观察快速浅表呼吸、不同步或矛盾胸腹运动、辅助呼吸肌运动,来预测不良的机械通气终止,引起了对停止机械通气呼吸模式的研究。

通过监测呼吸频率(f)和 V_T 来观察快速浅表呼吸指数 f/V_T。发现 f/V_T 为 105 次/(min·L),可最好地区分撤机成功与否。阳性预测值和阴性预测值分别为 0.78 和 0.95。对机械通气少于 2 周的患者,f/V_T<105 次/(min·L)可预测 80% 的患者可以成功终止机械通气。

有作者认为满足以下 5 项指标,PaO_2/F_iO_2>26.7 kPa(200 mmHg)、PEEP<5 cmH_2O、吸

气时足够的咳嗽、$f/V_T<105$ 次/(min·L)、不需要镇静剂或者血管升压素,可成功撤机。

(四)间歇呼吸实验

患者表现出呼吸衰竭的潜在因素得到改善,停止辅助呼吸的努力就可以尝试。阻断"T"形管的机械通气系统是终止辅助呼吸的最简单方法。传统的方法是,放置"T"管循环2小时。如果患者没有出现呼吸受阻的表现,比如鼻部问题、食管问题、腹部矛盾运动、氧浓度下降、低或者高血压,可以拔除通气管。如果出现了不耐受的表现,则机械通气恢复或者终止辅助呼吸的再次尝试需在24小时后。大约75%的患者在经历了"T"形管间歇呼吸试验后可以耐受辅助呼吸终止。难以停止辅助通气的患者,可在辅助控制模式下的间歇期进行。试验的耐受时间可以缓慢增加,一旦患者可以耐受2小时间歇呼吸试验,终止辅助通气就可完成,并拔除通气管。

(五)比较三种撤机方法

间歇指令通气(IMV),压力支持(PSV)和自主呼吸试验。用PSV方法21天后,更多的患者能够成功撤机。用PSV技术比用自主呼吸试验或IMV撤机时间显著短。耐受5 cmH_2O(也有8 cmH_2O)的压力支持2小时的患者被认为可以拔管,能够以5次/分呼吸的支持速率耐受2小时被认为可以拔管。

六、机械通气的长期维持

从在支气管中插入导管起,患者可能需要2周的插管时间。然而,患者显著不适、反复插管导致的支气管表面损伤,或反复插管导致的上呼吸道水肿或阻塞,使这些患者可能需要在早期进行气管切开术。任何未能在1周内改善或预计需要人工气道管理超过2周的患者可能会受益于气管切开术。

对于疾病不断发展的患者,如重症肌无力危象或吉兰-巴雷综合征,谨慎的做法是气管切开之前等待14天。这就给了患者应对免疫治疗或自行恢复的时间。2周后,约1/3的患者可能不再需要气管插管和机械通气。

(颜进项)

第七节 体液管理和酸碱失衡

一、体液管理

(一)NCCU中体液管理的特殊性

在综合ICU中,患者多因大量失血、大面积烧伤及严重炎症等原因导致休克,需要进行紧急大量的液体复苏以维持循环。而在NCCU中的体液管理略有不同,NCCU存在其特殊性,NCCU中收治的患者往往存在严重的神经血管单元(即血-脑屏障)的破坏,因此补液的要求是既要维持正常的脑灌注压,又要防止脑水肿的加重,影响患者的预后。

(二)体液平衡的估算

正常人每天生理需要量为2 000~2 500 mL,而NCCU中的患者因存在呕吐、高热、出汗、气管切开等情况,需要特别注意补液量。体温每增加1 ℃,每天每千克体重增加补液量约3~

5 mL;大汗淋漓浸透一身衬衣裤时需补液 1 000 mL;气管切开患者每天多补液 500～700 mL,因气管切开患者呼出的气体中含水较正常人多 2～3 倍。补液量的多少,除上述计算外,尚需密切观察患者的变化,根据病情随时调整。

(三)液体治疗的监测

对需要大量补液的患者可给予中心静脉导管和肺动脉导管监测。中心静脉导管可用来测量上腔静脉压力,它相当于到右心房的充盈压。同时中心静脉导管还可用来测量中心静脉血氧饱和度力($ScvO_2$),它可用于全身组织氧平衡的评估。肺动脉导管主要用于血流动力学不稳定的患者,用于测量心排血量和全身氧运输。

中心静脉压(CVP)监测,作为反映血容量的指标,在过去的 50 年被广泛用作 ICU 患者补液的指导工具,用来控制输液速度,防止短时间内大量输入低渗或高渗液。但最近的一项 meta 分析显示,并没有找到支持 CVP 监测能指导液体治疗的证据。

(四)液体治疗的种类和选择

1.溶液的分类

(1)晶体溶液:晶体液是由小分子物质组成的,能在细胞外间隙中自由扩散的电解质溶液。晶体液的主要成分是无机盐氯化钠(NaCl)。因为 75%～80%的细胞外液位于细胞外间隙中,因此静脉输注的 NaCl 遵循同样的分布,75%～80%的 NaCl 溶液将分布在细胞外间隙。这意味着,晶体溶液主要用于细胞外间隙的扩容,不能用于血管内快速扩容。

0.9% NaCl(生理盐水)为等渗溶液,与血浆相比,具有较高的 Na^+ 浓度(154 mmol/L vs.140 mmol/L)和 Cl^- 浓度(154 mmol/L vs.103 mmol/L),同时偏酸性。当以 30 mL/(kg·h)的速度连续输注生理盐水 2 小时,可导致血浆 pH 从 7.41 降至 7.28。因此当需大量输注生理盐水时,要密切监测电解质变化,以防发生高氯性酸中毒。

葡萄糖作为热量来源,补充应为 100～200 mg/(kg·h)。但是葡萄糖不应作为脑损伤患者补液的常规成分,因为葡萄糖溶液:①可以造成患者的高血糖,进一步导致免疫抑制、增加感染风险、加重缺血性脑损伤、增加死亡率;②进入体内,会逐渐代谢,而导致血浆中的钠离子浓度低于脑中,水分子通过破坏的血-脑屏障进入脑中,加重脑水肿。所需葡萄糖可经肠内或肠外营养提供。

乳酸格林液含有 K^+ 和 Ca^{2+},其离子浓度与血浆中的几乎一致,而为了维持电中性,乳酸格林液中 Na^+ 的浓度相比血浆有所减少。同样的原理,因为乳酸格林液含有乳酸盐(28 mmol/L),因此 Cl^- 的浓度与生理盐水相比相应减少(109 mmol/L vs.154mmol/L),与血浆基本保持一致(103 mmol/L)。因此当大量输入乳酸格林液后不会有发生高氯性酸中毒的风险。

但是乳酸格林液也有其缺点:①因其含有 Ca^{2+} 可以与某些药物结合降低药效,因此像氨基己酸、两性霉素、氨苄西林和硫喷妥钠这类药物不能用乳酸格林液作为溶剂。②乳酸格林液中的 Ca^{2+} 同样可以结合血液制品中的柠檬酸盐抗凝剂,可以导致这些抗凝剂的失活,进而导致血液制品的凝集。因此不能用乳酸格林液来稀释红细胞制品。

(2)胶体溶液:胶体溶液最常用于补充血管内容量。与晶体溶液不同,胶体成分不能自由通过完整的毛细血管壁,因此也就不能迅速地再分布到整个细胞外间隙。胶体溶液通常仅需晶体液容量的 1/6～1/2 就可以达到相同的血管内扩容效果。

白蛋白是一种由肝合成的天然血源性胶体(每天约产生 10 g),也是血浆中含量最多的蛋白(血浆中含有 120 g,细胞外间隙含有 160 g)。输注白蛋白有助于维持血浆胶体渗透压,与晶体液相比,能够更有效地增加血管内容量。5%(50 g/L)和25%(250 g/dL)的白蛋白溶液均以等渗盐水制备。5%白蛋白溶液的胶体渗透压与血浆相似。输注5%白蛋白溶液的几个小时后扩容效果只剩余70%,而12小时后扩容效果完全消失。25%白蛋白的胶体渗透压较高,扩容效果可达输注液量的3~4倍。但因为其仅仅是导致体内液体的转移,并不能补充大量丢失的血管内容量,因此25%白蛋白不能用于治疗急性失血和脱水,仅能用于治疗严重低蛋白血症导致的细胞外间隙水肿。

羟乙基淀粉是一种大分子量合成胶体(又称支链葡萄糖聚合物)。根据分子量的大小,将羟乙基淀粉分为3种:高分子量(450 000 Da),中分子量(200 000 Da),低分子量(70 000 Da)。美国主要使用的是高分子量羟乙基淀粉,而其他国家用的中分子量羟乙基淀粉。虽然高分子量羟乙基淀粉的胶体渗透压较高,但不良反应的风险也相应增高。6%羟乙基淀粉的血管内扩容效果与5%白蛋白溶液相同,输注后提高血浆胶体渗透压的作用可持续2天。当24小时内输注1 500 mL羟乙基淀粉可以出现凝血功能异常。为降低凝血障碍的风险,建议最大量不超过20 mL/(kg·h)。

2.液体治疗的选择

(1)多发伤导致的失血性休克的治疗一般要遵循尽早使液体达到设定液体量的原则。在复苏治疗的液体选择上,一般主张早期应用晶体液大量补液,不主张直接应用血管收缩剂,早期应用血管收缩剂被证实可以明显增加死亡率。

(2)在澳大利亚和新西兰联合发起的一项多中心、双盲、随机对照临床试验中(SAFE),他们发现给予4%血清白蛋白的颅脑损伤患者的2年死亡率相比给予生理盐水组明显升高。虽然有专家质疑这项试验设计的合理性,但是仍然有专家用胶体液的潜在脏器毒性及其低摩尔渗透压浓度导致脑水肿加重等理由为该结果辩护。因此该结果还有待临床试验的进一步验证。

(3)虽然血清白蛋白是否能增加死亡率还不能十分确定,但鉴于胶体液价格相对昂贵,我们建议血容量补充≤50 mL/kg的患者选取价格相对更便宜、更容易获得和不良反应更小的等渗晶体液。对于血容量补充超过60 mL/kg的需大量补液的患者,在补充晶体液的同时可增加高渗胶体液,但要密切监测患者的肝肾功能、凝血功能及颅内压的变化。

3.NCCU中应用的特殊药物

(1)甘露醇能够迅速提高血浆渗透压从而达到降低颅内压的目的,甘露醇在0.25~1 g/kg的剂量时即有明显的降颅压效果,根据病情调整,频率为1次/4~6小时,维持血浆渗透压在300~320 mOsm/L,甘露醇的利尿作用,会造成高钠血症和血浆渗透压改变,因此应该进行有效血浆渗透压监测,在肾功能障碍、心力衰竭、肺水肿时根据检验和检查结果慎用或停用。

(2)高渗盐水可以减少液体总入量,促进术中液体循环和降低颅压,其降颅压起效较甘露醇更快、效果更持久,且在甘露醇降颅压无效后应用高渗盐水仍可能有效。临床使用高渗盐水降颅压应该对血钠水平和尿量进行监测,维持血Na^+在145~155 mmol/L,血浆渗透压在300~320 mOsm/L,保持血K^+在正常范围。

(3)糖皮质激素治疗时应该监测血糖。不推荐应用激素治疗脑梗死患者的脑水肿。不推荐大剂量激素治疗脑外伤。可以使用激素治疗颅内肿瘤如脑膜瘤、胶质瘤及转移癌等所致瘤周水肿。地塞米松是首选药物。为减少不良反应或与其他药物的相互反应,应尽可能短时间使用最少剂量的激素。

(五)不同疾病的液体治疗原则

研究证实,足量补液和限制液体入量的两组重型颅脑损伤患者,其发生难治性颅内压增高的比例差异无统计学意义,但是过量补液可能导致患者肺水肿,因此补液原则为个体化的充分补液而非限制补液,不规范的补液会增加患者的病死率。蛛网膜下腔出血患者,尽量维持等容状态[CVP 0.7~1.1 kPa(5~8 mmHg)],明确有脑血管痉挛时,则需要保持高血容量[CVP≥1.1 kPa(8 mmHg)]。

二、酸碱失衡

酸碱失衡是NICU中很常见的一种并发症,pH正常范围为7.35~7.45,pH<7.35则为酸中毒,pH>7.45则为碱中毒。

pH取决于CO_2分压($PaCO_2$)和HCO_3^-浓度,其中HCO_3^-反映代谢性因素,其原发性减少导致代谢性酸中毒,增加导致代谢性碱中毒;$PaCO_2$反映呼吸性因素,其原发性增加导致呼吸性酸中毒,减少导致呼吸性碱中毒。

当任何一种酸碱失衡发生后,机体都会通过代偿机制改善此种失衡,尽量使体液的pH恢复到正常范围,但实际上很难达到完全代偿。

(一)代谢性酸中毒

1.分类

根据阴离子间隙(anion gap,AG)的变化分为两类。

(1)AG增高型酸中毒:是指除了含氯以外的任何固定酸的血浆浓度增大时的代谢性酸中毒。其固定酸的H^+被HCO_3^-缓冲,其酸根增高,这些酸根均属未被测定的阴离子,AG值增高,而Cl^-值正常,故又称正常血氯性代谢性酸中毒。根据病因又可分为以下4类。①乳酸性酸中毒:癫痫发作、抽搐、剧烈运动、严重哮喘等导致组织高代谢状态;或休克、心脏骤停、急性肺水肿、一氧化碳中毒、贫血、严重低氧血症等导致的组织缺血缺氧状态。②酮症酸中毒:糖尿病酮症酸中毒;慢性乙醇饮用者,当停止进食后,伴有呕吐、脱水等诱因时,可刺激内源性胰岛素分泌,并刺激游离脂肪酸(FFA)释放增多及生酮作用增强,从而发生酒精性酮症酸中毒;饥饿状态下,脂肪氧化分解加速,也可发生酮症酸中毒。③过量应用水杨酸,以及甲醇、乙二醇中毒。④尿毒症性酸中毒:慢性肾病患者当GFR降至15~20 mL/min以下时PO_4^{3-}、SO_4^{2-}及其他有机阴离子不能经肾小球滤过且重吸收增加,高氯性代谢性酸中毒可转变为高AG性代谢性酸中毒。

(2)AG正常型酸中毒:HCO_3^-浓度降低,同时伴有Cl^-浓度代偿性增高,则表现为AG正常型酸中毒,又称高血氯性代谢性酸中毒。根据病因可分为以下4类。①碱性物质丢失过多:大量腹泻或肠梗阻、肠道造瘘、胆道引流等。②输尿管乙状结肠吻合术后:大量含Cl^-的尿液进入乙状结肠,Cl^-被大量重吸收,HCO_3^-大量排出。③过量应用氯化铵,以及许多肠外营养液中含有精氨酸、赖氨酸等经代谢产生HCl。④肾性:各种原因导致的肾小管泌H^+障碍或HCO_3^-重吸收障碍,从而导致肾小管性酸中毒;慢性肾病患者当GFR达20~50 mL/min时,表现为高氯性酸中毒。

2.临床表现

(1)轻度代谢性酸中毒可无明显症状。

(2)重度患者:①最明显的表现为呼吸加深加快,频率可高达40~50次/分,呼出气带有酮味。②对神经系统的影响,动脉内的H^+对脑血管并不能产生作用,因为它们不能快速弥散通过完整的血-脑屏障,但血液中 CO_2 分压会出现代偿性的升高或降低。CO_2 是最强的血管扩张剂,能快速弥散透过血-脑屏障,然后进入脑血管周围组织间隙及血管平滑肌细胞,使环境中的 H^+ 浓度下降,脑血管扩张,脑血流量增加。代谢性酸中毒时,CO_2 分压代偿性降低,以致脑血管收缩,脑血流量下降,患者出现疲乏、眩晕、嗜睡、反应迟钝或烦躁,腱反射减弱、意识障碍甚至昏迷等神经系统表现。③心肌收缩力下降,周围血管对儿茶酚胺敏感性减低,从而出现血压下降、休克及心率增快、心律不齐等心血管系统症状。

3.诊断

酸碱失衡诊断需要经过以下几步。

(1)明确是酸中毒还是碱中毒,pH<7.35 则为酸中毒,pH>7.45 则为碱中毒。有些情况下虽然 pH 正常,但 HCO_3^-、CO_2 分压、碱剩余、酸剩余等发生改变,提示存在混合型酸碱失衡。

(2)主要紊乱是呼吸性还是代谢性。酸中毒时:伴 $PaCO_2$>6.0 kPa(45 mmHg)提示呼吸性酸中毒;伴 HCO_3^-<22 mmol/L 提示代谢酸中毒。碱中毒时:伴 $PaCO_2$<4.7 kPa(35 mmHg)提示呼吸性碱中毒;伴 HCO_3^->26 mmol/L 提示代谢性碱中毒。

(3)根据代偿情况可判断为单一型还是多重型酸碱失衡:代谢性酸碱失衡主要靠呼吸系统代偿;呼吸性酸碱失衡的代偿分为两部分:血液缓冲系统的急性代偿和肾脏的慢性代偿。

(4)计算阴离子间隙:如 AG^->16 mmol/L 可诊断代谢性酸中毒。

4.治疗

(1)病因治疗:其应放在代谢性酸中毒治疗的首位,因为机体通过肺和肾的代偿,只要能消除病因,再经过补液,轻度代谢性酸中毒(HCO_3^- 为 16~18 mmol/L,pH 7.20~7.35)常可自行纠正,对这类患者过早应用碱性药物反而可能造成代谢性碱中毒。

(2)碱性药物的应用:对重度酸中毒(HCO_3^-<10 mmol/L,pH<7.05)患者,应尽快应用碱剂治疗,最常用的是 5%$NaHCO_3$ 溶液。可以用下式估算用量:

HCO_3^- 需要量(mmol/L)=[HCO_3^- 正常值(mmol/L)−HCO_3^- 实测值(mmol/L)]×体重(kg)×0.4

1 mL 5%$NaHCO_3$ 中含有 Na^+ 和 HCO_3^- 各 0.6 mmol/L。将计算值的半量在 2~4 小时之内输入。或者:每负 1 个 BE,补 0.3 mmol/kg HCO_3^-。

但这些公式临床上很少应用。一般是根据酸中毒严重程度,首次补给 5%$NaHCO_3$ 100~250 mL,用完 2~4 小时后根据血气分析结果再决定是否继续输注。

边治疗边观察,逐步纠正酸中毒,是治疗的关键。

应用 5%$NaHCO_3$ 应注意:①其为高渗性,过量过快输注可致高钠血症,且可致心脏容量负荷过重;②过快纠正酸中毒还能引起大量 K^+ 转移至细胞内,引起低钾血症;③酸中毒时游离钙增多,酸中毒纠正后,游离钙明显减少,出现手足搐搦;④过快纠正酸中毒,可使血红蛋白氧合解离曲线左移,加重缺氧。

(二)代谢性碱中毒

1.病因

(1)H^+ 丢失过多:①经胃丢失,常见于剧烈呕吐或过度胃肠减压。②经肾丢失包括醛固酮增多症;排钾利尿剂,如呋塞米、甘露醇等。

(2)HCO_3^- 补充过多,如消化道溃疡服用 $NaHCO_3$ 过量、纠正代谢性酸中毒补碱过量、大量输入含有枸橼酸盐抗凝剂的库存血等,但是否发生代谢性碱中毒还与肾功能相关,因为肾脏具有

较强的 HCO_3^- 排泄能力,肾功能正常患者不易出现。

(3)脱水:机体仅丢失 H_2O 和 NaCl,HCO_3^- 浓度升高,造成浓缩性碱中毒。

(4)低钾血症。

(5)慢性呼吸性酸中毒时,机械通气使用不当,致使 CO_2 分压迅速回降,而上机前血浆中代偿性升高的 HCO_3^- 浓度不能相应排出,发生代谢性碱中毒。

2.临床表现

(1)轻度代谢性碱中毒(pH<7.50)通常无症状或缺乏特有的症状和体征。

(2)严重代谢性碱中毒可表现为:①中枢神经系统,代谢性碱中毒时,CO_2 分压代偿性升高,脑血流增加,患者出现烦躁不安、精神错乱、谵妄等兴奋症状。②血红蛋白氧离曲线左移,血红蛋白不易将结合的 O_2 释放,造成组织缺氧。③心血管系统,代谢性碱中毒常伴低钾血症,有时还会出现低镁血症,以致心律失常、传导阻滞甚至心搏暂停。④呼吸系统,呼吸中枢受抑制。⑤血浆游离钙降低,可出现易激动、手足搐搦、惊厥、腱反射亢进等表现。

3.治疗

(1)盐水反应型碱中毒:见于严重呕吐等大量胃液丢失或使用利尿剂,伴有有效循环血容量下降,肾灌注不足,HCO_3^- 排泄能力下降,而 K^+、Cl^- 排泄增多。

轻度患者通过等张或半张(生理盐水:葡萄糖=1:1)盐水治疗,在补充血容量的同时,还能补充 K^+、Cl^-,即可纠正碱中毒;

严重患者可予酸剂治疗,临床上常用的稀盐酸(0.1~0.2 mol/L)、盐酸精氨酸、盐酸赖氨酸等,肝功能正常可口服氯化铵;根据严重程度,稀盐酸的输注速度为 20~50 mmol/h,需注意必须经中心静脉输注,每小时监测动脉血气。

对游离钙减少者可补充 $CaCl_2$。

(2)盐水抵抗型碱中毒:见于醛固酮增多症、Cushing 综合征、严重的低钾血症。

主要针对病因治疗,单纯补充盐水无效。醛固酮增多症和 Cushing 综合征可应用保钾利尿剂(如螺内酯、氨苯蝶啶等);严重低钾血症者需补钾才能纠正。

(三)呼吸性酸中毒

1.病因

多见于肺通气功能障碍以致 CO_2 排出受阻。

(1)呼吸中枢抑制:颅脑损伤、脑血管意外、呼吸中枢抑制剂(吗啡、巴比妥类)及麻醉剂过量、酒精中毒等。

(2)呼吸肌麻痹:急性脊髓灰质炎、脊神经根炎、有机磷中毒、重症肌无力、家族性周期性麻痹及重度低钾血症等。

(3)呼吸道阻塞:喉头痉挛和水肿、溺水、异物阻塞气道等以致急性呼吸性酸中毒,COPD、支气管哮喘等以致慢性呼吸性酸中毒。

(4)胸廓病变:胸部创伤、严重气胸、胸腔积液、胸廓畸形等。

(5)肺部疾病:ARDS、急性肺水肿、重度肺气肿、肺部广泛性炎症或纤维化等。

(6)呼吸机使用不当,通气量过小。

2.临床表现

(1)急性呼吸性酸中毒:①呼吸系统,如呼吸急促、呼吸困难。②心血管系统,如心肌收缩力下降、周围血管扩张、血压下降、心律失常。③神经系统,如高碳酸血症增加脑血流量,颅内压增高,起初表现为头痛、视野模糊、烦躁不安等,进一步发展可出现震颤、意识模糊、谵妄,甚至昏迷,称为"CO_2麻醉"。④高钾血症

(2)慢性呼吸性酸中毒:症状不如急性者严重,多由慢性肺病引起,以呼吸系统的表现为主,如咳嗽、气促、呼吸困难、缺氧等。

3.治疗

(1)去除病因,如:①呼吸停止或气道阻塞,尽快气管插管,保持气道通畅。②吗啡导致呼吸中枢抑制,静脉注射纳洛酮。③慢阻肺者,积极控制感染、加强排痰等。

(2)碱性药物:呼吸性酸中毒患者,当出现 pH 过低、高钾血症伴有心室颤动等严重并发症时,可静脉滴注一定量的碱性药物,但必须在保证通气功能改善,CO_2能及时排出的前提下方可使用,否则 CO_2 分压会进一步升高,病情加重。

(四)呼吸性碱中毒

1.病因

(1)低氧血症:缺氧刺激呼吸中枢,呼吸代偿性加深加快,以致CO_2排出过度。

(2)肺疾病:如 ARDS、肺炎、肺梗死、间质性肺疾病等,其发生机制与低氧血症相关,但给氧后并不能完全纠正过度通气,经研究证明:牵张感受器和肺毛细血管旁感受器在其中发挥了重要作用。

(3)呼吸中枢受到直接刺激:①中枢神经系统疾病如脑血管病、脑外伤、脑肿瘤等;②水杨酸、氨等药物;③高热、疼痛、创伤、甲状腺功能亢进;④革兰阴性杆菌败血症;⑤癔症发作。

(4)呼吸机使用不当,通气量过大。

2.临床表现

(1)呼吸急促。

(2)低钾血症。

(3)低钙血症、手足搐搦、肌震颤等。

(4)血红蛋白氧离曲线左移,组织缺氧。

(5)神经系统:CO_2分压下降,脑血管收缩,脑血流量下降,患者出现眩晕、手足、口周麻木和针刺感,严重者出现意识障碍。

3.治疗

(1)去除病因。

(2)纸袋罩住口鼻、面罩吸氧。

(3)精神性通气过度者可用镇静剂。

(4)如系呼吸机使用不当,适当调低呼吸频率及潮气量。

(5)危重患者或中枢神经系统疾病,可阻断其自主呼吸,机械通气。

(6)吸入含 5% CO_2的气体,但实用价值不大。

(颜进项)

第八节 神经外科重症患者的影像学监测

影像学检查能够直观地显示大脑结构,并通过对脑血流、代谢产物等检测反映大脑功能,因

此影像学监测在神经重症患者的病情评估、治疗方案选择及预后评价等方面起到至关重要的作用。影像学监测主要考虑四方面问题：①影像学检查的指征；②检查手段的选择；③检查结果的解读；④根据检查结果如何指导治疗、评估预后。

多种神经重症疾病，如创伤性颅脑损伤（TBI）、脑内血肿（ICH）、缺血性脑卒中、蛛网膜下腔出血（SAH）等，都面临共同的治疗难点，即如何监测和治疗在原发性损伤基础上迅速进展恶化的继发性损伤。在病情进展过程中，脑水肿、脑缺血及代谢异常导致继发性脑损伤，造成病情恶化。继发性损伤发生在原发性损伤后的数天至数周，显著影响患者的预后。因此，神经重症监护的关键在于早期发现或预测并通过适当的治疗缓解继发性损伤。由于继发性损伤的类型及病程具有显著的个体差异，因此通过系列影像学监测，动态及时、个体化评估大脑结构及功能的改变，具有极其重要的作用。

一、创伤性颅脑损伤

（一）CT

CT平扫是中、重型颅脑损伤最常用的影像学检查方法，用以迅速筛选具备手术指征的患者；同时也是动态影像监测的最佳手段，可以迅速评估需手术干预的损伤灶和脑水肿。阅片时应重点关注损伤灶部位和体积及中线移位、脑室脑池受压等占位效应征象。值得注意的是，因TBI患者常伴发颈椎损伤，对于伴有相关临床表现或意识不清的患者及损伤类型可能累及颈椎的患者，建议完善颈椎影像学检查。CT检查的局限主要在于其显示小的、非出血性病灶不敏感，特别是位于前额底、颞极等邻近骨质部位的病灶。同样，弥漫性轴索损伤（DAI）由于多导致颅内弥漫性小病灶，因此在CT上常无法显示。

1.首次检查指征

早期CT检查目的是为了迅速明确病灶的部位和性质，筛选需要手术治疗的病例。各地关于CT检查的标准略有差异，下文所列为英国NICE及SIGN指南中所列举TBI患者CT检查指征。

（1）所有具有以下表现的TBI患者建议入院后行急诊头颅CT检查：①GCS<13分；②怀疑开放性颅脑损伤；③有或怀疑颅底骨折（脑脊液漏、Battle征等）；④伤后呕吐两次及以上；⑤局灶性神经功能损害；⑥伤后意识障碍或神经功能缺失进行性加重。

（2）出现以下症状者建议伤后4小时内完成检查：①骨折患者都应进行检查；②GCS=15分、无骨折，但出现以下症状：①持续、严重的头痛；②频繁恶心、呕吐；③易激惹或行为改变；④癫痫。

（3）出现以下症状者建议伤后8小时内完成检查：①逆行性遗忘超过30分钟；②损伤因素较为严重。

2.复查指征

由于继发性损伤可持续数周，且早期头颅CT有低估损伤范围和程度的可能，因此随后必须进行动态CT复查，及时发现迟发性血肿、脑梗死及脑水肿；尤其在损伤72小时内，出现临床或神经功能症状加重时。CT复查的指征更为复杂，可简单概括为以下几点。

（1）临床症状、体征进一步加重或持续不能好转，或颅内压监测示数明显升高时。

（2）部分治疗措施可能对颅内压产生显著影响时，如拔除脑室外引流。

（3）继发性损伤高峰期。

(4)双额极脑挫裂伤、颞叶外伤性血肿(含急性硬膜外血肿)及后颅窝的脑挫裂伤,往往在72小时内变化较快,应该常规在72小时内行一次或多次CT复查。

以上情况应结合患者具体病情选择复查时机和检查方法。

3.关键结果解读

(1)损伤灶体积计算:脑内血肿或损伤灶体积计算简易公式为$V=ABC/2$,其中A、B、C分别代表损伤灶的长、宽、高径。具体步骤如下:①找到CT图片中损伤灶最大的层面(层面1);②测量其最长径,即为A;③垂直于A测量其最大宽径,即为B;④以10 mm为一层,计数损伤灶累及层数;⑤将每一层与层面1比较;⑥若该层面损伤灶面积大于层面1面积的75%,则记为1层;⑦若该层面损伤灶面积介于层面1面积的25%~75%之间,则记为0.5层;⑧若该层面损伤灶面积小于层面1面积的25%,则记为0;⑨将上述各层数值累计即为C。

(2)脑肿胀:脑肿胀是提示患者预后不良的重要因素,但在CT平扫中常被忽略。脑肿胀目前机制尚不清楚,脑充血和脑水肿都可能参与其中。脑充血导致的脑肿胀在CT上表现为脑沟消失、基底池受压和脑室变窄,灰白质密度及边界可保持清晰。血管源型脑水肿导致的脑肿胀表现为局部低密度,细胞毒性脑水肿导致的脑肿胀则表现为灰白质边界不清。

(3)中线移位、基底池受压、外伤性蛛网膜下腔出血(尤其是基底池处)与患者预后相关,需重点关注。

4.临床意义

根据CT检查结果,结合患者临床表现等综合决定进一步治疗措施。

由于CT的广泛应用,故基于CT的预后评估也得到了大量研究。但需要指出的是,CT在预测患者死亡率,特别是功能预后方面还有很大局限。目前常用的死亡率评估法有Marshall分类和Rotterdam CT评分。

(二)磁共振

磁共振(MRI)在颅脑损伤急性期应用主要受以下因素限制:检查时间较长,图像容易受患者活动影响,常规MRI对蛛网膜下腔出血相对不敏感,多种医疗设备都与MRI不兼容等。但MRI显示亚急性期和慢性期脑损伤较CT更为敏感,如对脑缺血和轴索损伤的显示更加清晰。

(1)MRI较CT平扫能发现更多的皮质下损伤灶。

(2)更清晰地显示弥漫性轴索损伤(DAI)。轴索损伤的部位和数量与患者预后密切相关,如胼胝体及脑干轴索损伤提示预后不良。DAI在重型颅脑损伤患者中具有较高的发病率,当有脑室内出血,或半球中心部位、胼胝体、脑干及邻近三脑室部位有出血灶时,需高度怀疑DAI的存在。但CT对DAI敏感性较低,而MRI在显示DAI时具有显著优势。

(3)即使常规MRI序列不能显示的某些病灶,通过特殊的检查序列也能够更清晰地显示,并能够提供包括代谢改变等更多信息。T_2梯度回波序列及磁敏感成像能更清晰的显示亚急性、慢性或微小出血点;磁共振弥散加权成像(DWI)可以早期发现外伤后继发性脑梗死;FLAIR成像较MRI平扫能更清晰的显示蛛网膜下腔出血;磁共振波谱分析(MRS)能显示脑组织代谢情况,对预后判断具有一定价值。

(4)MRI较CT在预后判断方面具有更高价值。

值得注意的是,遇到急性期外伤患者躁动不安、小儿外伤患者难以配合、生命体征不平稳难以耐受长时间的检查及涉及耳鼻口腔外伤的患者容易因出血窒息,这些患者行头颅MRI检查具有较高风险,需要权衡利弊决定检查时机或者推迟检查。对肾功能障碍患者使用含钆造影剂可能出现极其罕见但严重的并发症——肾源性系统性纤维化(NSF)。其临床表现包括皮肤产生鳞屑、硬化和紧缩,皮肤出现红色或黑色斑块,四肢出现僵硬。此外,还会导致内脏的纤维化,最终引起死亡。当前还没有针对NSF的有效治疗方法。因此,对肾功能不全患者(如肾脏原发疾病、损伤造成急性肾功能不全、高龄且伴有高血压或糖尿病患者继发慢性肾功能不全者),行MRI增强检查时需考虑相关因素,权衡利弊。

(三)脑血管造影

脑血管造影主要包括CT血管造影(CTA)、数字减影血管造影(DSA)及磁共振血管造影(MRA),用于诊断创伤性的血管损伤,如假性动脉瘤、动脉夹层及颈内动脉海绵窦瘘等。创伤性的血管损伤常见于贯通伤、颅底骨折及颈部损伤,部分钝挫伤或闭合性颅脑损伤患者也可能发生血管损伤。CTA、MRA作为无创性检查,应用范围日益广泛。DSA对多数血管疾病仍是诊断金标准;此外,在进行DSA检查时,部分病例亦可同期进行治疗。

(四)正电子发射断层扫描

正电子发射断层扫描(PET)能检测颅脑损伤后脑组织糖代谢改变,对预后评估具有一定价值,但目前临床应用尚不普及。

二、脑内血肿

CT是ICH影像学检查最常用的手段,主要用来评估血肿的部位、大小、水肿程度、中线移位程度、是否存在脑积水及通过"斑点征"预测血肿增大的可能性。"斑点征"是指在CT轴位图像上,在脑出血实质内出现1~2 mm的增强病灶,呈单一或多发性的斑点样或线样增强的密度影。此外,随着微创神经外科的发展,薄层CT扫描还用于ICH立体定向手术的术前定位。

根据CT结果及临床表现制定的ICH量表是目前临床常用的ICH预后评估方法,具有一定临床参考价值。

由于ICH有迟发增大的风险,对患者治疗方案的选择产生明显影响,所以通过影像学检测预测血肿增大的可能性具有重要的临床意义。

三、缺血性脑卒中

缺血性脑卒中的影像学检查主要有以下5个目的。

(一)排除出血性脑卒中及其他疾病

CT和MRI是常用的筛查手段,其中CT在排除出血性疾病方面更有优势,而MRI在排除肿瘤等其他非出血性疾病更为敏感。

(二)明确缺血性脑卒中的诊断和部位

DWI是缺血性脑卒中超早期明确诊断最敏感的影像学检查方法,且基线DWI结果对梗死体积和预后有较好的预测意义。MRI较CT能更加直观地显示梗死核心区,并能评估脑组织的活力。

(三)明确斑块或血栓的部位

CTA和MRA是常用的检查方法,其中CTA具有更高的敏感度,而脑血管MRA无须使用造影剂,是临床优先选择的方法。CTA、MRA还可以评估侧支代偿的情况。综合考虑梗死部位及缺血半暗带的体积,可以评估患者是否能从血管再通治疗中获益。

(四)鉴别梗死核心区和缺血半暗带

DWI 和磁共振灌注加权成像(PWI)是常用的检查方法。在脑梗死超急性期,DWI 检测出的异常区域为梗死核心区,PWI 检出大于梗死核心区面积的区域即为缺血半暗带。缺血半暗带为临床治疗的靶点。

(五)预测出血风险

溶栓治疗增加了颅内出血风险。影像学检查的一个重要目的是评估患者溶栓后颅内出血的风险。早期 CT 显示低密度超过 1/3 大脑中动脉供血区的患者应视为溶栓禁忌。

四、蛛网膜下腔出血

SAH 患者在急性期及随后的 2~3 周都需要持续动态的影像学监测。CT 平扫和 DSA 是 SAH 最重要的检查手段。近年来,随着影像技术的发展,CTA 在明确动脉瘤的诊断及治疗方案的选择上起到更加重要的作用。CTA 和 CT 灌注成像(CTP)也可以用来评估血管痉挛情况。MRI 主要用于发现 SAH 急性期及亚急性期脑内小的缺血灶。

五、注意事项

(1)检查时机及治疗方案的选择须结合影像结果与患者的临床表现综合考虑,因人而异。
(2)影像检查是静态的,反映的是某一时间点的病情,并非连续监测。
(3)由于影像检查多不能在病床边进行,对于重症患者需考虑转运风险。
(4)重症患者多伴有其他部位损伤或并发症,必要时可通过影像学检查一并评估。
(5)影像学检查所带来的可能的辐射暴露风险也是选择检查方法的重要参考因素。由于儿童患者面临更高的辐射暴露风险,所以其相对有效辐射剂量更加严格。

(颜进项)

第九节 神经外科重症患者的营养支持

神经外科重症患者的营养状况与临床预后密切相关,营养不足可使并发症增加、呼吸机撤机困难、病情恶化、ICU 住院时间延长及死亡率增加等。颅脑损伤患者如果没有充足的营养支持,每周体内的氮丢失可达 15%。加强营养支持可以改善患者预后已成共识。营养支持的观念已经由传统意义上的能量补充向营养治疗转化。合理的营养支持不仅能提供机体必需的能量,还可以起到减轻应激反应、防止氧化性细胞损伤和调节免疫系统的作用。神经外科重症患者营养支持应注意以下几项主要原则。

一、营养评估

传统的评估指标(体重等人体测量学指标、白蛋白、前白蛋白)不能有效全面的评估神经外科重症患者营养状况。应结合临床进行全面评估,包括体重减轻、疾病严重程度、既往营养摄入、并发疾病、胃肠功能等,临床常用的营养风险筛查与评估可选营养风险筛查表 2002 版等工具,根据营养风险程度决定营养支持策略。

二、营养支持途径

肠内营养与肠外营养是可选择的营养支持途径。经胃肠道的营养补充符合生理需求,是优选的途径。应尽早对患者进行吞咽功能检查,洼田饮水试验简单易行。但是,对需要长时间肠内营养的患者(>4周),营养途径推荐使用经皮内镜下胃造瘘,长时间经胃管肠内营养的患者需要定时更换胃管。早期进行肠内营养支持治疗可以减轻疾病严重程度、减少并发症的发生、缩短ICU住院时间,改善患者预后。耐受肠内营养的患者应首选肠内营养。

颅脑外伤合并严重胃肠应激性溃疡及不耐受肠内营养患者选择肠外营养。如果肠内营养支持不能达到能量需求目标,可采用肠内营养与肠外营养结合的方式联合提供营养。脑卒中、动脉瘤患者清醒后的24小时内,在没有对其吞咽功能进行评估的情况下,不能让患者进食,包括口服药物。颅脑损伤患者应该在伤后1周内达到营养支持目标。在患者病情有任何变化的时候,需要重新进行吞咽功能评估。对于伴有吞咽功能受损的患者,推荐接受吞咽困难康复训练等相关治疗。

三、开始营养支持的时间

建议早期开始营养支持。应在发病后24~48小时内开始肠内营养,争取在48~72小时后到达能量需求目标。重型脑外伤患者72小时内给予足够的营养支持可以改善预后。对那些不能靠饮食满足营养需求的脑卒中患者,需要考虑在入院后7天内进行肠内营养支持。开始肠外营养支持时要考虑患者既往营养状况及胃肠功能。如果入院时存在营养不良,患者不能进行肠内营养,应及早开始肠外营养。此外,如果在5~7天肠内营养支持还不能达标,应联合肠外营养支持。

四、能量供给目标

重症神经外科疾病患者急性应激期代谢变化剧烈,能量供给或基本底物比例不适当可能加重代谢紊乱和脏器功能障碍,导致不良结局。重症患者应激期应降低能量供应,减轻代谢负担,同时选择合适的热氮比与糖脂比,并根据病情及并发症情况进行调整,通常重症应激期患者可采用20~25 kcal/(kg·d)作为能量供应目标,肠内营养蛋白质提供能量比例16%,脂肪提供20%~35%,其余是碳水化合物,热氮比在130:1左右。肠外营养糖脂比5:5,热氮比100:1;肠外营养时碳水化合物最低需求为2 g/(kg·d),以维持血糖在合适的水平,静脉脂肪混乳剂1.5 g/(kg·d),混合氨基酸1.3~1.5 g/(kg·d)。

五、营养配方选择

肠内营养支持时应根据患者胃肠功能(胃肠功能正常、消化吸收障碍及胃肠动力紊乱等)、并发疾病(如糖尿病、高脂血症、低蛋白血症等)选择营养配方。可选用整蛋白均衡配方、短肽型或氨基酸型配方、糖尿病适用型配方及高蛋白配方等。某些患者可选择特殊配方制剂(如补充精氨酸、谷氨酰胺、核酸、ω-3脂肪酸和抗氧化剂等成分的免疫调节营养配方)。但是,目前证据不支持免疫调节营养配方可以改善外伤性脑损伤的预后;促动力药对于改善喂养耐受性来说没有作用。肠外营养制剂应兼顾营养整体、必需、均衡及个体化的原则,制剂成分通常包括大分子营养素(碳水化合物、脂质及氨基酸)、电解质、小分子营养素(微量元素、维生素)及其他添加成分(如谷氨酰胺、胰岛素等)。

六、营养支持速度

肠内和肠外营养,要求24小时匀速输入,最好采用营养泵控制速度。开始一般输注速度为20~50 mL/h,能耐受则增加速度,以每8~12小时递增25 mL/h速度增加用量。需结合血糖、血脂、渗透压、心力衰竭、肺水肿等监测结果调整速度。另外胃内供给营养也可采取间断喂养的方式,每次100~480 mL,每天次数3~8次不等,以重力滴注30分钟以上为佳,大多数不适与速度过快有关。

七、营养支持的监测及调整

为达到营养支持的目的,提高营养支持效率,避免并发症及不良反应,在营养支持治疗的同时应加强监测,如营养供给速度、营养支持是否满足患者需求、患者是否出现不良反应(如呕吐、腹泻、感染)等,决定是否需要调整营养支持方案。

营养支持的过程中需做如下监测:①24小时观察患者的反应;②血糖一定要<11.1 mmol/L,最佳5.6~8.3 mmol/L;③液体平衡情况;④心力衰竭、肺水肿症状体征;⑤其他实验室检查包括:肝肾功能、血尿渗透压、尿糖、血气分析、电解质、微量元素、血脂等。感染、栓塞、代谢紊乱是监测的重点。

(杨爱民)

第十节　神经外科重症患者的感染预防

神经重症患者感染泛指因神经危重症疾病入院治疗或神经外科术后重症患者由于自身抵抗力降低或者其他相关的原因所致的院内获得性感染(HAI)。

神经外科重症患者感染后往往会在原有神经疾病的基础上增加新的负担,严重的会因为各种不同程度的感染导致病情急剧恶化,甚至死亡。因此,加强神经外科重症患者感染的预防是临床工作的重要内容。常见的神经重症感染包括呼吸系统感染、泌尿系统感染、菌血症及神经外科操作相关的中枢神经系统感染。

一、总体预防原则

(1)加强手卫生的管理策略:洗手是预防院内感染的重要和主要手段,尤其是近年来耐甲氧西林金黄色葡萄球菌(MRSA)和万古霉素耐药肠球菌(VRE)等多种耐药菌株的出现,更对医务人员的手卫生管理提出了更高的要求。手消毒以含乙醇凝胶制剂使用最为方便且有效,但有些细菌如梭形艰难杆菌感染,乙醇凝胶并无抗梭形杆菌芽孢作用,应仔细用肥皂水清洗。手消毒应该按医院感染控制的规范步骤进行操作。监护单元的适当位置及每个床单位周围均应设置相关的手消毒制剂或者洗手设施。

(2)加强营养支持治疗:稳定重症患者的机体内环境,控制患者尤其是糖尿病患者的血糖水平,提高患者的免疫力。

(3)定期消毒重症单元内的相关设施及设备:定期消毒床单位,建立医院感染防治的一整套操作规程及医院感染警示和防控预案。

(4)尽量缩短手术前住院时间,减少院内获得性细菌定植、感染的机会。

(5)严格无菌管理:严格管理中心深静脉及动脉导管,呼吸道管理及留置尿管的管理,防止因以上管理不善所致的菌血症。

二、呼吸系统感染的预防

(一)减少或消除口咽部和胃肠病原菌的定植和吸入

加强口腔护理,可使用氯己定口腔护理液,充分引流气管内分泌物及口鼻腔分泌物。控制胃内容物的反流,防止并避免肺误吸。

(二)加强气道管理

抬高床头30°,合理吸痰和适当雾化吸入。合理管理人工气道及机械通气,使用消毒的一次性导管;如遇分泌物黏稠,可使用化痰药物并加强气道的湿化;冲洗液及盛装容器应及时更换;肺部痰液不易吸出时可经纤维支气管镜指导下吸痰;吸痰时严格无菌操作;遵循先气道后口腔的原则;重症患者预估短期内不能清醒或者需要长期呼吸支持患者可早期气管切开。

(三)合理使用抗生素

没有充分感染证据情况下,切忌无原则的使用抗生素预防呼吸道感染。

三、中枢神经系统感染的预防

(1)开颅术前1天充分清洗头颅,可使用抗菌药皂;术前2小时内或在手术室备皮;不使用刮刀,建议使用电动备皮器或化学脱毛剂去除毛发;经鼻腔及经口腔手术,术前应充分进行清洁准备。

(2)根据手术类型可适当预防使用抗菌药物:①可选择安全、价格低廉且广谱的抗菌药物。清洁手术:以一代或二代头孢菌素为首选;头孢菌素过敏者,可选用克林霉素。其他类型手术,宜根据相应危险因素和常见致病菌特点选择用药。当病区内发生MRS株细菌感染流行时(如病区MRS株分离率超过20%时),应选择万古霉素作为预防用药。如选择万古霉素,则应在术前2小时进行输注。经口咽部或者鼻腔的手术多有厌氧菌污染,须同时覆盖厌氧菌,可加用针对厌氧菌的甲硝唑。②给药时机,在手术切开皮肤(黏膜)前30分钟(麻醉诱导期),静脉给药,30分钟内滴完。如手术延长到3小时以上,或失血量超过1 500 mL,儿童患者失血量超过体重的25%,可术中补充一次剂量。

(3)严格遵守"外科手消毒技术规范"的要求,严格刷手,严格消毒,严格遵守手术中的无菌原则,细致操作,爱护组织,彻底止血。

(4)除非必需,否则尽量不放置引流物;尽量采用密闭式引流袋或者负压吸引装置,减少引流皮片的使用;各类引流管均须经过皮下潜行引出后固定;一般脑内、硬膜下或者硬膜外引流物应48小时内尽早拔除;腰大池引流及脑室外引流要注意无菌维护,防止可能的医源性污染,留置时间不宜过久,必要时更换新管。

(5)手术操作中如放置有创颅内压监测、脑微透析探头、脑氧及脑温探头等监测设备时应严格无菌操作,皮下潜行引出、固定并封闭出口(绝对避免脑脊液漏)。

(6)术后严格按照无菌原则定期换药。

四、泌尿系统感染的预防

尿路感染,特别是导尿管相关尿路感染,也是常见的院内感染,占 ICU 所有 HAI 的 20%～50%。长时导尿管留置(超过 5 天)和导尿管处置不当,与院内获得性尿路感染明显相关。

(1)首先要尽量避免不适当导尿,不合理拔除导尿管后所致的重复性插管等。

(2)导尿操作时严格的无菌方法,并保证器械的无菌标准。

(3)使用尽可能小的导尿管,并与引流袋相匹配,从而最大程度减少尿道损伤。

(4)确保对留置导尿管的适当管理,尿道口局部的日常清洁,维持无菌的、持续封闭的引流系统。

(陶晓刚)

第五章 颅脑损伤

第一节 头皮损伤

一、头皮血肿

头皮血肿在临床上较常见,主要发生在顶部,其次为额部、枕部、颞部。新生儿头皮血肿主要由产伤引起,生后1～3天即可发现,多为单纯头皮血肿,较少伴有颅脑损伤。超过80%的头皮血肿在3～4周自然吸收。其他头皮血肿多伴发于颅脑损伤并以颅骨及脑损伤为重,头皮血肿仅为合并伤。

(一)病理与病理生理

头皮是覆盖于颅骨外的软组织,在解剖学上可分为6层。

1.表皮层

较厚而致密,含有大量毛囊、皮脂腺和汗腺。有丰富的血管和淋巴管,外伤时出血多,但愈合较快。

2.皮下层

由脂肪和粗大而垂直的短纤维束构成,短纤维紧密连接皮肤层和帽状腱膜层,是构成头皮的关键,并富含血管神经。

3.帽状腱膜层

帽状腱膜层为覆盖于颅顶上部的大片腱膜结构,前连于额肌,两侧连于颞肌,后连于枕肌,坚韧有张力。

4.帽状腱膜下层

由纤细而疏松的结缔组织构成。

5.腱膜下间隙

腱膜下间隙是位于帽状腱膜与颅骨骨膜之间的薄层疏松结缔组织。此间隙范围较广,前置眶上缘,后达上项线。头皮借此层与颅骨骨膜疏松连接,移动性大,腱膜下间隙出血时,血液可沿此间隙蔓延。此间隙内的静脉可经若干导静脉与颅骨的板障静脉及颅内的硬脑膜窦相通。因此该间隙内的感染可经上述途径继发颅骨骨髓炎或向颅内扩散。

6.骨膜层

紧贴颅骨外板,可自颅骨表面剥离。

头部遭受钝性外力损伤后,头皮虽可保持完整,但组织内血管破裂出血,常积聚于皮下组织中、帽状腱膜下间隙或骨膜下形成头皮血肿。

(二)临床表现

1.皮下血肿

头皮的皮下组织层是头皮的血管、神经和淋巴汇集的部位,钝性打击伤后易出血、水肿。皮下层与表皮层和帽状腱膜层在组织结构上连接紧密,受皮下纤维隔限制,使出血受到局限而表现为血肿,位于直接受伤部位,体积较小,张力高,疼痛明显,质地中等偏硬。

2.帽状腱膜下血肿

帽状腱膜下层是疏松的蜂窝组织层,其间有连接头皮静脉、颅骨板障静脉及颅内静脉窦的导血管。当头部遭受钝性损伤时,切线暴力使头皮发生层间剧烈瞬间的相对滑动,引起帽状腱膜下层的导血管撕裂出血。由于该层组织疏松,出血易扩散导致巨大血肿,其临床特点:血肿范围宽广,急性期血肿张力较高,有波动感,疼痛轻,伴贫血貌。严重时血肿边界与帽状腱膜附着缘一致,可前至眉弓,后至上项线,两侧达颞部,出血量可达数百毫升。婴幼儿巨大帽状腱膜下血肿可引起失血性休克。

3.骨膜下血肿

新生儿骨膜下血肿因产伤(如胎头吸引助产)所致颅骨可复性变形、骨膜剥离出血而形成血肿,可不伴有颅骨骨折。其他情况大多伴有颅骨骨折。出血多源于板障出血或骨膜剥离出血,血液聚积在骨膜与颅骨表面之间,其临床特征是:血肿急性期张力较高,有波动感,血肿边界不超过骨缝。这是因为颅骨发育过程中骨膜紧密连接于骨缝线上,骨膜在此处难以剥离,故少有骨膜下血肿超过骨缝者。

(三)辅助检查

首选头颅 CT 检查,即使患者无神经系统症状也需明确有无颅骨骨折或其他继发性脑损伤存在。头皮血肿骨化则应行头颅 CT 颅骨三维重建。新生儿头皮血肿可先行超声检查,了解有无颅内出血等,必要时再行 CT 检查。

(四)诊断与鉴别诊断

通过病史、头部包块体征,结合超声或 CT 检查可确诊。但需注意鉴别头皮隐匿性病变(无明确临床症状)在外伤后偶然发现头皮包块,如颅骨嗜酸性肉芽肿外伤后病变出血形成的头皮包块,头颅 CT 检查可发现头皮包块部位颅骨骨质破坏、颅骨缺损等表现即可鉴别。

(五)治疗

1.皮下血肿

皮下血肿早期给予冷敷、压迫以减少出血和疼痛。2~3 天后血肿尚未吸收可予以局部热敷促进其吸收。

2.帽状腱膜下血肿

创伤早期可采用冷敷止血,穿刺抽吸前忌加压包扎,否则帽状腱膜疏松层进一步剥离加重出血。如出血量不多可自行吸收,血肿较大则应在伤后 5~7 天无活动性出血、头皮包块张力不高时行穿刺包扎。穿刺前应注意患儿有无贫血及凝血功能障碍等情况,若有则应作相应的处理。穿刺前应作严格皮肤准备和消毒,穿刺抽吸血肿后弹力绷带加压包扎。巨大的血肿需 2~3 次穿刺包扎方可消除。还可采用头皮小切口清除血肿后置入负压引流管,使帽状腱膜层紧贴骨膜层而达到止血目的。

3.骨膜下血肿

创伤早期以冷敷为宜,穿刺前忌行加压包扎,否则加重骨膜的剥离及出血。建议早期行头颅CT扫描,以发现有无并发的颅脑损伤存在,如合并颅骨骨折、硬膜外血肿。一般在1周左右血肿张力逐渐降低提示无活动性出血后行穿刺包扎,应注意严格备皮和消毒下施行,穿刺后用弹力胶布加压包扎3～5天即可。巨大血肿可重复抽吸、包扎1～2次。对于前额暴露部位的骨膜下血肿,在血肿张力较高时就可能形成凝血块,即使行血肿穿刺后仍会影响外观,此时亦采用发际内头皮小切口清除凝血块后置入负压引流管治疗。新生儿期骨膜下血肿,往往因骨膜下成骨作用较强,20天左右可形成骨性包壳,难以消散。对这种血肿宜在生后2～3周穿刺抽吸包扎。部分新生儿头皮血肿合并黄疸加重者(与血肿吸收相关)可提前至1周左右行头皮血肿穿刺抽吸。既往多数人认为新生儿头皮血肿都不需要处理均可吸收。事实上较大的骨膜下血肿2～3周未吸收或未及时行血肿穿刺抽吸,即开始骨膜下成骨,在血肿表面再形成新生骨,1～2个月后原正常颅骨逐渐被吸收,头颅外观可能形成畸形。

目前对新生儿头皮血肿骨化的治疗方式仍存在争议,有学者认为随着颅骨的生长,骨化的外层新生骨重新塑形生长多不影响头颅外观,且对脑发育无明显影响,故主张保守治疗。多数学者认为较大的骨膜下血肿骨化后难以满意塑形生长,会明显影响头颅外形,且骨化血肿还可能阻碍矢状缝生长而继发舟状颅畸形。因此主张骨膜下血肿骨化后形成硬性包块,应早期切除矫正头颅外形的不对称。建议根据不同情况考虑两种处理方法:对骨化血较小、不明显影响头颅外观者随访观察,包块多在6～12个月后逐渐塑形生长消失;对骨化血肿体积大、难以塑形生长、包块消失而影响头颅外形者早期手术治疗。

头皮血肿骨化手术治疗:不同时期的头皮血肿骨化程度不同,个体差异较大。大致可分为3期。

(1)骨化早期(1个月左右):这时血肿未完全骨化,骨膜下形成软蛋壳样的薄层骨片,血肿腔内为暗红色不凝血,这时仍可行血肿穿刺后加压包扎,包块可能消退。若效果不佳再行手术治疗。此期骨膜与新生颅骨附着紧密,术中出血较多,但新生骨壳较薄可以用剪刀快速清除,边缘用锉刀锉平即可。

(2)骨化中期(1～4个月):此期血肿表层成骨增多,骨膜下形成质硬的骨板,此期骨壳需用咬骨钳分块清除,出血较多。

(3)骨化晚期(4个月以上):血肿外形成骨化完全的骨板,血肿内侧原颅骨基本吸收消失,此期不宜行手术,因为原正常颅骨已脱钙吸收,切除新生骨板后将形成颅骨缺损。若包块明显拟行手术,必须行头颅CT了解颅骨情况后决定。

一、二期的头皮血肿骨化存在血肿腔,原正常颅骨板脱钙后外附一层结缔组织,其下存在丰富的血供,手术时尽量不要剥离此层否则因小婴儿颅骨柔软加之丰富的血供,止血较困难。术后骨膜下引流管接负压引流瓶可使疏松的头皮贴附于颅骨利于止血,引流管留置1～2天。手术中应注意患儿的失血情况,因为小婴儿体重轻,血容量少,耐受失血的能力差,术中控制出血尤其重要。

二、头皮裂伤

头皮属特化的皮肤,含有大量的毛囊、汗腺和皮脂腺,容易藏污纳垢、细菌滋生,容易招致感染。所幸,头皮血液循环特别丰富,虽然头皮发生裂伤,只要能够及时施行彻底的清创,感染并不多见。在头皮各层中,帽状腱膜是一层坚硬的腱膜,它不仅是维持头皮张力的重要结构,也是防御浅表感染侵入颅内的屏障,当头皮裂伤较浅,未伤及帽状腱膜时,裂口不易张开,血管断端难以退缩止血,出血反而较多。若帽状腱膜断裂,则伤口明显裂开,损伤的血管断端随伤口退缩、自凝,故而较少出血。

(一)头皮单纯裂伤

常因锐器的刺伤或切割伤,裂口较平直,创缘整齐无缺损,伤口的深浅多随致伤因素而异,除少数锐器直接穿戳或劈砍进入颅内,造成开放性颅脑损伤者外,大多数单纯裂伤仅限于头皮,有时可深达骨膜。

如能早期施行清创缝合,即使伤后超过24小时,只要没有明显的感染征象,仍可进行彻底清创一期缝合,同时应给予抗菌药物及破伤风抗毒素(TAT)注射。

清创缝合方法:剃光裂口周围至少8 cm以内的头皮,在局麻或全麻下,用灭菌清水冲洗伤口,然后用消毒软毛刷蘸肥皂水刷净创部和周围头皮,彻底清除可见的毛发、泥沙及异物等,再用生理盐水至少500 mL以上,冲净肥皂泡沫。继而用灭菌干纱布拭干创部,以碘酊、乙醇消毒伤口周围皮肤,对活跃的出血点可用压迫或钳夹的方法暂时控制,待清除时再逐一彻底止血。常规铺巾后由外及里分层清创,创缘修剪不可过多,以免增加缝合时的张力。残存的异物及失去活力的组织均应清除。术毕缝合帽状腱膜和皮肤。若直接缝合有困难时可将帽状腱膜下疏松层向周围潜行分离,施行松解术之后缝合;必要时亦可将裂口作S形、三叉形或瓣形延长切口,以利缝合。一般不放皮下引流条。

(二)头皮复杂裂伤

常为钝器损伤或因头部碰撞在外物上所致,裂口多不规则,创缘有挫伤痕迹,创内裂口间尚有纤维相连,没有完全离断,即无"组织挫灭"现象,在法医鉴定中,头皮挫裂伤创口若出现"组织挫灭"现象,常暗示系金属类或有棱角的凶器所致。伤口的形态常反应致伤物的形态和大小。这类创伤往伴有颅骨骨折或脑损伤,严重时亦可引起粉碎性凹陷骨折或孔洞性骨折穿入颅内,故常有毛发、布屑或泥沙等异物嵌入,易致感染。检查伤口时慎勿移除嵌入颅内异物,以免引起突发出血。处理原则亦应及早施行清创缝合,并常规用抗生素及TAT。

清创缝合办法:术前准备和创口的冲洗清创方法已如上述。由于头皮挫裂伤清创后常伴有不同程度的头皮残缺,故这里主要介绍头皮小残缺修补方法。

对复杂的头皮裂伤进行清创时,应做好输血的准备。机械性清洁冲洗应在麻醉后进行,以免因剧烈疼痛刺激引起心血管的不良反应。对头皮裂口应按清创需要有计划地适当延长,或作附加切口,以便创口能够一期缝合或经修补后缝合。创缘修剪不可过多,但必须将已失去血供的挫裂皮缘切除,以确保伤口的愈合能力。对残缺的部分,可采取转移皮瓣的方法,将清创创面闭合,供皮区保留骨膜,以中厚断层皮片植皮覆盖之。

(三)头皮撕裂伤

大多为斜向或切线方向的暴力作用在头皮上所致,撕裂的头皮往往是舌状或瓣状,常有一蒂部与头部相连。头皮撕裂伤一般不伴有颅骨或脑损伤,但并不尽然,偶尔亦有颅骨骨折或颅内出血。这类患者失血较多,但较少达到休克的程度。由于撕裂的皮瓣并未完全撕脱,并能维持一定的血液供应,清创时切勿将相连的蒂部扯下或剪断。有时看来十分窄小的残蒂,难以提供足够的血供,但却出乎意料地使整个皮瓣存活。

清创缝合方法:已如前述,原则上除小心保护残蒂外,应尽量减少缝合时的张力,可采取帽状腱膜下层分离,松解裂口周围头皮,然后予以分层缝合。若张力过大,应首先保证皮瓣基部的缝合,而将皮瓣前端部分另行松弛切口或转移皮瓣加以修补。

三、头皮撕脱伤

头皮撕脱伤是一种严重的头皮损伤,大都是因为不慎将头发卷入转动的机轮所致。由于表皮层、皮下组织及帽状腱膜3层紧密相连在一起,故在强力的牵扯下,往往将头皮自帽状腱膜下间隙全层撕脱,有时连同部分骨膜也被撕脱,使颅骨裸露。头皮撕脱的范围与受到牵扯的发根面积有关,严重时可达整个帽状腱膜的覆盖区,前至上眼睑和鼻根,后至发际,两侧累及耳郭甚至面颊部。

头皮撕脱伤的处理:根据患者就诊时间的早迟、撕脱头皮的存活条件、颅骨是否裸露及有无感染迹象而采取不同的方法处理。

(一)头皮瓣复位再植

撕脱的头皮经过清创后行血管吻合,原位再植。仅适于伤后2~3小时,最长不超过6小时、头皮瓣完整、无明显污染和血管断端整齐的病例。分组行头部创面和撕脱头皮冲洗、清创,然后将主要头皮血管,颞浅动、静脉或枕动静脉剥离出来,行小血管吻合术,若能将其中一对动、静脉吻合成功,头皮瓣即能成活。由于头皮静脉菲薄,断端不整,常有一定困难。

(二)后自体植皮

头皮撕脱后不超过6~8小时,创面尚无明显感染、骨膜亦较完整的病例。将头皮创面清洗清创后,取患者腹部或腿部中厚断层皮片,进行植皮。亦可将没有严重挫裂和污染的撕脱皮瓣仔细冲洗、清创,剃去头发,剔除皮下组织包括毛囊在内,留下表皮层,作为皮片回植到头部创面上,也常能存活。

(三)期创面植皮

撕脱伤为时过久,头皮创面已有感染存在,则只能行创面清洁及交换敷料,待肉芽组织生长后再行晚期邮票状植皮。若颅骨有裸露区域,还需行外板多数钻孔,间距1 cm左右,使板障血管暴露,以便肉芽生长,覆盖裸露之颅骨后,再行种子式植皮,消灭创面。

(刘营营)

第二节 颅骨骨折

一、概述

颅骨骨折的发生是因为暴力作用于头颅所产生的反作用力的结果,如果头颅随暴力作用的方向移动,没有形成反作用力,则不至于引起骨折。颅骨具有一定的黏弹性,在准静态下,成人颅骨承受压缩时最大的应力松弛量为12%,最大的应变蠕变量为11.5%左右。同时,颅骨的内、外板拉伸弹性模量、破坏应力和破坏应力对应变率的敏感性亦有一定限度,其抗牵张强度小于抗压缩强度,故当暴力作用于其上时,总是在承受牵张力的部分先破裂。如果打击的强度大、面积小、多以颅骨的局部变形为主,常致凹陷性骨折,伴发的脑损伤也较局限;若着力的面积大而强度较小时则易引起颅骨的整体变形,而发生多数线形骨折或粉碎性骨折,伴发的脑损伤亦较广泛。

(一)颅骨局部变形

颅盖(穹隆部)遭受外力打击时,着力部分即发生局部凹曲变形,而外力作用终止时,颅骨随即弹回原位。若暴力速度快、作用面积小,超过颅骨弹性限度时,着力的中心区即向颅腔内呈锥形陷入,内板受到较大的牵张力而破裂。此时如果暴力未继续作用于颅骨上,外板可以弹回而复位,故可以保持完整,造成所谓的单纯内板骨折,是为后期外伤性头疼或慢性头疼的原因之一。如果暴力继续作用,则外板亦将随之折裂,造成以打击点为中心的凹陷或其外周的环状或线形骨折。若致暴力的作用仍未耗尽或属高速强力之打击,则骨折片亦被陷入颅腔内,而形成粉碎凹陷性骨折或洞形骨折。

(二)颅骨整体变形

头颅的骨质结构和形态,犹如一个具有弹性的半球体,颅盖部呈弧形,颅底部如断面,恰如弓与弦的关系。在半球体的任何一处加压,均可使弓与弦受力而变形。例如,当侧方受压,头颅的左右径即变短而前后径加大;反之若为前后方的暴力常使矢状径缩短而横径相应变长。因此,当暴力为横向作用时骨折线往往垂直于矢状线,折向颞部和颅底,当暴力是前后方向,骨折线常平行于矢状线,向前伸至颅前窝,向后可达枕骨,严重时甚至引起矢状缝分离性骨折。此外,当重物垂直作用于头顶部及臀部或足跟着地的坠落伤,暴力经脊柱传至颅底。这两种情况,无论是自上而下还是自下而上,其作用力与反作用力都遭遇在枕骨大孔区,引起局部变形,轻度造成颅底线性骨折,重者可致危及生命的颅底环形骨折,陷入颅内。

(三)颅骨的拱架结构

颅盖与颅底均有一些骨质增厚的部分,作为颅腔的拱柱和桥架,能在一定程度上对外力的压缩或牵张,起到保护颅脑损伤的作用。颅盖的增强部分有鼻根、额部颧突、乳突及枕外粗隆4个支柱;于其间又有眶上缘、颞嵴、上项线及矢状线4个位居前方、侧方、后方及顶部中央的骨弓,形成坚强的拱柱。颅底的增强部分有中份的枕骨斜坡、两侧有蝶骨嵴和岩锥,形成梁架,有力地支撑颅底、承托颅脑,并与周围的颅盖部支柱相接,结合为有相当韧性和弹性强度的颅腔,完美地保护着神经中枢。当头颅遭受打击时,暴力除了引起局部颅骨凹陷变形之外,同时也将造成不同程度的整体颅骨变形,若暴力的能量在局部全部被吸收,消耗殆尽,则仅引起凹陷性骨折或着力部的损伤;如果暴力的能量并未耗竭,继续作用在头颅上,则由于颅骨的整体变形,骨折线将通过着力点沿颅骨的薄弱部分延伸,也就是在增厚的拱架间区发生折裂。这种规律不仅见于颅骨骨折,尤其多见于颅底骨折,由于颅底厚薄不一,含有许多孔、裂,因而骨折线常经骨质薄弱的部分穿过。

(四)颅骨骨折的规律性

暴力作用的方向、速度和着力面积等致伤因素对颅骨骨折的影响较大,具有一定的规律性,概括如下。

暴力作用的力轴及其主要分力方向多与骨折线的延伸方向一致,但遇有增厚的颅骨拱梁结构时,常折向骨质薄弱部分。若骨折线径直横断拱梁结构,或引起骨缝分离,则说明暴力强度甚大。

暴力作用的面积小而速度快时，由于颅骨局部承受的压强较大时，故具有穿入性，常致洞形骨折，骨片陷入颅腔，若打击面积大而速度较快时，多引起粉碎凹陷骨折；若作用点面积大而速度较缓时，则常引起通过着力点的线状骨折，若作用点的面积大而速度较缓时，可致粉碎骨折或多数线性骨折。

垂直于颅盖的打击易引起局部凹陷或粉碎性骨折；斜行打击多致线性骨折，并向作用力轴的方向延伸，往往折向颅底；枕部着力的损伤常致枕骨骨折或伸延至颞部及颅中窝的骨折。

暴力直接打击在颅底平面上，除较易引起颅底骨折外，其作用力向上时，可将颅骨掀开；暴力作用在颅盖的任何位置，只要引起较大的颅骨整体的变形，即易发生颅底骨折；头顶部受击，骨折线常垂直向下，直接延伸到邻近的颅底；暴力由脊柱上传时，可致枕骨骨折；颅骨遭受挤压时往往造成颅底骨折。

颏部受击时可引起下颌关节凹骨折，但头部因可沿作用力的方向移动而缓冲外力对颅颈交界区的冲撞；上颌骨受击时不仅易致颌骨骨折，尚可通过内侧角突将暴力上传至筛板而发生骨折，鼻根部受击可致额窦及前窝骨折。

按颅骨骨折的部位，可分为颅盖骨折及颅底骨折。根据骨折的形态不同，又可分为线形骨折、凹陷骨折、粉碎性骨折、洞形骨折及穿透性骨折。此外，按骨折的性质，视骨折处是否与外界相通，又分为闭合性骨折及开放性骨折，后者包括颅底骨折伴有硬脑膜破裂而伴发外伤性气颅或脑脊液漏者。

二、颅盖骨折

颅盖骨折即穹隆部骨折，其发生率以顶骨及额骨为多，枕骨及颞骨次之。颅盖骨折有3种主要形态，即线形骨折、粉碎性骨折和凹陷骨折。骨折的形态、部位和走向与暴力作用方向、速度和着力点有密切关系，可借以分析损伤机制。不过对闭合性颅盖骨折，若无明显凹陷仅为线形骨折时，单靠临床征象很难确诊，常需行X线片或头颅CT片检查始得明确。即使对开放性骨折，如欲了解骨折的具体情况，特别是骨折碎片进入颅内的数目和位置，仍有赖于X线摄片头颅CT扫描检查。

(一)线形骨折

单纯的线形骨折本身无须特殊处理，其重要性在于因骨折而引起的脑损伤或颅内出血，尤其是硬膜外血肿，常因骨折线穿越脑膜中动脉而致出血。因此，凡有骨折线通过上矢状窦、横窦及脑膜血管沟时，均需密切观察、及时做可行的辅助检查，以免贻误颅内血肿的诊断。

线形骨折常伴发局部骨膜下血肿，尤其以儿童较多。当骨折线穿过颞肌或枕肌在颞骨或枕骨上的附着区时，可出现颞肌或枕肌肿胀而隆起，这一体征亦提示该处可能有骨折发生。

儿童生长性骨折：好发于额顶部，为小儿颅盖线形骨折中的特殊类型，婴幼儿多见。一般认为小儿硬脑膜较薄且与颅骨内板贴附较紧，当颅骨发生骨折裂缝较宽时，硬脑膜亦常同时发生撕裂、分离，以致局部脑组织、软脑膜及蛛网膜突向骨折的裂隙。由于脑搏动的长期不断冲击，使骨折裂缝逐渐加宽，以致脑组织继续突出，最终形成局部搏动性囊性脑膨出，患儿常伴发癫痫或局限性神经功能废损。治疗原则以早期手术修补硬脑膜缺损为妥。手术方法应视有无癫痫而定，对伴发癫痫者需连同癫痫源灶一并切除，然后修复硬脑膜。对单纯生长性骨折脑膨出的患儿，则应充分暴露颅骨缺口，经脑膨出之顶部最薄弱处切开，清除局部积液及脑瘢痕组织，尽量保留残存的硬脑膜,以缩小修复的面积。硬脑膜修补材料最好取自患者局部的骨膜、颞肌筋膜、帽状腱膜,亦可切取患者的大腿阔筋膜来修补缺损,必要时则可采用同种硬脑膜或人工脑膜等代用品。颅骨缺损一般都留待后期再行修补,特别是使用人材料修补硬脑膜后,不宜同时再用无生机的材料修补颅骨缺损。若遇有复发性脑膨出需要同时修补硬脑膜及颅骨缺损时,需查明有无引起颅内压增高的因素,予以解除。颅骨修补以采用患者自身肋骨劈开为两片或颅骨劈开内外板,加以修补为佳。

(二)凹陷骨折

凹陷骨折多见于额、顶部,常为接触面较小的钝器打击或头颅碰撞在凸出的物体上所致。着力点头皮往往有擦伤、挫伤或挫裂伤。颅骨大多全层陷入颅内,偶尔仅为内板破裂下凹。一般单纯凹陷骨折,头皮完整,不伴有脑损伤多为闭合性损伤,但粉碎性凹陷骨折则常伴有硬脑膜和脑组织损伤,甚至引起颅内出血。

1.闭合性凹陷骨折

儿童较多,尤其是婴幼儿颅骨弹性较好,钝性的致伤物,可引起颅骨凹陷,但头皮完整无损,类似乒乓球样凹陷,亦无明显的骨折线可见。患儿多无神经功能障碍,无须手术治疗。如果凹陷区较大较深,或有脑受压症状和体征时,可于凹陷旁钻孔,小心经硬膜外放入骨橇,将陷入骨片橇起复位。术后应密切观察以防出血。

成年人单纯凹陷骨折较少,如果面积低于 5 cm 直径,深度不超过 1 cm,未伴有神经缺损症状和体征,亦无手术之必要。若凹陷骨折过大过深,伴有静脉窦或脑受压征象时,则应手术整复或摘除陷入之骨折。术前应常规拍摄 X 线片及 CT 扫描,了解凹陷范围、深度和骨折片位置。手术方法是在全麻下充分暴露凹陷骨折区,作好输血准备,以防突发出血。在凹陷的周边钻孔,然后沿骨折线环形咬开或用铣刀切开,小心摘除陷入之骨片,清除挫伤、碎裂组织及凝血块,认真止血。检查硬脑膜下有无出血,必要时应切开硬脑膜探查。术毕,硬脑膜应完整修复,骨折片带有骨膜的或内、外部完全分离的,可以拼补在缺损区作为修补。若缺损过大,则应用人工材料修补或留待日后择期修补。

2.开放性凹陷骨折

常系强大之打击或高处坠落在有突出棱角的物体上而引起的开放颅脑损伤,往往头皮、颅骨、硬脑膜及脑均可能受累。临床所见开放性凹陷骨折有洞形骨折及粉碎凹陷骨折两种常见类型。

(1)洞形凹陷骨折:多为接触面积较小的重物打击所致,如钉锤、铁钎杆或斧头等凶器,或偶尔因头颅碰撞在坚硬的固体物体上而引起,由于着力面积小,速度大,具有较强的穿透力,故可直接穿破头皮及颅骨而进入颅腔。颅骨洞形骨折的形态往往与致伤物形状相同,是法医学认定凶器的重要依据。这种洞形骨折的骨碎片常被陷入脑组织深部,造成严重的局部脑损伤、出血和异物存留。但由于颅骨整体变形较小,一般都没有广泛的颅骨骨折和脑弥散性损伤,因此,临床表现常以局部神经缺损为主。治疗原则是尽早施行颅脑清创缝合术,变开放伤为闭合伤,防止感染,减少并发症和后遗症。手术前应例行 X 线片检查或 CT 扫描检查,了解骨折情况和陷入脑内的骨碎片位置、数目,作为清创时参考。手术时,头皮清创方法已如前述,延长头皮创口,充分暴露骨折凹陷区,将洞形骨折沿周边稍加扩大,取出骨折片,骨窗大小以能显露出正常硬脑膜为度,按需要切开硬膜裂口,探查硬膜下及脑表面的情况,然后循创道小心清除脑内碎骨片、异物及挫碎的脑组织,并核对 X 线片上的发现,尽量不造成新的创伤。位置深在已累及脑重要结构或血管的骨碎片,不可勉强悉数摘除,以免加重伤情或导致出血。清创完毕,应妥当止血,缝合或修补硬脑膜。骨缺损留待伤口愈合3个月之后,再择期修补。

(2)粉碎凹陷骨折:粉碎性骨折伴有着力部骨片凹陷,常为接触区较大的重物致伤,不仅局部颅骨凹曲变形明显,引起陷入,同时,颅骨整体变形亦较大,造成多数以着力点为中心的放射状骨折。硬脑膜常为骨碎片所刺破,偶尔亦有硬脑膜完整者,不过脑损伤均较严重,除局部有冲击伤之外,常有对冲性脑挫裂伤或颅内血肿,治疗方法与洞形骨折相似,术前除X线片外,尚应做CT扫描检查了解脑组织损伤及出血情况。清创时对尚连有骨膜的骨片不易摘除,仍拼补在骨缺损区,以缩小日后需要修补的面积。

3.凹陷骨折手术适应证与禁忌证

凹陷性骨折,有一定的手术适应证与禁忌证。

(1)适应证:①骨折凹陷深度＞1 cm;②骨折片刺破硬脑膜,造成出血和脑损伤;③凹陷骨折压迫脑组织,引起偏瘫、失语和局限性癫痫;④凹陷骨折的压迫,引起颅内压增高;⑤位于额面部影响外观。对静脉窦上的凹陷骨折手术应持慎重态度,有时骨折片已刺入窦壁,但尚未出血,在摘除或撬起骨折片时可造成大出血,故应先做好充分的思想、技术和物质上的准备,然后才施行手术处理。儿童闭合性凹陷骨折,多钻孔将骨折片撬起复位;成人凹陷骨折难以整复时,往往要把相互嵌顿的边缘咬除才能复位;如实在无法复位,可将下陷之颅骨咬除,用颅骨代用品作Ⅰ期颅骨成形术或留待日后择期修补。

(2)禁忌证:①非功能区的轻度凹陷骨折,成年人单纯凹陷骨折,如果直径＜5 cm,深度不超过1 cm,不伴有神经缺损症状和体征者;②无脑受压症状的静脉窦区凹陷骨折;③年龄较小的婴幼儿凹陷骨折,有自行恢复的可能,如无明显局灶症状,可暂不手术。

三、颅底骨折

单纯性颅底骨折很少见,大多为颅底和颅盖的联合骨折。颅底骨折可由颅盖骨延伸而来,或着力部位于颅底水平,头部挤压伤时暴力使颅骨普遍弯曲变形,在少数的情况下,垂直方向打击头顶或坠落时臀部着地也可引起颅底骨折。以线形为主,可仅限于某一颅窝,亦可能穿过两侧颅底或纵行贯穿颅前窝、颅中窝、颅后窝。由于骨折线经常累及鼻窦、岩骨或乳突气房,使颅腔和这些窦腔交通而形成隐性开放性骨折,易致颅内继发感染。

暴力作用的部位和方向与颅底骨折线的走向有一定规律,可作为分析颅骨骨折的参考;额部前方受击,易致颅前窝骨折,骨折线常向后经鞍旁而达枕骨;额部前外侧受击,骨折线可横过中线经筛板或向蝶鞍而至对侧颅前窝或颅中窝;顶前份受击,骨折线常经颞前伸延至颅前窝或颅中窝;顶间区受击,可引起经过颅中窝,穿越蝶鞍和蝶骨小翼而至对侧颅前窝的骨折线;顶后份受击,骨折线可经岩骨向颅中窝内侧延伸;颞部受击,骨折线指向颅中窝底,并向内横过蝶鞍或鞍背到对侧;颞后份平颅中窝底的暴力,可致沿岩骨前缘走向岩尖、卵圆孔、鞍旁、圆孔,再经鞍裂转向外侧,终于翼点的骨折;枕部受击,骨折线可经枕骨指向岩骨后面甚至横断之;或通过枕骨大孔而折向岩尖至颅中窝或经鞍旁至颅前窝。

(一)临床表现及诊断

1.症状与体征

颅底骨折临床表现特殊、典型。颅前窝、颅中窝、颅后窝骨折表现又各不相同(表5-1)。总的来说,临床上有三大体征:①迟发性瘀斑、淤血;②脑脊液鼻、耳漏;③脑神经损伤。也是诊断颅底骨折的主要依据。

表 5-1 颅底骨折临床表现区别

区别项目	颅前窝	颅中窝	颅后窝
受累骨	额、眶、筛骨	蝶骨、岩骨前部	岩骨后部、枕骨
淤血	眼眶、结膜下淤血	颞肌下淤血压痛	枕颈部压痛、乳突皮下淤血 Battle 征
CSF 漏	鼻	耳、鼻	乳突（耳、鼻）
脑神经损伤	Ⅰ、Ⅱ	Ⅱ-Ⅵ、Ⅵ、Ⅶ	Ⅸ、Ⅹ、Ⅺ
可能的脑伤	额极	颞极	小脑及脑干
并发症	气脑	CCF、ICA 破裂	气道梗阻

颅前窝底即为眼眶顶板，十分薄弱，易破，两侧眶顶的中间是筛板，为鼻腔之顶部，其上有多数小孔，容嗅神经纤维和筛前动脉通过。颅前窝发生骨折后，血液可向下浸入眼眶，引起球结膜下出血，以及迟发性眼睑皮下淤血，多在伤后数小时始渐出现，呈紫蓝色，俗称"熊猫眼"，对诊断有重要意义。但有时与眼眶局部擦挫伤互相混淆，后者呈紫红色并常伴有皮肤擦伤及结膜内出血，可资鉴别。颅前窝骨折累及筛窦或筛板时，可撕破该处硬脑膜及鼻腔顶黏膜，而致脑脊液鼻漏和/或气颅，使颅腔与外界交通，故有感染之虞，应视为开放性损伤。脑脊液鼻漏早期多呈血性，需与鼻出血区别，将漏出液中红细胞计数与周围血液相比，或以尿糖试纸测定是否含糖，即不难确诊。此外，颅前窝骨折还伴有单侧或双侧嗅觉障碍，眶内出血可致眼球突出，若视神经受波及或视神经管骨折，尚可出现不同程度的视力障碍。

颅中窝底为颞骨岩部，前方有蝶骨翼，后份是岩骨上缘和鞍背，侧面是颞骨鳞部，中央是蝶鞍即垂体所在。颅中窝骨折往往累及岩骨而损伤内耳结构或中耳腔，故患者常有听力障碍和面神经周围性瘫痪。由于中耳腔受损脑脊液即可由此经耳咽管流向咽部或经破裂的鼓膜进入外耳道形成脑脊液耳漏。若骨折伤及海绵窦则可致动眼、滑车、三叉或展神经麻痹，并引起颈骨动脉假性动脉瘤或海绵窦动静脉瘘的可能，甚至导致大量鼻出血。若骨折累及蝶鞍，可造成蝶窦破裂，血液和脑脊液可经窦腔至鼻咽部，引起脑脊液鼻漏或咽后壁淤血肿胀。少数患者并发尿崩症，则与鞍区骨折波及下丘脑或垂体柄有关。颅中窝骨折的诊断主要依靠临床征象如脑脊液耳漏，耳后迟发性瘀斑（Battle 征）及伴随的脑神经损伤。如果并发海绵窦动静脉瘘或假性动脉瘤时，患者常有颅内血管鸣及患侧眼球突出、结膜淤血、水肿等特征性表现，不难诊断。

颅后窝的前方为岩锥的后面，有内耳孔通过面神经及听神经，其后下方为颈静脉孔，有舌咽神经、迷走神经、副神经及乙状窦通过，两侧为枕骨鳞部，底部中央是枕骨大孔，其前外侧有舌下神经经其孔出颅。颅后窝骨折时虽有可能损伤上述各对脑神经，但临床上并不多见，其主要表现多为颈部肌肉肿胀，乳突区皮下迟发性瘀斑及咽后壁黏膜淤血水肿等征象。

2.影像学检查

对颅底骨折本身的诊断意义并不太大。

（1）由于颅底骨质结构复杂，凹凸不平，又有许多裂孔，故 X 线检查难以显示骨折线，但有时患者咽后壁软组织肿胀得以显示，亦可作为颅底骨折的间接影像；拍摄 X 线汤氏位照片，即向头端倾斜 30°的前后位像，常能显示枕骨骨折，若骨折线穿越横窦沟时，则有伴发幕上下骑跨式硬膜外血肿或横窦沟微型血肿的可能，应予注意。此外，枕骨大孔环形骨折或颅颈交界处关节脱位和/或骨折，也可以采用 X 线片检查作出诊断。

(2)CT 检查扫描可利用窗宽和窗距调节,清楚显示骨折的部位,有一定价值。
(3)MRI 扫描检查对颅后窝骨折尤其是对颅颈交界区的损伤有价值。

(二)治疗

颅底骨折本身无须特殊处理,治疗主要是针对由骨折引起的并发症和后遗症。原则:不堵流,头高患侧卧,防感染,忌腰穿。早期应以预防感染为主,可在使用能透过血-脑屏障的抗菌药物的同时,做好五官清洁与护理,避免用力擤鼻及放置鼻饲胃管。采半坐卧位,鼻漏任其自然流出或吞咽下,颅压下降后脑组织沉落在颅底漏孔处,促其愈合,切忌填塞鼻腔。通过上述处理,鼻漏多可在 2 周内自行封闭愈合,对经久不愈长期漏液达 4 周以上,或反复引发脑膜炎及有大量溢液的患者,则应在内镜下或开颅施行硬脑膜修补手术。

视神经损伤:闭合性颅脑损伤伴视神经损伤的发生率为 0.5%~0.4%,且大多为单侧受损,常因额部或额颞部的损伤所引起,特别是眶外上缘的直接暴力,往往伴有颅前窝和/或颅中窝骨折。视神经损伤的部位,可以在眶内或视神经管段,亦可在颅内段或视交叉部。视神经损伤后,患者立即表现出视力障碍,如失明、视敏度下降、瞳孔直接对光反射消失等。视神经损伤的治疗较困难,对已经断离的视神经尚无良策。若系部分性损伤或属继发性损害,应在有效解除颅内高压的基础上,给予神经营养性药物及血管扩张剂,必要时可行血液稀释疗法,静脉滴注右旋糖酐-40 及丹参注射液,改善末梢循环,亦有学者采用溶栓疗法。视神经管减压手术,仅适用于伤后早期(<12 小时)视力进行性障碍,并伴有视神经管骨折变形、狭窄或有骨刺的患者,对于伤后视力立即丧失且有恢复趋势的伤员,手术应视为禁忌。

四、颅骨生长性骨折

颅骨生长性骨折(GSF)是颅脑损伤中少见的一种特殊类型的骨折,即骨折后骨折缝不愈合,反而逐渐扩大造成永久性的颅骨缺损,同时伴有脑组织的膨出,并可产生一系列的并发症。好发于顶部,其次为额部、枕部,偶发在颅底,表现为头部搏动性包块、颅骨缺损和神经功能障碍。颅骨生长性骨折的发病率很低,文献报道颅骨生长性骨折在婴幼儿颅脑外伤中占 0.05%~1.00%,50% 发生在 1 岁以内,90% 发生在 3 岁以内。

(一)病理生理

小儿硬脑膜较薄且与颅骨内板贴附紧密,颅骨发生分离骨折时,下面的硬脑膜同时发生撕裂,此时如硬脑膜、蛛网膜、软脑膜及脑组织突入骨折裂隙之间,即存在向外部生长的"力量"促成生长性骨折的发生。如蛛网膜突入后可能形成某种程度的活瓣样作用,使脑脊液流出而不易返回,形成局部的液体潴留;同时骨折裂缝长期受脑搏动的冲击,使骨折缝进一步分离及骨折缝缘脱钙吸收,形成颅骨缺损逐渐加宽,导致脑组织膨出继续加重。婴幼儿期颅脑生长发育较快也是促使脑膨出加重和颅骨缺损增大的重要因素。局部脑组织的挫裂伤及膨出脑组织在骨窗缘受压迫导致血供障碍,使局部脑组织萎缩、坏死、吸收,是膨出脑组织发生囊性变形成囊肿的主要原因。若同侧脑软化严重,膨出的脑囊肿可以和脑室相通形成脑穿通畸形,加重神经功能障碍。囊肿的形成和扩大可以使颅骨缺损增大。部分病例没有明显的脑膨出,局部以胶质瘢痕增生为主要病理表现。

(二)临床表现

颅骨生长性骨折的最常见症状为颅脑外伤后数周至数月颅盖部出现进行性增大的软组织包块,可呈搏动性。多伴发偏瘫、失语等局限性神经功能障碍,其次是局灶性癫痫发作,部分患者抽搐可以是首发症状。发生于颅盖部的颅骨生长性骨折患者,病程中期、后期均可触及颅骨缺损。发生于颅底的颅骨生长性骨折不出现包块,神经系统功能障碍为主要表现,其他少数病例表现为眼部症状、脑膜炎等。

(三)诊断与鉴别诊断

降低严重颅骨生长性骨折的发生主要是做到早期诊断。多数学者认为颅骨线性骨折在X线片显示骨折缝宽度在4 mm以上是颅骨生长性骨折的确诊标准。但是一组63例骨折缝宽度超过3 mm的婴幼儿分离性颅骨骨折病例报告中提示,83%(52例)存在明确硬脑膜破裂并手术治疗;17%(11例)无明确硬脑膜破裂。随访6个月至3年均无生长性骨折发生。在此组病例中14例骨折缝宽度<4 mm存在硬脑膜破裂、脑组织疝出,6例骨折缝宽度>4 mm而未发现硬脑膜破裂或脑组织疝出。提示骨折缝宽度>4 mm不能作为颅骨生长性骨折的唯一诊断标准。笔者手术发现一例骨折缝低于1 mm却存在硬脑膜破裂,可能原因是幼儿颅骨较软,外伤即刻颅骨骨折明显变形移位造成硬脑膜撕裂,外力消失后移位骨板回弹复位,在颅骨影像学上骨折呈线性,无明显分离。在临床工作中需避免此类情况的漏诊。

颅骨生长性骨折局部包块需与单纯头皮血肿鉴别。颅盖部骨折后如出现逐渐增大的局部搏动性肿块,基底部触及颅骨缺损,则高度提示颅骨生长性骨折。典型的颅骨生长性骨折诊断并不困难,表现为外伤后合并颅骨骨折并逐渐出现骨折缝增宽颅骨缺损,局部搏动性包块。但颅骨生长性骨折早期诊断尤其重要,早期硬脑膜修补可避免颅骨缺损及继发性脑损伤的发生。准确判断颅骨骨折是否伴有硬脑膜破裂非常关键,因为颅骨骨折伴硬脑膜破裂是发生颅骨生长性骨折的病理基础。应根据颅骨骨折、脑损伤、合并头皮血肿等情况并辅助影像学检查,仔细判断是否有硬脑膜破裂。

发生颅骨生长性骨折的病例往往有如下特征:①骨折部位位于颅盖部;②骨折相应部位脑组织有明显挫裂伤;③骨折缝有分离,一般超过3 mm;④局部头皮肿胀与单纯头皮血肿(此时多为骨膜下血肿)有所不同:单纯头皮血肿有明显波动感,早期张力较高,数天后张力明显降低;合并硬脑膜破裂者头皮肿胀波动感稍差,几天后有明显沿骨折走形的头皮下软组织感(皮下碎烂坏死脑组织);或者因为脑脊液漏出,较单纯头皮血肿有更明显的皮下水样波动感;⑤头皮下穿刺可见碎裂脑组织或淡血性脑脊液,此方法简便易行,安全可靠;⑥头颅CT检查可见皮下积液密度较头皮血肿低,结合三维CT及MRI判断硬脑膜完整性,典型病例可见脑组织疝出。一般情况下细致的体检结合头皮穿刺可以明确判断。一些难以明确诊断的病例,需充分告知家长密切门诊随访,一旦提示有生长性骨折的征象应及时复诊。

(四)治疗

颅骨生长性骨折重在早发现、早处理,因为早期诊断及治疗是控制整个病情发展的关键环节。颅骨生长性骨折只能采用手术治疗,其主要目的是修补硬脑膜及颅骨缺损,对伴发癫痫者可同时行癫痫灶切除。在病情早期手术较容易,修补硬脑膜后颅骨骨瓣原位复位,即使存在缝隙较宽一般也不会影响颅骨的生长重建。病情进展后颅骨缺损范围增大,撕裂的硬脑膜常回缩至颅骨缺损区之外,开颅时为了显露出硬脑膜边缘,应在颅骨缺损缘1~3 cm外钻孔以探查骨孔下方是否存在硬脑膜。若存在硬脑膜即以此为界掀开骨瓣,若没有硬脑膜则需适当再扩大范围。术前还需了解有无硬膜下积液、脑积水等引起颅内压增高的并发症,若有则应作相应处理。硬脑膜修补材料可取自患者局部的颅骨骨膜、颞肌筋膜、帽状腱膜,现在使用人工材料神经补片修补硬脑膜也是较好的选择。颅骨修补材料以往多采用患者自身的肋骨或劈开的颅骨内外板,目前修补材料主要采用塑形钛网。修补颅骨缺损时需注意,因长时间脑搏动冲击,颅骨缺损边缘成唇样外翻,直接用钛网覆盖成形差,需去除变形的颅骨缺损边缘或打磨平整后再行钛网覆盖。手术皮瓣设计时需考虑到手术范围存在的可变因素,充分估计皮瓣大小。术前的塑形钛网准备可以根据头颅三维CT显示的颅骨缺损形状及术中颅骨缺损缘修整范围来设计钛网大小及形状,以达到满意的修复效果。

(刘营营)

第三节 原发性颅脑损伤

一、轻型脑伤

1965年我国神经外科临床专家,修订了我国对急性闭合性颅脑损伤的临床分型,按昏迷时间、阳性体征及生命体征表现分为轻、中、重三型,这一分型已在我国各地广泛使用。其中轻型颅脑损伤指的是单纯脑震荡、无或者有颅骨骨折,特点为:①昏迷时间在0.5小时;②只有轻度头痛、头昏等症状;③神经系统和脑脊液检查无明显改变。与此同时,不少国家的神经外科以格拉斯哥昏迷分级计分来确定急性颅脑损伤的程度,轻型颅脑损伤为评分13～15分,伤后昏迷为30分钟以内。

"脑震荡"一词自Petit于1773年提出之后,一直在临床上广泛应用,但对脑震荡的认识至今仍有不同意见。脑震荡是颅脑损伤中最轻的一种,特点为头部受伤后,立即发生短暂的脑功能障碍,经过较短的时间后可以自行恢复。

(一)病理与病理生理

有关脑震荡发生的机制,至今仍意见不一,过去认为仅是脑生理功能的一时性抑制,在组织学上并无器质性改变,但近年来的临床和实验研究发现,头部遇到暴力打击,使脑在颅内发生摆动,可以造成脑的不同部位组织学损伤,发生如下变化。

1.病理

动物受伤后意识丧失数分钟,呼吸暂停约1分钟,随后呼吸减慢和不规则,心率减慢,数分钟或十几分钟后呼吸、心率逐渐恢复正常。伤后瞬间脑血流量增加,但数分钟后血流量反而显著减小,约为正常状态下的一半,0.5小时后脑血流量可恢复正常。颅内压伤后立即升高,数分钟后逐渐下降至正常。动物脑的大体标本看不到明显变化,但是光学显微镜可发现轻度变化,如毛细血管充血,神经细胞胞体肿大和脑水肿等。电子显微镜观察显示,受力部位脑皮质有广泛改变,可见到神经元内线粒体肿胀,线粒体嵴被挤向周围,延髓和上部颈髓受损害时更为严重。神经轴突亦发生肿胀,白质处有细胞外水肿等改变,提示血-脑屏障的通透性增加。以上改变在伤后0.5小时可出现,1小时最明显,而多在24小时内自然消失。在脑干和上部颈髓,这种病理变化可以解释脑震荡出现短暂的意识丧失、呼吸、心率和脑血管的改变。

2.病理生理

脑震荡患者脑电图波幅降低,节律性差,以后出现广泛的θ波和δ波,可能与脑干网状结构功能障碍有关。患者清醒后脑电图恢复正常。脑干听觉诱发电位检查显示:半数病例的波形及其潜伏期均有改变。脑震荡患者的脑脊液中,可检出乙酰胆碱的含量增高,胆碱酯酶的活性降低。脑脊液中乙酰胆碱含量与患者昏迷程度正相关。临床症状好转时,乙酰胆碱的含量也随之降低。研究表明,乙酰胆碱浓度升高就可以使神经元突触发生传导阻滞。脑干网状结构对意识的维持是依赖从周围传来的冲动,如果多突触传导径路发生阻滞,便会导致意识障碍。

(二)临床表现

1.短暂性脑干功能障碍

伤后患者出现一过性意识障碍、面色苍白、四肢松软、呼吸表浅且不规则、血压降低和脉搏微弱等脑干功能紊乱的表现。动物实验出现的呼吸暂停、心率减慢、角膜反射和瞳孔对光反射消失等情况,在伤后来院的患者中多数观察不到。

以上脑干症状多在数分钟或十多分钟逐渐消失或恢复正常。意识障碍一般不超过30分钟。但偶有患者表现为瞬间意识混乱或恍惚,并无昏迷,亦有个别出现为期较长的昏迷,甚至死亡者,这可能因暴力经大脑深部结构传导至延髓等生命中枢所致。患者遭受外力时不仅有大脑和上脑干功能的暂时中断,同时也有下脑干、延髓及颈髓的抑制,而使血管神经中枢及自主神经调节也发生紊乱,引起心率减慢、血压下降、面色苍白、出冷汗、呼吸暂停继而浅弱及四肢松软等一系列反应。大多数可逆的轻度脑震荡患者,中枢神经功能迅速自上而下,由颈髓-延髓-脑干向大脑皮质恢复;而在不可逆的严重脑震荡则可能是自上而下的抑制过程,使延髓呼吸中枢和循环中枢的功能中断过久,因而导致死亡。

2.逆行性遗忘或近事遗忘

患者从昏迷中清醒后,不能回忆受伤发生的时间、地点和经过,对受伤前不久的事情也不能回忆,但对往事(远记忆)仍能叙述,伤前越久的事情记忆越清楚。此称为逆行性遗忘。可能为近记忆中枢——海马回受外伤影响的结果。

3.其他症状

脑震荡患者清醒后,约有半数出现头痛、头昏、眩晕、耳鸣、恶心、呕吐、畏光、乏力及心悸、失眠、烦躁、怕吵闹、注意力不集中、思维力低下等症状。一般可持续数天至数周,以后逐渐消失。有的患者症状持续数月或数年,称为脑震荡后综合征或脑外伤后综合征。

4.神经系统检查

均无阳性体征。

(三)辅助检查

目前,脑震荡客观的诊断依据及其与轻度脑挫伤的临床鉴别仍无可靠的方法。因此,常需要借助各种辅助检查方法始能明确诊断:如颅骨平片、腰穿测压力、脑脊液检查、脑电图、脑干听觉诱发电位、CT等。

(四)诊断与鉴别诊断

根据患者头部外伤后有以上临床特点,特别是伤后有短暂昏迷或近事遗忘,但无明显的生命体征改变,无神经系统阳性体征发现,患者症状很快消失者,即可诊断本症。但伤后患者一直无意识障碍,对受伤当时情况记忆清楚者,一般不能诊断脑震荡。

(五)治疗原则

1.观察对症治疗

在伤后一定时间内可在急诊室观察,密切注意意识、瞳孔、肢体活动功能和生命体征变化。一般无须特殊治疗,急性期要安静休息,减少对患者不良刺激,最好卧床休息5～7天,对兴奋患者可适当给予镇静剂,一般性头痛可服罗通定等止痛药,对血管性头痛可用调节血管运动功能药物如尼莫地平、麦角胺等;对有自主神经功能紊乱的患者应用谷维素、胞磷胆碱等药物,但应避免使用影响观察的吗啡类药物。

2.症状延迟恢复

部分患者症状消失较慢,原因可能有:①外伤较重,脑干等重要结构损害比较明显;②可能合并有其他类型的脑损伤,如脑挫伤、颅内血肿等;③恐惧心理,一部分人对脑震荡认识不清,有恐惧心理。因此,对此类患者应做详细检查,必要时行CT扫描,在排除器质性病变后,向患者做耐心解释工作。

二、脑挫裂伤

脑挫裂伤是脑挫伤和脑裂伤的总称,一般脑凸面挫裂伤多发生在暴力的直接作用部位,属于加速伤,通常为局灶性。但是头枕部等部位着力后,远离冲击点的对冲部位即额、颞前端和底部接触面广泛的脑组织在颅腔内发生滑动并与凹凸不平的颅底相擦、碰撞,从而可以出现损伤(减速性),临床上称为对冲性脑挫裂伤。

(一)病理与病理生理

脑挫伤指脑组织遭受破坏较轻,软脑膜尚完整者;脑裂伤指软脑膜、血管和脑组织同时有破裂,伴有外伤性蛛网膜下腔出血。脑挫裂伤的程度与致伤力的大小有关,轻者可见脑表面淤血、水肿,软膜下有点状出血灶,血性脑脊液。严重时脑组织挫碎、破裂,局部出血、水肿,甚至形成脑内血肿,受损皮质血管栓塞,脑组织坏死,挫裂区周围有点状出血及软化灶。4~5天后坏死组织开始液化,凝血块分解,周围脑组织可见铁锈样含铁血黄素染色,糜烂组织中混有黑色凝血碎块。

(二)临床表现

轻者可没有原发性意识障碍,如由单纯的闭合性凹陷性骨折造成的脑挫裂伤即有可能出现此种情况。而重者,如损伤多发、范围广泛或合并脑内血肿,可至昏睡,甚至昏迷。

1.意识障碍

意识障碍是脑挫裂伤最突出的临床表现之一,其严重程度是衡量伤情轻重的指标。轻者伤后立即昏迷的时间可为数十分钟或数小时,重者可持续数天、数周或更长时间,有的甚至长期昏迷。

2.头痛、恶心、呕吐等症状

脑挫裂伤患者由于同时伴有不同程度的脑水肿、颅内压增高和外伤性蛛网膜下腔出血,清醒后多有头痛、头晕、恶心、呕吐。伤后早期出现恶心呕吐可能由于头部受伤时第四脑室底部呕吐中枢受冲击、蛛网膜下腔出血对脑膜的刺激或对前庭系统的刺激等所致。如果脑挫裂伤急性期已过,仍持续剧烈头痛、频繁呕吐,或者一度好转后又加重,须警惕继发颅内出血的可能。

3.脑损伤局部症状

如果脑挫裂伤发生在脑皮质功能区时,可出现相应的神经功能缺失症状,如肢体瘫痪、失语、感觉障碍、视野缺损及局灶性癫痫等。如果仅伤及额、颞叶前端等脑功能"哑区",可无神经功能缺如的表现。

4.生命体征变化

早期多表现为血压下降、脉搏呼吸浅快,这主要为脑干功能抑制所致,常于伤后不久逐渐恢复。若出现持续性低血压,需注意有无复合伤存在。如果生命体征短时间内即恢复正常并出现血压进行性升高,脉搏洪大有力,心率变慢,呼吸深缓,则需考虑发生颅内血肿及脑水肿、脑肿胀等继发性损伤。脑挫裂伤患者常有低热,若损伤波及下丘脑则会出现中枢性高热。

5.脑膜刺激征

因蛛网膜下腔出血引起,表现为畏光,颈强直,克氏征阳性,多在1周后消失,若持久不见好转,应注意排除颈椎损伤或继发颅内感染。

(三)辅助检查

1.腰椎穿刺

腰穿检查颅内压多显著增高,脑脊液呈血性,含血量与损伤程度有关;颅内压明显增高者应高度怀疑有颅内血肿或严重肿胀、脑水肿。已出现颅内压明显增高、颅内血肿征象或脑疝迹象时禁忌腰穿。

2.头颅X线片

在伤情允许的情况下,头颅X线片检查仍有其重要价值,不仅能了解骨折的具体情况,而且对分析致伤机制和判断伤情有其特殊意义。

3.头颅CT和MRI扫描

CT扫描是首选的重要检查,能确定脑组织损伤部位及性质,脑挫裂伤多表现为低密度和高、低密度混杂影像,挫裂伤区呈点片状高密度区,数小时后病灶周围出现低密度水肿带,同时可见侧脑室受压变形,严重者出现中线移位。CT扫描对脑震荡和脑挫裂伤有明确的鉴别诊断意义,并能清楚显示挫裂伤的部位、程度及继发损害,如颅内出血、水肿,同时通过观察脑室、脑池的大小和形态及移位情况间接估计颅内压的高低。但需要强调的是,CT只反映检查当时的颅内情况,而不能预测颅内血肿和严重脑肿胀的发生和发展。

MRI扫描较少用于急性颅脑损伤诊断,但对诊断脑挫裂伤的敏感性明显优于CT,主要表现为脑挫裂伤灶内的长T_1、长T_2水肿信号及不同时期的出血信号。

(四)诊断与鉴别诊断

根据患者头部外伤后有以上临床特点,特别是伤后有原发昏迷超过30分钟,有神经系统定位体征,脑膜刺激征阳性,结合CT扫描等辅助检查,即可确立脑挫裂伤的诊断。临床上需与颅内血肿鉴别,颅内血肿一般表现为继发昏迷,与脑挫裂伤原发昏迷之间可有一个中间好转或清醒期,并且颅高压症状明显,明确的诊断有赖于辅助检查。

(五)治疗原则

脑挫裂伤的治疗视伤情及继发性脑损伤的程度而定,一般以非手术治疗为主,若出现颅内继发性血肿、难以遏制的脑水肿、颅内高压时需考虑手术治疗。

1.非手术治疗

对于轻型脑挫裂伤患者的非手术治疗可参照脑震荡的治疗,密切观察病情变化,针对脑水肿对症治疗,及时复查CT扫描。对于中重型脑挫裂伤患者则应加强专科监护,注意保持气道通畅,持续给氧,对有呼吸困难者应及时行气管插管呼吸机辅助呼吸。维持水、电解质平衡,在没有过多失钠的情况下,含盐液体500 mL/d即可。含糖液补给时要防止高血糖以免加重脑缺血、缺氧损害及酸中毒。如果患者3~4天不能进食时,宜留置胃管,鼻饲流食以补充热量和营养。对于休克患者在积极抗休克治疗同时,应详细检查有无骨折、胸腹腔有无脏器伤和内出血,避免延误复合伤治疗。

(1)脱水:伤后6小时当除外了颅内血肿,无血压过低及其他禁忌证即可使用脱水治疗。其中20%甘露醇为临床常用的渗透性脱水药,它除了有确切的降低颅内压的作用外,尚可降低血细胞比容、降低血液黏滞度、增加脑血流量和增加脑氧携带能力。目前主张小剂量甘露醇,每次125 mL,6～8小时1次,10～15分钟快速静脉滴注。值得注意的是甘露醇进入血-脑屏障破坏区可加重局部脑水肿,大剂量、长期使用时可引起电解质紊乱、肾衰竭、酸中毒等,如同时应用其他肾毒性药物或有败血症存在时更容易发生肾衰竭。当出现弥漫性脑肿胀时,则应立即给予激素和巴比妥疗法,同时行过度换气及强力脱水,冬眠降温、降压也有助于减少脑血流量、减轻血管源性水肿。

(2)抗癫痫和镇静:患者的躁动、抽搐、去脑强直和癫痫发作常加重脑缺氧,促进脑水肿,应及早查明原因给予有效的抗癫痫和镇静治疗,苯巴比妥0.1～0.2 g肌内注射,并避免使用有呼吸抑制作用的药物。对于颅脑损伤患者是否需要给予预防性抗癫痫药的问题一直存在争议。有些学者认为伤后给予抗癫痫药能有效地预防癫痫灶的形成和癫痫的发生,而一些前瞻性的临床研究却认为预防性抗癫痫药无效。但后来有人提出,只要达到药物有效的治疗浓度,就能起到预防癫痫的作用。

(3)脑功能保护:急性期治疗中应注意保护脑功能,可以酌情使用神经功能恢复药物,待病情平稳后尽早开始各种脑功能锻炼,包括听力、语言、肢体功能的康复治疗。对于不伴有气胸、休克、颅内血肿、感染等患者,可采用高压氧治疗;可降低脑外伤后因合并低氧血症、低血压、贫血等,从而导致继发缺血缺氧性脑损伤的可能,早期适时使用高压氧疗法有助于可逆性脑损伤的好转。

2.手术治疗

原发性脑挫裂伤一般不需要手术治疗,但对于下列两种情况应考虑急诊手术治疗:①伤后进行性意识障碍和神经功能损害加重,出现急性颅内压增高,通过脱水等药物治疗无法控制,颅内压>3.3 kPa(25 mmHg),或出现脑疝临床表现者;②额颞顶叶挫裂伤体积>20 mL,中线移位>5 mm,伴基底池受压,应尽早行开颅手术。除了掌握手术指征,临床医师还必须结合患者年龄、全身复合伤、生命体征、伤前有无重要脏器疾病、伤后CT扫描时间等综合因素全面分析,才能做出合理判断。手术的目的是清除颅内血肿和挫碎坏死的组织,充分内外减压。

手术要点:①根据CT扫描所显示的病变部位选择适合的手术方式。由于严重脑挫裂伤多发生在枕部着力所致的额颞叶对冲部位,因此手术切口多采用额颞部问号或反问号形;②术中注意彻底清除挫碎的脑组织和颅内血肿,达到内减压的目的,严密止血,必要时行颞肌下减压或去骨瓣减压。

三、脑干损伤

脑干损伤是一种严重的脑损伤,常危及伤者的生命,包括原发性损伤和继发性损伤两种。原发性脑干损伤占44.4%～71.1%,在颅脑损伤中发生率为3%～55%,但死亡率高达33.3%;脑干损伤出现并发症者可占80%。因并发症而死亡者高达30%～50%。脑干伤有大量的迟发性细胞死亡或细胞凋亡。头颅CT和MRI扫描,可以用于脑干损伤诊断、分类及判断其预后。

(一)生物力学机制

原发性脑干损伤指脑干在外力作用当时直接受到震动、牵拉、撕裂而受损,或是由于颅脑外伤后脑干受周围形成的水肿或血肿而受到挤压,或是脑干本身出现水肿或血肿,而造成的继发损伤。外力作用的力学模式多见于脑干直接受撞或是脑干快速旋转扭挫。

(二)临床表现

1.意识障碍

脑干损伤后,由于网状结构受损,可产生严重的意识障碍,多在外伤当时出现,呈持续性昏迷,无中间清醒期。昏迷时间长短不一,可达数天、数周甚至数月或长期处于植物状态。持续昏迷常见于原发性脑干损伤,但在继发性颅内血肿致严重脑疝形成或救治效果差时也可发生。

2.瞳孔与眼球运动变化

脑干损伤后,尤其是中脑和脑桥损伤,常有双侧瞳孔散大或大小不等;或双侧瞳孔交替变化,时大时小,对光反射消失;或一侧或双侧瞳孔极度缩小,对光反射消失;眼球位置常有异常,可表现为眼球固定、眼球分离、双眼偏斜、双眼同向凝视麻痹等。

3.锥体束征

可出现一侧或双侧肢体无力或瘫痪,肌张力增高,腱反射亢进,病理反射阳性等锥体束征,严重者可呈松弛性瘫痪状态。中脑和延髓损伤常致偏瘫或双侧锥体束征阳性,脑桥损伤则肢体瘫痪征象可不甚明显。伤情严重时,可出现全部反射和病理反射皆不能引出,四肢肌张力消失,待病情稳定、好转后,锥体束征等阳性体征又开始出现。

4.去皮质状态和去大脑强直状态

脑干损伤后可表现出去皮质状态,如四肢伸直,肌张力增高,双上肢内收前旋,双足过度跖屈,颈项后仰呈角弓反张状。轻者呈阵发性发作,如压迫眶上神经或刺痛皮肤即可引起发作,重者呈去大脑强直状态。一般在临床上将去大脑强直状态作为脑干损伤,尤其是中脑平面以上受损的特征性表现。

5.生命体征改变

(1)呼吸功能紊乱:脑干损伤早期即可出现呼吸节律紊乱,多为先浅快继而深慢,最后出现病理性呼吸。延髓直接损伤者,可发生急性呼吸衰竭,在伤后或很短时间内即自动停止。同时,由于自主神经功能紊乱,气管内分泌物增多。一般呼吸停止后心跳并不立即停止,可在人工呼吸下维持数小时、数天,甚至能维持十数天。

(2)心血管功能紊乱:脑干损伤后,可出现血压的明显波动,一般先升后降,先心率增快继而心率减慢,后期可出现心律不齐、搏动微弱甚至停止,因此,脑干损伤的患者在出现呼吸紊乱的同时也可出现脉搏细速微弱或慢而弱、血压低等,有人称此现象为脑性休克或延髓休克。

(3)体温调节障碍:脑干损伤可引起交感神经系统功能障碍,可导致伤者高热或虚脱。

6.脑干各平面损伤的特点

(1)中脑平面损伤:主要表现为意识障碍较深、眼球位置异常和去皮质强直。伤者常双侧瞳孔大小不等,或时大时小交替变化,形态可不规则,早期伤侧瞳孔可明显散大且不规则,对光反射消失,眼球歪斜或凝视。四肢肌张力显著增高,呈角弓反张状,并阵发性发作,常因刺激而加重。严重时可出现双侧瞳孔散大固定,四肢松弛性瘫痪,深浅反射消失。

(2)脑桥平面损伤:多有持久性昏迷,双侧瞳孔常极度缩小,对光反射消失,双眼球多向健侧凝视,虽然锥体束征较少见,但面神经、展神经核性麻痹多见。可出现较为突出的呼吸、脉搏节律的紊乱,呈现呼吸节律不规则、陈-施呼吸或抽泣样呼吸。

(3)延髓平面损伤:突出表现为呼吸抑制和循环功能紊乱。伤者呼吸慢而不规则,常出现潮式呼吸,甚至呼吸停止。脉搏往往细弱和增快,血压下降,心眼反射消失。

7.合并伤和并发症

原发性脑干损伤多同时伴有弥散性轴索损伤,或合并有较严重的弥漫性脑损伤,以及脑挫裂伤和下丘脑损伤。下丘脑损伤后可出现体温调节障碍、尿崩症、糖尿病、消化道出血、顽固性呃逆及内分泌功能障碍等。

8.预后过程

临床所见多在伤后最初的 1~2 个月呈深昏迷,对强痛刺激仅有肢体伸直反应,其后 1~2 个月痛刺激时,逐渐出现睁眼动作。晚期可出现本能的自发睁眼,或无目的眼球游动,对语言毫无反应,无遵嘱活动。随时间推移,原有的去皮质状态或去大脑强直逐渐减弱或消失,对痛刺激出现缓慢的肢体回缩反应,但肌张力仍较强,并常有强握、吸吮、磨牙和咀嚼等动作出现。

(三)辅助检查

1.CT 扫描

由于颅后窝伪影,一般 CT 平扫很难显示脑干损伤征象,高分辨 CT 平扫可提示脑干内小灶出血。

2.磁共振成像(MRI)

在脑损伤早期,T_2 加权像可见脑干内呈现类圆形或条状高信号,常见于脑干背外侧,T_1 加权像则为低信号;伤后 3~4 天,T_1 加权像可显示高信号小出血灶;脑干损伤后期,T_2 加权像可见局灶性低信号。

脑干损伤后 40 天复查:脑桥左半挫伤后软化灶,伴左小脑深部挫裂出血灶

3.脑电图检查

脑干损伤患者脑电图多有异常,多呈弥漫性高慢波活动,或呈低波幅 8~9 Hz 的 α 波,以前额和中央区明显。

4.脑干听觉诱发电位检查

脑干听觉诱发电位(BAEP)能较准确地反映脑干损伤的平面及程度,并能进行动态的监测,以了解脑干损伤的情况。严重脑干损伤患者,对声、光、疼痛等刺激均无反应。

(四)诊断与鉴别诊断

如患者伤后立即出现昏迷、去大脑强直、瞳孔变化、眼球位置异常、双侧锥体束征及呼吸循环功能障碍者,应考虑为原发性脑干损伤可能。头颅 CT 或 MRI 检查可进一步明确是原发性脑干损伤还是继发性脑干损害,尤其是 MRI 检查,对脑干损伤具有独特的临床诊断价值。脑干听觉诱发电位(BAEP)与体感诱发电位(SEP)可比较正确地反映脑干损伤的平面和程度。通常损伤平面以下的各波正常,而损伤水平及其以上的各波则显示异常或消失。

(五)治疗原则

1.ICU 监护

进入 ICU 进行严格的监护,严密观察意识状态、生命体征、颅内压、血氧饱和度、眼征、锥体束征及其他神经系统症状和体征的改变,注意水、电解质及酸碱平衡的监测,血糖的监测,出入量的平衡,必要时行脑干诱发电位和影像学的动态观察等。

2.颅内压监护

颅内压(ICP)监护原理:是采用传感器和监护仪连续监测颅内压以观察颅内压动态变化的方法。可以了解颅脑伤后 ICP 的状态,在颅脑损伤的诊断、治疗和预后判断方面都有较大的参考价值。除了解 ICP 外,还可以借此监测脑灌注压(CPP)。

3.呼吸道管理

应定时叩击胸部、翻身拍背,协助排痰,有气管切开的指征者,应尽早行气管切开术,以保证呼吸道通畅,防止脑缺氧。同时,在保持呼吸道通畅的前提下应充分给氧,以面罩给氧较为有效,氧流量可为 3~5 L/min,以维持血氧饱和度在 95%~100%,并定期抽动脉血查血气分析。呼吸不稳定者,用呼吸机维持和辅助呼吸,血氧饱和度(SaO_2)进行性下降者,可果断行气管切开术。

4.减轻脑水肿、降低颅内压

(1)高渗性脱水剂的应用:常用的脱水剂有甘露醇、呋塞米等,可单独或两者合用,与肾上腺皮质激素合用效果更佳。甘露醇的用量依伤情而定,使用期间应注意肾功和血清电解质的变化。另外,适当应用血浆和/或人血白蛋白以提高胶体渗透压可增强渗透性脱水剂的脱水、减轻脑水肿的功效,并可减少渗透性脱水剂的"反跳现象"。

(2)亚低温治疗:目前国际上将低温划分为轻度低温(33~35 ℃)、中度低温(28~32 ℃)、深度低温(17~27 ℃)和超深低温(2~16 ℃)。

(3)巴比妥昏迷疗法:应在连续监测各项生理指标和颅内压监护的情况下进行。临床上一般用硫喷妥钠,按 10~20 mg/kg 缓慢静脉滴注,若能配合亚低温治疗,则对脑干损伤的脑保护作用更佳。

(4)开颅减压手术:原发性脑干损伤常伴有严重脑挫裂伤或颅内血肿等。可出现进行性的颅内压增高,若非手术疗法不能缓解高颅压时,应积极考虑开颅减压手术,清除挫碎糜烂的脑组织、颅内血肿及散的血肿块,或行侧脑室外引流术、基底池引流术、小脑幕切开术等,必要时可切除部分非功能区脑组织、去除骨瓣等减压措施,以达到切实有效的减压效果。

5.维持水、电解质及酸碱平衡

该类伤者在临床上多出现高钠血症、低钠血症、低钾血症、代谢性或呼吸性酸中毒等。因此,应常规记 24 小时出入量,每天抽血查电解质、血糖、肝肾功能、血气分析等,一旦出现电解质紊乱或酸碱平衡失调,应及时予以纠正。

6.并发症防治

(1)消化道出血:上消化道出血是原发性脑干损伤最为常见的并发症之一,若脑干损伤合并下丘脑损伤则更易发生消化道出血。

(2)肺部感染:应提早预防肺部感染,加强呼吸道的护理工作。对有意识障碍、排痰困难者,应及早行气管切开,以利于排痰和吸痰。

(3)其他:感染、癫痫、失水、便秘、尿潴留及压疮等并发症的预防和处理也不容忽视。

7.营养支持

为维持营养,除口服和鼻饲饮食之外,尚需静脉给予乳化脂肪、氨基酸、水解蛋白、维生素、微量元素、血浆、白蛋白、球蛋白等,也可深静脉给予高能量复合营养液,定期输以少量新鲜血液;为防止关节强直和肌肉萎缩,可隔数天肌内注射丙酸睾酮等雄性激素,促进蛋白合成。

8.神经营养、活血化瘀西药和中药

患者度过急性期以后,可尽早选用促进脑细胞代谢和脑功能复活的药物,同时应用催醒的药物。给予神经营养(吡拉西坦、脑复新、脑蛋白水解液、脑活素、神经生长因子、神经节苷脂等)和代谢活化药物(三磷腺苷、辅酶 A、细胞色素 C、谷氨酸、谷酰胺、γ-氨酪酸、维生素 B_6、琥珀酸平醛、胞磷胆碱)。呼吸微弱或不稳定者,辅以呼吸兴奋剂(洛贝林、尼可刹米)、催醒药物(中药麝香、安宫牛黄丸)及活血化瘀药物(尼莫地平、中药丹参)等。

9.高压氧治疗

为改善脑血供应和提高血氧含量,可行高压氧舱和充氧血输入等措施;提倡早期进行高压氧治疗,以促进患者的康复。但应注意伴有癫痫发作或阵发性去皮质强直发作的患者不宜施行高压氧治疗。

四、弥漫性轴索损伤

弥漫性轴索损伤(DAI)为严重的脑白质损伤,是在特殊的生物力学机制作用下,脑内发生以神经轴索肿胀、断裂、轴缩球形成为特征的一系列病理生理变化,临床以意识障碍为特点的综合征,占重型颅脑损伤的28%～42%,死亡率高达50%,恢复良好者不及25%。常见于交通事故,另见于坠落、打击等,诊断与治疗都较为困难。弥漫性轴索损伤伤后最初期光镜下难以发现损伤性病理变化,伤后中晚期光镜下可以见到轴突变性、轴缩球或称回缩球,微胶质星状物,脑白质萎缩等病理改变。轴索损伤易发生在以脑干为轴的中线结构、脑灰、白质交界处和胼胝体等部位。严重损伤时可以出现在整个脑区。随着人们对DAI病理生理概念认识的不断深化,近年来有倾向将脑震荡及原发脑干伤纳入DAI中,认为脑震荡是最轻的DAI,原发脑干伤为最重的DAI。

(一)DAI生物力学机制

动物和尸颅实验研究证实,DAI是在特殊的外力机制作用下,脑内发生的以神经轴索断裂为特征的系列病理生理变化,意识障碍是其典型临床表现,诊断和治疗困难,预后极差。目前,已有可靠的头颅瞬间旋转加速脑损伤动物模型,用于研究DAI的病理生物学特征及临床行为学特点。DAI动物模型对于研究人类DAI更有其广阔的应用前景。头颅旋转加速伤模型被认为是研究DAI的良好模型。

头颅瞬时旋转,使脑在惯性驱导下作非线性加速运动,此间脑冠状面产生的与脑长轴垂直的剪力,是DAI发病的始动因素。一般认为,脑质量越小,惯性越小,头颅侧向旋转越难引发颅脑加速伤。目前,头颅瞬间旋转加速伤动物模型多限于上述狒狒、幼猪等大动物,至今尚无小动物头颅旋转加速颅脑损伤模型。20世纪末,国内学者贺晓生经过反复探索和尝试,研制出适于小动物头颅的旋转加速致伤装置,并成功地建立了大鼠头颅绕脑中心侧向旋转的DAI动物模型。

大鼠头颅瞬间旋转后均表现有原发昏迷,时间2～25分钟,组织切片嗜银染色光镜下见延髓、中脑被盖等部位广泛神经轴索迂曲、增粗、肿胀,部分轴索断裂后轴浆溢出形成轴缩球,脑干多处见点状出血性改变。NF68免疫组织化学染色更清楚地显示了本模型中脑内,尤其是脑干区,存在着大量的神经轴索迂曲、增粗、肿胀,以及轴缩球形成。以上表明本动物模型符合DAI的临床及病理特征,而脑干损伤最重是该旋转加速损伤模型的突出点。

(二)DAI病理学变化

1.损害部位

DAI好发于轴索集聚区,如胼胝体、脑干上端背外侧、脑白质、小脑、内囊、基底核区。DAI越重,损伤越趋于脑深部或中线结构。尸检示DAI典型征密度顺序为胼胝体＞脑干＞白质＞基底核。

2.大体改变

组织间裂隙及血管撕裂性出血灶,与显微镜下DAI征在分布和密度上一致,是DAI区域能被肉眼所识的病理改变。尸检病例大体见,严重DAI数小时或数天内胼胝体区及脑干上端背外侧常有限局性出血灶。尽管严重DAI者偶伴矢状窦旁白质局限性挫伤及深部小血肿,但和非

DAI相比,其一般不伴明显脑挫裂伤及颅内血肿等引起颅内压显著增高的病灶。

3.显微及超微结构异常

轴缩球是DAI光镜下诊断依据。

(三)临床表现

(1)意识障碍:以脑干为轴的中线结构、脑灰、白质交界处和胼胝体等部位是上行传导激活系统的重要组成部分。该部位的受损,会导致即刻昏迷,昏迷程度深,持续时间较长,极少有清醒期,此为DAI的典型临床特点。

(2)生命体征变化:弥漫性轴索损伤后可表现为血压偏高或偏低,脉搏增快或减慢,但以血压降低、脉搏增快多见,且波动较大。呼吸功能的紊乱可表现为减慢,甚至呼吸停止。可出现非脑疝性的一侧或双侧瞳孔散大。

(3)双侧病理反射、去脑强直。

(4)其余临床表现似脑干损伤及重型脑挫裂伤。

(四)辅助检查

DAI概念的形成是基于病理学发现,因而临床上DAI的诊断实际上属于间接诊断。如果CT或MRI未发现明显的脑挫裂伤病灶或颅内继发性血肿,但患者意识障碍发生早,程度深,时间长,大多考虑为DAI。CT和MRI在DAI诊断中起重要辅助作用。

1.CT扫描

(1)早期可见弥漫性脑水肿或脑肿胀,脑室变小,脑池消失。大片密度减低区或出现双侧对称密度降低,CT值<20 Hu。

(2)多在伤后24小时之内,大脑灰、白质交界处常可以出现单发或多发散在不对称高密度小出血灶(直径<2 mm),多伴有蛛网膜下腔出血。

(3)可出现胼胝出血、脑室内出血或第三腔室周围小出血灶(直径<2 mm)。

2.MRI检查

(1)MRI的诊断敏感性明显优于CT,T_2加权像优于T_1加权图像。T_2像在脑白质、脑灰白质交界处和胼胝体等部位出现散在、不对称分布的5~15 mm圆形或椭圆形异常高信号,在T_1像可见上述病灶为低信号或等信号。

(2)T_2加权像的高信号水肿区中,可见低信号出血灶;T_1像则为等信号,常无占位效应。损伤后期出血灶在T_1像变为高信号。

CT及MRI不能显示受损伤轴索,常以DAI中组织撕裂性出血变化作为诊断间接证据。DAI愈重,其影像学诊断就愈可靠。CT或MRI示脑干出血,则确诊DAI的把握性最大。目前国外推崇的DAI诊断标准为:①创伤后持续昏迷(>6小时);②CT示组织撕裂出血或正常;③颅内压正常但临床状况差;④无明确结构异常的创伤后持续植物状态;⑤创伤后弥漫性脑萎缩;⑥尸检可见DAI病理征象。

(五)诊断与鉴别诊断

DAI的临床诊断较为困难,多发于交通事故、坠落伤后,此后长时间深度昏迷(6小时以上),其诊断更依赖于影像学检查。CT、MRI示好发区域组织撕裂出血的影像学特点,另外无颅脑明确结构异常的伤后持续植物生存状态,创伤后弥漫性脑萎缩都需考虑此诊断,确诊需病理检查。DAI需与原发性脑干损伤、广泛性脑挫裂伤相鉴别。原发性脑干损伤应属于DAI的较重的一类;广泛脑挫裂伤有时亦出现长时间昏迷、植物生存状态,但DAI的脑水肿、颅内压增高不明显,而且CT上无明显占位效应,是散在小出血灶。

根据临床昏迷时间和程度,可将DAI分为3种类型。

1.轻型DAI

占闭合性颅脑损伤8%,占DAI 11%。伤后昏迷时间一般在6～24小时清醒,后伴有记忆力减退,逆行性健忘,无肢体运动障碍,少数患者有去脑皮质状态,但这些体征可很快消失。

2.中型DAI

最为常见,占闭合性颅脑外伤20%,占DAI患者的45%。伤后昏迷时间可在数天至数周,常伴有颅底骨折,伤后偶有脑干体征和去脑皮质状态,可有躁动,清醒后可有明显记忆力减退,逆行性健忘和轻度肢体运动障碍。

3.重型DAI

重型DAI是DAI最严重的一种类型,占闭合性颅脑外伤26%,约占DAI患者的1/3以上。伤后昏迷时间可在几周或更长时间,有明显的脑干体征、去脑皮质状态或去大脑强直,这类患者常包括临床诊断的原发性脑干伤。

(六)治疗原则

DAI患者,病情重,恢复时间长。恢复过程中极易伴发各种并发症或多器官功能衰竭,也是最常见的导致伤者死亡的原因。因而重症监护(ICU)十分必要。在ICU治疗期间,一般可采用过度换气、吸氧、脱水、巴比妥类药物治疗,冬眠、亚低湿治疗措施亦可应用。还可应用脑细胞功能恢复药物系统治疗,但应早期应用。现临床中已开始应用尼莫地平、自由基清除剂、兴奋性氨基酸阻滞剂等,但目前疗效仍难以确定。此外需加强并发症治疗,防治感染。对明显脑肿胀、非手术疗法难以控制的颅内压渐进性增高的患者,可行减压手术。

1.密切观察病情

对生命体征及神经系统体征进行动态观察。持续颅内压监护及血氧饱和度监测。入院初期每天记出入量,查血生化、肾功能。如病情无好转,或病情逐渐加重,应及时复查头颅CT。

2.呼吸功能监护和管理

保持呼吸道通畅,一旦出现呼吸困难及低氧血症,应立即气管切开,早期应用呼吸机。

(1)呼吸机监测:呼吸监测主要是对呼吸频率、幅度、呼吸状态、血氧饱和度与血气分析的监测。使用呼吸机机械通气辅助呼吸时,要在使用之前调整潮气量、气道压力、吸入气氧分压等,确认呼吸机的工作状态正常时,才能用于患者。临床定时观察患者的呼吸频率、呼吸深度、缺氧体征(鼻翼翕动、发绀),以及肺部听诊等,均是估价呼吸功能简单有效的敏感指标之一,但它不能真正反映其呼吸功能。而呼吸机监护可以准确反映呼吸功能。

(2)机械辅助通气:DAI如伴发下丘脑、脑桥和延髓损伤,更可能引起中枢性呼吸衰竭。如同时继发支气管黏膜下出血、神经源性肺水肿及肺感染等周围性呼吸不利因素,使用呼吸机辅助呼吸更为重要。通常呼吸频率为10～30次/分,呼吸频率超过30次/分即为呼吸过快;呼吸频率少于10次/分为呼吸过慢。病理性呼吸有潮式呼吸、窒息性呼吸等。如出现呼吸频率、幅度异常及病理性呼吸,应多方面从脑损伤和全身因素分析病因,及时处理。

(3)动脉血气分析:动脉血气分析在呼吸监测中有十分重要的价值,用于直接测定PaO_2和$PaCO_2$。其中$PaCO_2$直接反映肺泡通气状态,正常参考值4.7～6.0 kPa(35～45 mmHg),低于4.0 kPa(30 mmHg)为过度换气;而高于6.0 kPa(45 mmHg)为二氧化碳潴留,说明肺通气功能不良,应及时处理。PaO_2指示动脉血气氧分压,正常参考值11.3～13.3 kPa(85～100 mmHg)。

重型颅脑损伤患者,要求维持氧分压在 11.3 kPa(85 mmHg)以上。低于 10.7 kPa(80 mmHg)为低氧血症,应及时处理;低于 8.0 kPa(60 mmHg)为严重低氧血症,属呼吸衰竭,应予支持呼吸等处理。同时监测血酸碱度(pH)、碱剩余(BE)、碳酸氢根(HCO_3^-)等项目,可了解体内是否有酸碱失衡。参照吸气氧浓度(FIO_2)、血红蛋白(Hb)、血酸碱度(pH)、氧饱和度(SaO_2)等,还可计算出一系列呼吸监护指标。这些指标提示了多个量间的相互关系,因此有时比单纯直观指标更有指导意义。

(4)血氧饱和度监护:血氧饱和度监测方法包括间歇性血气分析测定动脉血氧饱和度(SaO_2)法和持续性脉搏血氧饱和度(SpO_2)监测法。SpO_2 是通过脉搏血氧饱和度仪来持续监测的,它可以较敏感地反映 SaO_2,并可同时计数脉搏。SpO_2 持续监测法已普遍应用于危重症监护及手术麻醉过程中。当 $SaO_2<70\%$ 时,其 95% 可信限的精度为 4%,可见 SpO_2 是准确可靠反映动脉血氧合状态的指标。根据氧离解曲线的固有特性,当动脉氧分压(PaO_2)>13.3 kPa(100 mmHg)时,SpO_2 为 99%~100%,PaO_2 降到 10.7 kPa(80 mmHg)时,SaO_2 为 94.5%~95%,PaO_2 低至 8.0 kPa(60 mmHg)时,SaO_2 仍$>90\%$。DAI 患者,经常引起呼吸循环障碍,代偿能力降低,易导致缺氧,所以应常规地检测氧饱和度,重视血气分析。SpO_2 应保持在 95%~100%[$PaO_2>10.7$ kPa(80 mmHg)]水平,若 $SpO_2<95\%$[$PaO_2<10.7$ kPa(80 mmHg)],提示低氧血症,$SpO_2<90\%$[$PaO_2<8.0$ kPa(60 mmHg)],提示严重低氧血症。在 SpO_2 持续监测过程中,一旦发现患者低氧血症等动脉血氧饱和度低下的变化,应予以相应的处理。一方面从伤情变化上考虑,解除引起伤情加重的原因,另一方面调整体位,改善呼吸,适时地应用机械通气辅助呼吸,以纠正缺氧状态。定期监测血气分析,维持脑组织氧浓度,以免使脑组织发生继发性损害。

3.药物治疗

常规应用止血剂、抗生素及神经细胞代谢药物。适当补充水和电解质,防止水、电解质紊乱。静脉应用胰岛素,降低高血糖。

4.脱水降颅压

降低颅内压控制脑水肿根据颅内压增高程度给予脱水药物,如甘露醇、呋塞米和人体白蛋白。伤后早期可应用大剂量地塞米松。

5.脑保护治疗

(1)静脉应用尼莫地平,减轻轴索钙超载引起的轴索肿胀;

(2)应用镇静、冬眠及抗癫药物,对不能控制的脑干发作和癫痫发作患者,应在呼吸机控制下静脉应用肌松剂;

(3)亚低温(32~35 ℃)治疗,应激期基础代谢率高,亚低温降低基础代谢率,减少机体能量消耗。

6.亚低温治疗

亚低温治疗可减轻脑损伤后的继发性病理损害程度,促进神经功能的恢复。一般说来,对脑干损伤患者行亚低温治疗开始越早,效果越好。

7.手术治疗

一般而言,DAI 不伴有明显占位的伤后继发性病理改变,尽管脑室因脑肿胀而变小或消失,但中线不发生偏移,故通常无须手术减压。但部分患者,伤后继发颅内不对称性脑水肿和/或血肿,使得开颅减压成为必须。及时采取手术,有重要意义。对伤后无脑干功能衰竭的患者,出现一侧瞳孔散大、昏迷加深,CT 提示一侧大脑半球肿胀或水肿,中线结构明显移位的患者,必须立即采取手术,去除骨瓣以达到充分减压目的,从而缓解颅内高压所引起的脑继发性损害。若发现继发颅内血肿,应急诊行血肿清除术。伤后即呈深昏迷,短时间内出现脑干功能损害或脑疝者,多属不可逆性脑损害,病情很难控制;即使有薄层硬膜下血肿或脑实质内挫伤,积极手术清除血肿或去骨瓣减压,也常预后凶险。

8.并发症防治

并发症主要有:①肺部、尿路、颅内及全身感染,包括细菌和真菌感染;②呼吸衰竭,包括中枢性和周围性呼吸衰竭;③急性肾衰竭;④应激性溃疡等。

(七)预后

DAI预后与入院时GCS评分、瞳孔表现、年龄及脑出血灶部位等明显相关。Cordobes等报道重型DAI患者痊愈率为5%,重残率为49%,植物生存率15%,死亡率为49%。

(刘营营)

第四节　非火器开放性颅脑损伤

一、概述

开放性颅脑损伤依据致伤原因的不同,可分为非火器与火器性颅脑开放伤。其中,非火器性颅脑开放伤是指由锐器或钝器严重撞击、打击头部,导致脑组织、硬脑膜、颅骨及头皮直接或间接暴露于外界的损伤,由于受伤机制、受伤部位及并发症的多样性、复杂性,对神经外科医师是非常严峻的挑战。在损伤中幸存下来的患者,其长期预后因能否接受及时、精确的手术干预,以及有无及时高质量神经重症监护治疗而不同。对开放性颅脑损伤的认识主要来源于军事战争经验,第一次世界大战后Harvey Cushing对颅脑损伤进行了分类归纳,在海湾战争、伊拉克自由行动等军事行动中进一步积累相关经验,逐步完善形成现代开放性颅脑损伤诊疗策略。

非火器开放性颅脑损伤流行病学特点以青中年为主体,随着社会进步和经济迅速发展,其发生率逐年升高,给社会和家庭带来巨大损失和压力。非火器开放性颅脑损伤主要常见病因有以下几类。

(一)交通事故

交通事故是非火器开放性颅脑损伤最常见致伤原因。近年来交通工具数量剧增,道路交通事故及其所致的伤亡人数不断上升,开放性颅脑损伤发生率也随之增加。交通事故受行人、司机、车辆、道路环境等多种因素影响,其中人的因素居首位。酒后驾驶、生理能力不足、驾驶经验不足、安全意识淡薄等,是人为增加交通事故发生率的重要原因。

(二)高处坠落伤

高处坠落是非火器开放性颅脑损伤另一重要致伤原因。其发生率直接或间接受周围环境、人的应急能力、文化水平、管理状况、安全设施等因素影响。我国建筑工伤的主要原因中以高处坠落位居第一,高处坠落伤致死人数占全部建筑事故死亡人数的45%以上。

(三)暴力伤害

暴力伤害是现代社会发展中的一个突出问题,其头颈部外伤发生率约为65%,致残、致死率高。从暴力发生方式看，钝器伤最常见，约占56.4%，其中拳击占48.4%，棍棒次之；锐器占38.2%，居第二位，主要以菜刀、匕首、水果刀多见。开放性颅脑损伤多以锐器损伤为主。

二、病理与病理生理

非火器开放性颅脑损伤的病理生理机制在很多方面同各种类型的重型颅脑损伤相似。损伤可分为原发性损伤（外力直接作用）和二级损伤（继发并发症持续损害）。在外力直接作用部位，早期即可出现神经细胞坏死，随后出现的颅内压增高、占位性效应、休克、初始血管损伤或延迟创伤性血管痉挛、感染、持续癫痫发作及迟发性脑积水，均可引起神经功能的进一步损害。

血管损伤破裂出血可形成颅内血肿，其占位效应升高颅内压力，从而导致颅内高压和脑灌注下降。低灌注压造成受损脑组织缺血和正常脑细胞缺氧。缺氧状态下，神经细胞进入无氧代谢，导致线粒体功能障碍和细胞内能量储备腺苷三磷酸耗竭，进而影响腺苷三磷酸依赖钠钾泵的正常运行，使得正常离子通道的开放，以及兴奋性神经递质谷氨酸的摄取和存储功能障碍。兴奋性神经递质的大量累积，导致兴奋性毒性损害发生，该损害致使突触内钙和钠离子的积累，发生细胞毒性水肿，最终导致神经元死亡。另外，由于脑组织膨胀，颅内压增加、脑灌注压降低，造成脑水肿循环灌注不良，进行性加重恶化。水肿组织张力得不到外部释放，占位和压缩邻近重要脑组织，可引发脑疝而死亡。对于不同的损伤机制，其病理表现各有特点。

（一）锐器伤

细小、尖利锐器常引起穿刺伤，通常创面刺孔小而整齐，其大小及形态往往与致伤锐器的横断面相仿，刺入深度则依暴力作用的强弱而异，如损伤血管，则容易引起脑内血肿。通常锐器伤污染较轻，颅内异物亦少见，故感染率较低。偶尔亦可有小碎骨片被带入脑内，成为后期感染病灶。阔刃利器多造成砍伤，创口呈条状，创缘整齐，无明显擦、挫伤痕迹，颅骨亦为槽形裂开或陷入，硬脑膜及脑组织也有裂伤及出血。

（二）钝器伤

钝器致开放性颅脑损伤伤情多较为复杂，长形的钝器多造成条状的头皮挫裂伤，创缘不整，颅骨损伤多呈粉碎性骨折伴条形凹陷，硬脑膜可有撕裂，颅骨碎片刺入脑内者较多。脑组织挫裂伤面积较大，可伴有一定程度的脑对冲伤。块状钝物常引起凹陷骨折或洞形骨折，常伴不同程度的放射状线形骨折。头皮挫伤多与致伤物外形相似，但裂伤往往呈三角形或星芒状，创缘不整、挫伤严重，硬膜常被骨折片刺破。钝器损伤通常污染较重，脑内异物、毛发、泥沙常见，易致感染，且颅内并发血肿的机会甚多。

（三）其他类型损伤

钝器刺入型开放性颅脑损伤。如儿童奔跑时不慎跌倒，将手中所持竹筷、铅笔或长柄玩具等棒状物，经眼眶、鼻腔、额窦或上颌窦等骨质薄弱处，戳入颅内，造成脑组织损伤及出血。如污染较重往往导致颅内感染。

碰撞所致开放性颅脑损伤。虽然属于减速性损伤，但由于作用面积较小，速度大，故与颅骨遭受外力打击类似，造成犹如加速性损伤的表现，即以颅骨局部变形为主的凹陷性或洞形骨折，但是伴发的脑对冲性损伤及剪应力性损伤仍较一般加速性损伤为重。颅内出血及感染的机会也较多。

三、临床表现

开放性颅脑损伤的临床表现，因致伤因素、损伤部位的不同及有无继发性出血或感染而各异。

(一)全身症状

1.意识改变

开放性脑损伤患者意识变化差别较大,轻者可以始终清醒,例如,锐器穿刺伤,若未伤及功能区,又未引起颅内出血,则情况往往良好。重者可出现持续昏迷,如果伤及脑干或下丘脑时,患者常有去皮质强直及高热等表现;若继发颅内血肿,亦可引起脑疝征象。

2.生命体征

开放性脑损伤多有失血,故常呈面色苍白、脉搏细弱、血压下降等表现。即使是伴有颅内血肿,其生命体征的变化也多不典型。

3.复合伤

复合伤的存在是引起休克的又一常见原因。常见的复合伤多为胸腹闭合性损伤。若颅脑伤重于复合伤时,临床征象大多以脑伤为主,容易漏诊复合伤,特别是对有意识障碍的患者,不可忽视全身体格检查。

4.癫痫

较闭合性脑损伤多见,伤后早期癫痫可能与损伤的刺激或脑皮质挫伤有关。局限性凹陷骨折、急性硬膜下血肿、脑挫伤、软脑膜下或蛛网膜下腔出血及晚期出现的感染、脑膜瘢痕,都是引起癫痫的因素。

5.颅内感染

开放性脑损伤常有异物、骨片、毛发被带入颅内,脑内创道又是良好的培养基,故较易感染。感染初期多为脑膜炎及化脓性脑炎,患者常有头疼、呕吐、颈强直、高热及脉速等毒性反应。晚期则往往形成脑疝和/或脑脓肿。

(二)局部体征

多有面部致伤史,颅面部都有创口。头部开放伤重者可见伤口裂开,颅骨外露,脑脊液外溢,患者也常处于濒危状态。轻伤者局部伤口可以很小,甚至被头发所掩盖,有时系钢针、铁钉、竹筷等致伤物,经眼眶、鼻腔或耳道刺入颅内。检查时应注意创口的大小、方向及深度,对留置在创伤处的致伤物,暂勿触动,以免引起出血。根据受伤的部位、失血的多少、有无大量脑脊液流出,可以判断脑原发伤情况及有无静脉窦或脑室穿通伤。

(三)脑部症状

因受伤部位和范围而异,常见的脑功能损害有偏瘫、失语、偏身感觉障碍及视野缺损等;脑神经损伤多见于嗅、视、面及听神经;严重的开放性脑损伤可累及脑干或基底核等重要结构,患者临床表现严重,预后不良。

四、辅助检查

诊断开放性颅脑损伤一般易于诊断,根据病史、检查伤口内有无脑脊液或脑组织,即可确定开放性损伤的情况。X线片及CT扫描更有利于伤情的诊断。少数情况下,硬脑膜裂口很小,可无脑脊液漏。

(一)X线片

对了解颅骨骨折线走向、凹陷深度、颅内异物、骨碎片分布及气颅等情况均十分重要,只要患者情况许可,应作为常规检查,包括正侧位和凹陷区的切线位照片。

(二) CT 扫描

可以看到确切的损伤部位和范围,并能对异物或骨片的位置、分布作出精确的定位。特别是当颅内继发血肿、积液或后期的脑积水、脑肿胀、脑穿通畸形及癫痫病灶均有重要诊断价值。CT较X线片更能清楚地显示X线吸收系数低的非金属异物。

(三) 脑血管造影

主要针对开放性颅脑损伤后期的并发症和后遗症,如外伤性动脉瘤或动静脉瘘。在没有CT设备的情况下,脑血管造影仍不失为重要的诊断手段。

(四) 实验室检查

腰椎穿刺的目的是测定颅内压,发现和治疗蛛网膜下腔出血和颅内感染。清创术前一般不做腰椎穿刺。

五、诊断与鉴别诊断

需与闭合性颅脑损伤相鉴别,后者硬脑膜无裂口,无脑脊液漏,X线片及CT扫描对判断有帮助。有些病例初诊时难以确定是否为开放性脑损伤,往往需要手术探查时才能明确。

六、治疗

首要治疗措施应是止血、包扎、纠正休克。伴有活动性出血时,应采取临时性止血措施,同时检查患者的周身情况,明确其他部位严重合并伤,初步评估整体病情,判断是否存在休克或处于潜在休克,必要时行心肺脑复苏抢救,当生命体征趋于平稳时,才适于进行脑部清创。应尽早清除挫碎组织、异物、血肿,修复硬脑膜及头皮创口,变有污染的开放性伤道为清洁的闭合性伤道,为脑损伤的修复创造有利条件。能否在6~8小时内施行清创术,取决于患者就诊时间的早迟,故有早期清创、次期及晚期处理之分。

(一) 早期清创术

由于颅脑开放伤的特殊性,早期清创缝合的时限可以延长到48小时,如无明显污染,在强有力的抗菌药物控制下,可延长到伤后72小时。患者若有休克,应首先加以纠正。手术前常规给予广谱抗生素及破伤风抗毒素,作好备血工作。一般宜在气管插管复合麻醉下手术,麻醉应平稳,避免呛咳,保持良好气体交换,以免脑组织膨出。清洁冲洗创面:先以灭菌干纱布轻轻填压在创口上,对嵌入颅内的异物、毛发等暂勿触动,然后用灭菌生理盐水冲洗创周,并用肥皂水刷洗,继而取下纱布继续冲洗,用水量不少于1 000 mL,注意勿直接将冲洗液注入颅内。随后按常规消毒、铺巾,开始清创手术。清创操作应由外至内、由浅入深,首先行头皮清创并适当延长切口,以增加暴露,并应照顾到缝合时不致增加张力。然后逐层清除挫碎及失去活力的组织、异物,继而于颅骨凹陷的周边用咬骨钳咬开或钻孔后扩大骨窗,小心摘除已松动的骨片,在直视下取出嵌入颅内的异物。若是在静脉窦附近,必须作好突发出血的应急准备,以防不测。硬脑膜破口亦须适当扩大,以利暴露。脑组织清创时,应在直视下进行,用边吸引边冲洗的方法,清除创内所有糜烂组织、凝血块、异物及失去活力的组织,但于重要功能区应采取审慎态度。对非功能区则以尽量彻底为好,可以减轻术后脑水肿及感染的机会。术毕,妥善止血,创伤处尽量不用吸收性明胶海绵。创腔置引流管,特别是与脑室相通者,作为术后引流和给药途径,经头皮刺孔引出颅外。硬脑膜及头皮分层缝合或修补整复,将开放性脑损伤转为闭合性,经清创手术,脑水肿仍严重者,则不宜缝合硬脑膜,而需进行减压术,避免发生脑疝。皮下置橡皮引流24~48小时。颅骨缺损留待伤口愈合3个月后,择期修补。

(二)次期清创术

次期清创术指伤后4～6天的开放性颅脑损伤,常因就诊较晚或因早期清创不彻底,创面已有感染迹象,或有脑脊液外溢。此时不宜进行过多的外科性处理,应作创面细菌培养及药敏试验。同时清洁创面改善引流条件,并用过氧化氢清洗伤口,摘除表浅异物。根据创口具体情况放置引流条或用盐水纱布、油纱布更换敷料。创口过大时可以于清洁创面之后松松全层缝合创口两端以缩小创面,但必须保证创口引流通畅。待创面分泌物减少、肉芽生长良好,局部细菌培养连续3次阴性时,即可全层减张缝合头皮创口,留置引流2～3天,处理得当创口常能如期愈合。

(三)晚期处理

颅脑开放伤已逾1周以上,感染严重,常伴颅内感染,局部脑膨出或已有脑疝形成。此时应保持创口引流通畅,及时更换敷料,改善患者营养状况,增强抵抗力,选用敏感的抗菌药物控制感染。同时,创面采用弱消毒剂冲洗、高渗湿敷以促肉芽生长,争取二期植皮,消灭创面。若患者伴有颅内高压,明显脑膨出,则须及时行CT扫描检查,查明原因,再给予相应处理。颅骨缺损一般在伤口愈合后3～4个月进行修补为宜,感染伤口修补颅骨至少在愈合半年后进行。颅面伤所致开放性脑损伤,常涉及颌面、鼻窦,眼部及脑组织。清创术的要求:①作好脑部清创与脑脊液漏的修补处理;②清除可能引起的创伤感染因素;③兼顾功能与整容的目的。手术时要先扩大额部伤口或采用冠状切口,翻开额部皮瓣,完成脑部清创与硬膜修补术,然后对鼻窦作根治性处理。最后处理眼部及颌面伤。脑挫裂伤、脑水肿及感染的综合治疗同闭合性颅脑外伤。

(四)特殊伤的处理

钢、钎、钉、锥等刺入颅内形成较窄的伤道,有时因致伤物为颅骨骨折处所嵌顿,在现声急救时不要贸然将其拔除,特别是伤在静脉窦所处或鞍区等部位时,拔出致伤物可能引起颅内大出血或附加损伤,引起不良后果。接诊后应行头颅正侧位及必要的特殊位置的X线片,了解伤道及致伤物大小、形状、方向、深度、是否带有钩刺;及伤及的范围;如果异物近大血管、静脉窦,可进一步行脑血管造影、CT等,查明致伤物与血管等邻近结构的关系。根据检查所获取的资料,分析可能出现的情况,研究取出致伤物方法。作好充分准备再行手术。

(五)静脉窦损伤的处理

首先要做好充分输血准备。上矢状窦伤时,应先在其周边扩大颅骨骨窗,再取出嵌于静脉窦裂口上的骨片,同时立即以棉片压住窦的破口,并小心检查窦损伤情况。小的裂口用止血海绵或辅以生物胶即可止住,大的破裂口则需用肌盘膜片覆盖于裂口处,缝合固定,亦可取人工硬脑膜修补静脉窦裂口,以达到妥善止血。

七、并发症

非火器开放性颅脑损伤并发症纷繁复杂,目前尚无系统分类方法,按发生时间可初步分为早、晚期并发症,按发生过程又可分为直接、间接并发症及医源性并发症等。一些常见并发症表现及处理。

(一)外伤性动脉性鼻出血

颅底骨折伤及颈内动脉、蝶腭动脉或筛动脉可引起难以制止的动脉性鼻出血。颈内动脉海绵窦段破裂引起的鼻出血表现为头部伤,单眼或双眼失明和严重鼻出血,可予鼻腔填塞紧急止血处理,对有休克者给予输血、输液补充血容量。严重者可行颈动脉结扎术或颈内动脉假性动脉瘤孤立术或蝶窦填塞术。蝶腭动脉或筛动脉损伤引起的鼻出血可行蝶腭动脉或颈动脉结扎术。术前均需根据临床表现和颈动脉造影明确病变部位才能正确有效地处理。

(二) 外伤性颈内动脉海绵窦瘘

由颅底骨折或异物直接损伤颈内动脉海绵窦段及其分支所致。典型症状:搏动性突眼;颅内杂音,压迫颈动脉杂音减弱或消失;眼球运动障碍;球结膜水肿、充血等。治疗:可脱离性球囊导管栓塞瘘口或肌片"放风筝"法。

(三) 脑脓肿

脑脓肿是脑穿透伤常见并发症和后期死亡原因之一。清创不彻底者,脓肿的发生率为10%~15%,所以早期彻底清创是预防脓肿发生的关键措施。处理:应及时手术治疗,早期脓肿应将伤道扩大引流,清除异物。重要功能区的脓肿先行穿刺抽脓。晚期脓肿可连同异物及窦道一并切除。

(四) 脑膨出

可分早期脑膨出和晚期脑膨出。早期脑膨出(1周内),多是广泛脑挫裂伤,急性脑水肿,颅内血肿或早期并发颅内感染等因素引起;晚期脑膨出(1周以上),多因初期清创不彻底,颅内骨片异物存留,引起脑部感染,脑脓肿,或亚急性、慢性血肿等,使颅内压增高所致。处理时应将脑膨出部以绵圈围好,妥加保护并用脱水及抗生素治疗,因血肿或脓肿所致应予清除。

(五) 外伤性癫痫

多见伤后3~6个月,早期发作与脑挫伤,脑水肿,血肿及凹陷骨折有关。晚期发作多因脑脓肿,脑瘢痕和脑萎缩等引起。临床以局限性发作为主,亦可呈大发作。一般以内科治疗为主,可选用卡马西平、丙戊酸钠、苯妥英钠等。难治性癫痫(药物控制不佳)时可针对病因进行相应的手术治疗。

(六) 颅骨骨髓炎

常由颅骨开放骨折,清创不及时或不彻底所致。早期局部红肿热痛并有脓性分泌物。晚期形成慢性窦道,硬膜外炎性肉芽组织或脓肿,X线片示有死骨或骨缺损边缘有破坏。处理:急性期应用抗生素使感染得到控制和局限。晚期应切除窦道,摘除死骨,清除硬膜外肉芽组织和脓液。

(七) 颅骨缺损

直径3 cm以上、伴有头晕、头痛,有时还引起恶心、呕吐与癫痫症状,患者不安全感严重及位于额部影响面容等情况颅骨缺损均须行颅骨修补术。一般伤口愈合后3个月即可修补,感染过的伤口须延至伤后半年以上。凡近期有感染,清创不彻底,或颅内压仍高而有脑膨出者均暂不宜修补。

(甄 岩)

第五节 儿童颅脑损伤

一、概述

创伤是引起1~14岁儿童死亡的主要原因,其中颅脑损伤占40%。儿童颅脑损伤发生率每年约为 100/10 万,每年每 10 万儿童中 10 人死于颅脑损伤。儿童并非成人缩影,儿童神经系统处于发育成熟阶段,不同发育阶段的未成熟脑及颅骨具有不同的生理特性,并且儿童颅脑损伤在损伤机制、创伤病理生理、临床表现及预后等方面均与成人有一定差异,年龄越小差异越明显。儿童期的神经系统生理、病理特点如下。

(1)小儿头皮较薄,血供丰富,皮下组织疏松,头皮与颅骨间移动性较大,易发生头皮血肿;颅骨质地软、薄且富有弹性,囟门和骨缝未完全闭合,颅脑损伤时可因颅骨骨缝分离和囟门膨隆缓解颅内压力,故对创伤性颅内血肿、脑水肿等导致的高颅压耐受能力较强。但不成熟颅骨的可塑性也使得脑组织易受损及形成颅骨凹陷骨折;婴儿由于颅前窝底及颅中窝底相对平坦且不如成人颅骨坚硬,脑底部的对冲性损伤较少。

(2)小儿骨膜与颅骨黏和不紧,尤其是婴儿颅骨易变形,在外力作用下骨膜容易剥离从而导致骨膜下血肿,如未及时处理易发生骨膜下成骨,形成头部硬性包块。

(3)小儿鼻窦 6 岁以后开始发育气化,故学龄前儿童颅前窝颅底骨折不易与鼻腔相通,减少了颅内感染发生的概率。

(4)小儿硬脑膜血管处于发育阶段,颅骨内板血管沟较成人浅,发生颅骨骨折时不易损伤硬脑膜血管,因此儿童的硬膜外血肿较成人发生率低。小儿硬膜外血肿多为颅骨骨折板障出血所致。

(5)小儿蛛网膜下腔、硬脑膜下间隙较成人狭窄,减少了创伤时颅脑习惯性运动的相对空间,且婴儿的颅骨内侧面及颅底相对光滑,这使得婴幼儿期脑对冲伤发生率较低。在新生儿严重颅脑损伤中对冲伤仅为 10%,而年长儿和成人可达 85%~95%。

(6)由于婴幼儿的神经系统发育不完善,如大脑皮质的抑制功能差,神经髓鞘未完全形成,脑受到刺激后兴奋容易泛化引起抽搐,因而脑损伤后抽搐的发生率明显高于成人。

(7)小儿血容量少,对失血的耐受能力明显较成人差。发生颅脑损伤的出血,尤其颅脑损伤合并多发伤的患儿休克发生率高。

(8)小儿呼吸系统功能较成人差,气道细小、肺活量小,外伤昏迷或手术中气管插管后均易导致气道不畅,低氧血症的发生率高。

(9)发育中的脑组织修复、重建能力强,小儿颅脑损伤后神经系统功能恢复往往较成人好。

(10)小儿对于各种检查及治疗难以主动配合,增加了诊治的难度。

二、临床表现及特点

(一)新生儿颅脑损伤

主要为产伤所致。多见于自然分娩困难使用产钳等器具助产的患儿,亦可见剖宫产手术时意外损伤,但也有"生理性"损伤可能,如"乒乓球"样的凹陷骨折也可由于婴儿头部被母体尾骨岬部挤压所致,这偶见于产程延长而又无法通过产道分娩的患儿。新生儿头皮血肿可合并颅骨骨折及硬膜外血肿,即使没有明显的神经系统损害表现,仍需常规影像学检查除外颅内损害。首选方便无创的经颅超声检查,这可以避免患儿遭受头颅 CT 扫描中 X 射线的辐射。若超声检查提示有颅内损伤再行头颅 CT 或 MRI 检查。新生儿创伤性蛛网膜下腔出血继发硬膜下积液、脑积水多见,需密切观察头围、前囟、骨缝的变化及神经精神发育情况,随访影像学检查。大部分新生儿颅脑损伤为轻型损伤,多不需要手术治疗。

(二)颅骨损伤

儿童颅脑损伤中 40%～60%存在颅骨损伤,包括线性骨折、(粉碎性)凹陷骨折和骨折缝分离。好发于顶骨、枕骨、额骨,少数病例骨折位于矢状窦、横窦和窦汇区域。线性骨折多数仅限于颅骨损伤,也可能合并脑损伤和颅内出血;婴幼儿颅骨凹陷骨折损伤大多仅限于颅骨损伤,儿童期颅骨凹陷骨折合并颅脑出血和脑损伤多见;骨折缝分离主要发生在婴幼儿,分离缝多在 3～15 mm,常合并硬脑膜破裂,局灶脑组织挫裂伤或脑内血肿,颅内压增高可使挫裂伤脑组织和出血被挤压至帽状腱膜下腔。

(三)原发性脑损伤

原发性脑损伤指暴力作用于脑组织的瞬间即已造成的脑损伤,包括脑震荡、脑挫裂伤及弥漫性轴索伤。

1.脑震荡与弥漫性轴索损伤

脑震荡是轻度脑损伤所致的临床综合征,其临床特点是头部创伤后短暂的意识丧失,很快清醒,其后伴有近事遗忘,无其他任何神经系统功能缺失表现。既往认为脑震荡仅仅是脑的暂时性功能障碍,无任何器质性损伤。但近年来的研究发现脑震荡存在脑组织的超微结构、生物化学及神经电生理等多方面的异常改变,并认为脑干网状结构受损影响上行激活系统功能是导致意识障碍的重要原因。脑震荡的诊断过去主要以颅脑损伤史、伤后短暂昏迷、逆行性遗忘、无神经系统阳性体征、头颅 CT 阴性作为依据。小儿脑震荡临床表现与成人有所不同,难以发现逆行性遗忘病史,短暂的意识丧失也较少,但常出现头痛、头晕、呕吐、嗜睡及抽搐等症状,尤其是婴幼儿可能仅表现为嗜睡或不愿进食。同时可伴有面色苍白、心率缓慢等自主神经功能紊乱的表现。因此儿童脑震荡的临床诊断不能完全参照成人的标准,只要头部暴力伤后即刻出现了脑损伤的症状,查体无神经系统阳性体征,头颅 CT 或 MR 检查无阳性发现即可诊断。小儿脑震荡的诊断需建立在详细的病史询问及病情观察基础上,必要时应动态随访头颅影像,以免误诊或漏诊更为严重的原发或继发性脑损伤。儿童脑震荡根据其临床表现也可分度:①轻度,不出现意识丧失;②中度,存在轻度的意识改变和逆行性遗忘;③重度,意识丧失超过 5 分钟。部分脑震荡患儿脑电图可见慢波改变,但 1～2 周可完全恢复,此与轻型弥漫性轴索损伤的脑电图改变相似,提示脑震荡与弥漫性轴索损伤在病理损伤的本质有相近之处。儿童脑震荡预后良好,"脑震荡后遗症"少见,其发生可能与创伤后心理因素有关。

儿童弥漫性轴索损伤在颅脑外伤中所占比例较成人高,可能与儿童脑白质处于发育中及儿童头颅损伤的致伤原因以坠落伤、车祸伤多有关。目前已证实弥漫性轴索损伤是导致脑损伤患儿长期昏迷的重要原因,其主要的临床表现为伤后立即出现并持续较长时间的昏迷,同时常常合并瞳孔改变、斜视、去脑强直状态等。在 MRI 临床应用之前,这些症状常被称为"脑干损伤"。尽管单纯的脑干损伤也可能发生,但概率极低。相反,大多数昏迷的合并脑干功能障碍的闭合性脑损伤患儿都存在弥漫性轴索损伤。因为没有明显的颅内血肿及大面积脑肿胀,多数弥漫性轴索损伤的患儿没有严重的颅内压增高。伤后早期的头颅 CT 扫描结果取决于损伤的程度及有无合并颅内出血,少数病例甚至可以为阴性发现。典型的弥漫性轴索损伤的 CT 表现为半球深部的脑白质区域、基底核区及脑室内的小片状出血,而 MRI 可以更好地显示脑白质、基底核、胼胝体到脑干的不同程度挫伤,近年来弥散张量成像的应用对于轴索损伤的诊断和预后判断可能有更大价值。脑电图近年也逐渐应用于弥漫性轴索损伤的监护,它对脑功能的判断有不可替代的作用,急性期的脑电图多表现为弥漫性慢波改变,部分患者可出现癫痫波。对于弥漫性轴索损伤目前临床尚无可靠地手段判断预后,通常昏迷的时间及程度与预后呈正相关,患儿常遗留不同程度的神经功能后遗症,但儿童尤其是婴幼儿脑的修复重建功能强,总体预后优于成人。

2.脑挫裂伤

小儿脑挫裂伤病情的个体差异极大。非功能区的局灶性脑挫裂伤病情较轻,有的甚至无任何临床症状,但存在脑挫裂伤的患儿仍需高度警惕继发性脑损伤发生。脑挫裂伤部位的继发血肿形成多在创伤6小时后较常见,需及时复查头颅CT,若占位效应明确应及时手术。创伤72小时之后迟发性血肿形成少见。脑水肿在3~5天达到高峰,以后逐渐消退。伤后脑组织修复代偿能力比成人好,后遗症发生率较低。

(四)颅内血肿

1.硬膜外血肿

小儿硬膜外血肿可以发生在颅内的任何部位,最多见于颞顶部和额部,颅后窝硬膜外血肿占全部颅后窝病变的25%~40%。出血来源多为静脉系统,包括颅骨板障静脉及硬脑膜静脉出血。随着儿童年龄增长脑膜中动脉破裂出血导致的典型硬膜外血肿逐渐增多,其病情进展迅速,出血量大。小儿硬膜外血肿原发昏迷较少,常见症状为严重的头痛呕吐、失血貌及继发性意识障碍,但Cushing反应没有成人明显。小儿硬膜外血肿一旦出现继发性昏迷,提示伤情严重甚至脑疝发生。需密切注意患儿瞳孔变化,血肿导致环池受压首先会出现血肿同侧瞳孔散大,随后脑干受压才出现昏迷及生命体征变化。在瞳孔变化到昏迷和生命体征明显变化之间的时间窗是抢救危重硬膜外血肿患儿的关键期。在此时及时手术,散大的瞳孔可较快恢复,术后少见神经功能后遗症。一旦出现双侧瞳孔散大及呼吸停止后再行手术预后不良。

2.硬膜下血肿

硬膜下血肿出血来源主要是桥静脉撕裂和脑皮层挫裂伤继发出血,小儿以前者多见。急性创伤性硬膜下血肿病情重,除血肿本身占位效应导致颅内高压外,脑皮层静脉血管直接受压后导致静脉回流障碍可加重颅内高压。临床表现为头疼、呕吐、抽搐、进行性加重的意识障碍及生命体征变化等。在治疗上,任何出现昏迷或其他神经功能缺失,占位效应明显的急性硬膜下血肿应行急诊开颅手术清除血肿。对于薄层硬膜下血肿伴有严重脑水肿的患儿,大多存在明显颅内压增高及神经功能障碍,对此不能仅以出血量多少作为唯一的手术指征,应积极进行开颅手术清除血肿,同时行硬脑膜切开减张缝合及标准去大骨瓣减压术。在开颅指征难以把握的情况下,应及时行有创颅内压监测以辅助非手术治疗及判断手术时机。儿童创伤性硬膜下血肿的预后较硬膜外血肿的预后差。

3.脑内血肿

小儿单纯外伤性脑内血肿较少见,多与严重脑挫裂伤、硬膜下血肿合并存在。临床可见到轻微的头部外伤而出现脑内血肿的病例,需注意有无先天脑血管病变存在的可能性。脑内血肿与其他颅内血肿处理原则基本相同,根据出血量、出血部位深浅及临床症状体征选择治疗方案。除非占位效应明显须积极行血肿清除减压外,一般情况采取密切监护下的保守治疗。

三、诊断

由于儿童颅脑及颅脑损伤的生理、病理特点,故在诊治颅脑损伤患儿过程中更应重视详细的病史询问及全面查体,选择必要的辅助检查以帮助颅脑损伤的诊断,避免多发伤的漏诊。儿童颅骨损伤应常规行CT扫描,具备条件者,须做CT三维重建。如果有骨折缝经静脉窦所在部位时,还要考虑CTA检查,以明确静脉窦有无受损及损伤的具体情况。

随着影像技术的发展,影像检查在颅脑损伤的诊断中起着越来越重要的作用,但不能因此而忽略了最基本的病史询问及体格检查。儿童颅脑损伤诊断时必须尽早明确有无其他系统损伤,尤其是闭合性胸腹部损伤及脊柱脊髓损伤,避免漏诊导致的死亡和致残。结合病史、查体及影像学表现明确颅脑损伤的诊断不难,较为困难的是在诊治过程中要始终注意观察病情的动态变化,根据病情复查头颅CT,及时了解病情进展并采取相应有效的治疗措施。

四、儿童颅脑损伤的处理

儿童颅脑损伤治疗原则与成人基本相同,但必须注意结合小儿生理特点进行治疗。

新生儿硬膜外血肿往往合并颅骨骨折及头皮血肿,因头皮血肿与硬膜外血肿可通过骨折缝相通,故处理此类硬膜外血肿时往往不需开颅手术,仅行头皮下血肿穿刺即可治愈硬膜外血肿。

颅骨凹陷骨折手术指征:①在穹窿部合并开放性颅脑损伤;②凹陷骨折范围>3 cm,凹陷深度>0.5 cm;③病灶在脑的功能区伴有明确的神经功能障碍;④凹陷骨折部位存在异常脑电图表现;⑤病灶压迫静脉窦出现颅内压增高表现。

常用手术方式:①钻孔凹陷骨折撬起复位,对婴幼儿凹陷骨折是一种简单有效的治疗方式。②凹陷骨折整复或碎骨片Ⅰ期植入,部分年龄稍大患儿凹陷骨折钻孔复位困难,可用铣刀铣下凹陷骨瓣,经整复后,钻小孔以丝线或钛钉固定;如果系开放性颅脑损伤12小时内,伤口污染不重,彻底清创后颅内压不高,脑搏动明显,头皮伤口血供好、缝合无张力,也可将处理后的颅骨碎片Ⅰ期植入,涂少许医用胶,缝合头皮。被植入的碎骨片在血供丰富、温度适宜的头皮下存活、生长、成形效果好。

颅内血肿的手术指征:①幕上血肿量>25 mL,幕下血肿量>10 mL;②进行性意识障碍,颅内压较高;③CT片上脑组织受压明显,脑室、脑池被挤压、变形或消失,中线向健侧移位>5 mm。符合手术者尽早完成术前准备,全麻下尽快行开颅血肿清除,及早解除脑受压,术中充分止血,改善脑组织缺血低氧,术后积极有序规范治疗,多预后好。同时,需注意患有血液系统疾病(如血友病)及脑血管病变(如动静脉畸形)等病例,轻微外伤或本身病灶致使颅内血肿发生,处理要特别谨慎,尽量采用保守治疗。

小儿体重轻,血容量相对少,年龄越小对失血的耐受能力越差,易发生失血性休克。术前需充分建立静脉通道,重视纠正贫血、失血性休克及凝血功能障碍,术中注意控制出血尤其重要。小儿头皮薄、颅骨相对薄软,特别是婴幼儿存在前囟及骨缝等薄弱部位,因此对婴幼儿患者行头皮切口及颅骨钻孔时尤其注意避免直接切破硬脑膜甚至造成静脉窦及脑的损伤。由于术前、术中的失血易造成小儿凝血功能异常,开颅手术中满意的止血十分重要,不要盲目依赖术后止血药物的作用,否则可能造成严重的不良结果。对于需行颅骨缺损修补的病例,主张术后1~3个月内早期修补,以减少因颅骨缺损造成的继发性脑损伤。颅内压监测的广泛应用为儿童颅脑损伤的救治提供了循证医学证据,总体上提高了颅脑损伤患儿的救治水平。

(甄 岩)

第六节 老年人颅脑损伤

随着生活水平和医疗保健技术的提高,中国人口年龄结构已经开始逐渐进入老龄化阶段。随着人口老龄化趋势的出现,老年人颅脑损伤的人数逐渐增多,已经引起了我神经外科工作者的广泛关注。所谓老年人颅脑损伤是颅脑损伤中的一种特殊类型,一般认为国内老年人颅脑损伤发生率在8%～15%,并有逐年上升的趋势。发生率上升的原因与人类寿命普遍延长及老年人口比例增长有关,这一年龄组颅脑损伤的治疗效果差,死亡率高可达37.8%～70%,这提醒我们对该病的诊断和治疗要给予足够的重视。

一、受伤机制与病理生理

(一)老年人颅脑损伤的病理机制

老年人因其生理、病理的特点,在发生颅脑外伤时其临床表现及病程与其他人群有明显的不同。首先因其反应迟缓,腿脚不便,所以在病因上多为车祸伤或跌坠伤。其次是颅骨硬化,由于钙质增多、弹性减低,受伤时颅骨变形少,不能缓冲暴力强度,故不仅易于骨折,同时脑损伤也比较严重,再加上脑血管硬化、变脆,往往形成的脑损伤较年轻人严重。同时因骨质疏松等原因易合并其他部位的损伤,如骨折。因此诊治中强调全面仔细。有学者通过尸颅颅缝的光镜和扫描电镜观察,发现胶原纤维是构成颅缝的主要承力结构,它按照一定方向分布,使骨间结合更为牢固,对抗骨间过度靠拢,对外力有缓冲作用而减轻脑损伤。而老年人骨缝在30岁以后逐渐骨化且颅骨有硬化改变,弹性差,故在相同外力作用下脑损伤多较严重。其次,老年人脑组织有不同程度的退化和萎缩,颅脑空间较大,蛛网膜下腔脑脊液含量多,当外力作用时易造成大块脑组织在相对增宽的蛛网膜下腔中的相对运动,易造成脑干扭曲或相对移动,故老年人脑损伤较青年人伤情重,昏迷时间长。

(二)老年人颅脑损伤后并发症的发生及机制

老年人内环境稳定性差,伤前常有多脏器功能减退史,机体代偿能力下降,外伤常加重伤前疾病。老年人对脑实质机械性损伤的耐受性减低,增加了老年人颅脑损伤并发症、后遗症及死亡的发生率。有报道老年颅脑外伤出现并发症最多的是肺部感染,其次是上消化道出血等。老年人由于伤前合并有基础肺疾病,加上创伤卧床,容易引起误饮误吸或痰液不能顺利排出而导致肺部感染。发热的可能机制包括脱水热、中枢性发热或其他感染性因素。上消化道出血是颅脑损伤患者常见的严重并发症,主要是胃黏膜应激性溃疡造成。老年人随年龄增长,各器官功能及免疫力、应变力均处于低下状态,常患有动脉硬化、冠心病、高血压病、慢性支气管炎、肺气肿、糖尿病等多种慢性疾病,颅脑外伤后可致使某些器官功能进一步降低或处于临界功能不全状态。肺部感染是老年多脏器功能衰竭常见的诱因;感染后内毒素的作用引起全身中毒反应,易发生血流动力学变化,使重要器官灌注不足,低灌注使单核-吞噬细胞系统受损,削弱了防御机制。此外,老年人代谢较低,创口愈合和恢复能力均比年轻人差,需在日常医疗工作中予以充分的关注。对伴有意识障碍、主诉不明者,应注意合并伤的症状和体征,正确有序地处理各种合并伤,重视感染和多脏器功能不全综合征的防治,及时有效抗休克。

二、临床特点

老年人颅脑损伤以车祸伤及跌碰伤多见。究其原因是随着我国交通事业的发展,车辆逐渐增多,而人们遵守交通法规的意识尚未得到普及和强化,无论是行人还是驾驶员违反交通法规的现象仍然较多,所以因交通事故引起的损伤最多。而另一部分高龄老人,由于行动迟缓、反应慢、视力减退等原因从而外出减少,但在家常出现跌碰伤,在合并有脑血管疾病的老年人中,常因突发脑血管事件跌倒伤及头部,从而造成颅脑损伤。

由于脑萎缩等原因,老年人颅脑内空容积较大,在脑外伤颅内出血等征象发生时早期可无颅高压表现。因此,病程当中的中间缓解期较年轻人长。但如果脑挫裂伤出血,脑组织肿胀进一步加剧超过了其代偿容积,则会再度出现颅内高压症状。临床上表现为病情突然恶化,脑疝发展较快,难以救治。另一方面,若原发损伤较重,脑组织移动、冲撞、扭曲严重时,可导致原发昏迷或意识障碍的时间较长。同时,老年人往往患有各种慢性疾病,颅脑损伤就容易加剧、加重原有疾病,甚至直接导致患者的生命危险。故对于老年颅脑损伤,无论伤后昏迷时间长短,即使临床无明显神经系统症状和体征,也应十分重视,严密观察,必要时随时复查头颅CT。

另外,缺氧会进一步损伤原可生存的脑组织,使之成为不可逆病理改变。因老年患者多伴有动脉硬化,在老年性颅脑损伤早期,不仅在大脑半球挫伤处,而且在其远隔部位,脑血流量明显减少,发生急性脑血流异常改变。导致患者出现大面积、多发脑组织缺血及梗死。此类患者预后不良,死亡率极高。

老年人自我调节能力差,轻微的撞击也可能导致较重的颅脑损伤。老年人对脑实质机械性损伤的耐受性降低,增加了老年人颅脑损伤并发症、后遗症及致残率、致死率的发生率。老年人颅脑损伤后病灶定位体征不明显,易出现精神症状,有些在急性期即可出现近似痴呆的症状。

老年人骨质脆弱,尤其是颅底骨质更薄,稍受外力极易骨折。同时老年人在颅脑损伤时易合并其他脏器的损伤,易出现合并伤,最多见的是骨折,其次为胸腹部损伤。此外,老年人易出现迟发性颅内血肿。并发症最多为上消化道出血,其次为肺部感染、高血糖、肾衰竭等。

三、辅助检查

头颅CT是诊断老年人颅脑损伤重要的辅助技术之一,常见的CT征象可归纳为以下几种。

(一)颅骨骨折

老年人颅底骨质很薄,受外力时极易骨折。骨折常累及鼻窦,CT表现为前、颅中窝底不规则线性骨折线,骨折线延长至额窦上颌窦、筛窦及蝶窦窦壁,容易形成窦腔内积血。

(二)硬膜外血肿

老年人颅脑损伤造成的急性硬膜外血肿较少,CT表现往往在受力部位或骨折相应部位颅骨内板下方见梭形高密度影,一般不跨越颅缝。

(三)蛛网膜下腔出血和硬膜下血肿

老年患者大多数都有较明显的脑萎缩,脑组织在颅内空间较大,受到外力时,较容易出现桥静脉或皮层表面血管破裂,加上脑血管硬化,弹性差,出血难以停止,极易导致急性硬膜下血肿,CT表现为颅骨内板下方新月形高密度影,占位效应较为明显,中线易受压移位,患侧侧脑室变窄向对侧移位,基底池及环池受压,甚至导致脑疝形成。但少量急性硬膜下血肿初始时表现为对冲部位颅骨内板下方线样高密度影,相应水平脑组织稍有受压,脑沟、脑裂展平,有时很难与蛛网膜下腔出血区别。因此,老年人颅脑损伤CT检查有上述征象应怀疑有少量硬膜下血肿可能,可于首次CT检查4小时后动态CT扫描观察,若发现原有线样高密度影扩大成新月形,相应脑实质明显受压内移,即可排除蛛网膜下腔出血。

(四)脑挫裂伤

老年人脑萎缩明显时,蛛网膜下腔间隙增宽,颅内有效代偿空间较大,撞击发生后脑组织在颅内移动度也相应增加,极易产生严重的脑挫裂伤。CT表现常为对冲部位的脑实质内斑点状及小片状高、低密度混杂信号,早期占位效应不明显,随着病程的演变,极易在短期内出现迟发性颅内血肿。老年人脑挫裂伤多合并急性硬膜下血肿、急性硬膜外血肿或颅骨骨折等两种或两种以上的复合伤,此时发生迟发性颅内血肿的时间往往更短,甚至低于4小时,占位效应也更加明显,不及时处理常常引发小脑幕切迹疝或大脑镰下疝,CT表现为基底池变窄甚至消失,中线结构及患侧侧脑室向对侧明显偏移并向后下移位。

四、诊断

(一)临床表现

1.受伤的时间

因为老年人常合并有脑血管硬化,容易损伤出血,且较难自行停止,故即使小血管损伤出血也难自行停止,有时要相当长时间后才出现临床症状,所以在询问病史时不应只注意近期的外伤史,还应询问近几年的头部外伤史。

2.受伤原因

因询问是否交通意外伤害、贴碰伤、打击伤等,根据受伤原因,可判断受伤是减速性损伤还是加速性损伤。

3.外力大小和着力部位

外力作用于头部的方式有直接和间接之分,前者为外力直接撞击头部,后者外力作用于身体其他部位,外力传到头部而损伤。着力部位不同产生的脑损伤亦不同。

4.受伤时和伤后的表现

询问受伤当时有无昏迷,伤后肢体能否活动,有无抽搐、恶心、呕吐,昏迷时间长短,有无昏迷-清醒-在昏迷或清醒至昏迷的病情变化,如果发现一侧瞳孔或两侧瞳孔散大,应询问是否伤后立即发生或伤后逐渐发生,是否用过影响瞳孔收缩的药物等。

5.伤后的处理经过

询问伤后曾用过何种药物,用药的时间及剂量。有的药物能影响瞳孔或意识状态,如阿托品能使瞳孔扩大,吗啡、哌替啶、冬眠药物可使瞳孔缩小。伤后曾行何种检查,结果如何。如伤口已缝合,应询问手术时的发现等。

6.伤前健康状态

应当询问有无高血压病、糖尿病、心脏病、精神病、头痛、易晕厥等,患者是昏迷然后跌倒还是先有跌倒再昏迷。

(二)体格检查

老年人颅脑损伤后生命体征改变较为明显,检查应迅速。要根据伤情的轻重和患者的合作程度进行尽可能详细而必要的检查,所谓必要的检查至少包括意识状态的判断、运动功能、瞳孔改变、眼球运动和生命体征等,而昏迷患者只能根据其对外界刺激所作出的反应来判断。在检查老年人瞳孔时,要考虑到常见的虹膜睫状体炎和青光眼等,虹膜睫状体炎时瞳孔可缩小,而青光眼瞳孔则扩大。老年人在发生外伤性颅内血肿出现偏瘫时,需与肢体外伤引起的运动障碍和老年人易患的脑卒中引起的肢体功能障碍相鉴别。

(三) 实验室和其他辅助检查

头颅CT检查是神经外科脑外伤最常见、最有效的诊断方法。抢救颅脑损伤患者时,为明确诊断及正确治疗应首选CT检查。鉴于老年性颅脑损伤的固有特点,外伤后可发生迟发性病变、迟发性颅内血肿,除在当日进行CT扫描外,应在病情变化时立即进行CT扫描。磁共振在急性颅内血肿中的信号不如CT的高密度影像显著,且成像费时,显示的影像信号不易与水肿相区别,因此急性颅脑损伤时不宜采用,但等密度的硬膜下血肿MRI比CT较能清楚显示。弥漫性轴索损伤、亚急性及慢性硬膜下血肿的显示MRI常优于CT。因老年人在发生颅脑损伤同时,常伴有其他合并伤,同时因老年人伤前常患有其他慢性疾病,所以应结合病史、体检,及时拍摄胸片、四肢关节片和行腹部B超等检查,同时行心电图及相关的实验室检查等。

故根据详细的询问病史、体格检查及辅助检查,老年人颅脑外伤的诊断并不复杂,但应随时注意患者的病情变化,及时复查头颅CT,给予恰当的治疗。

五、治疗

(一) 保守治疗

1. 老年颅脑损伤保守治疗条件

生命体征平稳;神志清楚或嗜睡,意识障碍渐好转;幕上颅内血肿总量<20 mL,可行保守治疗,20~40 mL可在病情监护下行保守治疗;中线移位在5 mm以内;侧脑室无明显变化;环池显示基本正常;已有呕吐但无明显颅内压增高症状。在保守治疗的同时应严密观察病情变化。应根据病情变化及时复查头颅CT,尽快明确是否需手术治疗。

2. 老年颅脑损伤保守治疗的注意事项

因老年人体质弱、病情复杂多变,对于严重脑挫伤者,应每天1次,必要时每天2次测定电解质、肝肾功能、血气、尿量和血细胞比容等。合理应用抗生素,加强肺部护理,加强监护,及时发现处理各种并发症。

(二) 手术治疗

对于老年重型颅脑外伤患者是否应积极手术在临床上存在一定的争议,主要原因是老年人基础疾病患病率高,手术对患者内环境影响较大,增加了发生心血管疾病、肺部并发症及肾衰竭的风险,造成了延长患者生命却不能改善患者预后的现象,甚至使死亡率增高。

1. 老年颅脑外伤的手术指征

幕上颅内血肿>40 mL或幕下>10 mL,有明确颅内压增高及占位体征,既往无糖尿病、高血压、冠心病等疾病,且年龄低于80岁,CT扫描显示有占位效应、非手术治疗效果欠佳时或颅内压监护压力超过4.0 kPa(30 mmHg),应及时行开颅去骨瓣减压血肿清除术;对于年龄超过80岁,有重要器官并发症及双侧瞳孔散大者应行保守治疗为妥。

2. 老年颅脑外伤手术的注意事项

老年人颅脑损伤手术应非常小心,止血要彻底,须尽量缩短手术时间和限制手术范围,术前、术后应密切观察意识状态及瞳孔变化,发现问题及时处理。因老年人对手术的耐受性较差,单纯外伤血肿如病情较稳定且无大面积脑挫裂伤可考虑行微创术治疗。国外有研究指出,早期气管切开可以减少住院时间，在肺炎发生率和死亡率相关指标上没有差异，因此建议在急性严重颅脑损伤患者治疗过程中应该早期实行气管切开术。老年人多有血管硬化，特别是既往有高血压病史，术中止血困难，易出现术后血肿，而且术后血肿往往较大，预后极差。

（三）支持治疗

1. 认真全面的体检及辅助检查

在治疗颅脑损伤的基础上治疗并发症，同时用药时应考虑伤前存在的疾病及伤后可能出现的并发症并给予预防。

2. 保持呼吸道通畅

深昏迷及呼吸障碍者应尽早气管切开，有利于消除呼吸不畅并控制呼吸，减少肺部并发症，提高动脉血氧饱和度，改善脑缺氧，促进脑的氧代谢。

3. 早期肠内营养

可以维持肠道功能，对于预防消化道溃疡有利，同时可使患者得到较多的热能和蛋白质，改善氮平衡，促进损伤组织和神经功能的恢复。

4. 积极预防并发症

老年人颅脑损伤的并发症治疗原则应以预防为主。对于并发脑梗死者在严格把握适应证的前提下可适当给予溶栓、改善微循环、扩血管等药物治疗。对于有精神症状者可给予抗精神病药物治疗，对于恢复期患者可辅以高压氧治疗，以促进脑功能的恢复。

六、预后与展望

老年人颅脑损伤的预后与年龄、伤前并发症、受伤至治疗的时间、瞳孔变化、GCS、CT 表现、术后并发症等因素有关。国外外伤性昏迷的资料统计中心对严重脑损伤患者的预后分析显示，入院时患者未合并低血压和低氧血症者的病死率为 30%，合并低血压者为 60%，而同时有低血压和低氧血症者病死率达 70%。老年颅脑损伤患者多伴有心肺疾病，如慢性呼吸道疾病、冠心病、高血压等，故低血压、低氧血症更加明显，愈后更差。老年人颅脑损伤患者的死亡原因：未能早诊早治致病情延误；脑伤过重或严重合并伤伴休克；伤后及术后并发症；原有多种慢性疾病的发作和加剧。老年人各器官不同程度退行性改变，代偿能力减退，抵抗能力下降，伤后易发生多种并发症。许多老年人虽抢救及时，手术成功，但由于术后多种并发症相继发生，使病情反复，出现多器官功能衰竭终致死亡。

老年人有不同程度的脑萎缩、机体的神经功能减退和伤前多患有慢性脑血管疾病和其他疾病等特点，其颅脑外伤的类型、病理生理、临床表现均与儿童、青壮年的颅脑损伤有不同之处，所以在处理上更加复杂、棘手。对于老年颅脑损伤，早期诊断与积极的综合治疗，手术时小心止血，术后加强监护并预防并发症，就可以降低死亡率，改善预后。

（甄　岩）

第七节 外伤性颅内血肿

一、概述

颅内血肿属颅脑损伤严重的继发性病变,约占闭合性颅脑损伤10%,重型颅脑损伤的40%~50%。颅内血肿极易致有生命危险的脑疝形成。因此,其早期诊断和及时手术治疗非常重要。一般而言,急性颅内血肿量幕上超过20 mL,幕下10 mL即可引起颅内压增高症状。

(一)按血肿在颅内结构的解剖层次分类

(1)硬脑膜外血肿:指血肿形成于颅骨与硬脑膜之间者。
(2)硬脑膜下血肿:指血肿形成于硬脑膜与蛛网膜之间者。
(3)脑内(包括脑室内)血肿:指血肿形成于脑实质内或脑室内者。
(4)多发血肿。

(二)按血肿的症状出现时间分类

(1)急性型:伤后3天内出现者,大多数发生在24小时以内。
(2)亚急性型:伤后4~21天出现者。
(3)慢性型:伤后3周以后出现者。

(三)特殊部位和类型的血肿

如颅后窝血肿、多发性血肿等。因其各有临床特点而与一般血肿有所区别。

二、硬膜外血肿

(一)病因与病理

硬脑膜外血肿是位于颅骨内板与硬脑膜之间的血肿,占颅脑损伤的1%~3%,外伤性颅内血肿的25%~30%,其中,急性85%,亚急性12%,慢性3%。可发生于任何年龄,但以15~30岁的青年多见,小儿则少见,可能因小儿的脑膜中动脉与颅骨尚未紧密靠拢有关。硬膜外血肿多发生在头部直接损伤部位,是因为颅骨骨折(约90%)或颅骨局部暂时变形致血管破裂,血液聚积于硬脑膜和颅骨之间而形成血肿。出血来源为硬脑膜中动脉(70%)和静脉、板障导血管、静脉窦和脑膜前动脉和筛动脉等损伤,除原出血点外,由于血肿的体积效应可使硬脑膜与颅骨分离,撕破另外一些小血管可使血肿不断增大。血肿多位于颞部、额顶部和颞顶部。

典型的急性硬脑膜外血肿常见于青壮年男性颅骨线形骨折患者,以额颞部和顶颞部最多,这与颞部含有脑膜中动、静脉,又易为骨折所撕破有关。特别是发展急速的硬脑膜外血肿,其出血来源多属动脉损伤所致,血肿迅猛增大,可在数小时内引起脑疝,威胁患者生命。若出血源于静脉,如硬脑膜静脉、板障静脉或静脉窦,则病情发展稍缓,可呈亚急性或慢性病程。急性硬脑膜外血肿在枕部较少,因该处硬膜与枕骨贴附较紧,且常属静脉性出血。据研究,血肿要将硬膜自颅骨上剥离,至少需要35 g的力量。但有时由于骨折线穿越上矢状窦或横窦,亦可引起骑跨于窦上的巨大硬膜外血肿,这类血肿的不断扩张,多为硬脑膜与骨内板剥离后,因新的再出血所致,而非仅由静脉压造成继续出血。血肿的大小与病情的轻重关系密切,愈大愈重。不过出血速度更为突出，往往小而急的血肿早期即出现脑压迫症状，而出血慢的血肿，则于数天甚至数周，始表现出颅内压增高。位于半球凸面的急性血肿，常向内向下推压脑组织，使颞叶内侧的海马及钩回突向小脑幕切迹缘以下，压迫大脑脚、动眼神经、大脑后动脉，并影响脑桥静脉及岩上窦的回流，称为小脑幕切迹疝。为时较久的硬膜外血肿，一般于6~9天即有机化现象，由硬膜长入纤维细胞并有薄层肉芽包裹且与硬膜及颅骨粘连。小血肿可以完全机化，大血肿则囊性变内贮褐色血性液体。

（二）临床表现

硬脑膜外血肿可同时存在多种类型的颅脑损伤，血肿又可以出现在不同部位，故其临床表现各有差异，出血速度及年龄的差异也使其临床表现有所不同，但从临床特征看，仍有一定规律及共性，即昏迷-清醒-再昏迷。以单纯的颞部硬脑膜外血肿为例，具有下列特征。

1. 有急性颅脑损伤病史

颞部可有伤痕、可有骨折线跨过脑膜中动脉沟，伤后神经系统可无阳性体征。

2. 意识障碍

由于原发性脑损伤程度不一，这类患者的意识变化，有3种不同情况：如果没有原发脑损伤，可无原发昏迷，而是随着颅内出血、血肿形成颅内压升高逐渐进入昏迷状态。若原发性脑损伤略重，伤后曾一度昏迷，受伤时可能有短暂意识障碍，意识好转后，因颅内出血使颅内压迅速上升，出现急性颅内压增高症状，同时再次转入昏迷状态，两次昏迷之间的时间称为"中间清醒期"。如果原发脑损伤较重，原发昏迷较深，持续时间较长，伤后可出现昏迷程度变浅，而随着颅内出血、血肿形成颅内压升高再次出现昏迷程度加深，这段时间称为"意识好转期"。"中间清醒期"或"意识好转期"短者为2~3小时或更短，大多为6~12小时或稍长，24小时或更长者则少见。"中间清醒期"或"意识好转期"短，表明血肿形成迅速，反之则缓慢。

3. 颅内压增高

随着颅内压增高，患者常有头疼、呕吐加剧，躁动不安和四曲线的典型变化，即Cushing反应，出现血压升高、脉压增大、体温上升、脉率及呼吸缓慢等代偿性反应，等到衰竭时，则血压下降、脉搏细弱及呼吸抑制。

4. 神经系统体征

单纯的硬膜外血肿，早期较少出现神经受损体征，仅在血肿形成压迫脑功能区时，才有相应的阳性体征，如果患者伤后立即出现面瘫、偏瘫或失语等症状和体征时，应归咎于原发性脑损伤。当血肿不断增大引起颞叶钩回疝时，患者则不仅有意识障碍加深，生命体征紊乱，同时将相继出现患侧瞳孔散大，对侧肢体偏瘫等典型征象。偶尔，因为血肿发展急速，造成早期脑干扭曲、移位并嵌压在对侧小脑幕切迹缘上，则可引起不典型体征：对侧瞳孔散大、对侧偏瘫；同侧瞳孔散大、同侧偏瘫；或对侧瞳孔散大、同侧偏瘫；应立即借助辅助检查定位。

（三）诊断

具有上述典型表现的病例约占小脑幕上硬脑膜外血肿的1/3左右，诊断较容易。辅助检查：X线片可有骨折线；CT扫描绝大多数（84%）表现为颅骨内板与脑表面之间的双凸镜影或梭形高密度影，据此可确定诊断，11%表现为颅骨侧球面外凸形，而脑组织侧平直，5%表现类似硬膜下血肿的新月形。急性一般为高密度影，含不凝血时可有低密度影，边界清楚，亚急性和慢性可等密度，需增强才能显示，有时血肿内含气体。CT扫描可以明确血肿定位、计算血肿量、了解脑受压及中线结构移位情况，以及脑挫裂伤、脑水肿、多个或者多种血肿并存的情况，CT骨窗可了解有无骨折及骨折情况。MRI 表现为颅骨内板梭形病灶,T_1WI 呈高信号,T_2WI 为低信号。

(四)治疗与预后

急性硬膜外血肿的治疗,原则上一经诊断即应施行手术,排除血肿以缓解颅内高压,术后根据病情给予适当的非手术治疗。一般若无其他严重并发症且脑原发损伤较轻者,预后均良好。死亡率介于 5%～25%,不同地区或单位悬殊较大。实际上这类患者死亡的主要原因并非血肿本身,而是因脑疝形成后所引起的脑干继发性损害所致,因此,必须做到早期诊断、及时处理,才能有效地降低死亡率。国外有人提出单纯硬膜外血肿患者应该争取无死亡。

1.手术技术

按常规行皮瓣、肌骨瓣或游离骨瓣开颅,部分患者可行骨窗开颅,开瓣大小要充分,以能全部或大部暴露血肿范围为宜。翻开骨瓣见到血肿后,可用剥离子或脑压板轻轻将血肿自硬脑膜上剥离下来,亦可用吸引器将其吸除。血肿清除后如遇到活动出血,应仔细寻找出血来源,探明损伤血管后,应将其电凝或用丝线贯穿结扎,彻底止血。位于骨管内段的脑膜中动脉破裂时,可采用骨蜡填塞骨管止血。如上矢状窦或横窦损伤,可覆盖吸收性明胶海绵压迫止血,出血停止后,可于静脉窦损伤处,用丝线缝合对吸收性明胶海绵加以固定。对硬脑膜表面的小血管渗血,应电凝彻底止血。沿骨瓣周围每隔 2～3 cm,用丝线将硬脑膜与骨膜悬吊缝合。如仍存有渗血处,须在硬脑膜与颅骨内板之间放置吸收性明胶海绵止血。对骨瓣较大者,应根据骨瓣大小,于骨瓣上钻数小孔,做硬脑膜的悬吊,尽量消灭无效腔。如血肿清除后,发现硬脑膜张力很高,脑波动较弱,硬脑膜下方呈蓝色,说明硬脑膜下可能留有血肿,应切开硬脑膜进行探查,如发现有血肿,则按硬脑膜下血肿继续处理。如未见硬脑膜下有血肿并排除邻近部位的脑内血肿时,提示可能在远隔部位存在血肿,应行 CT 复查或钻孔探查,以免遗漏。

2.非手术治疗

对于神志清楚、病情平稳、血肿量<15 mL 的幕上急性硬膜外血肿可采取保守治疗。但必须动态观察患者神志、临床症状和动态 CT 扫描。一旦发现血肿增大,立即改为手术治疗。急性硬膜外血肿,无论施行手术与否,均须进行及时、合理的非手术治疗,特别是伴有严重脑原发性损伤和/或继发性脑损害的患者,决不能掉以轻心。治疗措施应是在严密观察患者临床表现的前提下,采用脱水、激素、止血及活血化瘀药物治疗,如丹参、川芎等。

(五)迟发性硬膜外血肿及慢性硬脑膜外血肿

1.迟发性硬膜外血肿

迟发性血肿的意义是影像学检查的概念,即首次 CT 扫描时没有明显影像异常,而是在相隔几小时甚至十多天之后再次复查时,才发现的血肿,故谓之迟发,并不是指血肿的期龄或病程的急缓。迟发性硬膜外血肿占整个硬膜外血肿的 5%～22%,男性青年较多。其发病机制,可能是由于患者头部外伤时存在硬脑膜的出血源,但因伤后脑组织水肿、其他先此形成的血肿及某些引起颅内压增高的因素,形成了填塞效应而对出血源有压迫作用。但继后若采用过度换气、强力脱水、脑脊液漏、清除颅内血肿及手术减压等措施,或因全身性低血压的影响使颅内高压迅速降低,突然失去了填塞效应,故而造成硬脑膜自颅骨剥离,遂引起迟发性硬膜外血肿。临床上,这类患者常有病情突然恶化或首次 CT 为阴性而病情却无好转,此时应立即复查 CT,明确诊断。一旦诊断确立,应尽早手术清除。迟发性硬膜外血肿与慢性硬膜外血肿相比,预后明显较差。

对已有明显病情恶化的患者,应及时施行手术治疗。除少数血肿发生液化,而包膜尚未钙化者,可行钻孔冲洗引流之外,其余大多数患者都须行骨瓣开颅清除血肿。一则暴露充分,二则不残留颅骨缺损。同时对术中查寻出血点和施行止血操作均较方便。此类患者如果处理得当,不伴发严重并发症,预后均较好。对个别神志清楚、症状轻微、没有明显脑功能损害的患者,亦有人采用非手术治疗,在 CT 监护下任其自行吸收或机化。

2.慢性硬膜外血肿

在临床上慢性硬膜外血肿较少见,是指伤后 3 周以上发现者,占硬膜外血肿的 3.5%~3.9%,自从 CT 应用以来发生率有所上升,这中间可能有部分属亚急性硬膜外血肿,甚至是迟发性血肿,况且诊断慢性硬膜外血肿的时间标准,也不像慢性硬膜下血肿那样明确。一般认为伤后 13 天以上,血肿即开始有钙化现象可作为慢性血肿的诊断依据。慢性硬膜外血肿的致伤因素与急性者并无特殊之处,其不同者乃是患者伤后能较长时间地耐受血肿,且临床症状表现十分迟缓。这可能与血肿的大小、形成速度、所在部位和患者颅腔容积的代偿能力有关。故有出血源于静脉的说法,虽然静脉压力较低不易剥离硬脑膜,但若受伤的瞬间硬膜与颅骨已被分离,或因伴发脑脊液漏致使颅压偏低时,均有造成慢性血肿的可能。此外,亦有人认为是因外伤后引起的脑膜中动脉假性动脉瘤破裂所致。慢性硬膜外血肿的转归与硬膜下血肿不同,早期呈凝血块状,后期在局部硬膜上形成一层肉芽组织并能由 CT 所显示。仅有少数慢性血肿形成包膜及中心液化,但为时较久,需 5 周左右。

本病以青年男性为多,可能是因为硬脑膜在颅骨上的附着没有妇女、儿童及老人紧密,而易于剥离之故。好发部位与急性硬膜外血肿正好相悖,即位于额、顶、枕等处为多,而颞部较少,究其原因,多系颞部血肿易致脑疝,故而病程发展较速。临床特点主要是头疼、呕吐及视乳突水肿。患者可以较长时间处于慢性颅内高压状态,如果不认真检查,往往误诊为脑外伤后综合征,直到因颅内高压引起神经系统阳性体征,如意识障碍、偏瘫、瞳孔异常或眼部体征时,才引起重视。

慢性硬膜外血肿的诊断有赖于影像学检查。绝大多数患者均有颅骨骨折,而且骨折往往穿越硬膜血管压迹或静脉窦。CT 扫描的典型表现,是位于脑表面的梭形高密度影,周界光滑,边缘可被增强,偶见钙化。MRI 于 T_1 和 T_2 加权图像上均呈边界锐利的梭形高信号区。

三、硬膜下血肿

硬脑膜下血肿是颅脑损伤常见的继发损害,是颅内血肿中最常见的一类,发生率为 5%~6%,占颅内血肿的 50%~60%。由于出血来源的不同又分为复合型硬脑膜下血肿与单纯型硬脑膜下血肿。前者系因脑挫裂伤、脑皮质动静脉出血,血液集聚在硬脑膜与脑皮层之间,病情发展较快,可呈急性或亚急性表现。有时硬膜下血肿与脑内血肿相融合,颅内压急剧增高,数小时内即形成脑疝,多呈特急性表现,预后极差;单纯型硬脑膜下血肿系桥静脉断裂所致,出血较缓,血液集聚在硬脑膜与蛛网膜之间,病程发展常呈慢性,脑原发伤较轻,预后亦较好。

急性硬脑膜下血肿发生率最高达 70%,亚急性硬脑膜下血肿约占 5%。两者致伤因素与出血来源基本相同,均好发于额颞顶区。临床病程发展的快慢,则据脑原发损伤的轻重、出血量及个体代偿能力的不同而异。慢性硬脑膜下血肿约占 25%,多是单纯型硬脑膜下血肿。

(一)急性硬脑膜下血肿

1.伤因与病理

急性硬脑膜下血肿大都是由脑挫裂伤皮质血管破裂引起出血,基本上均属复合型硬膜下血肿。如果加速性损伤所致脑挫裂伤,血肿多在同侧;而减速性损伤所引起的对冲性脑挫裂伤出血常在对侧;一侧枕部着力的患者,在对侧额、颞部前份发生复合型硬膜下血肿,甚至同时并发脑内血肿;枕部中线着力易致双侧额极、颞尖部血肿;当头颅侧方受到打击时,伤侧可引起复合型硬膜下血肿,即硬膜下及脑内血肿;头颅侧方碰撞或跌伤时,同侧多为复合性硬膜下血肿或硬膜外血肿,对侧可致单纯性和/或复合型硬膜下血肿;另外,前额部遭受暴力,不论是打击还是碰撞,血肿往往都在额部,很少发生在枕部,而老年人则常引起单侧或双侧单纯性硬膜下血肿。

2.临床表现

复合性硬脑膜下血肿发生后首先使原来的神经症状加重,进而出现急性颅内压增高及脑疝征象。患者伤后意识障碍严重,常无典型的中间清醒期或只表现意识短暂好转,继而迅速恶化,一般表现为持续性昏迷或意识障碍程度进行性加重。由于病情进展迅速,多很快出现血肿侧瞳孔散大,不久对侧瞳孔亦散大,肌张力增高,呈去脑强直状态。而单纯性硬脑膜下血肿伴有的原发性脑损伤多较轻,似硬膜外血肿,常有中间清醒期,出血量一般较复合型者为多,如及时将血肿清除,多可获得良好的效果。

局灶性体征:伤后早期可因脑挫裂伤累及某些脑功能区,伤后即有相应的体征,如偏瘫、失语、癫痫等;若是在观察过程中有新体征出现,系伤后早期所没有的或是原有的阳性体征明显加重等,均应考虑颅内继发血肿的可能。

3.诊断与鉴别诊断

颅脑损伤后,原发昏迷时间较长或原发昏迷与继发性意识障碍互相重叠,表现为昏迷程度不断加深,并随之出现脑受压及颅内压增高的征象,特别是伴有局灶体征者,即应高度怀疑急性硬脑膜下血肿;行辅助检查诊断,切勿观望,不要等到瞳孔散大、对侧偏瘫、昏迷加深及生命征紊乱等典型脑疝综合征出现,以致延误病情,应该及早进行CT检查。另外,对小儿及老人急性硬脑膜下血肿的诊断,应注意其临床表现各具特点:小儿脑受压症状出现较早、较重,有时脑挫裂伤不重但脑水肿或肿胀却很明显,易有神经功能缺损,癫痫较多,预后较成人差;老年人因血管硬化、脑萎缩,脑的活动度大,故轻微头伤也可造成严重损害,故急性硬脑膜下血肿多属对冲性复合型血肿,常伴有脑内血肿,虽然脑水肿反应没有青年人重,但组织修复能力差,恢复慢,并发症多,死亡率亦高。

辅助检查首选CT扫描,既可了解脑挫裂伤情况,又可明确有无硬脑膜下血肿;颅骨X线片检查,约有半数患者可出现骨折,但定位意义没有硬膜外血肿重要,只能用作分析损伤机制的参考;头CT显示:颅骨内板与脑表面之间新月形高密度影,也可为混杂密度或等密度。

4.治疗与预后

(1)非手术治疗:急性硬脑膜下血肿无论手术与否,均须进行及时、合理的非手术治疗,特别是急性血肿术后,尤为重要。虽有个别急性硬脑膜下血肿可以自动消散,但为数甚少,不可存侥幸心理,事实上仅有少数病情发展缓慢的急性硬脑膜下血肿患者,如果原发脑损伤较轻,病情发展迟缓,才可采用非手术治疗。适应证为:神志清楚、病情稳定、生命征基本正常,症状逐渐减轻;无局限性脑压迫致神经功能受损表现;CT扫描脑室、脑池无显著受压,血肿在40 mL以下,中线移位不超过10 mm;颅内压监护压力在3.3~4.0 kPa(25~30 mmHg)。

(2)手术治疗:大多数急性硬脑膜下血肿病情发展快,伤情重,尤其是特急性病例,死亡率高达50%~80%,一经诊断,刻不容缓,应争分夺秒,尽早施行手术治疗。手术方法的选择须依病情而定,根据血肿是液体状(多为单纯性硬脑膜下血肿和亚急性硬脑膜下血肿)或固体凝血块(多为复合性硬脑膜下血肿),分别采用不同的手术方法。常用的手术方法包括:钻孔冲洗引流术、颞肌下减压术、骨瓣开颅血肿清除术+去骨瓣减压术和标准外伤大骨瓣开颅术。

钻孔冲洗引流术：只适合术前没有条件行CT检查或病情进展太快，来不及CT定位的紧急钻孔探查，则应按致伤机制及着力点，结合患者临床表现作出定位，然后按序钻孔。若属对冲性损伤，应首先在颞前部钻孔，其次是额部，然后顶部；若系直接冲击伤，则先在着力部，继而于对冲部位钻孔探查。发现血肿后，应将钻孔稍加扩大，以方便冲洗和清除血肿。如为液状血肿，又无活动性出血时，可于血肿较厚的部位再多作1~2个钻孔，然后经各孔间插管冲洗常可将血肿大部排出。此时，若颅内高压得以缓解，脑搏动良好，即可终止手术。于低位留置引流管一根，持续引流24~48小时，分层缝合头皮。小儿急性硬膜下血肿囟门未闭者可经前囟侧角穿刺反复抽吸逐渐排出，若属固态血肿则需钻孔引流或开颅清除血肿。

常规手术入路与操作：急性硬脑膜下血肿往往与脑挫裂伤和脑内血肿并存，且多位于对冲部位的额叶底区和颞极区，易发生于两侧，故多需采用开颅手术清除血肿及去骨瓣减压术。①骨瓣开颅切口：按血肿部位不同，分别采取相应骨瓣开颅。因额叶底和额极的对冲伤最为多见，常采用额颞区骨瓣或双侧前额区冠状瓣开颅，具有手术野显露广泛和便于大范围减压的优点，但其缺点为不能充分显露额极区与颞极区及脑的底面，难以彻底清除上述部位坏死的脑组织及对出血源止血。对损伤严重者可采用标准外伤大骨瓣开颅术。如血肿为双侧，对侧亦可采用相同切口。②钻孔减压：对于脑受压明显，估计颅内压显著升高者，可先在设计的颞区切口线上做小的切开，颅骨钻孔后，切开硬脑膜，清除部分血肿，迅速减轻脑受压。如系两侧血肿，也用同法将对侧血肿放出后再继续扩大开颅完成手术全过程。这样可以避免加重脑移位，防止脑膨出和脑皮质裂伤及损伤脑的重要结构。③清除血肿：翻开硬脑膜瓣后，先用生理盐水冲洗术野及冲洗出骨瓣下较远部位脑表面的血液，吸除术野内的血块和已挫裂失活的脑组织。对脑皮质出血用双极电凝耐心细致地加以止血。然后分别从颅前窝底和颅中窝底将额叶和颞叶轻轻抬起，探查脑底面挫裂伤灶。用吸引器清除失活的脑组织，并彻底止血。最后用大量生理盐水冲洗术野。④减压：应视情况而定。如损伤以出血为主，脑挫裂伤不重，血肿清除后见脑组织已自行塌陷、变软、波动良好者，只需将颞极区做适当切除，行颞肌下减压即可；如血肿量不太多，脑挫裂伤较重，血肿清除后仍有明显脑肿胀或出现急性脑膨出，并确已证明无其他部位血肿时，在应用脱水药物的同时将额极区和颞极区做适当切除，并弃去骨瓣，行颅内外减压术。

注意事项：在翻开骨瓣切开硬脑膜时，要特别注意观察，如果硬脑膜很紧张，脑压很高，最好用宽的脑压板经硬脑膜的小切口伸入硬脑膜下将脑皮质轻轻下压，然后迅速将硬脑膜切口全部剪开，或者先经硬脑膜小切口（可多处）清除部分血肿减压后再扩大硬脑膜切口，这样可以在切开硬脑膜的过程中，避免严重肿胀的脑组织由切口中膨出，造成脑皮质裂伤。

标准外伤大骨瓣开颅术：主要用于治疗单侧急性幕上颅内血肿和脑挫裂伤，特别是伴有脑疝者更适合。因为标准外伤大骨瓣开颅术能达到下列手术要求：①清除额颞顶硬脑膜外、硬脑膜下及脑内血肿；②清除额叶、颞前及眶回等挫裂伤区坏死脑组织；③控制矢状窦桥静脉、横窦及岩窦撕裂出血；④控制颅前窝、颅中窝颅底出血；⑤修补撕裂硬脑膜，防止脑脊液漏等。大量临床应用证明标准外伤大骨瓣开颅术[(10~12)cm×(12~15)cm]比经典骨瓣[(6~8)cm×(8~10)cm]疗效好，而且改良后用于双侧硬脑膜下血肿脑挫裂伤患者。目前已在国外广泛推广应用，取得肯定的疗效。临床证明标准外伤大骨瓣开颅术能清除约95%单侧幕上颅内血肿，另外5%幕上顶后叶、枕叶和颅后窝血肿则需行其他相应部位骨瓣开颅术。例如，顶后和枕部颅内血肿应该采用顶枕瓣、颅后窝血肿则需要行颅后窝直切口或倒钩切口、双额部颅内血肿应该采用冠状瓣切口等。

标准外伤大骨瓣开颅手术方法:①手术切口开始于颧弓上耳屏前1 cm,于耳郭上方向后上方延伸至顶骨正中线,然后沿正中线向前至前额部发际下。若颅脑伤患者术前病情急剧恶化,出现脑疝症状时,应首先采取紧急颞下减压术。在颞部耳郭上方迅速切开头皮,分离颞肌,颅骨钻孔,用咬骨钳扩大骨窗,迅速切开硬脑膜,放出并吸除部分血肿。紧急颞下减压术能暂时有效地降低颅内高压,缓解病情。然后应该继续行标准外伤大骨瓣开颅术。②采用游离骨瓣或带颞肌骨瓣,顶部骨瓣必须旁开正中线矢状窦2~3 cm。③对于已采取紧急颞下减压术的患者,从原来颞部硬脑膜切开处开始作T字弧形硬脑膜切开。若未曾采取紧急颞下减压术的患者,应从颞前部开始切开硬脑膜,再作T字弧形切开硬脑膜。硬脑膜切开后可以暴露额叶、颞叶、顶叶、颅前窝和颅中窝。④脑膜切开后,采用冲洗、吸引和杯状钳等轻柔去除硬脑膜下血肿。血肿清除后,仔细寻找出血来源。对于脑表面动静脉破裂出血者采用双极电凝止血;对于矢状窦静脉出血双极电凝止血无效时,宜采用吸收性明胶海绵止血或肌片填塞止血。脑挫裂伤通常发生在额叶前部、额叶底部和颞叶。对于肉眼所见的挫裂伤坏死脑组织应彻底吸除;对于颞上回后部、中央沟附近、顶叶或枕叶等重要功能区挫裂伤组织应慎重处理。若这些功能区挫裂伤组织确实坏死,则应吸除。脑内血肿最常见的部位是额叶和颞叶。脑内血肿可发生于脑浅表组织同脑挫裂伤并存,也可单独发生于脑深部组织。对于直径>1 cm浅表脑内血肿应予以手术清除。对于脑深部血肿应慎重处理,若深部脑内血肿造成颅内高压、脑移位或神经功能障碍时,则应小心分开脑组织,暴露和清除深部脑内血肿;对于未引起颅内高压和神经功能障碍的较小脑深部血肿,则不必采用外科手术清除,血肿可自行吸收。硬脑膜切开后,有时会出现急性脑肿胀和脑膨出。手术过程中急性脑肿胀、脑膨出的原因主要包括脑血管张力自主调节能力丧失,当硬脑膜切开或血肿清除减压后,脑血管被动性扩张,脑充血脑肿胀形成;手术同侧或对侧术前已存在的颅内血肿或手术过程中形成的新血肿。对于其他颅内血肿应该给予手术清除;对于脑血管张力自主调节能力丧失所致的脑肿胀患者,目前最有效的治疗措施是控制性低血压,收缩压控制在8.0~12.0 kPa,时程2~4分钟,以减轻脑充血和脑肿胀。在实施控制性低血压时可同时给予甘露醇和过度通气。控制性低血压时程不宜过长,以免造成缺血性脑损害。目前通常使用的控制性低血压药物是硫喷妥钠。给药方法:成人先静脉注射500 mg,必要时加大剂量至75 mg/kg;另外,术前或术中给予降温处理,也能有效地减轻脑肿胀和脑充血,绝大多数患者经过上述治疗后能有效地控制脑肿胀和脑膨出,若经过上述治疗措施仍无效,可考虑实施部分额叶或颞叶切除术。⑤颅内手术完毕后,应尽一切可能缝合硬脑膜,若因脑张力大硬脑膜无法缝合时,应采用腱膜或其他组织修补缝合硬脑膜。缝合硬脑膜的理由:防止术后硬脑膜外渗血进入蛛网膜下腔;减少术后大脑皮质与皮下组织的粘连;减少术后脑脊液漏和脑脊液切口漏;减少术后硬脑膜下脑内感染;防止脑组织从切口膨出;减少术后外伤性癫痫发生率。硬脑膜缝合完毕,放回并固定骨瓣,缝合手术切口。在手术缝合过程中,手术区放置引流管,用于引流手术部位渗血和渗液。术后脑室放置引流管,用于监测颅内压,颅内压高时可用于放脑脊液以降低颅内压。

(二)亚急性硬脑膜下血肿

其形成机制、症状与急性型相似,不同的是进展较慢,常在脑挫裂伤的基础上,逐渐出现颅内压增高症状,出现新的神经体征或原有体征加重,甚至出现脑疝。若外伤后病情发展较缓已为期4~12天,曾有中间意识好转期,继而加重,并出现眼底水肿及颅内压增高症状,则往往伴有亚急性硬脑膜下血肿。这类血肿要与继发性脑水肿相鉴别。MRI不仅具有能直接显示损伤程度与范围的优点,同时对处于CT等密度期的血肿有独到的效果,因红细胞溶解后高铁血红蛋白释出,T_1、T_2像均显示高信号,故有其特殊优势。所以,磁共振成像对于亚急性硬脑膜下血肿的诊断优于CT扫描。亚急性硬脑膜下血肿中,有部分原发性脑损伤较轻,病情发展较缓的病例,亦可在严密的颅内压监护下或CT扫描动态观察下,采用非手术治疗获得成功。但治疗过程中如有病情恶化,即应改行手术治疗,任何观望、犹豫都是十分危险的。手术方法的选择须依病情而定,根据血肿是液体状或固体凝血块,分别采用钻孔冲洗引流术及骨瓣开颅血肿清除术。

(三)慢性硬脑膜下血肿

慢性硬脑膜下血肿是指头部伤后3周以上出现症状,血肿位于硬脑膜与蛛网膜之间,具有包膜的血肿。本病好发于小儿及老年人,占颅内血肿的10%,占硬脑膜下血肿的25%。起病隐匿,临床表现多不明显,容易误诊。从受伤到发病的时间,一般在1~3个月,文献中报告有长达34年之久者。

1.病因与病理

血肿形成和逐渐扩大的机制尚无统一认识。一般将慢性硬脑膜下血肿分为婴幼儿型及成人型。成人型绝大多数都有轻微头部外伤史,老年人额前或枕后着力时,脑组织在颅腔内的移动较大,易撕破脑桥静脉,其次静脉窦、蛛网膜粒等也可受损出血。一般血肿的包膜多在发病后5~7天开始出现,到2~3周基本形成,为黄褐色或灰色结缔组织包膜,靠蛛网膜一侧包膜较薄,血管很少,与蛛网膜粘连轻微,易于剥开,靠硬脑膜一侧包膜较厚,与硬脑膜紧密粘连,该层包膜有丰富的新生毛细血管,血浆不断渗出,有时见到毛细血管破裂的新鲜出血。非损伤性慢性硬脑膜下血肿十分少见,可能与动脉瘤、脑血管畸形或其他脑血管疾病有关。慢性硬脑膜下血肿扩大的原因,可能与患者脑萎缩、颅内压降低、静脉张力增高及凝血机制障碍等因素有关。

婴幼儿慢性硬脑膜下血肿以双侧居多,常因产伤引起,产后颅内损伤者较少,一般6个月以内的小儿发生率最高,此后则逐渐减少,不过外伤并非唯一的原因,除由产伤和一般外伤引起外,营养不良、维生素C缺乏病、颅内外炎症及有出血性体质的儿童,甚至严重脱水的婴幼儿,也可发生本病。出血来源多为大脑表面汇入上矢状窦的脑桥静脉破裂所致,非外伤性硬脑膜下血肿则可能由全身性疾病或颅内炎症所致的硬脑膜血管通透性改变引起。

慢性硬脑膜下血肿的致病机制主要在于占位效应引起颅内高压,局部脑受压,脑循环受阻、脑萎缩及变性,且癫痫发生率高达40%。为期较久的血肿,其包膜可因血管栓塞、坏死及结缔组织变性而发生钙化,以致长期压迫脑组织,促发癫痫,加重神经功能缺失。甚至有因再出血内膜破裂,形成皮质下血肿的报道。

2.症状与体征

一般把临床表现归纳为4类。

(1)颅内压增高症状,一般呈慢性颅内压增高表现,有头疼及眼底水肿等。

(2)智力、精神症状:如记忆力和理解力减退、智力迟钝、精神失常。

(3)局灶性症状:如偏瘫、失语、偏侧感觉障碍等,但均较轻。

(4)婴幼儿患者,前囟膨隆,头颅增大,可误诊为先天性脑积水。

国外有人将慢性硬脑膜下血肿的临床表现分为四级:Ⅰ级:意识清楚,轻微头疼,有轻度神经功能缺失或无;Ⅱ级:定向力差或意识模糊,有轻偏瘫等神经功能缺失;Ⅲ级:木僵,对痛刺激适当反应,有偏瘫等严重神经功能障碍;Ⅳ级:昏迷,对痛刺激无反应,去大脑强直或去皮质状态。

3.诊断与鉴别诊断

由于这类患者的头部损伤往往轻微,出血缓慢。加以老年人颅腔容积的代偿间隙较大,故常有短至数周、长至数月的中间缓解期,可以没有明显症状。当血肿增大引起脑压迫及颅内压升高症状时,患者早已忘记外伤的历史或因已有精神症状、痴呆或理解能力下降,不能提供可靠的病史,所以容易误诊。因此,在临床上怀疑此症时,应尽早施行辅助检查,明确诊断。以往多采用脑超声波、脑电图、核素脑扫描或脑血管造影等方法辅助诊断。近年来临床都采用CT扫描,不但能提供准确诊断,而且能从血肿的形态上估计其形成时间,而且能从密度上推测血肿的期龄。一般从新月形血肿演变到双凸形血肿,需3~8周,血肿的期龄平均在3.7周时呈高密度,6.3周时呈等密度,至8.2周时则为低密度。但对某些无占位效应或双侧慢性硬膜下血肿的患者,MRI更具优势,对呈等密度时的血肿或积液均有良好的图像鉴别。

慢性硬脑膜下积液,又称硬脑膜下水瘤,多数与外伤有关,与慢性硬膜下血肿极为相似,甚至有作者认为硬膜下水瘤就是引起慢性血肿的原因。鉴别本要靠CT或MRI,否则术前难以区别。

大脑半球占位病变:除血肿外其他尚有脑肿瘤、脑脓肿及肉芽肿等占位病变,均易与慢性硬膜下血肿发生混淆;区别主要在于无头部外伤史及较为明显的局限性神经功能缺损体征。确诊亦需借助于CT、MRI或脑血管造影。

正常颅压脑积水与脑萎缩:这两种病变彼此雷同又与慢性硬膜下血肿相似。均有智能下降和/或精神障碍,不过上述两种病变均无颅内压增高表现,且影像学检查都有脑室扩大、脑池加宽及脑实质萎缩为其特征。

4.治疗与预后

目前,对慢性硬脑膜下血肿的治疗意见已基本一致,一旦出现颅内压增高症状,即应施行手术治疗,而且首选的方法是钻孔引流,疗效堪称满意,如无其他并发症,预后多较良好。因此,即使患者年老病笃,亦需尽力救治,甚至进行床旁锥颅引流,只要治疗及时,常能转危为安。现存的问题主要是术后血肿复发率仍较高,还有部分患者出现硬膜下积液,经久不愈,因此术后治疗不可忽视。

(1)钻孔冲洗引流术:根据血肿的部位和大小选择前后两孔(一高一低)。也有临床研究证明单孔钻孔冲洗引流术与双孔钻孔冲洗引流术的疗效基本相同,故不少临床医师采用单孔钻孔冲洗引流术。

于局麻下,先于前份行颅骨钻孔,进入血肿腔后即有陈旧血凝血块及棕褐色碎凝血块流出,然后用硅胶管或8号尿管小心放入囊腔,长度不能超过血肿腔半径,进一步引流液态血肿。同样方法于较低处(后份)再钻孔,放入导管,继而通过两个导管,用生理盐水轻轻反复冲洗,直至冲洗液变清为止。术毕,将两引流管分别另行头皮刺孔引出颅外,接灭菌密封引流袋。采用单孔钻孔冲洗引流术者,术中需注意排气。

(2)前囟侧角硬脑膜下穿刺术:小儿慢性硬脑膜下血肿,前囟未闭者,可经前囟行硬膜下穿刺抽吸积血,选用针尖斜面较短的肌肉针头,经前囟外侧角采用45°角斜行穿向额或顶硬膜下,进针0.5~1.0 cm即有棕褐色液体抽出,每次抽出量以15~20 mL为宜。若为双侧应左右交替穿刺,抽出血液常逐日变淡,血肿体积亦随之减小,如有鲜血抽出和/或血肿不见缩小,则需改行剖开术。

(3)骨瓣开颅慢性硬膜下血肿清除术:适用于包膜较肥厚或已有钙化的慢性硬膜下血肿。开颅方法已如前述,掀开骨瓣后,可见青紫增厚的硬脑膜,先切开一小孔,缓缓排出积血,待颅内压稍降后瓣状切开硬膜及紧贴其下的血肿外膜,一并翻开可以减少渗血。血肿内膜与蛛网膜多无愈着,易于分离,应予切除,但不能用力牵拉,以免撕破内外膜交界缘,该处容易出血,可在近缘

0.5 cm 处剪断。术毕,妥善止血,分层缝合硬脑膜及头皮各层,血肿腔置管引流 3～5 天。对双侧血肿应分期、分侧手术。

(4)术后处理:除一般常规处理外,可将床脚垫高,早期补充大量液体(每天 3 500～4 000 mL),避免低颅压,利于脑复位。记录每 24 小时血肿腔的引流量及引流液的颜色,如引流量逐渐减少且颜色变淡,表示脑已膨胀,血肿腔在缩小,3～5 天后即可将引流管拔除。如颜色为鲜红,多示血肿腔内又有出血,应及时处理。病情稳定好转并拔管后,可早期实施高压氧治疗,改善脑组织相对缺氧状态,以利于脑复张,减少血肿复发和慢性硬膜下积液发生。

5.外伤性硬膜下积液

外伤性硬膜下积液又称硬膜下水瘤,是外伤后硬膜下出现的脑脊液积聚,发病率占颅脑损伤的 0.5%～1.0%,以老年人多见。硬膜下积液的原因不清,多认为系外伤引起蛛网膜破裂形成活瓣,使脑脊液进入硬膜下腔不能回流,或液体进入硬膜下腔后,蛛网膜裂口处被血块或水肿阻塞而形成。有急、慢性之分,急性少见,无包膜,慢性形成晚,有完整的包膜。临床表现似硬膜下血肿。CT 表现为一侧或双侧颅骨内板下方新月形低密度区,以双侧额颞区多见,常深入到前纵裂池,呈 M 型,CT 值 7 Hu 左右。MRI 表现为 T_1WI 为低信号,T_2WI 为高信号。可演化为硬膜下血肿,也可自行吸收。治疗以保守治疗为主,不吸收者可钻孔冲洗引流术或分流术。

四、脑内血肿

头部外伤后在脑实质内形成血肿称为外伤性脑内血肿。可以发生在脑组织的任何部位,多数为急性血肿。在迟发性颅内血肿中脑内血肿最常见。一般认为,幕上出血量达 20 mL、幕下出血量达 10 mL 称为血肿,因为临床上患者达到这一出血量即可导致急性脑受压症状,否则称为出血。当然,颅内血肿是否引起脑受压状态,取决于血肿量、血肿部位、血肿形成速度、是否合并脑挫裂伤和脑水肿程度等诸多因素。在 CT 应用之前,文献报道脑内血肿在闭合性颅脑损伤中占 0.5%～1.2%。CT 应用之后其比例为 1.5%～8.3%。

(一)发病机制

脑内血肿多发生于脑挫裂伤较重的部位。浅部的出血系由于骨折后刺伤皮层小血管或挫裂伤区脑皮质血管破裂所致。对冲伤所造成血肿多位于额极及颞极处,而且血肿多接近脑表面,并多伴有硬膜下血肿,这是外力作用于脑组织时使脑组织在颅内快速移动额极、底部及颞极与顶骨及蝶骨嵴撞击摩擦所致,位于脑深部的血肿系外伤时脑组织受变形或剪应力作用造成深部血管的撕裂伤所致。位于基底核区、丘脑或脑室壁附近的血肿较大时,可破入脑室致脑室内出血。此类患者往往病情危重,预后不佳。

(二)病理改变

急性脑内血肿初期为凝血块,形状不规则,常与挫裂伤或坏死的脑组织相混杂。4～5 天后血肿开始液化,血肿颜色逐渐变为酱油样或棕褐色陈旧性血液,周围有胶质细胞增生,脑组织内水肿也较明显。随着时间的延长,血肿逐渐变为黄褐色液体,血肿周围包膜形成,包膜为增生的胶质纤维和神经胶质,至 2～3 周包膜也较完整,少数可出现钙化。血肿周围脑组织可见含铁血黄素沿着。脑沟变平、脑回变宽、变软,触之有波动感,此时周围脑水肿已减轻,多无明显颅内压增高。

(三)血肿部位

外伤性脑内血肿可发生于脑内任何部位,但其发生部位与受伤机制有直接关系。临床上最常见的部位为额颞叶前部,约占80%,常为对冲性脑挫裂伤所致。其次为顶叶、枕叶约占10%,其他则分布于基底核区、小脑、脑室内和脑干等处。在加速性损伤中,血肿多发生于外力直接作用的部位,而在减速性损伤中血肿多发生于外力作用的对冲的部位。了解受伤机制与血肿部位的关系,有助于对一些已经发生脑疝特别危重,没有时间进行CT扫描的患者手术时决定开颅手术部位。

(四)临床表现

脑内血肿的临床表现与血肿的部位、大小及所伴随的脑损伤程度等密切相关。脑内血肿较小、脑挫裂伤较局限者伤后意识障碍较轻、持续时间较短,多有中间清醒期;而脑挫裂伤广泛、血肿较大或深部血肿破入脑室者,伤后意识障碍多较深,且进行性加重,无中间清醒期,病情变化快,容易发生脑疝。如位于非功能区体积较小的血肿且伴随的脑挫裂伤较轻者,则可能无明显的神经缺失症状。而对于因对冲性脑挫裂伤较重的额、颞叶前部的血肿患者,则有明显颅内压增高症状,而无神经系统定位症状和体征。位于功能区附近血肿,除了颅内压增高症状外还会出现神经系统功能缺失症状、体征。如位于运动区及语言中枢及附近血肿可出现偏瘫、失语,并可出现局灶性癫痫。位于基底区者出现"三偏征"。位于小脑的血肿表现为肢体共济失调及平衡功能障碍。脑干血肿则病情凶险,意识障碍。并伴有高热和生命体征改变。

(五)辅助检查

CT扫描是诊断颅内血肿最简便、最有效的辅助检查,对于急性出血应首选CT检查。主要表现脑内圆形或不规则形高密度影,急性期CT值为50~90 Hu,周围有低密度的水肿带。占位效应明显者可见脑室、脑池受压变形和中线结构移位等。同时还可发现其所伴随的脑挫裂伤、蛛网膜下腔出血或其他部位血肿等情况。3天后,血肿周围部分的血红蛋白开始溶解、破坏并被周围巨噬细胞吞噬,周围部分出血密度开始降低,中心部分仍为高密度,随着时间推移,血肿中心的高密度范围逐渐缩小,至出血后1个月时,通常整个血肿呈等密度或低密度。

颅内出血的MRI表现比较复杂,其信号强度随出血量不同而异。新鲜出血时,理论上T_1和T_2相应为等信号,但由于血肿初期蛋白含量较低,质子密度较高,或由于血肿内水分增加,可使血肿的T_1和T_2弛豫时间稍长于脑组织,所以T_1相常表现为稍低信号,T_2相对稍高信号;但在高磁场MR机成像时T_1相则表现为等信号。出血数小时后,红细胞内的血红蛋白逐渐转变为脱氧血红蛋白,它可使T_2弛豫时间缩短,T_2相上呈低信号,T_1相依据急性血肿的不同时期可呈等信号、稍低信号、稍高信号或高信号。出血3~6天开始,T_1相上常表现为高信号环,而血肿中心部分为低或等信号。而此期的T_2相表现较复杂,既可是高信号,也可是低信号。出血2周后,红细胞已溶解,出现含铁血红素沉积,并主要位于血肿壁,所以在T_1相上常表现为血肿周围一低信号环,呈慢性血肿的特点。因此,对诊断颅内血肿而言,急性期应首选CT扫描而非MRI扫描。

(六)诊断与鉴别诊断

根据病史,临床表现,结合头颅CT扫描辅助检查,发现脑内异常高密度影,周围低密度水肿带及合并脑挫裂伤或其他颅内血肿即可做出外伤性脑内血肿的诊断。在CT应用之前,其诊断有一定困难,CT应用之后诊断就变得容易了。对于没有CT设备的医疗单位或病情危急来不及行头颅CT扫描者应根据受伤机制分析脑内血肿可能的发生部位进行钻孔探查,以发现血肿,以免遗漏。本病应注意与单纯脑挫裂伤、局限性脑水肿或其他类型颅内血肿相鉴别。

(七)治疗

1.非手术治疗

对于意识清楚、病情进展缓慢、临床症状较轻、无明显颅内压增高、幕上血肿<30 mL,幕下血肿<10 mL,中线结构无明显移位者,或年老体弱者并有其他脏器严重疾病者,可采取非手术治疗,给予脱水、利尿、止血、防治感染等手术治疗,但非手术治疗期间应严密观察病情变化,特别是位于颞叶的血肿,因容易发生颞叶钩回疝。如病情呈进行性加重,应及时复查头颅CT,必要时改为手术治疗。少数慢性颅内血肿患者,由于血肿已囊变、颅内压不高,则无须特殊处理,除非有顽固性癫痫发作,否则也不需要手术治疗。

2.手术治疗

脑内血肿的手术指征与其他类型的外伤性颅内血肿一样,包括临床症状体征加重者、头颅CT扫描幕上血肿>30 mL、颞叶血肿>20 mL或幕下血肿>10 mL并有急性颅内压增高和占位效应者。手术目的是清除血肿,控制颅内出血,降低颅内压,防止脑移位和脑疝形成。手术方法:一般采用骨瓣或骨窗开颅,清除硬膜下血肿及破碎坏死的脑组织后,采用脑针试行穿刺脑内血肿后予以清除,对血肿腔周围彻底止血。若血肿破入脑室应沿破口进入脑室系统,尽量清除其内的血肿块。术后行持续脑室外引流。清除血肿后若脑肿胀仍明显、颅内压高者应去除骨瓣减压。手术清除血肿时应注意:①打开骨瓣时如发现颅腔张力很高、触之较硬者,应采取脱水、利尿或过度换气等使压力下降后先在硬膜上切一小口吸除部分血肿及坏死脑组织再扩大硬膜切口,翻开硬膜。否则在颅压很高的情况下骤然打开硬膜会形成急性脑膨出,引起脑组织嵌顿,加重原有的脑损伤;②如果清除血肿后颅压仍未下降或降低后又出现颅压高甚至脑膨出应该查明原因,如是否其他部位还有血肿并做相应处理;③对于位于深部的血肿则不必勉强清除,血肿可自行吸收;④清除血肿时应注意保护功能区脑组织。

(八)预后

由于外伤性急性脑内血肿常伴有严重的脑挫裂伤,死亡率很高,文献报道约45%。死亡的原因包括血肿本身的影响及脑挫裂伤、蛛网膜下腔血肿出血、脑水肿等合并伤所带来的一系列问题。本病术后遗留神经功能缺失和癫痫发生率较其他颅内血肿高。对于亚急性和慢性血肿,只要及时治疗,方法得当,则预后较好。

迟发性脑内血肿,是1977年Frech和Dubin根据CT扫描结果最早提出来的一个影像学概念,是指头部外伤后首次头颅CT扫描未发现的脑内血肿,经过一段时间重复CT扫描或手术、尸检发现的血肿,或是清除血肿一段时间后又在脑内不同部位发现血肿者,其发生率1%~10%,多见于年龄较大的颅脑损伤患者,发病高峰常在脑挫裂伤后3天内或清除其他脑内血肿突然减压之后。低血压、低氧血症、全身凝血功能障碍及手术减压早期应用脱水剂、过度通气降颅压等对迟发性脑内血肿的发生起到促进作用。本病的临床特点是:中老年人减速性暴力所致的中重型颅脑损伤,伤后3~6天临床症状和体征逐渐加重,或出现局限性癫痫,意识进行性恶化,特别是有低血压、脑脊液外引流或过度换气或强力脱水的病例,应及时复查CT,以便尽早诊断及治疗。提高本病的诊疗水平关键是加强病情观察,尽早复查CT,及时诊断迅速清除血肿。本病预后较差,死亡率为25%~55%。

五、脑室出血

外伤性脑室出血临床上相对少见,多数患者伴有严重的颅脑外伤。其特点是伤情重,预后差,死亡率较高。临床上单纯脑室内出血较少见,大部分患者常合并有弥漫性轴索损伤、脑挫裂伤,颅内血肿及颅骨骨折等其他脑损伤。

(一)发病机制

原发性脑室出血由脑室壁及脑室内血管如脉络丛血管破裂出血引起,而继发性脑室内出血则是外伤时致脑实质内出血形成血肿并破入脑室所致。外伤性原发性脑室内出血的机制尚不完全明确,有部分学者认为系沿矢状方向的外伤作用于头部,在脑室壁受伤的瞬间,突然发生向前向后移动、变形,使脑室壁上的室管膜受到负压吸引,同时受到脑脊液的强力作用,也促使中线部位的胼胝体、室管膜及脉络丛结构受到重力的作用致血管破裂,血液淤积于脑室。也有学者认为有些病例系脑室壁上的隐匿性血管畸形在外伤时由于外力作用使其破裂出血所致。总之,脑室受伤瞬间脑室变形,负压形成及剪应力作用使脑室壁破裂致室管膜下血管及脉络丛血管损伤出血,可能是外伤性原发性脑室内出血主要原因。

(二)临床表现

外伤性脑出血病情较复杂,由于常常伴有其他严重的颅脑损伤,所以其临床表现与一般的颅脑损伤并无太大区别和特异性,根据患者的出血部位、出血量的多少及累及脑室的多少、是否伤及中线结构而有不同。临床上患者可表现:①意识障碍,伤后持续昏迷或昏迷持续加重,如出血量多累及全脑室系统同时脑损伤严重如伴有下丘脑、脑干损伤者,除了严重意识障碍外常有消化道出血、高热、抽搐、呼吸节律改变等;也有部分单纯性脑室内出血,其他脑伤较轻者仅有较轻意识障碍,仅表现头痛、烦躁或淡漠,无明显定位体征。②生命体征不同程度的变化,临床上发热患者较多,这与脑室内出血后对视丘下部的刺激有关。③神经系统检查可见脑膜刺激征、脑干损伤体征及神经系统定位体征,这与伴发的脑损伤有关。④有部分患者早期症状较轻,但可突然出现昏迷、抽搐、去皮质强直发作、呼吸停止等,应予高度重视。

(三)辅助检查

头颅 CT 扫描见脑室系统不同程度高密度影,可表现为单侧或双侧脑室出血,有些表现为全脑室系统积血,脑室铸型。部分患者伴有蛛网膜下腔出血,有脑挫伤、颅内血肿。少数脑室内出血可以由脑室内病变引起,最常见为脑血管畸形。血管畸形可完全位于脑室内,也可以部分位于脑室旁,以侧脑室最为常见。出血可以局限在脑血管畸形部位,也可以充满脑室。若 CT 扫描不易鉴别,可行头颅 MR 检查。血管畸形在 MR 图像上容易显示,表现为血管流空、低信号或出血灶内信号不均质。血管畸形病灶小而出血量多时,血管畸形本身可能被掩盖。脑室旁血管畸形引起的脑室内出血,血管畸形部位脑实质内常可见到少量出血。

(四)诊断与鉴别诊断

外伤性脑室内出血由于缺乏特征性临床表现,仅凭临床症状体征难以诊断,进一步结合头颅 CT 扫描和患者外伤史,则诊断较容易。

在鉴别诊断方面,应注意与外伤性继发性脑室内出血相鉴别。特别是那些先有脑室内出血,后因意识丧失而跌倒致伤头部的病例。如前所述,原发性脑室出血与脑的解剖有密切关系,多是由于侧脑室侧壁脉络丛组织和室管膜血管破裂出血流入脑室所致。脑室周围 1.5 cm 区是由脉络膜前后动脉末梢分支组成的离心血管和一组由脑表面向脑室周围深入向心性血管所供血,两组动脉都是终末动脉分支不吻合,这些部位容易缺血、软化、梗死并出血破入脑室。原发性脑室出血的患者多数为高血压脑动脉粥样硬化的老年患者。这些病例多有高血压病史,常常伴有跌伤,除了脑室出血外,其他的脑伤往往比较轻,甚至不伴其他脑伤。总之,通过详细询问病史,结合影像学改变几乎都能做出鉴别诊断。

(五)治疗

外伤性脑室内出血的治疗应采取个体化治疗方案,除了考虑脑室积血处理,还应考虑其伴随颅脑损伤的处理,原则是引流清除脑室内积血、积液,降低颅内压。

持续脑室外引流适用于各种脑室内出血患者,通过持续脑室外引流可以清除脑室内积血,减少或防止梗阻性脑积水的发生,降低颅内压。根据头颅 CT 显示的脑室积血情况采取单侧或双侧脑室外引流。置管成功后对积血较多、引流不畅的患者,可以从引流管内注入尿激酶,每次 $2×10^4$ U,夹管 2~3 小时后开放继续引流,每天 1 次,一般 3~4 天后脑室内积血多能清除。脑室引流期间应特别注意防止引流管脱落,注射尿激酶时应严格无菌操作防止继发感染。此外,应注意观察每天的引流量,引流管的高度应适当,过高引流不畅,过低易造成过度引流。拔管前应先夹闭引流管观察 24 小时,同时复查 CT 了解积血引流情况及脑室大小,依据具体病情决定是否拔管。

对于合并颅内血肿有明显占位效应或脑疝形成者应积极开颅手术清除血肿,术中尽量清除脑室内积血,术毕时行脑室引流,必要时也可从引流管内注入尿激酶。

对单纯脑室内积血、病情较轻、颅内压不高的病例也可采用多次腰穿或持续腰大池引流血性脑脊液,有助于缓解临床症状,减少脑积水的发生。

(六)预后

外伤性脑室内出血死亡率较高,文献报道高达 31.6%(18/45)和 35.4%~61.7%。国内两组病例报告分别为 40%(18/45)和 35.4%(17/48)。死亡原因与合并其他颅脑损伤、脑室内积血致脑脊液循环通路受限,脑室急剧膨胀,颅内压骤升及脑深部结构破坏有关。

六、创伤性颅后窝血肿

(一)流行病学

外伤性颅后窝血肿是一种特殊类型的颅内血肿,占颅内血肿的 2.6%~6.3%。因颅后窝容量较小,为脑脊液经第四脑室流入蛛网膜下腔的孔道所在,并有重要生命中枢延髓位于此,较易引起急性梗阻性脑积水及枕骨大孔疝,导致中枢性呼吸、循环衰竭,死亡率高达 15.6%~24.3%。随着 CT 的普及,大大提高了颅后窝血肿的早期检出率,使病死率明显降低。

(二)发生机制及病理生理

外伤性颅后窝血肿大多由于枕部直接暴力损伤所引起,暴力以减速伤多见,以枕部为着力点的跌倒伤和低高度坠落伤为主。按其发生的部位可分为硬膜外、硬膜下、小脑内及混合性血肿等,以硬膜外血肿占绝大多数,这与多数患者有枕骨骨折有关。不同于幕上外伤性血肿,单纯的外伤性颅后窝硬膜下血肿非常少见,这是因为颅后窝颅骨内表面较光滑且呈弧形,导致小脑挫伤和小脑血肿很少发生。血肿范围以单侧多见,双侧者少。血肿往往位于骨折线处,有些可以超过中线累及双侧,少数可以向幕上发展形成骑跨横窦的血肿。出血主要来源有:①静脉窦撕裂出血;②板障静脉出血;③硬脑膜血管出血;④小脑皮层表面血管或桥静脉出血;⑤小脑半球挫裂伤等。此外,枕部受力除易发生颅后窝血肿外,常并发额颞部对冲损伤,如脑挫裂伤伴硬膜下血肿、脑内血肿,文献报道约 20% 的患者伴有幕上血肿。因此在早期重视颅后窝血肿可能诱发枕大孔疝的同时还须正确估价幕上脑组织损伤的程度和颅内压的情况,以便及时、全面、正确、有效地抢救患者。由于颅后窝代偿空间狭小,一旦发生颅内空间失代偿,患者的临床病情恶化进展就相当迅速,而且往往是致命的。

(三) 临床表现

外伤性颅后窝血肿的临床表现缺乏典型特征,一般以进行性颅内压增高为主要表现。除非患者伴有原发性脑干损伤或伴有严重的幕上脑挫裂伤并血肿,单纯的幕下颅内血肿患者在伤后多不表现为持续的意识障碍。外伤早期意识障碍常较轻,可有中间清醒期,这种意识状态可能与硬膜外血肿多见有关。伤后烦躁往往是颅压增高的早期表现,剧烈头痛及频繁呕吐往往是血肿形成的早期症状之一。若血肿扩大,可发生进行性意识障碍,血肿增大到一定程度则可突然出现枕大孔疝导致脑干受压功能衰竭,如呼吸骤停、去大脑强直、双侧锥体束征等,甚至死亡,不容忽视。呼吸节律改变、小脑体征、颈部抵抗虽被认为是颅后窝血肿的特征性表现,但近年临床上这种特征性改变已较少见,一旦出现则预示病情凶险。患者较轻的临床表现和潜在的致命性后果之间的不一致性是外伤性颅后窝血肿的重要临床特征之一。

(四) 影像学检查

1. X 线片

头颅侧位及汤氏位 X 线片,可显示枕骨骨折和邻近骨缝分离。

2. CT

头颅 CT 扫描最为方便、迅速,诊断准确率高,易于随诊复查,不仅可精确地显示血肿部位、血肿量及血肿与横窦、乙状窦、脑干等重要结构的关系,而且能提示第四脑室、环池的形态及颅内是否并发其他病变,是确诊和制订治疗方案的关键。CT 扫描时应注意充分显示后颅层面,要求扫描基线不可过高,同时扫描层面与枕鳞部夹角不可偏小,否则可漏诊颅后窝血肿,这在对有枕部着力致伤机制的颅脑损伤进行检查时尤应重视。此外,为获得良好图像,对躁动者可给予地西泮等镇静药后行 CT 扫描。

(五) 诊断

颅后窝血肿的治疗关键在于早期诊断,而其诊断在很大程度上依赖于头颅 CT 检查。X 线片可提示枕骨骨折,但没有骨折不能排除血肿的存在。文献报道头部外伤后存在枕部软组织肿胀和枕骨骨折是发生颅后窝血肿的重要线索,对这些患者即使没有明显的临床症状也建议进行头颅 CT 检查,是避免漏诊的关键。故要高度重视枕部外伤史,对凡有枕部着力的外伤史,有/无枕骨骨折而出现头痛、呕吐症状进行性加重者,即应考虑有颅后窝血肿的可能,应尽早做 CT 扫描,以便早期发现颅后窝血肿,同时明确幕上伴随病变。临床查体时格外注意检查有无枕部头皮挫伤、头皮裂伤和头皮血肿,对枕部或乳突可见局部损伤者应警惕颅后窝血肿的可能。此外,需强调颅脑损伤早期动态观察患者病情变化的重要性。对已明确存在颅后窝小血肿、小脑挫伤的患者,在强调创伤早期密切注意患者病情变化的同时,即使在观察中患者的症状、体征没有明显变化,也应重视常规 CT 检查随访,以避免颅后窝血肿增大而延迟诊治;对于伤后首次头颅 CT 扫描阴性并不能除外迟发性颅内血肿的发生,必要时行 CT 复查,警惕颅后窝迟发血肿的可能。若病情危重而又无特殊检查条件者,必要时可直接施行手术探查,而不应为了强调某种检查而延误诊治。此外,对枕部伤合并幕上损害,当清除幕上血肿后,脑压仍明显高者应再探查颅后窝,对此应引起重视。总之,凡有以下体征者均提示有颅后窝血肿的存在:①向后跌倒或枕部受打击的病史;②枕部有伤痕;③枕骨骨折;④颅内高压症状、小脑症状或小脑与脑干结合性损伤症状,特别当这些症状呈进行性发展趋势者。最后,应重视横窦沟微型硬膜外血肿的诊断,即血肿在 3 mL 左右的横窦沟处的小血肿,压迫横窦引发静脉回流受阻,致患侧脑组织弥漫性肿胀,颅内压升高,最终可发生颞叶钩回疝致使病情恶化,尤其当主侧横窦受累者。临床特征为伤后渐出现颅内压增高症状及体征,在1周左右达高峰,脱水治疗难以奏效,部分患者病情可急骤恶化,导致严重后果。

(六)治疗

外伤性颅后窝血肿的早期诊断与及时准确的治疗是降低死亡率,提高抢救成功率的关键。颅后窝容积较小,对占位性病变代偿差,脑内血肿又伴有挫伤水肿,血肿又邻近脑干,故外伤性颅后窝血肿一经确诊,应积极治疗,但是否手术应根据临床症状、体征和CT征象而决定。

1.保守治疗

若有下列表现可作为非手术治疗的参考指征:①出血量<10 mL;②GCS评分>12分;③CT提示第四脑室形态、大小和位置良好,且无环池受压、梗阻性脑积水征象;④颅内高压症状如头痛、呕吐、颈阻等不明显;⑤动态观察生命体征平稳者。治疗包括以脱水降低颅压及颅内压监测为主,期间应强调密切临床观察及头部CT动态复查,一旦病情有加重趋势,应调整方案,积极手术。

2.手术治疗

若患者有下列表现应及时手术治疗:①出血量≥10 mL;②CT提示第四脑室、环池明显受压和/或合并有阻塞性脑积水;③头痛、呕吐等颅内高压症状进行性加重,甚至出现意识状态突然变化;④开放性颅后窝损伤合并血肿;⑤保守治疗失败者;⑥横窦沟微型硬膜外血肿:部分横窦沟微小型硬膜外血肿经脱水降颅压等对症治疗,临床症状渐趋缓解,尤其是左侧非主侧横窦受压多能代偿,但保守治疗过程中,出现颅内高压症状进行性加重,应积极手术治疗,同时应警惕脱水治疗后由于颅内压暂时性下降,可因压力填塞止血作用减弱,致部分硬膜外血肿进一步扩大,甚至演变为较大的颅后窝硬膜外血肿。

3.手术策略

(1)幕上和幕下血肿共存时,根据其危害性决定手术先后顺序。

(2)就颅后窝硬膜外血肿而言,单纯的硬膜外血肿一般只需行血肿清除术,即使患者伴有梗阻性脑积水,术后也能很快缓解,而无须行脑室外引流术;但小脑挫伤伴小脑血肿患者同时伴有急性梗阻性脑积水,除了行小脑血肿清除、颅后窝减压术外还需要行侧脑室外引流术,待术后脑水肿消退后拔除外引流管。为预防小脑扁桃体上疝,脑脊液引流压力应保持在Monro孔水平线上15~20 cmH$_2$O。

(3)对于硬膜下血肿,骨窗应暴露横窦下缘,以利于发现和控制小脑天幕面汇入横窦-窦汇的桥静脉,检查发现小脑组织挫裂伤,应仔细止血,若水肿明显,可用筋膜或人工硬脑膜行颅后窝扩容,必要时咬除枕大孔后缘和寰椎后弓。

(4)对于小脑内血肿,应清除血肿周围的挫裂伤组织,尽量保留小脑蚓部回流静脉,控制好操作界面避免损伤脑干,若小脑组织肿胀明显者,可切除部分小脑半球,并行寰枕减压术,咬除枕大孔后缘及寰椎后弓,充分解除对脑干的压迫。

(5)对术前呼吸骤停的患者时应快速气管插管,人工呼吸,快速静脉滴注20%甘露醇,迅速行侧脑室外引流,进而紧急开颅清除颅后窝血肿,解除脑干压迫,仍可挽救部分脑干功能障碍的患者。

(6)对颅后窝血肿病情紧急者,在不能及时进行CT检查时,可在枕骨部位、枕骨骨折线上,实行正中及旁正中钻孔探查。若发现血肿,应作枕骨鳞部和寰椎椎弓部分切除,以保证充分的颅后窝减压。

(七) 预后

外伤性颅后窝血肿病情恶化进展主要是压迫脑干,发生急性脑积水和枕大孔疝而导致死亡,因此及时、正确的手术清除血肿有利于解除脑干受压及缓解脑积水,这样不仅能终止病情的恶化,而且有利于改善脑神经功能。术前 GCS 评分是评价患者预后的最重要指标。Sripairojkul 等报道的 22 例颅后窝血肿 GCS13～15 分恢复良好占 90%,而 GCS 低于 9 分的恢复良好占 30%;d'Avella 等报道 24 例急性外伤性颅后窝硬膜下血肿,其中 GCS 评分≥8 分 12 例,GCS 评分<8 分 12 例,前者 75% 预后良好,后者 91.6% 预后不佳。同时,血肿部位与手术预后也有密切关系。文献报道硬膜下血肿及小脑挫裂伤伴小脑血肿患者的预后较差,与常伴有小脑、脑干损伤有关。此外,受伤后距离手术时间的长短对患者的预后亦有较大的影响。因此,早期诊断、早期手术至为关键。对于颅后窝血肿,尤其是单纯硬膜外血肿,一旦诊断明确,又具备手术指征,必须争分夺秒,有效地清除血肿或挫伤灶,充分颅后窝减压,这也是抢救的关键。对凡有枕部外伤后头痛,呕吐或发现枕骨骨折者,应及时进行头颅 CT 检查,一旦确诊又具备手术指征者,尽快手术清除血肿和减压。只要诊断及时、治疗方案选择得当,绝大多数外伤性颅后窝血肿预后是较好的。最后,外伤性颅后窝血肿预后除了取决于颅后窝创伤本身外,患者伴有的幕上创伤性病变也是影响预后的关键。即使合并幕上血肿,只要治疗及时,也能收到满意效果。只有合并广泛而严重的脑挫裂伤或严重原发性脑干伤者预后不良。

七、外伤性迟发性颅内血肿

1977 年 Frech 和 Oubin 根据 CT 扫描,最早论及外伤性迟发性颅内血肿(DTICH)的概念。DTICH 实际上是一个影像学上的概念,是一个颅内从无血肿到有血肿的病理过程。它指头外伤之后,首次 CT 扫描"颅内未见异常",病情加重时迅速行 CT 复查,在颅内发现了血肿;也指首次 CT 扫描仅仅表现为蛛网膜下腔出血,或者脑组织灰白质交界不清,或者局部的占位效应,或者为脑挫裂伤,颅骨骨折,或者薄层血肿,颅内出血,而经反复的 CT 扫描复查发现了颅内血肿;还可指手术清除了首次 CT 扫描所发现的血肿,术后 CT 复查在原无血肿的部位新发现了血肿;而首次 CT 扫描"颅脑未见异常",死后尸检时在原无血肿的部位发现了颅内血肿也可称作迟发性血肿。当迟发性血肿清除之后,而经常规的 CT 扫描复查在原无血肿的部位发现了新的颅内血肿,可称为多发性迟发性颅内血肿。DTICH 的发病率国内外报道不一,临床统计表明其发生率占全部颅脑损伤患者的 4%～15%,甚至高达 30%。迟发性颅内血肿可发生于中枢任何部位:硬膜外、硬膜下、脑内、脑室内。可为单发血肿,也可为多发性血肿,但以迟发性脑内血肿和迟发性硬膜外血肿多见,而硬膜下血肿较少见。此病可见于任何年龄,起病方式可为急性、亚急性或慢性,但仍以外伤后急性期多见。患者受伤机制为减速伤,年龄在 50 岁以上,外伤后首次头颅 CT 检查有脑挫伤、蛛网膜下腔出血、颅骨骨折等原发性颅脑损伤,是发生外伤性迟发性颅内血肿的高危因素。

(一) 病理与病理生理

外伤性迟发性颅内血肿的发病机制目前尚不明确。多数学者认为脑挫裂伤是外伤后迟发性颅内血肿的重要基础。脑挫裂伤区血管舒缩功能障碍,导致血管坏死、破裂出血形成血肿,而低血压、低氧血症及全身凝血功能障碍、手术减压或过度使用脱水剂等治疗之后均可促使脑挫裂伤灶出血,从而形成迟发性血肿。具体而言,其发生机制有以下几个方面。

1.保护性机制学说

颅脑损伤后,由于脑水肿、脑肿胀及颅内血肿等引起颅内压增高或其他填塞效应的保护机制存在,对撕裂的血管起压迫止血作用,未形成或仅形成少量血肿,当使用强力脱水、手术清除血肿、去骨瓣减压后,颅内压迅速降低,消除了脑保护机制对出血源的填塞作用,原已破裂的血管和板障迅速出血,丧失自主调节功能的小血管也可因血管内外压力差增高破裂出血,从而形成迟发性血肿,非手术区脑组织压力及已损伤血管的血管外压力也降低,引起远隔手术区及手术区对侧硬脑膜与颅骨分离,从而牵拉和扯断硬脑膜血管、硬脑膜静脉窦,更易出血形成迟发性血肿。

2.血管舒缩机制障碍

脑挫裂伤可直接损伤血管壁,造成局部脑组织代谢紊乱,释放血管活性物质,导致血管舒缩功能障碍,颅内压增高亦可使脑血管调节功能下降,引起局部脑组织缺血缺氧,血管壁软化破裂,同时形成高碳酸血症,毛细血管和小静脉扩张、充血、血流停滞,促进血细胞外渗,形成血肿。而治疗后脑血管内外压力差突然增大可能是术后脑出血的重要诱发因素。脑外伤致血管舒缩功能障碍,使脑血管渗透性增加,血管壁坏死、破裂和出血,最后融合成血肿。

3.凝血机制障碍

颅脑损伤后,受损的脑组织释放大量组织因子(凝血活酶)进入血液循环,激活Ⅶ因子从而触发外源性凝血途径。颅脑损伤患者在合并缺氧、酸中毒、细菌感染或休克时,由于血管内皮细胞受损,又可触发内源性凝血途径和血小板聚集。这种血液高凝状态,在重型颅脑损伤患者伤后6小时内即可发生。纤溶酶原与纤维蛋白结合后,提高了对纤溶酶原激活物的敏感性,或因组织纤溶酶原被激活,引起纤溶亢进。D-Dimer是凝血酶及因子Ⅷ作用下的交联纤维蛋白经纤溶酶降解作用后的终末产物,血浆中D-Dimer含量增高表明体内有血栓形成及溶解发生,并出现在继发性纤溶中。全身性凝血机制障碍或脑损伤区释放组织凝血激酶引起局灶性凝血异常,从而导致外伤性迟发性颅内血肿。

(二)临床表现

外伤性迟发性颅内血肿多发生于颅脑损伤后3天以内,以24小时为发病高峰。根据其发病特点可分为以下几类。

1.中、老年外伤性迟发性颅内血肿

中、老年人由于生理性脑萎缩,颅与脑间隙增大,脑血管硬化脆性增强,外伤后容易引起脑挫伤,导致迟发性颅内血肿。

(1)多为减速伤。

(2)由于脑萎缩,临床症状较轻,而复查CT时发现的迟发性颅内血肿已较大。

(3)老年人的神经反应差,当出现迟发性颅内血肿时已到了晚期。

(4)外伤性迟发性颅内血肿以中、老年人多见。

(5)中、老年患者常有高血压病史,伤后全身系统血压升高,外伤灶内血管进一步扩张、破裂出血而形成迟发性血肿。

(6)老年人多有动脉硬化、血管壁脆性大,经猛烈撞击后较年轻人更容易出血而形成血肿。

2.小儿迟发性颅内血肿

有如下临床特点:①受伤史有的不清楚,有的甚至在首次CT扫描正常之后仍然隐瞒病史;②临床上表现为烦躁不安、拒食、哭闹;③头痛、恶心、呕吐,以喷射状呕吐为主,多为晨吐;④重时嗜睡,甚至昏迷;⑤贫血貌,年龄越小越明显,面色苍白或是土灰色;⑥前囟张力高,搏动下明显;

⑦有的逐渐地出现单瘫或者偏瘫、失语等症状；⑧实验室检查见红细胞及血红蛋白较低。

3.术中迟发性颅内血肿

颅脑损伤之后比较重，首次CT扫描或者复查CT扫描发现了需要急诊手术的巨大血肿，血肿清除之后术中发现：①术中急性脑膨出者；②术前双瞳等大，术中对侧瞳孔散大者；③手术同侧肢体活动差或者不活动者；④血肿清除之后，脑压迅速增高者（除麻醉浅之外）；⑤血肿清除之后延髓受压的症状未缓解者；⑥术中因脑肿胀而探查原无血肿的部位发现了血肿；⑦术中脑膨出，探查其他部位未发现血肿，可缝合伤口之后带气管插管急行CT扫描，以排除术中的迟发性血肿；⑧术前双瞳散大，清除血肿之后双瞳不见回缩者，特别是血肿对侧的瞳孔。

4.术后迟发性血肿

一般来说，伤后手术的时间越早，发生迟发性血肿的可能性越大，不论是血肿清除术还是内外减压术。在临床上主要表现为：①术后意识障碍进行性加重，GCS逐渐地降低者；②术后回缩的瞳孔又散大者；③逐渐地出现新的脑受压的症状者，如偏瘫、失语等；④术后发生癫痫者，特别是局限性癫痫或者癫痫持续状态；⑤骨窗的张力逐渐增高者；⑥颅内压监护：颅压超过3.3 kPa（25 mmHg）者；⑦逐渐地又出现延髓受压的症状：血压高、呼吸慢、脉搏慢者；⑧术前神志清醒，术后出现精神症状或者意识障碍不能以脑挫裂伤及全身疾病所解释者；⑨术后经降颅压，止血等对症治疗之后，病情仍未见好转者；⑩术后麻醉未醒者。

5.颅后窝迟发性血肿

临床上比较少见，多为硬膜外血肿。临床症状隐匿，一旦发生迟发性血肿，病情进展迅速，失去了抢救机会。早期主要表现为：①有枕部头皮下血肿或者颅骨骨折；②颅内压增高的症状较明显，头痛、恶心、呕吐、视神经盘水肿；③伤后逐渐地出现小脑的症状；④枕部着力，可见皮下淤血、瘀斑；⑤颈项强直或强迫头位，克氏征阴性或阳性；⑥骨折线横跨横窦者；⑦首次CT扫描颅后窝有出血者。

(三) 辅助检查

连续性CT扫描是诊断外伤性迟发性颅内血肿最重要的方法之一，它可早期发现以前没有发现的迟发性血肿。严密的临床观察是CT复查的前奏，反复地CT复查确定诊断的最终目标。

对首次CT检查发现以下征象者应视为外伤性迟发性颅内血肿的高危因素：①脑挫裂伤可能是迟发性血肿发生的基础。多数迟发性脑内及硬膜下血肿在此基础上形成，以减速性损伤多见。减速性损伤不但可致冲击点局部挫伤，而且由于对冲部位的脑皮质与粗糙的前、中颅底及蝶骨嵴冲撞造成脑组织挫伤出血，故部位多为受伤部位及额底和颞极等对冲部位。脑挫裂伤伴点片状出血，同时引起局部脑血管调节机制障碍，毛细血管、小静脉扩张充血，血流停滞，血细胞外渗，形成点状出血，最后融合形成血肿。文献报道48%～80%的外伤性迟发性颅内血肿发生于脑挫裂伤处。②蛛网膜下腔出血是脑挫裂伤的重要间接征象，只有当血肿局部血红蛋白>70 g/L时，CT检查才能发现脑组织密度的差异从而诊断脑挫裂伤。首次CT检查过早，局部组织虽有出血，但血红蛋白浓度尚未达到70 g/L，CT不能发现，只能发现蛛网膜下腔出血这一间接征象。复查CT可发现脑挫裂伤灶，并在此基础上出现迟发性脑内血肿。因此检查如发现脑沟变浅、灰白质界限模糊等早期表现时不可忽视。尤其是在外侧裂、前纵裂及脚间池积血者，更应注意。同时蛛网膜下腔出血尤其侧裂及脑沟的积血，可引起脑血管的痉挛导致血管壁各层组织缺血、坏死，也可导致外伤性迟发性颅内血肿。③颅骨线样骨折是迟发性颅内血肿最多见的早期CT征象，尤其当骨折线跨脑膜中动脉或静脉窦时，常发生硬膜外血肿。骨折容易造成脑膜中动脉或其分支静脉窦的破裂出血及板障出血。早期因压力填塞等原因出血缓慢,为颅腔的适应提供了时间,因此症状隐蔽,不易发现。脱水治疗后颅压降低,硬膜外血肿会在短时间内出现,造成硬脑膜从内板剥离,使出血不易止。且发病突然,出血量大,极易发生小脑幕切迹疝。④首次CT检查阴性的患者亦要警惕迟发性颅内血肿的发生。

(四)诊断

目前认为颅脑损伤后及时复查CT是诊断迟发性颅内血肿的有效办法。临床上对于轻微颅脑损伤症状、体征不严重者应严密观察病情(不能依赖首次CT检查结果),一旦出现头痛、呕吐加剧,意识障碍进行性加深,出现新的神经定位体征,或术后病情好转后又加重,或原无脑肿胀,术中发生急性脑组织膨出等,均应立即复查CT,尤其是中、老年患者,由于脑萎缩的存在,更易形成迟发性颅内血肿。一般认为CT复查的最佳时间为伤后24小时,虽然24小时内及24小时后发现血肿较少,但不也可忽视,应高度重视,因仍有迟发性颅内血肿发生的可能。

(五)治疗

外伤性迟发性血肿的治疗,原则上应积极手术治疗,特别是病情进行性加重,经对症治疗未见好转的病例。

1.手术治疗

(1)适应证:①意识进行性加重者;②一侧或者双侧瞳孔散大者;③幕下血肿超过10 mL并伴有梗阻性脑积水者;④有癫痫发作者,特别是局限性癫痫;⑤幕上血肿量超过30 mL者,特别是硬膜外血肿和颞叶血肿;⑥有血肿所致的神经系统症状和体征者;⑦昏迷的患者,CT复查发现了迟发性颅内血肿;⑧迟发性颅内血肿合并脑挫裂伤或者复合血肿量加起来超过30 mL者;⑨有明显的颅内压增高症状和体征如头痛、恶心、呕吐、视神经盘水肿,经对症治疗不见好转者;⑩颅内压监护超过3.3 kPa(25 mmHg),并呈进行性升高者;⑪脑室、环池明显受压,显示不清楚者;⑫中线结构移位超过1 cm者;⑬幕上血肿最大直径>4 cm者。

(2)手术方法:①骨瓣开颅血肿清除术,适用于各种类型的绝大多数的迟发性颅内血肿,特别是需要内外减压术的患者。②钻孔冲洗引流术,适用于神志清楚的中老年的急性、亚急性硬膜下血肿。③血肿穿刺引流术,适用于无脑疝的症状和体征、年龄较大、因各种原因不能耐受全麻手术的急性、亚急性、慢性硬膜下血肿。多次穿刺,每3~5天1次,直至血肿量减少,病情逐渐好转,中线结构复位,脑压下降时为止。剩余的血肿保守治疗,动态观察,复查CT见血肿完全消失为痊愈。④血肿穿刺、尿激酶溶解引流术,因患者高龄,不适合全麻手术,无脑疝症状及体征,血肿位于硬膜外或者硬膜下,椎颅血肿穿刺不易抽出较多的血肿,可注入小于穿刺血肿量的尿激酶液,夹闭引流管4~6小时后放开引流管,行持续性外引流术,根据患者的情况,使用适当量的甘露醇,常规CT复查动态观察血肿的变化。夹管后病情加重时可提前开放引流管。

不论哪种手术方式,术后都要在24小时内行CT复查,以观察血肿量及脑复位的程度,以便确定下一步的最佳处理方案。术后仍然要严密观察神志的变化,若意识明显好转,可延期行CT复查,但离院前一定要复查CT。

非手术治疗:因伤后常规的反复地CT扫描动态观察,发现了不少的迟发性血肿,这些患者在临床上少数症状轻,一般情况好,GCS 13~15分,不一定需要手术治疗,但要严密观察。

2.非手术治疗

非手术治疗的指征:①幕上单个血肿量少于30 mL;②神志清楚或者意识障碍不明显,GCS≥13分者;③没有颅内压增高的症状及体征者;④环池无明显受压或正常者;⑤持续的颅内压监护≤3.3 kPa(25 mmHg)者；⑥无脑受压的症状及体征，如：偏瘫、失语、偏盲等；⑦经脱水、止血等治疗后病情逐渐地好转者；⑧幕下血肿不超过 10 mL，无梗阻性脑积水者；⑨硬膜外血肿的最大厚度低于 4 cm 者；⑩中线结构的移位低于 0.5 cm 者；⑪血肿位于颞叶以外的硬膜下及脑内者。

(六)预后与展望

外伤性迟发性颅内血肿因病情变化急剧，病死率高，诊治较困难易被忽视。早期文献报道预后极差，病死率为 42%～71%。因此，只有做到早期诊断、早期治疗，才能降低死亡率。

(甄 岩)

第八节 外伤性脑水肿

一、概述

外伤性脑水肿是脑组织承受暴力打击后引起的一种病理生理反应，其病理改变主要表现为过多的水分积聚在脑细胞内或细胞外间隙，引起脑体积增大和重量增加。临床上，不论是局限性还是广泛性脑损伤均可引起不同程度的脑水肿。外伤性脑水肿的主要危害是引起和加重高颅内压，甚至引起脑移位和脑疝，是致死或致残的主要原因之一。近年来，颅脑损伤研究取得了许多重要突破，对于外伤性脑水肿的发生机制有了较为深入的认识，也提出了一些防治的新观点、新方法，但关于外伤性脑水肿的发生机制和临床救治仍有很多问题尚待解决。

1967 年，Klatzo 首先将脑水肿分为血管源性即细胞外水肿和细胞毒性即细胞内水肿两大类。后续研究发现，在外伤性脑水肿病理过程中往往是两类水肿并存，只是在不同病理阶段上，血管源性脑水肿和细胞毒性脑水肿的表现程度不同而已。现已发现，颅脑损伤亚急性期，可合并低渗性脑水肿；而在慢性期，可发生脑积水合并间质性脑水肿。故近年来，多数学者主张在血管源性脑水肿和细胞毒性脑水肿的基础上，增加渗透压性和间质性脑水肿。

(一)血管源性脑水肿

血管源性脑水肿主要因血-脑屏障受损，毛细血管通透性增加，水分渗出增多，积存于血管周围及细胞间隙所致。此外，由于部分蛋白质也渗透到细胞外液中，使细胞外液渗透压升高，脑水肿继续发展。脑损伤所致的脑水肿早期主要为血管源性脑水肿。

(二)细胞毒性脑水肿

细胞毒性脑水肿是不同致病因素使脑细胞内外环境改变，细胞膜系统功能障碍，Na^+-K^+-ATP 酶、Ca^{2+}-Mg^{2+}-ATP 酶活性减低，细胞内外钠、钾、钙、镁离子交换障碍所致。钠离子由胞外向胞内转移，钾离子由胞内向胞外转移，形成了胞内高钠、细胞间隙高钾的反常现象。此外，细胞钙离子通道也受到影响，发生钙超载，这些因素均可导致细胞内水肿，出现神经细胞肿胀，髓鞘内液体积聚。此类水肿时，血-脑屏障可不受影响，血管周围间隙及细胞外间隙无明显扩大。

(三)渗透压性脑水肿

渗透压性脑水肿是由于细胞内、外液及血液中电解质与渗透压改变引起的细胞内水肿。正常情况下，细胞内、外电解质和渗透压保持平衡和稳定状态，受下丘脑与垂体调节和制约。腺垂体分泌促肾上腺皮质激素,促进醛固酮分泌,血浆渗透压增高,胞内水分外流。神经垂体释放抗利尿激素(ADH),致水潴留、血容量增加、血液稀释、血浆渗透压降低,水分由胞外流入胞内。脑损伤后,下丘脑-垂体轴功能受影响,ACTH 分泌减少,ADH 释放增多,血浆渗透压降低,引起渗透压性脑水肿。

(四)脑积水性脑水肿

脑积水性脑水肿又称间质性脑水肿,常见于梗阻性脑积水。不同病因引起梗阻性脑积水,致使脑室内压力显著高于脑组织内压力,产生脑室-脑组织压力梯度,脑室内液体可透过室管膜渗透至脑室周围组织中,形成间质性脑水肿。

二、病理与病理生理

(一)病理

1.肉眼观察

大体标本与手术中可见硬脑膜紧张度增加,脑部张力增高,脑表面静脉淤血,脑组织膨隆呈黄白色,脑回增宽变平,脑沟变浅。以细胞外水肿为主者,脑组织较软且湿润;细胞内水肿为主者,脑组织较实密。

2.光镜检查

血管和细胞周围间隙扩大,有时在血管周围间隙可见絮状物,为水肿液中蛋白物质凝固、染色所致。也可见星形或少突胶质细胞肿胀、变形。神经细胞水肿表现为胞体肿胀,核固缩,胞间边界不清,有时可见格子细胞和神经轴索解离、退变、弯曲、呈念珠状,最后破碎。

3.电镜检查

毛细血管周围间隙明显扩大,星形胶质细胞突起肿胀,内质网肿大,线粒体改变,胞核、胞膜破坏,髓鞘排列紊乱。

(二)病理生理

外伤性脑水肿的病理生理机制复杂,至今仍未完全阐明,存在多种学说。

1.血-脑屏障学说

血-脑屏障结构与功能损害是血管源性脑水肿的病理基础,主要特点是毛细血管内皮细胞微绒毛形成、胞饮小泡增多、紧密连接开放,通透性增加,血中大分子物质及水分从血管内进入脑组织,积聚于胞外间隙,形成血管源性脑水肿。既往认为脑损伤后血-脑屏障破坏在伤后 6 小时出现,伤后 24 小时明显。1990 年,徐如祥等发现伤后 30 分钟就已有血-脑屏障通透性改变,伤后 6 小时达高峰。

2.钙通道学说

钙对于神经细胞损害和凋亡起决定性作用。脑损伤后钙超载的原因:①缺血缺氧致神经细胞能量供应障碍,Ca^{2+}-Mg^{2+}-ATP 酶的排钙功能受损;②内质网、线粒体的储钙作用减弱;③细胞膜结构受损,Ca^{2+} 通道开放,细胞外 Ca^{2+} 进入细胞内。神经细胞内钙超载产生下列危害:①激活细胞内中性蛋白酶及磷脂酶,促进细胞蛋白质及脂质分解代谢增加,破坏细胞膜完整性,胞外钠、氯及水进入细胞内致细胞内水肿。②Ca^{2+} 沉积于线粒体内,无氧代谢增强,大量氢离子释放,细胞内 pH 降低,造成细胞内酸中毒,Na^+-H^- 交换使 Na^+ 进入细胞内增多,发生细胞内水肿。③Ca^{2+} 进入微血管壁,通过钙调蛋白或直接作用于微血管内皮细胞,使紧密连接开放,血-脑屏障通透性增加,导致血管源性脑水肿。④血管平滑肌细胞内 Ca^{2+} 浓度升高,肌细胞收缩致血管痉挛,加重脑缺血缺氧,破坏血-脑屏障,诱导血管源性脑水肿。

3.自由基学说

氧自由基是指一类具有高度化学反应活性的含氧基团,主要有超氧阴离子(O_2^-),羟自由基(OH^-)和过氧化氢(H_2O_2)。氧自由基主要产生于神经细胞和脑微血管内皮细胞。脑损伤后上述部位氧自由基产生增多的原因:①缺血缺氧使线粒体呼吸链电子传递中断,发生单价泄露现象,氧分子被还原为 O_2^-;②细胞内能量合成减少,分解增多,大量 ATP 降解为次黄嘌呤,后者在被还原为尿酸过程中生成大量 O_2^-;③细胞内 Ca^{2+} 超载激活磷脂酶 A_2,花生四烯酸产生增加,后者在代谢过程中产生 O_2^-;④单胺类神经递质,肾上腺素、去甲肾上腺素和 5-羟色胺大量释放,自身氧化生成 O_2^-、OH^- 和 H_2O_2;⑤脑挫裂伤及蛛网膜下腔出血,大量氧合血红蛋白自身氧化成氧自由基。

氧自由基对生物膜的损害广泛和严重。神经细胞和脑微血管内皮细胞既是自由基的产生部位,又是受自由基损害最为严重的部位,细胞膜遭受氧自由基攻击后,产生下列病理损害:①Na^+-K^+-ATP 酶、Ca^{2+}-Mg^{2+}-ATP 酶、腺苷酸环化酶、细胞色素氧化酶等重要的脂质依赖酶失活,膜流动性和通透性增加,细胞内 Na^+、Ca^{2+} 增多;线粒体膜破坏,细胞能量合成障碍,溶酶体膜破裂,溶酶体内大量水解酶释放,导致细胞内环境紊乱,细胞肿胀发生细胞毒性脑水肿。②氧自由基破坏脑微血管内皮细胞的透明质酸、胶原和基底膜,使血-脑屏障通透性增加,血浆成分漏出至细胞外间隙,导致血管源性脑水肿。③氧自由基攻击脑血管平滑肌及其周围的结缔组织,导致血管平滑肌松弛,血管扩张,微循环障碍加重,加剧脑水肿。

4.脑微循环学说

脑微循环障碍包括血管反应性降低、血管自动调节紊乱和血流动力学改变。脑血管反应性降低是指对 CO_2 的收缩反应能力低下,当血中 CO_2 降低时管壁并不收缩。研究证实严重脑损伤后数小时内脑血流量下降,随后脑血流量增加,24 小时达高峰。脑血管扩张可能是脑组织缺血、缺氧和血管活性物质堆积的继发性反应,由于毛细血管后括约肌、微静脉等阻力血管麻痹扩张,而细静脉、小静脉因耐受缺氧的能力较强,对 CO_2 和乳酸反应性低,仍处于收缩状态,损伤组织呈过度灌注,加剧血-脑屏障损伤,血浆成分漏出增多,发生和加剧血管源性脑水肿,严重者发展为弥漫性脑肿胀。

5.能量匮乏学说

细胞能量代谢障碍与细胞毒性脑水肿和血管源性脑水肿的发生和加剧密切相关。脑损伤后脑组织呈不完全性缺血缺氧,葡萄糖进行无氧酵解,ATP 产生不足,乳酸产生增多,细胞内 pH 下降,Na^+-H^+ 交换,使 Na^+ 进入细胞内。同时细胞膜 Na^+-K^+-ATP 酶活性受抑制,排 Na^+ 作用减弱,Na^+ 大量储存于细胞内,大量水分被动内流,发生细胞内水肿。在不完全性缺血的同时,毛细血管内血流处于淤积状态,水分从血管内向外移动,脑组织含水量增加,致血管源性脑水肿。临床上采用能量合剂、亚低温和高压氧等治疗脑损伤均能使脑水肿减轻,也证实能量代谢障碍是导致并加重创伤性脑水肿的重要因素。

6.兴奋性氨基酸学说

研究表明,大鼠弥漫性脑损伤后脑组织谷氨酸(Glu)含量迅速升高且与脑损伤程度呈正相关。Glu 是中枢神经系统含量最丰富的兴奋性氨基酸,在生理及病理状态下发挥不同的作用。生理状态下,Glu 释放对维持神经细胞间的突触传递、调节神经功能具有重要作用;病理状态下,Glu 过度释放或重吸收障碍致 Glu 堆积或 Glu 受体敏感性上调,通过多种途径产生神经毒性作用；离子型谷氨酸受体(iGluR)活化导致 Ca^{2+} 内流，神经元细胞内钙超载；代谢性谷氨酸受体(mGluR)则通过第二信使系统如 PI、DAG、cAM 等改变，引起细胞内 Ca^{2+} 释放与钙超载，造成神经损害。

三、临床表现

外伤性脑水肿是颅脑外伤后常见的继发性病理过程，往往会引起或加剧颅内压增高，其临床表现往往与原发伤所致的症状重叠，并使其加重。

局限性脑水肿多发生在局部脑挫裂伤伤灶或脑瘤等占位病变及血管病的周围。较轻微的脑水肿，一般不致增加脑损害症状；较重的脑水肿，可以使原有症状恶化。常见症状为癫痫与瘫痪症状加重，或因水肿范围扩大，波及语言运动中枢引起运动性失语。脑损伤后，如症状逐渐恶化，应多考虑脑水肿所致。如症状急剧恶化，应考虑继发颅内血肿。脑水肿可使原有症状加重，经治疗数天后，脑水肿消退，症状又逐渐减轻。

弥漫性脑水肿，可因局限性脑水肿未能控制，继续扩展为全脑性，或一开始即为弥漫性脑水肿，例如弥漫性轴索损伤，主要表现为以下两点。

(一)颅内压增高症状

脑水肿使脑体积增大，增加颅内容物的总体积，引起颅内压增高或加剧颅内压增高症状。表现为头痛、呕吐加重，躁动不安，嗜睡甚至昏迷。眼底检查有视神经盘水肿。早期出现生命体征变化，脉搏与呼吸减慢，血压升高，如脑水肿与颅内压升高继续恶化则会导致脑疝发生。

(二)其他症状

脑水肿影响到额叶、颞叶、丘脑前部，可以引起精神障碍，严重者神志不清、昏迷；累及下丘脑，可引起相应的下丘脑损害症状；累及顶叶，引起肢体运动、感觉障碍等。

四、辅助检查

(一)CT

CT 显示外伤性脑水肿均出现在血肿周围。开始表现为较薄的一层，以血肿近脑室侧较为明显，与血肿或挫伤的形状较一致，呈不规则形或者圆形。随后，近脑室侧的水肿加重明显，向脑室方向发展；近皮层处水肿加重不明显，沿皮层向两侧发展，逐渐形成三角形，顶点指向脑室，底边为水肿的皮层，类似圆锥形。近皮层处的水肿比近脑室处轻，如血肿或挫伤不在皮层表面，皮层可无水肿。脑水肿高峰过后，水肿面积逐渐减少，近皮层的水肿吸收得较近脑室侧的快，但仍保持三角形的特点。

(二)MRI

脑水肿时细胞内和/或细胞外水分增加，致使脑组织纵向弛豫和横向弛豫时间均不同程度延长。所以 T_2WI 呈高信号，T_1WI 呈低信号，以前者表现更加明显，如有出血则可随时间推移而表现出不同的混杂信号。

五、诊断与鉴别诊断

脑水肿的诊断可以从几方面得到提示。

(一)临床表现与发病过程

脑水肿多是继发于原发疾病，如在短时间内，临床症状显著加重，应考虑存在局限性脑水肿，如果患者迅速出现严重的颅内压增高症状、昏迷,多为广泛性或全脑水肿。应用脱水治疗,如出现利尿效果,且病情亦随之改善,也表明存在脑水肿。

颅脑损伤时,分析临床表现特点有助于诊断脑挫裂伤、脑水肿与颅内血肿,脑挫裂伤、脑水肿患者,伤后病情发展与加重的过程,多是渐进性的,脉搏多数偏快、血压稍高或有波动。而颅内血肿,在伤后多有中间清醒或好转期,然后意识障碍又急剧加重。生命体征在脑受压时表现为两慢一高,即呼吸慢、脉搏慢、血压高。

(二)CT 或 MRI 检查
同辅助检查。

(三)颅内压监护
颅内压监护可以显示和记录颅内压的动态变化,如颅内压升高,从颅内压曲线结合临床过程分析,可以提示脑水肿的病情进展。

六、治疗

脑水肿治疗主要是病因治疗。可通过外科手术切除颅内病灶、减压术及各种分流术解除病因。药物治疗包括脱水剂和激素等,随着脑水肿研究机制的深入,也出现了一些新的治疗方式,但有待进一步临床验证。

(一)手术治疗
1.解除病因

解除病因包括清除脑挫裂伤和坏死脑组织,清除颅内血肿,摘除凹陷性骨折片等。病因去除有利于脑水肿消退。

2.去骨瓣减压

对于颅脑外伤引起的广泛性脑水肿,去骨瓣减压是有效治疗方式之一。

3.脑脊液引流

根据 Starling 假设,利用水肿区脑组织压力高于相对正常脑组织压力,使水肿液向压力低的区域移动最后流入脑室,可减轻脑水肿。行脑室持续引流,不仅可以引流脑室的脑脊液,而且有消除水肿作用。对于间质性脑水肿和严重脑外伤患者有一定效果。但同时需要注意,脑水肿患者脑室小,不易穿刺置管,故临床治疗中此法应慎用。

(二)非手术治疗
1.保持水、电解质平衡

液体摄入过多,特别是体内渗透压较低,如低钠血症时,会导致体液过多积聚于组织间隙加重水肿。入水量应稍少于失水量,一般控制在 1 500~2 000 mL/d,使脑组织保持轻度脱水状态。补液以糖为主,根据尿钠高低补盐。尿钠低于 20 mmol/24 h,提示机体已处于钠负平衡,可适量补盐。

2.脱水剂的应用

目前常用的脱水剂有以下 4 种。

(1)呋塞米:属非渗透性利尿剂,借细胞膜离子传递作用于肾脏,也能抑制脉络丛分泌脑脊液。常用剂量为 10~20 mg/6~12 h。呋塞米脱水效果一般,易于反弹,由于大量水分和电解质排出,应注意水电解质平衡。

(2)20%甘露醇:应用最普遍,属于大分子高渗溶液,不能透过正常的血-脑屏障,在机体内不被破坏,随尿排出时借渗透压作用而产生利尿作用。但甘露醇只有在血-脑屏障正常时起作用,对血-脑屏障受破坏的脑水肿区不起作用,甚至甘露醇分子可经开放的血-脑屏障聚集于脑组织细胞外液,形成局部高渗环境,加重脑水肿。脑组织对持续高渗透压可产生适应性,长期应用甘露醇脱水效果变差。甘露醇使用剂量每公斤体重1～3 g,每4～6小时快速滴注1次,根据病情和颅内压监测调整。该药对肾功能有轻度损害,肾功能不全和休克患者慎用。

（3）血浆白蛋白:高渗透胶体溶剂,其降压效果差,可协同甘露醇作用。

（4）高渗盐水:以7.5%NaCl溶液为代表,其应用理论依据为,在大多数非中枢部位,内皮细胞的平均连接距离为65A,在这种连接状态下,蛋白质不能通过,而钠则可以通过。但在脑组织内,内皮细胞连接距离为7A,所有递质包括钠均不能通过。在脑组织内,决定水交换的因素是晶体压而不是胶体压。大量研究表明高渗盐水通过其渗透性作用,调节血流动力学、血管活性、神经递质及免疫特性等方式,有效提高氧分压、增加脑血流量、降低脑血管阻力使颅内压降低,其推荐用量为4～6 mL/kg体重。但是,在临床抢救工作中,绝对不能单纯依靠高渗液体。必须明确,高渗NaCl溶液的少量应用,只是抢救工作的一个补充,而不能代替任何一个已被实验证明是有效的复苏技术。

3.糖皮质激素

主要起保护细胞膜,稳定细胞膜钙离子通道,促使钙离子外流,对抗自由基,改善脑细胞代谢功能,减少毛细血管通透性,促使血-脑屏障正常化,从而加速脑水肿消除。有研究结果显示,脑外伤后使用激素不能降低脑水肿的发病率和死亡率,糖皮质激素对细胞性水肿疗效不肯定,需谨慎使用。

常用的糖皮质激素为地塞米松,每天分数次投药,起始用10 mg,然后用4 mg,每天4次。如在48小时内起效,则应维持此剂量至神经系统症状缓解后再减量。激素治疗最常见并发症是消化道出血,同时用酸抑制剂并尽量缩短激素用药时间可降低并发症发生率。

4.钙通道阻滞剂

目前不少人认为钙离子阻断剂是治疗外伤性脑水肿的有效药物,钙离子拮抗剂尼莫地平等可以阻止钙离子通过血-脑屏障进入细胞内,有效防治细胞毒性和血管源性脑水肿。其他钙离子阻断剂,如N-甲基-D-天冬氨酸受体拮抗剂如苄哌酚醇等也可以减轻脑损伤后脑水肿,对神经细胞有保护作用。

5.高压氧治疗

高压氧能够增强有氧代谢,降低血浆内皮素水平,减少氧自由基的产生,抑制脂质过氧化反应,减轻脑水肿;高压氧还可增强吞噬细胞吞噬和消化坏死组织细胞的能力,加速病灶清除和血肿吸收;加速组织修复,促进胶原纤维产生,加速侧支循环形成,可减少脑损伤的后遗症,降低致死率。

6.亚低温治疗

亚低温(32～35 ℃)能够显著减轻颅脑外伤后脑水肿的发生,其作用机制可能与降低氧耗量,减少脑组织乳酸堆积,维护血-脑屏障,抑制乙酰胆碱、儿茶酚胺及兴奋性氨基酸等内源性毒性物质对脑细胞的损害,抑制神经元凋亡,减少钙离子内流,阻断钙对神经元的毒性作用,减少脑细胞结构蛋白破坏,促进脑细胞结构和功能恢复,减轻弥漫性轴索损伤等因素有关。

7.自由基清除剂

治疗外伤性脑水肿的许多药物如甘露醇、巴比妥盐、维生素C、维生素E、氯丙嗪、辅酶Q10

等均有清除自由基的作用。大剂量维生素 C 治疗创伤性脑水肿的作用明显,优于常规剂量维生素 C。外源性超氧化物歧化酶(SOD)可清除脑内氧自由基,而对继发性脑水肿有防治作用,但因其半衰期较短,难以通过血-脑屏障,其效果并不理想。有研究报道,用脂质体包埋的 SOD 静脉注射 10 000U/mL,可使脑内 SOD 水平增加并持续 2 小时以上,且其增加的程度与脑损伤后脑水肿改善程度一致。

8.巴比妥类

近年来发现巴比妥类药物有减轻脑水肿和脑保护作用,其作用机制是能降低脑代谢率,使脑血管收缩,脑血容量减少并能增加血管阻力,使脑血流转向缺血区。此外,还具有清除自由基和抗氧化作用;在脑供氧障碍时可稳定细胞膜,干扰脂肪酸释放,减少缺血时脑细胞内钙含量,减少神经介质释放等。常用的巴比妥类药物有巴比妥钠、硫苯妥钠、戊巴比妥。巴比妥类药最好能在颅内压监测、心脏和血压监护及血药浓度监测下使用,其血药浓度的安全值为 20~40 mg/L,如超过此值时应停药。本疗法常与人工冬眠、类固醇、脱水剂合用。

随着现代医学科学技术的不断发展,相信在不久的将来,人类必将研究出疗效更确切的药物和更完善的治疗方法,从而大大提高外伤性脑水肿的治愈率,有效降低其致死和致残率。

(杨文辰)

第六章 脑血管疾病

第一节 壳核出血

一、概述

壳核出血是最常见的脑出血,约占全部脑出血的60%。

壳核是豆状核的一部分,豆状核是基底节的主要核团,与尾状核共同组成纹状体,是锥体外系的重要组成成分。豆状核位于内囊外侧,与内囊前肢、膝部及后肢相邻。豆状核分为内侧的苍白球和外侧的壳核两部分,内侧的苍白球血管稀少,很少出血。

壳核的血管来自大脑中动脉的深穿支——豆纹动脉的外侧组,易发生破裂出血,故又被称为"出血动脉"。

二、病因及发病机制

同一般脑出血。

三、病理

壳核直接或通过苍白球间接与内囊相邻,所以壳核出血多压迫内囊或破坏内囊。壳核出血也可破入脑室,常在尾状核丘脑沟处破入脑室,也可经侧脑室体部外侧壁或三角部破入。

四、临床表现

(一)一般症状

壳核出血时,头痛、呕吐很常见,为颅内压增高及血液破入脑室后刺激脑膜所致。血液直接或间接进入蛛网膜下腔时可出现脑膜刺激征。出血量大时,患者可出现意识障碍,优势半球壳核出血可出现各种不同程度的失语。

(二)"三偏"征

壳核出血常出现典型的"三偏"征,即病灶对侧偏身瘫痪、偏身感觉障碍及对侧同向性偏盲。这是由于壳核出血破坏或压迫内囊后肢而造成的。有时壳核出血也可只表现为"二偏",这是内囊后肢受到不完全损害所致。

(三)壳核出血的临床分型

壳核出血临床上可简单地分为前型、后型和混合型。

(1)前型壳核出血临床症状较轻,除头痛、呕吐外,常有共同偏视及对侧中枢性面、舌瘫,肢体瘫痪轻或无。优势侧前型壳核出血因为破坏了壳核前部、累及了内囊前肢和尾状核头部常可出现失语。

(2)后型壳核出血常出现典型的"三偏"征,共同偏视,可有构音障碍,失语少见。

(3)混合型壳核出血临床症状较重,除兼有上述二型的症状外,常出现意识障碍。

各型壳核出血破入脑室后,可出现脑膜刺激征。

五、实验室检查及特殊检查

头部 CT 是诊断壳核出血的最好方法,表现为壳核部位高密度影(图 6-1)。可根据头部 CT 确定壳核出血的量、扩展方向、是否破入脑室及分型。

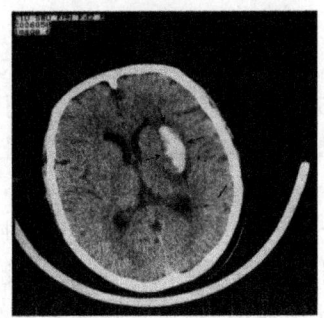

图 6-1 壳核出血

六、诊断

高血压患者,突然出现头痛、呕吐,典型的"三偏"征,应考虑壳核出血的可能,检查头部 CT 即可确诊。

七、治疗

壳核出血量小于 30 mL 时,应内科保守治疗。出血量在 30~50 mL,经内科治疗后症状逐渐加重,出现意识障碍或脑疝时,应考虑手术治疗。出血量超过 50 mL 时,应手术治疗。

八、预后

壳核出血的预后除年龄及并发症外,主要取决于出血量的大小。

九、预防

积极预防和治疗高血压病、动脉硬化。

(王顺利)

第二节 脑叶出血

一、概述

脑叶出血即皮质下白质出血,是一种自CT问世以来才被人们逐渐重视和重新认识的一种脑出血。过去一直认为脑叶出血的发病率较低,国内报告为3.8%,国外报告为5%~10%。CT应用于临床后,发现脑叶出血并不少见,有人报告其发病率占所有脑出血的15%~34%,仅次于壳核出血。

二、病因

(一)高血压动脉硬化

高血压动脉硬化仍是脑叶出血的主要原因。白求恩医大报告88例脑叶出血,其中50%的患者有高血压病史,而且年龄在45岁以上。英勇报告32例脑叶出血,58%的患者有高血压病史。高血压性脑叶出血的患者,年龄一般偏大,多在50岁以上,顶叶出血较多。

(二)脑血管畸形

脑血管畸形是非高血压性脑叶出血的主要原因,占所有脑叶出血的8%~20%。吉林大学第一医院神经科报告的88例脑叶出血中,经脑血管造影及病理证实的脑血管畸形17例,占20.5%。周清潮等报告的27例脑叶出血中,脑血管畸形者占27.6%。脑血管畸形包括动静脉畸形、海绵样血管畸形、静脉瘤、静脉曲张和毛细血管扩等,而以动静脉畸形最多见。脑血管畸形致脑叶出血者,青年人多见,好发部位依次为顶叶、额叶、颞叶,枕叶少见。

(三)脑淀粉样血管病

脑淀粉样血管病也是引起脑叶出血的一个原因,约占脑叶出血的10%。它是以淀粉样物质沉积在大脑中、小动脉的内膜和外膜为特征,受累动脉常位于大脑实质的表浅部分,尤其是顶叶及枕叶。目前,脑淀粉样血管病被认为是除高血压动脉硬化以外,最易引起老年人发生脑叶出血的原因。脑淀粉样血管病引起的脑出血多发生在60岁以上的老年人。遇有血压正常、伴有痴呆的老年脑出血患者,应注意脑淀粉样血管病的可能,但确诊需病理证实。

(四)脑肿瘤

脑肿瘤可引起脑叶出血,尤以脑转移瘤多见,占脑叶出血的4%~14%。因脑转移瘤多位于皮质及皮质下,血供丰富,且脑转移瘤生长快,容易造成坏死、出血。

(五)血液病

各种血液病均可引起脑出血,且以脑叶出血多见,约占所有脑叶出血的5%。部位以额叶多见。血液病中以早幼粒细胞性白血病及急性粒细胞性白血病多见。

(六)其他原因

烟雾病、肝硬化及滥用药物(苯丙胺、麻黄碱类)也可引起脑叶出血。

三、病理

(一)部位分布

脑叶出血中,顶叶出血最常见,其次为颞叶出血。白求恩医大报告 88 例脑叶出血中,顶叶占 28%、颞叶占 15.7%、枕叶占 9%、额叶占 5.6%,跨叶出血占 40.4%(颞、顶叶为主)。

(二)病理变化

脑叶出血以局限性损害为主,很少累及内囊和中线结构。但因脑叶出血位于皮质下白质,位置表浅,所以容易破入蛛网膜下腔。

脑叶出血因病因不同而有不同的病理所见。高血压性脑叶出血,可见粟粒样动脉瘤的病理特征;脑血管畸形者,可发现各种类型脑血管畸形的病理特点;脑淀粉样血管病者,可在光镜下见到淀粉样物质沉积于血管壁的中膜和外膜,并可见弹力层断裂等现象。

四、临床表现

(一)脑叶出血的临床特点

部分脑叶出血的患者年龄在 45 岁以下,一些患者没有高血压病史。癫痫的发生率较高。

(1)占全部脑叶出血的 15%~20%,可表现为大发作或局限性发作。

(2)约 25% 的脑叶出血患者主要表现为头痛、呕吐、脑膜刺激征及血性脑脊液,而无肢体瘫痪及感觉障碍。仔细检查时,有些患者可有偏盲或象限盲、轻度的语言障碍及精神症状。少部分患者仅有头痛、呕吐而无其他症状和体征,容易误诊。

(3)约 63% 的脑叶出血患者出现偏瘫和感觉障碍。可表现为单纯的中枢性面瘫和中枢性舌下瘫,而没有明显的肢体瘫痪;有的患者表现为单肢的瘫痪;有的患者仅有瘫痪而无感觉障碍;有的患者只有感觉障碍而没有肢体瘫痪。

(4)10% 的患者发病后即有意识障碍,主要表现为昏迷,可通过压眶等检查来确定是否有肢体瘫痪。

(二)顶叶出血

顶叶出血可以出现各种感觉障碍,除一般的深浅感觉障碍外,有明显的复合感觉障碍,如两点辨别觉、图形觉、实体觉及定位觉等感觉障碍。上述症状是中央后回受损害所致。

顶叶出血可以出现对侧肢体瘫痪或单瘫,多较轻,且下肢多重于上肢。是由于血肿或水肿波及中央前回而产生。

顶叶出血可有体象障碍,表现为偏瘫不识症,患者对自己的偏瘫全然否认,甚至否认是自己的肢体。可出现幻肢现象,认为自己的手脚丢失,或认为自己的肢体多了一两个。身体左右定向障碍。手指失认症,患者分不清自己的拇指、示指中指及小指,且可出现手指使用混乱。

顶叶出血的患者还可出现结构失用症,患者对物体的排列、建筑、绘画、图案等涉及空间的关系不能进行排列组合,不能理解彼此正常的排列关系。如患者画一所房子时,把门或窗户画在房子外边。

少数顶叶出血的患者可出现偏盲或对侧下 1/4 象限盲,这是由于出血损害了顶叶内通过的视觉纤维。

(三)颞叶出血

1.失语

优势半球颞叶出血时,常有感觉性失语。病情严重者,与外界完全不能沟通,患者烦躁、冲动,偶有被误诊为精神病而送到精神病院者。这是由于血肿损伤了颞叶的感觉性语言中枢。优势侧颞叶出血向上扩展累及额叶运动性语言中枢时,也可出现运动性失语。一些颞叶出血患者可有混合性失语。

2.精神症状

因为人类的情绪和心理活动与颞叶有密切的联系,所以,颞叶出血时可以出现精神症状,如兴奋、失礼、烦躁,甚至自杀。一部分患者可出现颞叶癫痫。

视野缺失在颞叶出血时较为常见,但多被失语及精神症状所掩盖。视野缺失以上 1/4 象限盲多见,偏盲也较常见。

颞叶出血很少有肢体瘫痪,当血肿波及额叶中央前回时,可出现肢体瘫痪,多较轻微,以面及上肢为主。

(四)额叶出血

额叶与人类高级精神活动密切相关,因此,额叶出血时常可见到精神症状和行为异常,如摸索、强握现象,表情呆板,反应迟钝和答非所问。

额叶出血的患者可有凝视麻痹,表现为双眼向病灶侧注视。额叶出血引起的凝视麻痹一般持续的时间较短,多为数小时至 3 天。

额叶出血患者出现瘫痪较多,以上肢瘫痪较重,而下肢及面部瘫痪较轻,有时,仅有下肢瘫痪。如血肿向后扩展波及顶叶的中央后回,可出现感觉障碍。

一部分额叶出血的患者可出现运动性失语。

(五)枕叶出血

枕叶出血的患者均有视野缺失,多为偏盲。象限盲也很常见,多为下 1/4 象限盲。枕叶出血引起的中枢性偏盲为完全性,左右视野改变一致,与颞叶、顶叶引起的偏盲不同,后两者为不完全性偏盲。少数枕叶出血的患者有视觉失认及视幻觉。

单纯枕叶出血的患者不出现肢体瘫痪和感觉障碍。

五、实验室检查及特殊检查

(一)头部 CT

头部 CT 是诊断脑叶出血的首选方法。脑叶出血位于皮质下,在 CT 上呈圆形或椭圆形高密度影,边缘清楚,少数呈不规则形。可破入蛛网膜下腔和脑室内。一般无明显中线结构移位(图 6-2)。

(二)脑脊液检查

因为脑叶出血位置表浅,破入蛛网膜下腔的机会多,再加上破入脑室者,约 60% 的患者脑脊液呈血性,约 50% 的患者颅内压增高。但腰穿不应作为脑叶出血的常规检查。

(三)脑血管造影

50 岁以下,非高血压性脑叶出血的患者,有条件时应作脑血管造影,如发现脑血管畸形或动脉瘤时,可考虑手术治疗。

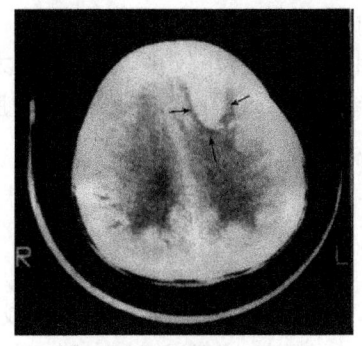

图 6-2 额叶出血

六、诊断及鉴别诊断

(一)诊断

突然发生头痛、呕吐、脑膜刺激征,伴有神经系统定位体征,头部 CT 见脑叶内有高密度影时,可确诊为脑叶出血。如无 CT 时,可参照下列诊断指标。

(1)突然头痛、呕吐、项强的患者,伴有下列情况之一者,首先考虑脑叶出血:①感觉或命名性失语,伴有或不伴有偏瘫。②运动性失语或混合性失语,不伴偏瘫。③单纯偏盲或偏盲伴失语,不伴偏瘫。

(2)突然头痛、呕吐、项强的患者,伴有下列情况之一者,考虑脑叶出血可能性大:①癫痫,有偏侧体征但不甚明显。②偏盲,伴有偏瘫,但没有偏身感觉障碍。③运动性失语,有偏瘫但无共同偏视。④混合性失语,有偏瘫但无偏身感觉障碍。

最后确诊仍需头部 CT 证实。

(二)鉴别诊断

起病后无肢体瘫痪及感觉障碍的脑叶出血,需与蛛网膜下腔出血相鉴别。视野缺失在除额叶出血外的其他脑叶出血中非常多见,在枕叶出血时表现为偏盲,在颞叶出血时表现为上 1/4 象限盲,在顶叶出血时表现为下 1/4 象限盲。蛛网膜下腔出血的患者很少出现视野缺失。失语症也常见于脑叶出血,额叶出血时可有运动性失语,脑叶出血时可有感觉性失语或命名性失语,跨叶出血时可出现混合性失语。蛛网膜下腔出血时几乎无失语症。

起病后有偏瘫和感觉障碍的脑叶出血,需与壳核出血和丘脑出血相鉴别。壳核出血及丘脑出血均可破坏或压迫内囊后肢,临床上出现偏身运动障碍、偏身感觉障碍及对侧同向性偏盲,称为"三偏"征,或出现偏身运动障碍及偏身感觉障碍的"二偏"征,是由于传导运动、感觉及视觉的纤维在内囊后肢非常集中、靠近的结果。而脑叶出血位于皮质下白质,这里各种传导束比较分散,所以,这个部位的出血几乎不可能使全部传导束受损,因此临床上常单独出现运动障碍,甚至单瘫,或单独出现感觉障碍,或单独出现视野缺失。壳核出血及丘脑出血时出现凝视麻痹,发生率远较脑叶出血多,且丘脑出血时有特殊的眼位异常,如上视不能,内斜视和内下斜视。

七、治疗

脑叶出血如疑为动脉瘤破裂所致者,有人主张用止血药,常用者为 6-氨基己酸(EACA),每天 12~24 g,溶于生理盐水或 5%~10% 葡萄糖液体 500 mL 中,静脉点滴 7~10 天后改为口服,一般用3周以上。主要目的是防止再出血。

脑叶出血因位置表浅,手术相对容易,损伤较小,故出血量大于30 mL时,可考虑手术治疗,清除血肿,尤其是非优势半球脑叶出血。如脑血管造影发现动脉瘤应争取做动脉瘤切除术或动脉瘤栓塞术。

其他治疗同一般脑出血。

八、预后

脑叶出血因出血量一般较小,位置远离中线,脑干受压少或轻等原因,一般预后较好,死亡率为11%~32%,明显低于脑桥出血(95%)和壳核出血(37%)。

九、预防

同一般脑出血。

(任崇文)

第三节 丘脑出血

一、概述

丘脑出血是由于高血压动脉硬化等原因所致的丘脑膝状动脉或丘脑穿通动脉破裂出血。约占全部脑出血的24%。

1936年Lhi mitt首次报告丘脑出血。其后,Fisher于1959年对丘脑出血的临床及病理进行了较系统的研究,提出了丘脑出血的3个临床特点:①感觉障碍重于运动障碍。②眼球运动障碍,尤其是垂直注视麻痹。③主侧丘脑出血可引起失语。

1970年以来,CT应用于临床后,提高了丘脑出血的诊断率,并且能够确定血肿的部位、大小、血肿量、扩展方向及是否穿破脑室等,使我们对丘脑出血有了更深的认识。

丘脑是一对卵圆形的灰质团块,每个长约38 mm,宽约14 mm,斜卧于中脑前端。中间有一Y形内髓板,把丘脑大致分成内、外二大核群,内侧核群与网状结构及边缘系统有重要关系,外侧核群与身体的各种感觉及语言功能密切相关。丘脑膝状动脉位于丘脑外侧,丘脑穿通动脉位于丘脑内侧。

二、病因

丘脑出血的病因与一般脑出血相同,主要为高血压动脉硬化。

三、病理

丘脑出血量不大时,可仅局限于丘脑内或主要在丘脑。丘脑内侧出血为丘脑穿通动脉破裂所致,多向内扩展破入脑室,可形成第三脑室和第四脑室铸型,亦可逆流入双侧侧脑室。丘脑外侧出血是丘脑膝状动脉破裂所致,常向外发展破坏内囊甚至苍白球和壳核,也常于侧脑室三角部和体部处破入侧脑室。丘脑出血也可向下发展,挤压和破坏下丘脑,甚至延及中脑,严重时可形成中心疝。

四、临床表现

(一)头痛、呕吐、脑膜刺激征

同其他脑出血一样,丘脑出血后的高颅压及血液破入脑室,使临床上出现头痛、呕吐、脑膜刺激征。

(二)眼部症状

约31%的患者出现双眼上视不能。约15%的患者出现双眼内下斜视,有人描述为盯视自己的鼻尖,曾被认为是丘脑出血的特征性症状。上述临床症状是丘脑出血向后、向下发展影响了后联合区和中脑上丘所致。8%的患者可出现出血侧的霍纳征,即睑裂变窄、瞳孔缩小及同侧面部少汗,是由于交感神经中枢受影响所致。13%的患者可出现共同偏视,系由于影响了在内囊中行走的额叶侧视中枢的下行纤维所致。

(三)意识障碍

43%的患者出现不同程度的意识障碍。丘脑本身为网状结构中非特异性上行激活系统的最上端,因此丘脑出血时常常影响网状结构的功能,产生各种意识障碍。这是丘脑出血比壳核出血及脑叶出血等更易出现意识障碍的原因。

(四)精神症状

13%的患者可出现精神症状,表现为定向力、计算力、记忆力减退,还可有情感障碍,表现为淡漠、无欲或欣快。多见于丘脑内侧出血破坏了丘脑与边缘系统及额叶皮质之间的相互联系,扰乱了边缘系统及大脑皮质的正常精神活动所致。丘脑出血所致的精神症状一般持续2～3周。

(五)语言障碍

丘脑出血的患者可出现语言障碍,包括构音障碍和失语。两侧丘脑出血均可出现构音障碍,而失语仅见于优势侧丘脑出血。表现为音量减小,严重者近似耳语,语流量减少,无自发性语言,运动性失语,常伴有听觉及阅读理解障碍。丘脑性失语属皮质下失语,多数学者认为与丘脑腹外侧核的损害有关。1968年Bell对50例帕金森病患者进行丘脑腹外侧核低温冷冻治疗,观察到34例患者出现构音障碍,17例患者出现语音减低,10例患者出现失语。丘脑腹外侧核有大量纤维投射到Broca区,据认为对皮质语言中枢起着特殊的"唤起"(alerting)作用。也有人认为丘脑腹前核或丘脑枕核在丘脑性失语中起重要作用。语言障碍多见于丘脑外侧出血,多于3周内恢复或明显减轻。

(六)运动障碍

丘脑出血出现肢体瘫及中枢性面舌瘫是由于血肿压迫和破坏内囊所致。约24%的患者肢体瘫痪表现为下肢瘫痪重于上肢,上肢瘫痪近端重于远端。国外学者把这种现象称之为丘脑性不全瘫,国内崔得华称之为丘脑性分离性瘫痪,是丘脑出血的特有症状,被认为与内囊内的纤维排列顺序有关。

有报道丘脑出血时可出现感觉性共济失调和不自主运动,但临床上很少见到。

(七)感觉障碍

丘脑是感觉的中继站,约72%的患者出现感觉减退或消失,且恢复较慢。丘脑损害时,感觉障碍的特点是上肢重于下肢,肢体远端重于近端,深感觉重于浅感觉。但在丘脑出血时这种现象并不十分明显。丘脑出血时感觉障碍一是破坏了丘脑腹后外侧核和内侧核,二是影响了内囊后肢中的感觉传导纤维。

丘脑出血时可出现丘脑痛,是病灶对侧肢体的深在或表浅性的疼痛,性质难以形容,可为撕裂性、牵扯性、烧灼性,也可为酸胀感。疼痛呈发作性,难以忍受,常伴有情绪及性格改变,一般止痛药无效,抗癫痫药如苯妥英钠和卡马西平常可收到明显效果。现在认为丘脑痛的发病机制与癫痫相似,多见于丘脑的血管病,常在发病后半年至一年才出现,丘脑出血急性期并不多见。我们对35例丘脑出血的患者进行了3年的随访观察,其中10例患者出现了丘脑痛,约占28.5%。2例病后即出现丘脑痛,2例病后1年出现,3例病后2年时出现,3例病后2年半时才出现。

(八)尿失禁

很多意识清醒的丘脑出血患者出现尿失禁,多见于出血损伤丘脑内侧部的患者,一般可持续2～3周。丘脑的背内侧核被认为是内脏感觉冲动的整合中枢,它把整合后的复合感觉冲动传到前额区。丘脑出血时损害了背内侧核的整合功能,导致内脏感觉减退,使额叶排尿中枢对膀胱控制减弱而出现尿失禁。

(九)其他症状

丘脑出血时,患者可出现睡眠障碍,表现为睡眠周期的紊乱、昼夜颠倒,部分患者有睡眠减少,可能与网状结构受影响有关。

有报道丘脑出血时可出现丘脑手,表现为掌指关节屈曲,指间关节过度伸直,伴手的徐动。有人认为是手的深感觉障碍所致,也有人认为是肌张力异常引起的。

(十)丘脑出血的临床分型

丘脑出血在临床上并没有一个广为接受的分型,为了便于了解病变部位与症状的关系,可简单分为三型。

1.内侧型

血肿局限在丘脑内侧或以内侧为主。临床主要表现为精神症状、尿失禁、睡眠障碍,而感觉障碍、运动障碍、语言障碍均较轻或无。

2.外侧型

血肿局限在丘脑外侧或以外侧为主。临床上以偏瘫、偏侧感觉障碍为主,伴有偏盲时,可为典型的"三偏"征,常伴有语言障碍。

3.混合型

血肿破坏整个丘脑,可表现上述两型的症状。上述三型破入脑室时,可出现脑膜刺激征。

五、实验室检查及特殊检查

头部CT是诊断丘脑出血的最佳方法,可直观地显示血肿的位置,大小及扩展情况(图6-3)。

六、诊断

有高血压病史,突然出现头痛、呕吐,并有下列症状之一者:双眼上视受限、双眼内下斜视、霍纳征、丘脑性分离性瘫痪,应考虑有丘脑出血的可能。头部CT发现有高密度影即可确诊。

七、治疗

丘脑出血因其位置较深,手术损伤大,术后常有严重的后遗症,临床上多主张保守治疗。

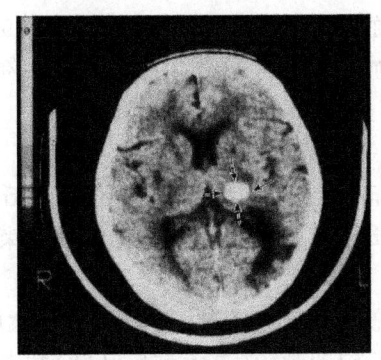

图 6-3　丘脑出血

当出现以下两种情况时,可考虑手术治疗:血肿量超过 10 mL,临床症状进行性加重或出现脑疝时,可考虑做血肿清除术,一般认为以施行血肿部分清除术为好,尽量少作血肿完全清除术;丘脑出血破入脑室引起急性梗阻性脑积水时,可考虑作脑室引流术。

八、预后

(一)急性期预后

头部 CT 扫描有下列情况者预后较差:血肿直径大于 3.5 cm 或血肿量超过 13 mL,伴发急性梗阻性脑积水,中线结构向对侧移位超过 3 mm,环池、四叠体池受压消失或缩小。

(二)恢复期预后

内侧型丘脑出血预后较好,出现的精神症状,睡眠障碍及尿失禁多在一个月内消失,少数患者可不遗留任何症状。

外侧型丘脑出血预后较差,出现的感觉障碍持续时间较长,部分患者不能恢复,少部分患者还可出现丘脑痛;外侧型出血波及内囊而引起的肢体瘫痪也可持续很长时间,多数患者难以完全恢复。

九、预防

积极预防和治疗高血压病和动脉硬化。

(任崇文)

第四节　脑　干　出　血

一、概述

脑干包括中脑、脑桥和延髓。脑干是脑神经核集中的地方,也是除嗅觉和视觉外所有感觉和运动传导束通过的地方,脑干网状结构也在脑干内,它是维持清醒状态的重要结构。当脑干受到损伤时,可出现脑神经麻痹、肢体瘫痪、感觉障碍和意识障碍等。

脑干出血是指非外伤性的中脑、脑桥和延髓出血。脑干出血约占全部脑出血的 10%,其中脑桥出血最多见,中脑和延髓出血则较少。据统计,1984—1999年《中风与神经疾病杂志》共报道脑干出血274例,其中脑桥出血217例(79%),中脑出血48例(18%),延髓出血9例(3%)。

脑干的主要结构有以下三部分。

(一)中脑

(1)神经核:动眼神经核、滑车神经核、红核、黑质及位于上丘内的双眼垂直注视中枢等。

(2)传导束:皮质脊髓束、皮质延髓束、内侧纵束、脊髓丘脑束等。

(3)网状结构。

(4)供应动脉:旁中央动脉(来自后交通动脉、基底动脉及大脑后动脉)、短旋动脉(来自脚间丛、大脑后动脉及小脑上动脉)、长旋动脉(来自大脑后动脉)共三组。

(二)脑桥

(1)神经核:面神经核、展神经核、前庭蜗神经核、三叉神经核及旁外展核(脑桥双眼侧视运动中枢)等。

(2)传导束:皮质脊髓束、皮质延髓束、脊髓丘脑束、内侧纵束等。

(3)网状结构。

(4)供应动脉:来自基底动脉的分支旁中央动脉、短旋动脉及长旋动脉,共三组。

(三)延髓

(1)神经核:疑核、迷走背神经核、三叉神经脊束核、舌下神经核、薄束核及楔束核等。

(2)传导束:皮质脊髓束、脊髓丘脑束等。

(3)网状结构。

(4)供应动脉:延髓的动脉来自脊前动脉、脊后动脉、椎动脉和小脑后下动脉,也可分为旁中央动脉、短旋动脉、长旋动脉三组。

二、病因

(一)高血压病

高血压病是脑干出血的主要原因。有学者统计《中风与神经疾病杂志》1984—1999年报道的脑干出血274例中,高血压病占81.8%。

(二)血管畸形

一般认为,延髓出血多为血管畸形所致。动脉瘤、动脉炎及血液病等亦可是脑干出血的原因,但均少见。

三、病理

(一)中脑

1.出血动脉

其主要为位于大脑脚内侧的动眼动脉起始部动脉破裂出血。

2.出血部位

多位于中脑腹侧尾端靠近中线的部位,也可位于被盖部。

3.血肿扩展

其包括:①向背侧破入大脑导水管。②向上破入丘脑和第三脑室。③向腹侧破入脚间池。④向下波及脑桥。⑤向对侧扩展。

4.血肿大小

有学者统计48例中脑出血,血肿量最小0.29 mL,血肿量最大10 mL。

(二)脑桥

1.出血动脉

供应脑桥的动脉中,旁中央动脉最易破裂出血,原因是旁中央动脉自基底动脉发出后,其管腔突然变细,且血流方向与基底动脉相反,使血管壁易受损害而形成微动脉瘤,而且血管内的压力也最易受基底动脉血压的影响,在血压突然升高时破裂出血。所以,有人也把旁中央动脉称为脑桥的出血动脉。

2.出血部位

按血肿所在位置分为被盖部、基底部和被盖基底部(血肿同时累及被盖部和基底部),以基底部和被盖基底部多见。

3.血肿扩展

脑桥出血可向上波及中脑甚至丘脑,但很少向下侵及延髓。脑桥出血经常破入第四脑室,但很少破入蛛网膜下腔。

4.血肿大小

有学者统计214例脑桥出血,血肿量最小0.16 mL,最大17.8 mL。国外有学者报告被盖基底部出血可达20 mL,累及中脑者可达40 mL。但出血量多在10 mL以下,以2~5 mL多见。

(三)延髓

延髓出血临床非常少见,病理资料也很少。血肿多位于延髓的腹侧,有时可波及脑桥下部,但很少破入第四脑室。血肿大小为直径1~2 cm。

四、临床表现

(一)中脑出血

1.轻症中脑出血

中脑出血量较小时,表现出中脑局限性损害的症状,意识障碍轻,预后好。

(1)Weber综合征:一侧中脑腹侧出血时,可损害同侧的动眼神经和大脑脚,出现同侧动眼神经麻痹及对侧肢体瘫痪。

(2)垂直注视麻痹:当中脑出血累及上丘时,可以出现双眼上下视不能或受限。

(3)不全性动眼神经麻痹或核性眼肌麻痹:当出血量很小时,血肿没有波及大脑脚和上丘,所以临床上可无肢体瘫痪和垂直注视麻痹。

(4)嗜睡:因为中脑出血多累及中脑被盖部的网状结构,所以多数中脑出血的患者出现嗜睡。

2.重症中脑出血

中脑出血量较大时,出现昏迷、去脑强直,很快死亡。

(1)昏迷:大量出血破坏了中脑网状结构,患者发病后很快出现昏迷。

(2)瞳孔:双侧瞳孔中度散大,是由于双侧缩瞳核损害所致,也可表现出瞳孔不等大。

(3)四肢瘫或去脑强直:双侧大脑脚损害可出现四肢瘫,中脑破坏严重时可出现去脑强直。

(二)脑桥出血

脑桥出血临床并不少见,约占全部脑出血的10%。过去曾经认为昏迷、针尖样瞳孔、高热及四肢瘫是典型脑桥出血的表现,但近几年随着CT的普及和MRI的临床应用,发现上述临床表现仅是少部分重症脑桥出血的症状,大部分脑桥出血的出血量不大,并没有上述的典型表现,而仅表现出脑桥局部损害的一些症状,如交叉瘫和脑桥的一些综合征。临床上发现,如果脑桥出血的血量大于 5 mL 时,患者的病情多较重,出现上述所谓的"典型症状";而出血量低于 5 mL 时,则仅出现脑桥局部损害的症状,所以,我们把出血量 5 mL 以上的脑桥出血又称为重症脑桥出血,把出血量 5 mL 以下的脑桥出血又称为轻症脑桥出血,现分述如下。

1.重症脑桥出血

(1)昏迷:由于大量出血破坏了位于脑桥被盖部的脑干网状结构,患者发病后很快出现昏迷,且多为深昏迷。出现深昏迷者,预后不良,多数死亡。

(2)瞳孔缩小:重症脑桥出血患者的瞳孔常极度缩小,呈针尖样,是脑桥内下行的交感神经纤维损伤所致。

(3)高热:由于损伤了联系下丘脑体温调节中枢的交感神经纤维,临床上出现高热,有时可达到 40 ℃ 以上。早期出现高热者,预后不良。

(4)四肢瘫痪:重症脑桥出血多出现四肢瘫痪,双侧病理反射。少数患者可出现去脑强直,预后不良。

(5)其他:部分患者可出现上消化道出血,呕吐咖啡样物、黑便。累及脑桥呼吸中枢时,出现中枢性呼吸衰竭。

2.轻症脑桥出血

(1)头痛、头晕,恶心、呕吐。

(2)意识障碍轻或无,或为一过性,多为嗜睡,少数患者可有昏睡。

(3)交叉性症状:即同侧的脑神经麻痹(同侧的面神经麻痹、展神经麻痹或同侧的面部感觉障碍)伴对侧肢体瘫痪、感觉障碍。

(4)出血量很小时,也可只表现为单一的脑神经麻痹或单纯肢体瘫痪。

(5)偶有患者表现为同侧的中枢性面、舌瘫和肢体瘫,是由于血肿位于脑桥上部腹侧,损伤了皮质脊髓束的同时,损伤了还没交叉到对侧的皮质脑干束。此时需与大脑半球出血相鉴别。

(6)眼部症状:共同偏视(凝视瘫痪肢体)、霍纳征、眼震。

(7)脑桥综合征。①一个半综合征:表现为双眼做水平运动时,出血侧眼球不能内收和外展(一个),对侧眼球不能内收、但能外展(半个),并伴水平眼震。血肿位于一侧脑桥下部被盖部,损害了同侧的内侧纵束和旁外展核所致。②内侧纵束综合征:又称为前核间性眼肌麻痹,表现为双眼做水平运动时,出血侧眼球不能内收,同时对侧眼球外展时出现水平眼震,是由出血侧内侧纵束损伤所致。③共济失调-轻偏瘫综合征:由于出血侧额桥束和部分锥体束受损害,表现为对侧肢体轻偏瘫伴共济失调。④脑桥外侧综合征:表现为同侧的面神经与展神经麻痹,对侧的肢体瘫痪。血肿位于脑桥腹外侧,影响了同侧的展神经核与面神经核或其神经根,同时损害了锥体束。⑤脑桥内侧综合征:表现为双眼向病灶对侧凝视,对侧肢体瘫痪。血肿影响了旁外展核及锥体束。

(三)延髓出血

延髓出血临床非常少见,国内文献报道不足 20 例。发病年龄较轻,平均年龄 39 岁。病因中以血管畸形多见。

延髓出血多以眩晕、呕吐、头痛起病,伴有眼震、吞咽困难、交叉性感觉障碍、偏瘫或四肢瘫。

部分患者也可表现出 Wallenberg 综合征:①眩晕、呕吐、眼震。②声音嘶哑、吞咽困难。

③患侧共济失调。④患侧霍纳征。⑤患侧面部和对侧肢体痛觉减退。

延髓出血量较大时,患者发病后即刻昏迷,很快死亡。

五、实验室检查及特殊检查

(一)CT

头部 CT 是诊断脑干出血最常用的方法,分辨率好的 CT 能发现绝大部分的脑干出血。当出血量很小或出血时间长时,尤其是延髓出血时,CT 可漏诊。

(二)MRI

MRI 不作为脑干出血的常规检查,只有当出血量很小或出血时间较长时,尤其临床疑为延髓出血,CT 不能确定诊断时,MRI 可明确诊断。

六、诊断

高血压患者,突然出现头痛、呕吐,有脑干损害的症状,应考虑脑干出血的可能,检查头部 CT 或 MRI 即可确诊。

七、治疗

脑干出血因脑干细小而结构复杂,又有呼吸、循环中枢存在,故手术难度极大,虽有脑干出血手术治疗成功的报道,但国内开展不多。所以,脑干出血仍以内科保守治疗为主,与其他脑出血相同。

八、预后

脑干出血与其他脑出血相比,死亡率高,预后差。

九、预防

同其他脑出血。

(马伟元)

第五节 小 脑 出 血

一、概述

小脑出血的发病率约占全部脑出血的 10%。小脑出血发病突然,症状不典型,常累及脑干和/或阻塞第四脑室,易出现枕大孔疝导致死亡。临床医师应对本病有充分认识,及时利用 CT 等检查手段,以提高诊治水平。

二、病因

小脑出血的病因仍以高血压动脉硬化为主,统计国内报告的 438 例小脑出血中,有高血压病者286例,占65.29%,合并糖尿病者占11.6%。年龄较长者以高血压动脉硬化为主,儿童及青少年以脑血管畸形多见,其他少见的病因有血管瘤、血液病等。

三、病理

小脑出血的部位:70%～80%位于半球,20%～30%位于蚓部。小脑半球出血一般均位于齿状核处,外观见出血侧半球肿胀,切面见蚓部向对侧移位。血肿可穿破第四脑室顶流入第四脑室,血量较多时可经导水管流入第三脑室及侧脑室,致导水管及脑室扩张积血,严重时可使导水管的直径扩张至0.8 cm,全部脑室扩张。血液亦可穿破皮质进入蛛网膜下腔。有的血肿虽未穿破脑室,但出血肿胀的小脑可挤压第四脑室使其变窄,影响脑脊液循环,也可挤压脑干、特别是脑桥的被盖部,有时小脑中脚亦可被出血破坏。小脑半球出血时,有的可出现小脑上疝,致中脑顶盖部受压变形。小脑出血使颅后窝压力明显增高,易出现枕大孔疝引起死亡。

四、临床特征

文献报告本病的发病年龄为9～83岁,平均60.2岁,以60岁以上为多,统计328例小脑出血患者,60岁以上者198例(60.3%)。大部分患者有高血压病史。大约75%的患者于活动或精神紧张时发病,个别患者也可在睡眠中发病。发病突然,常出现头痛、头晕、眩晕、频繁呕吐、眼震及肢体共济失调,40%的患者有不同程度意识障碍。其临床症状大致可分为3组。

(一)小脑症状

患者可出现眩晕(54%)、眼震(33%)、肌张力降低(51%)、共济失调(40%)及言语障碍。意识清楚者可以查出上述体征,特别是蚓部或前庭小脑纤维受损者眼震明显,眼震多为水平性,偶见垂直性。半球出血者同侧肢体肌张力降低,出现共济失调;蚓部出血出现躯干性共济失调。病情严重发病后很快昏迷者,上述症状及体征常被脑干受损等继发症状所掩盖,难以查出,故易被误诊。

(二)脑干受损症状

小脑位于脑桥、延髓的背部,出血肿胀的小脑挤压脑干使之移位,或血肿破坏小脑脚侵及脑干,或血肿破入第四脑室使第四脑室、导水管扩张积血、其周围灰质受压水肿和/或血液由破坏的室管膜直接渗入脑干均可出现脑干症状,常见的症状如下。

1.瞳孔缩小

据文献报道可见于11%～30%的患者。

2.眼位异常

可出现共同偏视、眼球浮动或中央固定。

3.脑神经麻痹

最常见的是周围性面瘫(23.7%～36.8%),面瘫程度一般不重,少数患者可见外直肌力弱。

4.其他

如病理反射(+)等。

(三)高颅压及脑膜刺激征

头痛、呕吐及脑膜刺激征都是小脑出血常见的症状。小脑出血时呕吐较一般颅内出血更为严重,往往为频繁呕吐,其原因除高颅压外,更重要的是脑干受侵特别是第四脑室底受累,因此频繁呕吐是小脑出血时较重要的症状。小脑出血时高颅压症状明显的原因除出血占位外,血液破入脑室扩张积血或凝血块或肿胀的小脑阻塞脑脊液循环引起梗阻性脑积水进一步使颅压增高,极易发生枕大孔疝引起死亡。曾有意识尚清的小脑出血患者,在门诊送往 CT 室检查过程中即发生枕大孔疝死亡。因此,疑诊为小脑出血的患者,即使意识清楚,亦应警惕有发生枕大孔疝的可能。

由于小脑出血的出血量不同、是否穿破脑室、有无脑干受压等情况不同,临床症状轻重不等,大致可分为 4 型。

1. 重型

出血量多,血肿穿破脑室,很快昏迷,脉搏减慢,眼球浮动或分离斜视等脑干受压症状,预后不良,常于短期内死亡。

2. 轻型

出血量少,未破入脑室,血肿可被吸收,多治愈。

3. 假瘤型

起病较缓慢,头痛、呕吐,有明显小脑体征,颅压增高,适于手术治疗。

4. 脑膜型

主要出现项强及脑膜刺激征,预后较好。

五、辅助检查

(一) CT 检查

自 CT 应用于临床以后,小脑出血才得以在生前明确诊断,因此 CT 检查是本病的首选检查项目。它不仅可以确定出血部位、范围、出血量,并可确定有无穿破脑室及脑室内积血情况,对诊断和治疗均十分必要。统计文献报告的 328 例小脑出血,出血量为 15～54 mL 不等,以 8～21 mL多见,>15 mL 者占 36.9%;约 25% 显示第四脑室受压,有的可见环池及四叠体池消失。此外,尚可观察第三脑室与侧脑室是否有积血或扩大。有时小脑出血量很少,颅后窝伪影较多,必要时可行颅后窝薄扫以助诊断。

(二) 其他检查

疑为脑血管畸形、血管瘤等病因引起的小脑出血,应作 MRI、MRA 或 DSA 等检查以明确病因。

六、诊断及鉴别诊断

由于小脑出血缺乏特异性症状,因此凡是突然眩晕、头痛(特别是后枕部疼痛)、频繁呕吐、瞳孔缩小、肢体共济失调、意识障碍迅速加重者,应高度怀疑小脑出血,立即护送进行头部 CT 检查以明确诊断。在未作头部 CT 以前,要注意与蛛网膜下腔出血、脑干出血或梗死、椎-基底动脉供血不足、大脑半球出血相鉴别,要仔细查体,注意有无眼震、瞳孔大小及眼位、肢体肌张力及共济运动情况。某些患者还可出现强迫头位,对疑似患者可依据 CT 结果以资鉴别。

七、治疗

(一) 内科治疗

适用于出血量<15 mL、意识清楚、临床及 CT 所见无脑干受压症状、血肿未破入脑室系统者。可用脱水降颅压及脑保护治疗,与一般脑出血相同,但应密切观察病情,一旦症状加重,应复

查头部 CT，以进一步了解血肿及其周围水肿变化情况，以决定是否需要手术治疗。

(二)手术治疗

血肿≥15 mL 或血肿直径＞3 cm 者，可考虑手术治疗；出血量≥20 mL、有脑干受压征或血肿破入脑室系统并出现梗阻性脑积水者，应紧急手术清除血肿，否则可能随时发生脑疝死亡；如小脑出血由血管畸形或血管瘤破裂所致，可手术治疗。

八、预后

由于目前诊断和治疗及时，小脑出血的死亡率已降至 10%～20%，存活者多数恢复良好，生活可自理，甚至恢复工作。

（马伟元）

第六节 脑室出血

一、概述

脑室出血分为原发性脑室出血和继发性脑室出血两种。继发性脑室出血是指脑实质出血破入脑室系统，原发性脑室出血是指脉络丛血管破裂出血和距脑室管膜 1.5 cm 内脑组织出血破入脑室（不包括丘脑出血及尾状核出血）。本节仅讨论原发性脑室出血。

CT 问世前，脑室出血临床很难确诊，所以一直认为脑室出血很少见。CT 应用于临床后，脑室出血的诊断率明显提高。目前的临床资料证实，脑室出血占全部脑出血的 3%～5%。

二、病因

脑室出血的病因有 Moyamoya 病、高血压病、室管膜下腔隙性脑梗死、脉络丛血管畸形、肿瘤、脑室内动脉瘤、各种血液病等。某医院报告 40 例脑室出血，其中 Moyamoya 病 22 例，高血压病 12 例，血管畸形 1 例，其余 5 例未查明原因。

三、发病机制

(一)梗死性出血

脑室周围的动脉是终末动脉，又细又长，而且脑室旁又有很多分水岭区，如脉络膜前、后动脉间的分水岭区和大脑前、中、后动脉深穿支间的分水岭区，这些地方容易产生缺血，并出现梗死性出血，尤其是 Moyamoya 病及高血压动脉硬化血管狭窄或闭塞时更易发生。

(二)畸形血管或 Moyamoya 病血管破裂出血

这两种疾病在脑室壁上可见到管壁菲薄、管腔增大的异常血管，这些血管容易破裂出血。

(三)粟粒状动脉瘤破裂出血

高血压病及 Moyamoya 病时可见到粟粒状动脉瘤，位于脑室壁的粟粒状动脉瘤破裂时产生脑室出血。

四、病理

脑室出血可见于各脑室，可从一个脑室进入其他脑室，出血量不大时，血液可局限于一或两个脑室内；出血量大时，血液可充满整个脑室系统，形成脑室铸型；如果血块阻碍脑脊液流通时，产生急性梗阻性脑积水，脑室扩张。后两种情况均可挤压和损伤下丘脑和脑干，并产生脑疝。

五、临床表现

过去曾认为脑室出血临床症状重，多数昏迷、高热、四肢瘫或去脑强直、瞳孔缩小，预后不良。其实，这种传统意义上的脑室出血仅是脑室出血的一部分，是重型脑室出血。近年来，经大量临床与CT观察发现，55%的脑室出血患者的出血量小，临床症状轻，预后好，为轻型脑室出血，现分述如下。

(一)轻型脑室出血

患者突然头痛、恶心、呕吐，意识清楚或有轻度一过性意识障碍，颈强直，克氏征阳性。一般无偏侧体征。腰穿为均匀血性脑脊液，临床酷似蛛网膜下腔出血。

(二)重型脑室出血

脑室出血量很大，形成脑室铸型或出现急性梗阻性脑积水时，患者在突然头痛、呕吐后，很快出现昏迷，或以昏迷起病。瞳孔极度缩小，常被描述为"针尖样瞳孔"。两眼分离斜视或眼球浮动。四肢弛缓性瘫痪，可有去脑强直，也可表现为四肢肌张力增高。双侧病理反射阳性。部分患者出现大汗、面色潮红，呼吸深，鼾声明显。严重者可出现中枢性高热，有应激性溃疡时可呕吐咖啡样物。

六、实验室检查及特殊检查

(一)CT

CT检查是诊断脑室出血的最可靠方法。脑室出血CT表现为脑室内高密度影。出血量少时，局限在脑室局部。侧脑室出血时，有时由于血液重力关系，血液可沉积在侧脑室后角和侧脑室三角部，在此处形成带有水平面的高密度影。出血量大时，可在脑室内形成铸型。如出现急性梗阻脑积水时，可见脑室对称性扩张。

(二)血管造影

疑有 Moyamoya 病或血管畸形时，应作 MRA 或 CTA。但 DSA 仍是最可靠的血管造影方法。

(三)脑脊液检查

脑室出血的患者腰穿可发现压力增高，均匀一致的血性脑脊液。但因为不能与继发性脑室出血、蛛网膜下腔出血鉴别，脑脊液检查不能作为脑室出血的诊断依据。

七、诊断与鉴别诊断

(一)诊断

突然头痛、呕吐，查体有脑膜刺激征的患者，应考虑有脑室出血的可能，CT检查发现脑室内有高密度影并除外继发性脑室出血即可诊断。

(二)鉴别诊断

需与临床上同样表现为头痛、呕吐、脑膜刺激征的继发性脑室出血和蛛网膜下腔出血相鉴别,作 CT 检查可明确诊断。

八、治疗

(一)内科治疗

中等量以下脑室出血可采取内科治疗,给予甘露醇和甘油脱水降颅压。脑室出血患者头痛一般多较重,高颅压明显,脱水剂的用量可适当增加。另外,可应用镇痛及镇静药物。疑有动脉瘤破裂出血时,可应用止血药,如 6-氨基己酸等。

(二)外科治疗

脑室出血量较大形成脑室铸型或出现急性梗阻性脑积水时,应进行手术治疗。手术治疗包括脑室引流术和开颅脑室内血肿清除术,前者应用较多,并可同时作脑室清洗和脑脊液置换。

九、预后

轻型脑室出血预后好,重型脑室出血如能早期进行脑室引流术治疗也可取得满意的疗效。

十、预防

同一般脑出血。

(马伟元)

第七节 尾状核出血

一、概述

尾状核属于基底神经节的一个核团,与豆状核共同构成纹状体。尾状核形如蝌蚪,头端膨大为尾状核头,位于额叶内,向内侧突出于侧脑室前角,构成侧脑室前角的外侧壁。尾状核中间部较窄,称为尾状核体,位于顶叶内,为侧脑室底部外侧的一部分。尾状核后端逐渐细小,称为尾状核尾,沿侧脑室下角走行,进入颞叶,终于杏仁核。尾状核头长约 3 cm,体长约 3 cm,尾长 4～5 cm,头部宽 1.5～2 cm,尾部宽仅数毫米。尾状核与侧脑室、内囊、额叶、顶叶及颞叶相邻。尾状核的头部由大脑前动脉的返回动脉和中央短动脉供血,体部由大脑中动脉的前外侧中动脉供血,尾部主要由脉络膜前动脉和脉络膜后动脉供血。

CT 问世前,尾状核出血只是在死后尸检时发现少数几例,而且生前多诊断为蛛网膜下腔出血或其他部位的脑出血。CT 应用于临床后,尾状核出血才被逐渐重视起来。白求恩医大资料统计尾状核出血约占同期脑出血的 7%。

二、病因

尾状核出血的原因与一般脑出血一样,多为高血压病所致,约占 62%。此外,动脉硬化、动脉瘤、脑血管畸形及血液病等亦是尾状核出血的原因。但张海鸥报告14例尾状核头部出血,其中只有5例有高血压病史,可能说明尾状核出血的原因相对复杂一些。

三、病理

尾状核出血绝大部分发生在尾状核的头部,极少发生在尾状核体部,目前尚未见尾状核尾部出血的报道。白求恩医大收治的50例尾状核出血资料中,尾状核头部出血48例,占96%,尾状核体部出血2例,占4%。因尾状核与侧脑室紧密相邻,出血后极易破入脑室,本组资料中,有34例破入脑室,占68%。如血液阻塞中脑导水管或第四脑室时,可出现脑室扩张。血肿向前发展可波及额叶,向上发展可波及顶叶,向下发展可波及颞叶,向外发展可波及内囊和壳核,向后发展可波及丘脑。

四、临床表现

尾状核出血好发于50岁以上,有高血压病史的患者。多在动态下发病。起病突然,出现头痛、呕吐。根据血肿发展方向的不同,可出现下列不同症状。

(一)局限性尾状核出血

尾状核出血量比较小时,可局限在尾状核,临床上除头痛、呕吐外,可出现锥体外系症状,多表现为对侧肢体肌张力降低、多动。一部分患者也可表现出肢体肌张力增高,呈齿轮样肌张力增高。局限性尾状核出血并不多见。

(二)尾状核出血破入脑室

尾状核紧邻侧脑室,出血后极易破入脑室,约占尾状核出血的68%。临床上除头痛、呕吐外,出现脑膜刺激征。当出血量较大时,脑室积血较多或血块阻塞中脑导水管或第四脑室出口,引起急性梗阻性脑积水时,可出现意识障碍,严重时可出现四肢肌张力增高,双侧病理反射阳性等脑干受压症状。由于影响了后联合及导水管附近的动眼神经核团,一些患者可出现瞳孔及眼位改变。

(三)尾状核出血向外扩展压迫内囊

尾状核头部紧邻内囊前肢和内囊膝部,出血量较大时,可累及内囊,多表现为中枢性面舌瘫及上肢轻瘫,也可累及下肢,严重时也可出现"三偏"征,即对侧偏瘫、偏身感觉障碍、偏盲。部分患者可出现共同偏视。

(四)尾状核出血波及额叶、顶叶及颞叶

尾状核出血波及额叶、顶叶、颞叶临床上少见。波及额叶时可出现运动性失语、共同偏视、精神症状及肢体瘫痪。波及顶叶时可出现失用、皮质型感觉障碍。波及颞叶时可出现感觉性失语及精神症状。

五、实验室检查及特殊检查

(一)头部CT

尾状核出血96%发生在尾状核头部,所以CT片上多在侧脑室前角外侧尾状核头部处见高密度影(图6-4)。

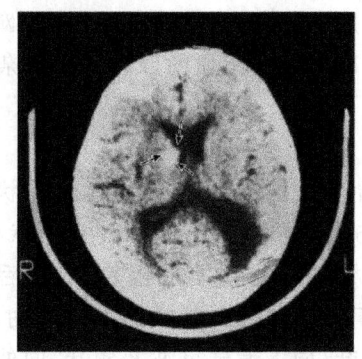

图 6-4 尾状核头部出血

大部分尾状核出血破入脑室,可见同侧侧脑室或双侧侧脑室内高密度影。有时出血量较大,可充满双侧侧脑室,称之为"脑室铸型"。血液也可进入第三脑室和第四脑室,如果血块阻塞中脑导水管或第四脑室出口处,形成急性梗阻性脑积水,则可见侧脑室、第三脑室和第四脑室扩张。尾状核出血可压迫内囊前肢、膝部和后肢,也可侵入额叶、顶叶及颞叶,CT 上可见高密度影波及上述部位。

(二)脑脊液检查

腰穿不应作为尾状核出血的常规检查方法,且腰穿为血性脑脊液时,并不能确定为尾状核出血。半数以上尾状核出血的患者腰穿时颅内压增高,脑脊液为血性。

六、诊断及鉴别诊断

(一)诊断

尾状核出血的诊断依靠患者高血压病史、动态发病、突然头痛、呕吐,有脑膜刺激征,定位体征较轻,头部 CT 在尾状核头部或体部发现高密度影。后者是诊断尾状核出血的最可靠方法。

(二)鉴别诊断

与内科疾病引起的意识障碍或精神症状相鉴别时,详见脑出血总论部分,主要鉴别的方法是头部 CT。

(1)尾状核出血以头痛、呕吐及脑膜刺激征为主要表现时,需与蛛网膜下腔出血相鉴别。

(2)尾状核出血以偏瘫为主要表现时,需与壳核出血相鉴别。

(3)尾状核出血以各脑叶症状为主要表现时,需与各脑叶出血相鉴别。

虽然一些临床症状和体征有一定鉴别意义,但 CT 仍是最好和最可靠的鉴别方法。

七、治疗

尾状核出血的治疗与一般脑出血的治疗大致相同。

因为大部分尾状核出血破入脑室、进入蛛网膜下腔,所以患者头痛、呕吐的症状较其他脑实质出血突出。血液进入脑室后,刺激脉络丛过量分泌脑脊液,有时凝血块还可阻塞脑脊液流通,形成急性梗阻性脑积水,这两种情况都可引起颅内压增高。因此,尾状核出血破入脑室的患者,脱水药的剂量可稍大,并同时应用止痛和镇静药物,减轻患者的痛苦。

尾状核出血破入脑室形成铸型或阻塞中脑导水管、第四脑室形成急性梗阻性脑积水者,并因此出现意识障碍时,应根据情况考虑作侧脑室引流,或在引流的同时作腰穿放脑脊液。如脑室内血液凝固,引流不畅时,可向脑室内注射尿激酶,促进凝血块溶解。这些措施可引流出部分血液和脑脊液,减轻脑室内压力,缓解其对下丘脑和脑干的压迫。有时还可解除中脑导水管及第四脑室处的梗阻,恢复脑脊液的正常循环,减轻脑室扩张,促进脑室内血液的吸收。

少数尾状核出血量较大,扩展至脑叶或壳核,引起中线结构移位并出现意识障碍,条件允许时,可考虑手术清除血肿。

八、预后

尾状核出血患者,多数出血量不大,肢体瘫痪较轻,所以尾状核出血患者的死亡率及致残率均明显低于其他部位脑出血,预后较好。

九、预防

主要是预防和治疗高血压病和动脉硬化。

(王顺利)

第八节 带状核出血

一、概述

带状核又称屏状核,是基底核区的一个神经核团,呈带状,位于壳核的外侧,两者之间有外囊相隔。带状核的外侧为最外囊。带状核的功能目前还不清楚,可能是纹状体的一部分。带状核出血过去多被称为外囊出血,因其发生率较低,又无特征性临床症状,在CT问世前罕有报道,CT问世后国内外陆续有少量报道。

二、病因

带状核出血的病因与一般脑出血相同,主要是高血压病所致。

三、病理

带状核出血量较大时,可向内扩展,破坏壳核并累及内囊。亦可向外扩展,破入外侧裂进入蛛网膜下腔或影响颞叶及顶叶。

四、临床表现

(1)发病年龄多在50岁以上,有高血压病史,动态发病。

(2)带状核出血的患者主要表现为头痛、呕吐,部分患者可有脑膜刺激征。多数患者仅有头痛、呕吐而无其他症状和体征。

(3)带状核出血量较大时,累及内囊,可出现肢体轻瘫及痛觉减退。个别患者表现为一过性肢体轻瘫,类似TIA发作。

(4)带状核出血的患者很少有意识障碍。

五、诊断及鉴别诊断

(一)诊断

带状核出血临床并无特征性症状,有高血压病史,突然出现头痛、呕吐,头部 CT 发现带状核处有高密度影即可确诊。

(二)鉴别诊断

主要是与其他引起头痛、呕吐的疾病相鉴别,头部 CT 是最好的方法。

六、治疗

与一般脑出血的治疗相同。因其位置表浅,血肿量超过 30 mL 时,应考虑手术治疗。

七、预后

因带状核远离中线及重要的脑组织结构,本身又无重要的功能,所以带状核出血一般预后较其他部位脑出血要好。

八、预防

积极治疗高血压病和动脉硬化。

(杨文辰)

第九节 蛛网膜下腔出血

一、蛛网膜下腔出血的病因病理

(一)危险因素

SAH 可干预的主要危险因素包括高血压、吸烟和过量饮酒,不可干预的重要危险因素是家族对 SAH 的易感性。国外资料统计:一级亲属患相同疾病的危险性增高 2~6 倍。

(二)病因

比较明确及常见病因有以下几种。

1.动脉瘤

动脉瘤包括先天性和动脉硬化性两类。①先天性:最常见,多中年(40 岁)以后发病,占 50%~80%。②动脉硬化性:老年人最常见,占 13%~15%。

2.脑动静血管畸形(AVM)

青少年多见,占 2%左右。

3.烟雾病(moyamoya 病或称脑底异常血管网)

患者多较年轻,约占 1%。

4.静脉出血

约占 10%。该组患者的血液主要见于环池或仅见于四叠体池,出血不会蔓延到大脑外侧裂或大脑纵裂前部,侧脑室后角也可沉积一些血液。这种疾病仅根据 CT 所见出血部位的特征性分布,结合无动脉瘤即可诊断。临床上多表现为非动脉瘤性中脑周围出血,很难与动脉瘤性出血区分,预后良好。

5.其他

少数患者用目前的检查手段未发现明确病因,占 14%～16%,预后较好;还有各种感染引起的动脉炎、血液疾病、结缔组织病、肿瘤破坏血管、动脉夹层分离、硬膜动静脉瘘等所引起者,约占 1%。

(三)发病机制

1.先天性颅内动脉瘤

先天性颅内动脉瘤多见于脑底动脉环分叉处,约 80% 在该动脉环的前部。动脉瘤发生率的部位按以下顺序依次递减:大脑前交通动脉＞大脑前动脉＞颈内动脉、大脑中动脉＞大脑后交通动脉。

动脉瘤发生部位多因动脉内弹力层和肌层先天性缺陷,在血液涡流的冲击下渐渐向外突出,到成年后出现囊状扩张(莓果样)形成动脉瘤。患者在 40～50 岁发病。大多数为单发,20% 左右为多发,可以在同一侧,也可左右两侧均发生。

2.动脉硬化性动脉瘤

动脉硬化性动脉瘤多见于脑底部较大的动脉主干。脑动脉硬化时,脑动脉中的纤维组织代替了肌层,内弹力层变性、断裂,胆固醇沉积于内膜,破坏管壁,在血流的冲击下,渐扩张形成与血管纵轴平行的梭形动脉瘤。

3.脑动静血管畸形

脑动静血管畸形多发生在脑内的小动脉、静脉或毛细血管处,相对靠近皮质。该处血管壁常先天发育不全,变性,厚薄不一。

4.烟雾病

其异常血管网多位于基底池,也可波及室管膜下,脑室壁及其周围(包括基底核)。系由颈内动脉末端、大脑中、前动脉起始部,因变态反应性炎症致内膜明显增生,管腔狭窄或闭塞,导致代偿性血管增生,形成异常血管网,这些异常血管网血管有的管壁菲薄、管腔大,易破裂出血;也可由于血流动力学改变形成囊性或粟粒性动脉瘤,导致出血。

在上述四种病理变化基础上(均有管壁菲薄)可引起脑血管自发破裂,或在血压突然增高时被冲破而导致出血。

(四)病理

1.大体所见

(1)出血后血液主要流入蛛网膜下腔,诸脑沟、脑池、脑底等处可见凝血块及血液积聚。

(2)动脉瘤裂口正向着脑组织时,可继发脑内血肿。

(3)个别病例血液可直接破入或逆流入脑室,形成脑室内积血。前交通支动脉瘤破裂,血液可穿破终板进入脑室,特别是第五脑室有积血时,基本上可考虑由该处动脉瘤破裂引起。

(4)部分病例(急性期约为 70%)可见不同程度的脑室扩张、积水、积血。

(5)血管异常:可发现动脉瘤(直径多＞0.4 cm)、动静脉畸形、烟雾病等。

2.光镜下所见

脑膜轻度的炎性反应及脑水肿(无特异性)。

3.电镜下所见

蛛网膜纤维化改变,轻者蛛网膜轻度增厚,血管周围可见纤维组织;中度蛛网膜明显增厚,蛛网膜下腔纤维化;重者蛛网膜下腔严重阻塞至完全阻塞,没有 CSF 循环的空隙。

二、蛛网膜下腔出血的诊断与鉴别

(一)临床表现

1.一般情况

(1)年龄:各年龄组均可发病。但发病的年龄多与病因有关。先天性动脉瘤多在 40～50 岁发病,动脉硬化性动脉瘤多大于 60 岁发病,脑血管畸形、烟雾病相对年龄较轻,多在 10～40 岁发病。SAH 发病的平均年龄在 48～50 岁。

(2)性别:差异不大。男性略多于女性,男:女约为 1.5:1。

(3)起病方式:急骤,多在数分至数十分钟内达高峰。多在活动中发病。是四大脑血管病中发病较快的一种。

(4)诱因:多在突然用力(如排便、抬重物、剧烈运动、性交等)或情绪波动较大(如兴奋、生气、吵架等)时发生。

(5)前驱症状:大多数患者无明显的前驱症状,个别患者有轻度头痛、脑神经麻痹(最常见的为动眼神经瘫,系动脉瘤突然扩大或轻度血液外渗压迫动眼神经所致)等,但发生率很低。

2.症状

(1)头痛:突然剧烈头痛,难以忍受。发生率在 98% 左右。

(2)呕吐:恶心、呕吐,多为喷射状。发生率在 88% 左右。

(3)抽搐:发病早期出现一过性局部或全身性抽搐。发生率在 20% 左右。

(4)精神症状:个别患者可以精神症状为首发症状,也可在发病早期或经过中出现。因前交通动脉瘤或大脑中动脉第二分支处动脉瘤(位于外侧裂)破裂后影响额叶、颞叶所致。发生率为 2%～5%。

3.体征

(1)脑膜刺激征:86% 左右颈强直阳性;63% 左右克氏征阳性。

(2)眼底玻璃膜下、视网膜前出血:呈斑、片状,多分布在视盘周围。这种出血在发病 1 小时内即可出现。这一体征对 SAH 具有诊断意义。发生率为 15%～25%。

(3)动眼神经瘫:后交通动脉瘤所致,动眼神经走行在小脑上动脉与大脑后动脉之间,大脑后动脉与后交通动脉相靠很近,所以后交通动脉瘤的扩张极易压迫动眼神经,产生动眼神经麻痹(包括瞳孔散大)。

(4)意识障碍:占 50%～60%。轻重程度不等,包括一过性意识障碍(多在 30 分钟内恢复)、嗜睡、浅、深昏迷,甚至去脑强直。

(5)局灶体征:轻偏瘫、单瘫、失语、一侧病理反射阳性等,出现上述体征的可能原因如下。①早期因动脉瘤破裂时出血量较大,在局部形成血肿,压迫脑实质或附近的动脉;蛛网膜下腔出血的血液,沿神经纤维流入脑实质内,在脑叶中形成血肿。②浅层血管畸形破裂出血,破坏局部的脑组织。③晚期因动脉瘤破裂出血周围的动脉发生痉挛,引起局部脑组织的缺血、软化,出现部位症状。④由于动脉破裂处有血栓形成,脱落后引起栓塞。

(6)吸收热:出血后 2～3 天出现,一般体温不超过 38.5℃。

4.临床分级

(1)Hunt-Hess法:根据病情程度进行临床分级的方式有许多种,从便于临床应用的角度看,目前采用较多的是将Hunt和Hess分别在1968年提出的临床分级法相结合,即Hunt-Hess法,共分为5级。

1级:轻微头痛及项强(或无症状)。多见于非动脉瘤性中脑周围出血。多无体征,无再发和迟发性脑缺血,可有脑室增大,预后良好,恢复期短,远期生活质量高,起病时有癫痫发作者可排除此病。

2级:中度至重度头痛及脑膜刺激征(+),无神经系统定位体征及脑神经麻痹。即经典型SAH。

3级:轻度意识障碍。嗜睡、谵妄或伴有轻度神经系统定位体征(包括脑神经损伤)。

4级:不同程度的昏迷。中度到重度;神经系统定位体征;出现早期去脑强直表现,自主神经功能损伤。

5级:深昏迷,去脑强直,濒死状态。

(2)昏迷评分、分级:格拉斯哥昏迷评分(Glasgow Coma Scale,GCS)和世界神经外科联盟(WFNS)分级。

分别见表6-1、表6-2,WFNS分级是根据有无运动障碍制定的,也广泛应用于临床。

表6-1 格拉斯哥昏迷评分(Glasgow Coma Scale,GCS)

项目	指定内容反应情况	积分	项目	指定内容反应情况	积分
睁眼	自动睁眼	4		无语言	1
	呼之能睁眼	3	运动反应	按指示运动	6
	疼痛刺激睁眼	2		痛刺激时能拨开医师的手	5
	任何刺激不睁眼	1		对疼痛能逃避	4
语言回答	回答正确	5		刺激后四肢屈曲	3
	对话含糊	4		刺激后四肢强直	2
	能理解,不连贯	3		对刺激无反应	1
	难以理解	2			

表6-2 WFNS分级法(1988年)

分级	GCS	运动障碍	分级	GCS	运动障碍
Ⅰ级	15分	无	Ⅳ级	12~7分	有或无局灶症状
Ⅱ级	14~13分	无	Ⅴ级	6~3分	有或无局灶症状
Ⅲ级	14~13分	有局灶症状			

评分标准:15分,正常;低于3分,脑死亡;13~14分,轻度昏迷;9~12分,中度昏迷;<8分,重度昏迷。

5.再发

(1)再发时间:SAH容易再发,急性存活者约30%再发,易再发的时间从病后1~4周为高峰期,至少15%的患者在首次出血后数小时内可发生早期再出血,目前这种早期再出血的发生是SAH死亡的主要原因,内、外科干预能够防止早期和后期再发性出血。

第2~3周会出现第2个再发高峰。4周至6个月后再发率下降。其诱因与第一次发病相同,但更敏感,有时查体过程中也可再发。再发的临床表现为病情稳定的患者,症状突然明显加重,如剧烈头痛、呕吐、脑膜刺激征明显等,多伴有意识障碍或抽搐。

(2)诊断再发的根据:原症状、体征突然加重。

出现新的体征:玻璃下出血,脑神经损伤,局部定位体征。

CT:可见脑室较前扩大,诸脑沟、脑池、脑裂血量增多。

腰穿:CSF含血量增多。

(3)再发的机制:目前认为当动脉瘤破裂后,将启动体内的凝血机制,在血管破裂处形成凝血块。在发病初期,为了止血,凝血功能较溶血功能活跃,随后,机体又将增强溶血功能,以维持溶血及凝血之间的动态平衡。一般情况下,约2周左右,血管破裂处的凝血块被溶解,但这时的血管修复过程尚未完全完成,因此,动脉瘤易破裂再发。

为预防再发,第一次出血后应尽早作血管造影,查明病因,发现动脉瘤者,及早介入栓塞或手术治疗,以防止再发,降低死亡率。

6.特殊类型的SAH

特殊类型的SAH即中脑周围非动脉瘤性蛛网膜下腔出血,是1980年荷兰神经病学家Van Gijn和放射学家Van Dongen首先报道的,此型SAH出血仅限于中脑周围脑池,且脑血管造影阴性。以后又有类似的相关报道。1985年他们提出了这一临床表现平稳,放射学独特的SAH类型——中脑周围非动脉瘤性蛛网膜下腔出血。目前,PNSH已被广大神经病学者认同并重视。正确诊断PNSH可以缩短住院时间,减少重复脑血管造影及开颅手术探查。节省医疗资源,减轻患者思想负担,具有良好的社会效益和经济效益。

(1)PNSH的病因:不清,可能为颅内静脉出血(Rosenthal基底静脉及其分支撕裂、脑桥前纵静脉、后交通静脉或脚间窝静脉出血)、动脉穿通支破裂、基底动脉壁的低压力出血等。

(2)临床特点:头痛相对轻,可伴呕吐,多无意识障碍、抽搐及神经系统局灶体征。临床Hunt和Hess分级均为Ⅰ~Ⅱ级。

(3)影像学特点:头部CT显示PNSH的出血部位位于环池周围、中脑前方,不进入外侧裂或大脑前纵裂。四叠体池出血也是PNSH的一种。脑血管造影绝大部分为阴性。目前比较一致地认为,初次脑血管造影正常者,如出血局限于中脑周围池中,不必重复造影。

(4)治疗:与动脉瘤性SAH的治疗不同,PNSH患者不需强制性卧床和限制活动,不需要过分控制血压,不用钙通道阻滞剂,住普通病房,一般对症治疗即可。

(5)预后:PNSH患者一般无复发,无并发症,无后遗症,预后良好。

7.SAH的特殊表现

以下几种情况临床极易引起误诊,首次接诊患者时需特别注意。

(1)老年人头痛、呕吐、脑膜刺激征等均可不出现或不典型,或仅出现精神症状,易漏诊。

(2)极重型患者发病后很快进入深昏迷,并伴有去脑强直和/或脑疝,很快导致死亡,易误诊为脑出血。

(3)视盘水肿:发生率约为10%,个别患者伴有视力下降,或有三叉神经、展神经、面神经功能障碍。易误诊为高颅压或颅内占位性病变。

(二)辅助检查

1.CT扫描

目前已将CT列为SAH必须做的首选方法,CT显示蛛网膜下腔内高密度影可以确诊

SAH。动态 CT 检查还有助于了解出血的吸收情况,有无再出血、继发脑梗死、脑积水及其程度等。

(1)必要性:有学者曾统计过 250 例临床和腰穿诊断为 SAH 的患者,全部经 CT 检查后发现仅 134 例(53.6%)符合 SAH 的改变,其余 116 例(46.4%)为无明显部位体征的脑出血,分别为脑叶出血(51 例,占 43.9%)、脑室出血(34 例,占 28.9%)、小脑出血(8 例,占 7.3%)、丘脑出血(11 例,占 9.7%)、尾核头出血(10 例,占 8.5%)、壳核出血(2 例,占 1.7%),总误诊率高达 46.4%。由此可见头部 CT 在诊断 SAH 中的重要作用。

(2)CT 扫描的时间:CT 扫描时间是越早越好,但在发病当时到 1 个月内均有意义。存在广泛的脑水肿时,无论是否存在脑死亡,CT 扫描都有可能出现 SAH 假阳性诊断。广泛的脑水肿可引起蛛网膜下腔内静脉淤血,酷似 SAH。应仔细观察 CT 扫描,蛛网膜下腔内少量的血液容易被忽略。

(3)血液分布及 CT 分型:可概括为 6 种情况,即相应地分为 6 型。①正常型:颅内各部位均未见出血。多见于出血量少,吸收好,发病 1 周以后作 CT 的患者,CT 检查阴性率高,即使是在出血后 12 小时内进行 CT 检查,采用先进的 CT 机,SAH 患者仍有约 2% 的阴性率,这时作腰穿有绝对的诊断意义,此型约占 17%(图 6-5)。②经典型:血液主要分布在诸脑沟、脑池、脑裂中,为典型的蛛网膜下腔出血 CT 所见,表现为此型的患者几乎均在病后 1 周内作 CT,约占 38%(图 6-6)。③脑室积血型:除蛛网膜下腔有血外,脑室内亦有积血,可波及一个至全部脑室,但均为部分脑室积血,不形成脑室铸型,流入侧脑室的血多可形成液平面,这两点可与原发性脑室出血相鉴别,此型约占 21%(图 6-7)。④血肿型:除蛛网膜下腔有血外,在脑实质中或某一脑裂内形成血肿。主要表现在额叶、颞叶、前纵裂及外侧裂等部位血肿形成。这是因为 SAH 的主要病因是动脉瘤,并多发生在大脑前动脉与前交通动脉或大脑中动脉与颈内动脉的分叉处,所以血肿形成也易在其附近。但顶叶、枕叶及小脑半球除外,如果上述部分发生血肿,基本上不能诊断原发性 SAH。此型约占 11%。根据这一特点可与脑叶出血、小脑出血相鉴别(图 6-8)。⑤混合型:为经典型、脑室积血型和血肿型三者同时并存在一个病例中,为最重的一型,约占 13%(图 6-9)。⑥非动脉瘤性中脑周围出血:出血部位位于环池周围、中脑前方,不进入外侧裂或大脑前纵裂(图 6-10)。

CT 显示正常型或经典型的病例,临床分级多在 II 级以下;脑室积血型、血肿型及混合型病例,临床分级多在 III 级以上。

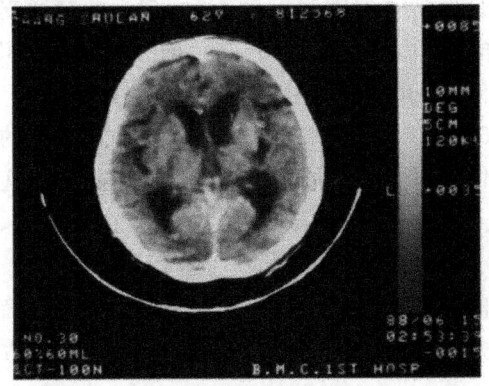

图 6-5 头 CT 示蛛网膜下腔出血正常型

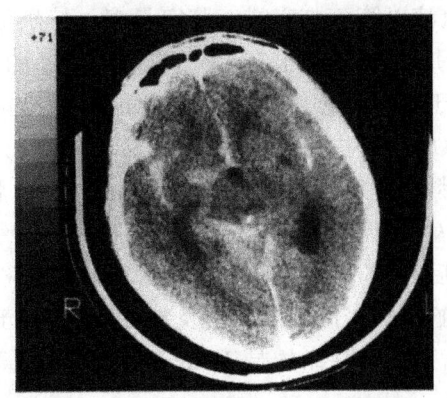

图 6-6 头 CT 示蛛网膜下腔出血经典型

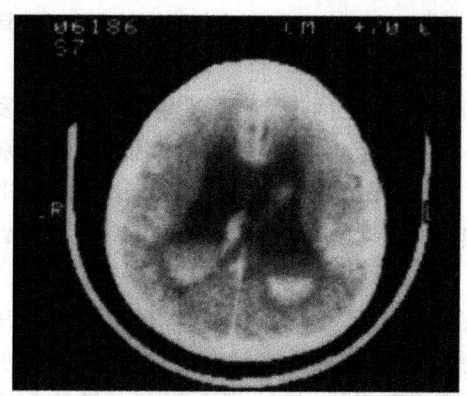

图6-7 头CT示蛛网膜下腔出血脑室积血型

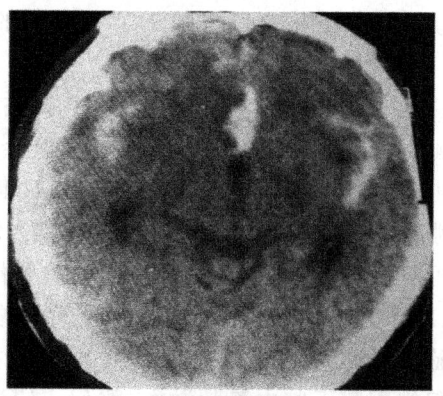

图6-8 头CT示蛛网膜下腔出血血肿型

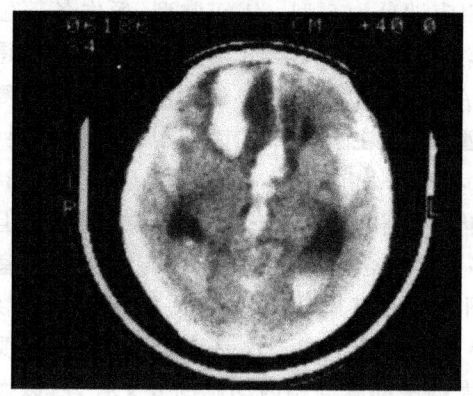

图6-9 头CT示蛛网膜下腔出血混合型

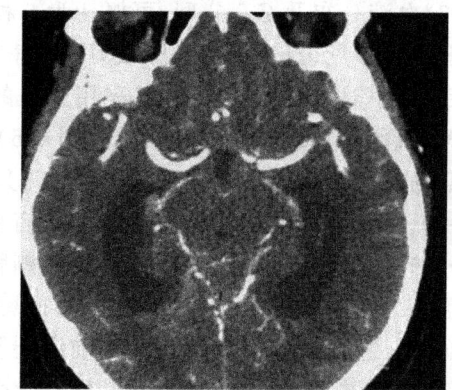

图6-10 头CT示非动脉瘤性中脑周围出血

(4)颅内积血分型的临床意义:血肿的分布类型对诊断动脉瘤的存在具特异性。①脑室积血通常与前交通支动脉瘤或颈内动脉与大脑前、中动脉分叉处动脉瘤有关。②蛛网膜下腔与脑池中血液集聚最多的部位通常距动脉瘤的位置最近。

(5)脑室积血:SAH时,常发现脑室内有积血,血液流入脑室的通道有以下几种。①通过四脑室的正中孔、侧孔逆流而入:其特点是四脑室是血最多或唯一有血的脑室。②经胼胝体嘴破入:血液以第五脑室或三脑室最多。特别值得一提的是血液主要在第五脑室时,多为前交通支动脉瘤引起,对诊断很有意义,具有定位及明确病因的作用。③血液直接从前角破入:脑室内积血多偏于一侧。④血液直接从下角破入:脑室内积血多偏于一侧。⑤胼胝体压部破入:少见。

(6)脑室扩张:根据文献报道SAH时急性期有35%~70%可出现脑室扩张,部分学者的临床资料表明发生率约占70%。①早期(急性期):指出血当时至2周以内发生者,最早的发病当天就发现有脑室扩张,其中约有45%可持续2周以上;②晚期(慢性期):发生率为3%~5%,指出血后2~6周内发生者。全部脑室扩张积水中16%左右可能形成正常颅压脑积水。

脑室扩张的判断标准及扩张程度:关于脑室扩张的判断标准有很多种,目前采用较多、简便易行、适合于临床的是John Vassilouthis于1979年提出的数值与方法。具体数值与测量方法如下。

在CT上分别测量室间孔平面的脑室宽度(X)和同一平面颅骨内板间的宽度(Y),取两者之比判定有无脑室扩张及扩张程度(图6-11)。

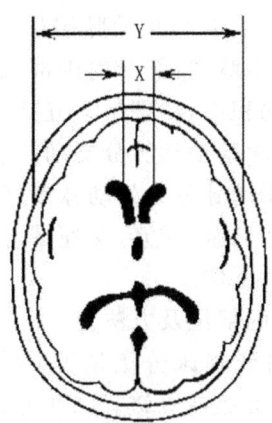

图6-11 头CT测量室间孔平面的脑室宽度

正常 X∶Y＜1∶6.4。
轻度扩张 X∶Y＝1∶(5～6)。
中度扩张 X∶Y＝1∶(4～5)。
重度扩张 X∶Y＞1∶4。

脑室扩张的发病机制：早期脑室扩张系由于血液破入蛛网膜下腔后，主要集中在基底池、第四脑室诸孔附近，影响了脑室内外的CSF循环，或血液随着CSF循环，大量红细胞集聚于蛛网膜表面，形成凝血块，导致CSF吸收障碍，从而导致早期脑室扩张。晚期脑室扩张系SAH 2周后，部分病例可出现蛛网膜下腔纤维组织增生，形成不同程度的蛛网膜增厚，影响了CSF的循环与吸收，导致晚期脑室扩张。

(7) CT在诊断、鉴别诊断：SAH及对其病因、预后等判断方面的意义。

诊断：在以往的诊断标准中，缺乏更确切的指标，CT是目前较普及、患者容易接受的可靠的诊断方法，应列为首选检查，尽早进行，不论其腰穿及血管造影结果如何，CT检查均应列为诊断SAH的必备项目之一。

鉴别诊断：大部分脑叶、脑室、尾状核头出血及少数丘脑、小脑半球，少量壳核出血在症状、体征及腰穿结果上均与SAH十分相似，临床上几乎难以鉴别，致使临床未经CT诊断的SAH病例中出现高达40%～50%的误诊率。CT可使这些部位的出血一目了然，有利于指导以后的治疗、护理及对预后进行估计。

对于SAH后3～4周来诊的患者，CT亦可鉴别脑叶等其他部位的出血，因上述部位的出血吸收速度较蛛网膜下腔血液吸收速度慢得多，一般在一个月内仍可见到原出血部位的痕迹。CT还有助于区分原发性SAH和脑外伤。外伤性SAH的血液通常局限于脑凸面的浅沟内，且邻近骨折或脑挫伤处。

判断病因：CT显示并发脑室积血或颅内血肿者，多提示有动脉瘤存在，血肿的部位不同揭示动脉瘤的部位不同，相对具有特异性。颅内血肿的形成说明动脉瘤破裂时出血量大，压力高，病情多较凶险。SAH形成血肿一般都不发生在顶叶、基底节、丘脑、小脑、枕叶部位。SAH致成的颞叶、额叶血肿在形状上也与原发的脑叶出血有所区别。前纵裂、第五脑室、外侧裂等部位的血肿多是动脉瘤破裂所致积血的特异部位。

判断动脉瘤的位置：蛛网膜下腔及脑池中的血液分布与动脉瘤的关系没有统计学意义，但有一种倾向，即血液集聚最多的部位通常表明其距动脉瘤位置最近。根据 CT 结果可以初步判断或提示颅内动脉瘤的位置。①前交通动脉瘤：额叶前中部或一侧额叶的中间部，呈火焰样血肿。也可位于前纵裂、鞍上池或形成脑室内积血，特别是第五脑室内积血，多为前交通动脉瘤引起，对前交通动脉瘤破裂具有诊断意义。②大脑中动脉分支动脉瘤：大多为颞叶或外侧裂血肿，少数形成额叶血肿。③颈内动脉与大脑前、中动脉分叉处动脉瘤：颞叶，额叶血肿，或脑室内积血。④颈内动脉段动脉瘤常出现鞍上池不对称积血。⑤后交通动脉瘤：形成血肿的机会较少，多位于颞叶。而出血在脚间池和环池，一般无动脉瘤。

以上现象有助于选择脑血管造影的部位及方法。

判断病情程度：根据 CT 分型，估计临床分级情况。①CT 正常型：临床表现多为 1 级或 2 级；②CT经典型：临床表现大部分为 2 级或 3 级；③CT 血肿型、颅内积血型、混合型：临床表现多在 3～5 级。

反之，也可根据临床分级估计 CT 所见：临床表现为 1 级、2 级者，CT 多为正常型、经典型；临床分级在 4 级或 5 级者，CT 多显示为血肿型、颅内积血型、混合型；临床分级为 3 级者，CT 各型均可见到，情况最为复杂。

以上五种情况综合判断，有利于指导治疗及估计预后。

判断预后：可根据 CT 的多项指标进行综合判断。①根据 CT 分型：正常型或经典型并且发病 1～2 周后血液全部吸收者，如果短期内(1～2 个月)不再发或合并其他系统致命性并发症，预后较好，死亡率及致残率极低。②无脑室扩张者：临床分级多为 1 级或 2 级，CT 片上很少见到颅内积血，死亡率明显低于有脑室扩张者。③有脑室扩张者：需进行连续观察，半数以上(54.8%)的患者脑室可逐渐回缩，病情也随之好转，这说明早期脑室扩张大部分是可逆性改变，随着颅内积血的吸收，红细胞减少，脑室扩张改变可逆转。部分患者(45.2%)的脑室逐渐扩大，这些患者中半数为 SAH 再发，颅内出血再次增加；16% 形成正常颅压脑积水(NPH)，导致永久性脑室扩张；它们的共同点是颅内积血吸收不良，同时伴有病情恶化，这与年龄大，脑组织损害范围广(脑梗死或脑实质内出血)有关。总之，脑室扩张程度是预测生存率的敏感指标之一。

CT 扫描还可发现一些有价值的所见，如以下几点。①发现较大的脑血管畸形：CT 增强扫描时，可显示较大的血管畸形：表现为斑状不规则的高密度区、点状出血、钙化、附壁血栓等。②发现较大的动脉瘤：CT 加强扫描后大动脉瘤呈均质高密度(血栓与钙化)影像。③继发性脑梗死或脑水肿所致的低密度区。

提示：CT 扫描对 SAH 的诊断十分重要，但需搬动患者故下列情况应慎重考虑。①再发高峰期：病后 5～11 天，尽量减少搬动及各种刺激。②临床分级为 5 级的患者，因活动中比较危险，需与家属讲清利害关系，征得家属同意后方可以进行。③复发后持续昏迷不醒的患者亦应减少刺激。

2.腰穿

腰穿是常规检查项目之一，但不是唯一手段，也不是最后的诊断手段。对 CT 检查为正常型者的诊断有决定意义。要注意 CSF 的外观颜色、颅内压力、细胞数量及种类、蛋白含量，一般情况下糖及氯化物正常。有时还需进行 CSF 细胞学检查。

由于腰穿时间不同，CSF 改变也不相同。可有 5 个时间段的改变。

(1)病后 1~2 小时:CSF 可完全正常,最长可在 6 小时以内均为正常 CSF。

(2)病后 6~24 小时:CSF 外观呈均匀一致血性,色较深,出血量大者可类似静脉血的外观,颅内压力升高,程度不等,最高可至 3.9 kPa(400 mmH$_2$O)以上。常规检查:新鲜红细胞满视野,白细胞数量略增高;红细胞:白细胞约为 700:1,与血中相似;蛋白量多数正常。

(3)病后 1~7 天:CSF 外观粉红色,压力正常或升高,红细胞于 4 小时后开始溶解,离心后上清液呈黄色,并可见部分皱缩红细胞,白细胞反应性增生,蛋白量增高,约溶解 1 000 个 RBC,蛋白升高 1 mg/L。

(4)病后 1~2 周后:CSF 外观黄色,压力正常或升高,红细胞基本消失,白细胞增多,蛋白量增高,此时易与结脑混淆。

(5)发病 3 周后:CSF 外观黄变基本消失,白细胞正常或轻度升高,蛋白量正常或轻度升高,细胞学检查可见到较多的含铁血黄素吞噬细胞,该细胞持续存在约 2 个月左右,有利于支持出血性疾病的诊断。

CSF 血性与误穿的鉴别方法:①误穿时因流出的是血液,所以很快出现凝固。②误穿时上清液无色透明,潜血试验阴性,红细胞形态完整且都是新鲜红细胞。③误穿时三管试验:逐渐变浅;而血性 CSF 则各管颜色均匀一致。④误穿时滴一滴流出液于纱布上,其向外扩展的印迹也逐渐变浅;而血性 CSF 则呈均匀一致性印迹。

3.磁共振成像(MRI)和磁共振血管成像(MRA)

MRI 与 CT 在显示 SAH 方面各有所长,在分析 SAH 的 MRI 征象时必须考虑 CSF 内水中氢质子与红细胞内含铁血红蛋白之间的相互作用。出血数小时后红细胞溶解,释放游离稀释的氧合血红蛋白(Oxy Hb)、还原血红蛋白(Det Hb)及高铁血红蛋白(Met Hb)。

SAH 后 24 小时内以 Oxy Hb 为主,2~7 天内以 Det Hb 为主,8~30 天内以 Met Hb 为主。Oxy Hb 和 Det Hb 的 T_1 值近似,在红细胞溶解后 10% 浓度的 CSF 中,Met Hb 的 T_1 值明显短于 Oxy Hb 与 Det Hb。因此在出血急性期的 T_1 缩短效应主要由 Met Hb 所致,而与 Det Hb 与 Oxy Hb 关系不大,因它们没有明显的质子增强效应。

(1)急性期 SAH(7 天以内):在 CT 上可清晰显示脑沟、脑裂或脑池、脑室的高密度铸型;而 MRI 远不如 CT 敏感,这是因为小量出血被 CSF 稀释,加上氧分压与 pH 较高,以致不能形成 Det Hb;在 CSF 中 Det Hb 失去了顺磁性效应;CSF 搏动引起流动现象。所以,少量 SAH 在 MRI 上难以显影。大量出血形成局部凝血块,而氧分压与 pH 又相当低,可以形成 Det Hb,那么在高场强 T_2 加权像上会因 Det Hb 的 T_2 质子增强效应而显示短 T_2 低信号。

(2)亚急性期 SAH(7 天至 1 个月):在 CT 上的高密度影已经消失,红细胞溶解后放出游离稀释的 Met Hb,Met Hb 在所有成像序列中均呈高信号。所以,MRI 在显示超过 1 周至 40 天的 SAH 方面明显优于 CT,这种 Met Hb 高信号可持续数月之久,使之成为确定 CT 扫描阴性而腰穿阳性患者出血部位的唯一方法。

(3)MRA 检测动脉瘤:安全,但不适合用于急性期。其检测动脉瘤的敏感度和特异度都很高(敏感度为 69%~99%,特异度为 100%)。缺点是有局限性,MRA 检查的时间远远长于 CTA 检查,不适于危重患者的检查。优点是具有无创性。MRA 不需要对比剂即可对颅内血管进行成像,尤适于肾功能受损的患者。主要用于有动脉瘤家族史或破裂先兆者的筛查,动脉瘤患者的随访及急性期不能耐受 DSA 检查的患者。但是 MRA 检出颅内动脉瘤的与 CTA 一样,对于直径<3 mm 的小动脉瘤 MRA 的敏感度较低,为 38%。

4.CT 血管成像(CTA)

CTA 是以螺旋 CT 技术为基础的,需造影剂可立即获得图像,并可据此作出初步诊断。对某一限定的感兴趣容积的最大密度投射(MIP)影像可在计算机屏幕上以各个不同的角度进行旋转和研究,这明显优于常规血管移动造影的视野限制。由于 CTA 成像速度快,创伤小,可与首次 CT 同期进行,通过三维脑血管影像可以评价脑和颅底骨的血管结构,便于制订手术计划,CTA 越来越多地应用于临床,其检出动脉瘤的敏感性可与 MRA 媲美。研究显示,CTA 对于大动脉瘤的检出甚至优于常规血管造影。CTA 检出颅内动脉瘤的敏感度为 77%～97%,特异度为 87%～100%。但是对于小于 3 mm 的动脉瘤,CTA 的敏感度为 40%～91%。因为 CTA 需要的对比剂剂量较大,肾功能受损的患者使用时需慎重。对于临床症状轻、CT 上出血仅限于中脑周围、怀疑静脉性中脑周围出血的患者宜先行 CTA,如果 CTA 阴性,那么可避免作动脉导管血管造影。目前一些学者认为 CTA 评判动脉瘤的效果或等于常规血管造影。

5.脑血管造影

(1)颈动脉穿刺术:该方法只用于检查一侧颈动脉系统病变和颅内静脉病变。该方法简单、快捷、经济。目前较少应用。

(2)椎动脉穿刺术:主要用于检查一侧椎动脉、基底动脉及其分支的病变。该方法较难,目前基本不用。

(3)经皮股动脉插管术:即数字减影血管造影(DSA)。是诊断颅内动脉瘤最有价值的方法,阳性率达 95%,可以清楚显示动脉瘤的位置、大小、与载瘤动脉的关系、有无血管痉挛等。条件具备、病情许可时应争取尽早行全脑 DSA 检查以确定出血原因和决定治疗方法、判断预后。

但由于血管造影可加重神经功能损害,如脑缺血、动脉瘤再次破裂出血等,因此造影时机宜避开脑血管痉挛和再出血的高峰期,即出血 3 天内或 3 周后进行为宜。该方法可随意选择不同的动脉,一次插管成功后可同时反复多次进行多条动脉的造影,同时随着现代介入神经放射学的发展,使大多数颅内动脉瘤都能经血管内治疗痊愈,从而免除开颅手术。但要求有一定的技术和设备,且价格较昂贵。

脑血管造影的目的是为了明确 SAH 的病因,发现动脉瘤者可同时进行介入栓塞治疗或为下一步的治疗奠定基础。

明确病因:该手段是诊断动脉瘤,脑血管畸形,moyamoya 病最可靠的方法。

为诊断和介入或手术治疗提供重要依据:通过该方法可了解动脉瘤的大小、部位、形状、单发或多发;了解脑血管畸形及其供血动脉和引流静脉的情况及侧支循环情况。以判断是否适合介入或手术治疗。

诊断主要并发症血管痉挛:这是目前诊断脑血管痉挛最可靠的手段。在 SAH 过程中是否有脑血管痉挛发生,对患者的病程及预后均有很大的影响。

估计预后:脑血管造影的统计结果显示,16% 的患者无异常发现,这可能是由于病变小,血块填塞了动脉瘤等原因引起,该类患者复发率低,死亡率低。

由血管畸形或 moyamoya 病所致的 SAH,其预后也较好,复发率,死亡率低。造影发现动脉瘤者,其复发率,死亡率均相当高,目前唯一的解决方法是尽早进行动脉瘤的介入栓塞或手术治疗。

脑血管造影的禁忌证包括以下几方面。①碘剂过敏者:绝对禁忌。②老年人并患严重高血压,动脉硬化,不适合手术者。③有出血倾向或出血性疾病者。④有严重心,肝,肾功能不全者。

⑤脑疝,脑干功能障碍,或休克者。⑥有局部皮肤感染或血管有炎症者。

6.其他

经颅超声多普勒(TCD)可动态检测颅内主要动脉流速是及时发现脑血管痉挛(CVS)倾向和痉挛程度的最灵敏的方法;局部脑血流测定用以检测局部脑组织血流量的变化,可用于继发脑缺血的检测。

(三)诊断依据

(1)根据以下条件,多可明确诊断。

(2)活动中突然发病,数分钟内病情达高峰。

(3)剧烈头痛、呕吐,发病初期不伴有发热。

(4)项强、克氏征阳性。无其他神经系统定位体征。

(5)头部CT检查所见:脑沟、脑池、脑裂呈高密度影像,并可排除其他部位的脑实质或脑室出血。

(6)腰穿CSF呈均匀一致的血性。

眼底可见玻璃膜下出血。

在上述诊断标准中,第(2)~(4)条是诊断SAH的必备条件。

(四)鉴别诊断

1.脑膜炎

起病时,发热在前,头痛在后。腰穿所见:CSF非血性改变;常规、生化检查呈炎性改变;特别是当SAH患者的CSF处于黄变期时,更需要注意与结核性脑膜炎鉴别。这时检查CSF细胞学,如发现含铁血黄素细胞具有明确的鉴别意义。

2.脑叶出血

在CT应用于临床以前,临床几乎很少能够诊断脑叶出血。因为脑叶出血多位于神经功能的哑区,临床无特异的症状、体征。尽管某些部位的脑叶出血可以有特征性体征,如枕叶出血可表现为同向偏盲、象限盲、突然视觉障碍等;顶叶出血可表现为单纯性失语,特别是命名性失语等。但终因这些体征较轻,经常被临床忽略,而导致误诊为SAH。由此可见,头部CT检查在鉴别诊断中具有重要意义。

3.脑室出血

轻者与SAH的临床表现完全相似,而重症的SAH又易误诊成脑室或脑干出血。CT检查是两者进行鉴别的最好方法。

4.外伤性SAH

因外伤性SAH的病因、治疗及预后均与原发性SAH有极大的区别,所以两者的鉴别在临床上是十分有意义的。主要通过仔细询问病史来鉴别。

5.继发性SAH

小脑出血、尾状核头出血、丘脑出血及基底节出血均可引起继发性SAH,易被误诊成SAH。所以CT检查是十分必要的。

三、蛛网膜下腔出血的并发症

并发症最常见的有脑血管痉挛(CVS)及正常颅压脑积水(NPH),其次为下丘脑损伤、脑心综合征等。

(一)脑血管痉挛(CVS)

SAH 有 33%~66%出现 CVS,CVS 的发生与出血次数、出血量及脑沟、脑池的积血量多少有关。痉挛的血管以大脑前中动脉多见,位于破裂动脉瘤附近,偶见于椎-基底动脉。CVS 可分为局限性、多节段性、广泛性(高颅压)等。血管管径减少 60%以上时,患者症状明显。

CVS 的诱因多与应激状态有关,如突然血压下降、各种原因所致的血容量不足、手术操作(脑血管造影)等。

1.CVS 的发病机制

(1)机械因素:血管壁破裂,血液直接刺激管壁,凝血块压迫,围绕血管壁的肌纤维受牵拉,引起血管痉挛。

(2)神经因素:颅内血管丰富,血管中层平滑肌细胞间形成的神经肌肉接头(由颈交感神经发出纤维),产生若干收缩因子,导致血管痉挛。

(3)化学因素:血液分解后,产生了一系列血管收缩因子:如花生四烯酸、神经肽 Y、内皮素、一氧化氮(NO)、肾上腺素、去甲肾上腺素、血管紧张素、氧合血红蛋白、前列腺素、5-羟色胺、血栓素 A_2 等均有收缩血管的作用。其中氧合血红蛋白和 NO 是作用最明显的因子。①血红蛋白:SAH 后红细胞破裂释放大量血红蛋白,根据出血时间的不同,主要存在 3 种形式:氧合血红蛋白(Oxy Hb)、还原血红蛋白(Det Hb)及高铁血红蛋白(Met Hb)。现已发现,Oxy Hb 缩血管能力最强,而 Met Hb 几乎无缩血管活性。②Oxy Hb:能收缩游离平滑肌细胞和不同动物的脑动脉,引起培养的血管内皮细胞释放内皮素,并在自体氧化过程中产生毒性氧自由基和超氧化阴离子,催化脂质过氧化反应,损伤生物膜,影响 K^+-Na^+-ATP 酶活性,导致膜流动性和通透性异常,内膜和平滑肌细胞增生。Oxy Hb 对 Ca^{2+} 激活的钾通道开放有较强的作用,并在培养平滑肌细胞上能引起最大强度的 Ca^{2+} 内流。③NO:SAH 时红细胞裂解产生大量血红蛋白,特异性地与 NO 结合,阻断其介导的舒血管机制,使血管舒张、收缩平衡破坏,导致血管痉挛。在生理情况下,NO 抑制血小板聚集对维持正常血液流动起重要作用。但在 SAH 时血小板聚集功能亢进,黏附于血管内皮细胞上,并释放 5-羟色胺,血栓素 A_2 等血管活性物质,引起血管痉挛。有人推测 SAH 时血小板聚集功能亢进与 NO 功能减弱有关,故考虑 SAH 时 NO 功能减弱与脑血管痉挛有密切关系。

2.CVS 分期

由于 CVS 出现的时期不同,可分为三期。

(1)超早期:病后 24 小时内发生者。

(2)早期:病后 2 周以内发生者。一般 4~7 天为高峰期。

(3)晚期:病后 3~4 周发生者。

3.辅助检查

(1)数字减影血管造影(DSA):脑血管造影(数字减影血管造影)不仅是动脉瘤和脑血管畸形诊断的金标准,对脑血管痉挛的阳性检出率也很高,也是诊断血管痉挛的金标准,可清晰显示脑血管各级分支,血管造影可观察到血管内径相对减小。其缺点是不便在 SAH 后多次重复检查。在有条件的情况下,对怀疑有血管痉挛者可考虑行血管造影。病情允许,患者配合的情况下,也可行氙 CT(Xe-CT)检查。

(2)经颅多普勒超声(TCD)血流检测:TCD 是目前检测脑血管痉挛的一种常用方法。其主要优点是无创伤,可连续多次重复检测,可用于动态检测血管痉挛的病程及评价治疗效果。需要注意的是,TCD检测的特异性较高,敏感性较低,其测得数值的准确性与负责检测的医师的经验和技术有关,而且由于颅骨厚度的限制,一般只能测定某些特定的颅内血管节段。

(3)操作方法及程序:动态观察双侧半球动脉和颅外段颈内动脉血流速度变化,TCD检测1~2次/天,视患者病情采用连续或间断血流速度检测或监测。动态观察血管搏动指数及MCA与颅外段ICA血流速比值的变化。

(4)诊断标准:前循环多以大脑中动脉(M1段——主干,深度50~65 mm)为准,平均血流速度大于120~140 cm/s时可以诊断血管痉挛。

后循环动脉的探测主要集中在椎-基底动脉,血管痉挛的诊断速度低限分别是平均血流速80 cm/s和95 cm/s。

在没有全脑充血的情况下,每天大脑中动脉平均血流速度增加25~50 cm/s可视为异常。④Linde-gaard指数(血管痉挛指数),即颅内大脑中动脉平均血流速与颅外段颈内动脉平均血流速比值(V Mmca/V Meica),正常人为 1.7 ± 0.4。Lindegaard指数常用来作为辅助参考指标来判断血流速度增快是血管痉挛还是全脑充血。当Lindegaard指数>3时,常认为发生了血管痉挛;而≤3则认为是全脑充血状态血流动力学改变。

4.CVS的临床表现

(1)普遍脑循环障碍:定向力、注意力障碍、精神错乱或进行性意识障碍或由昏迷转清醒后再转昏迷,这种意识障碍的动态变化为脑血管痉挛的特点。超早期和早期发生者可以表现为突然发生的一过性症状;晚期发生者可以逐渐发生,持续时间较长,2~3周恢复。

(2)局部脑循环障碍:失语、单瘫、偏瘫、头痛加重或无欲等。

(3)颅内压增高:头痛、呕吐、视盘水肿、血压升高等,可导致脑疝死亡。颅内压持续超过3.3 kPa(340 mmH_2O)时,提示预后不良。

(4)偶见脑膜刺激征加重者需与SAH再发鉴别。

5.CVS的治疗

(1)钙通道阻滞剂:以口服尼莫地平为主。尼莫地平可通过抑制钙离子进入细胞内,而抑制血管平滑肌的收缩,其对脑血管的作用比对身体任何其他部位的血管作用要强得多。尼莫地平有很高的亲脂性,易通过血-脑屏障。尼莫地平应在SAH出血后的96小时内开始应用,持续服用21天。口服剂量为每次60 mg,每4小时一次。

(2)纠正低血容量和降低血液黏度:输清蛋白、血浆、低分子右旋糖酐及丹参等。

(3)保持颅内压力正常,改善脑循环和代谢:适当脱水、吸氧、应用肾上腺皮质激素等。

(4)血压的管理:SAH患者的高血压治疗是一个难题,特别是当血压升高超过26.7/14.7 kPa(200/110 mmHg)时,脑血流自动调节上下限间的范围变窄,使得脑灌注更加依赖于动脉血压。所以,对血压积极的冲击治疗必然会使自动调节丧失,导致一定的缺血危险。

因此,理性的态度是不要治疗动脉瘤破裂后的高血压,而避免应用降血压药的同时增加液体摄入可能会降低脑梗死的危险性。对血压极度升高和诊断为终末器官功能迅速进行性恶化的患者,如新发现视网膜病、心力衰竭、肌酐水平升高、蛋白尿或少尿等,应选用降血压药。

(5)保持水电解质平衡:低钠血症和液体限制或血容量下降可以大大增加脑缺血的危险性。因此,除心力衰竭患者外,每天可给予生理盐水2.5 L左右,发热患者更应适当增加液体的摄入。

3周以内脑血管痉挛恢复者,预后较好,很少留有后遗症,恢复的越早,预后越好。3周后脑血管痉挛症状缓解不明显者,多数可形成永久性管腔狭窄或关闭,同时留有相应的体征。严重者患者可因产生大面积脑梗死、高度脑水肿、脑疝及继发性脑干损害而导致死亡。其死亡率明显高于不伴有脑血管痉挛的病例。

(二)正常颅压脑积水(NPH)

NPH是一种临床综合征。最常见于SAH,其次为脑膜炎(结脑)、头外伤、脑部手术等。另外有相当一部分患者原因不明。约有16%的SAH患者出现NPH。

SAH后,血液吸收不良造成不同程度的蛛网膜纤维化粘连,影响了蛛网膜颗粒对脑脊液的吸收,导致早期颅内压增高,以后则由于脑脊液生成与吸收调整至平衡状态,颅内压趋于正常,形成NPH。

1.NPH的临床表现主要有以下三主征

(1)定向力、注意力障碍、痴呆:出现频率较高。

(2)步态不稳:如醉酒样,出现时间最早。

(3)尿便障碍:早期为尿淋漓、尿失禁,便失禁较少见。

以上三主症同时出现的患者较少见。

NPH患者腰穿:颅内压力正常,CSF生化、常规检查基本正常。

CT显示脑室轻度至重度扩张,大多数为中度至重度扩张。NPH脑室扩张的特点是前角明显变大、变圆;扩张脑室的周边,特别是额角可见透光区,其密度高于脑室、低于白质,这是由于脑室壁室管膜对CSF的不正常性吸收,导致CSF渗入脑室周围白质所致;一般脑室扩张不伴有脑沟增宽,除非症状十分严重者。

2.NPH的脑室扩张应与脑萎缩的鉴别

(1)脑萎缩时脑室也可扩大,但脑室形状正常。

(2)脑萎缩时脑室扩大的前角周围无透光区。

(3)脑萎缩时脑沟增宽的程度较脑室扩大明显。

NPH的治疗:目前内科保守治疗无特效方法,应以外科分流手术治疗为主。

(三)其他

1.全脑缺血

动脉瘤破裂后可能即刻发生不可逆性脑损伤。最可能的解释是由于出血时颅内压升高至动脉压水平长达数分钟,导致了长时间的全脑缺血。这显然不同于迟发性缺血,迟发性缺血为局灶性或多灶性。

2.下丘脑损伤

下丘脑损伤表现为高热、大汗、应激性上消化道出血、血糖升高及心电图异常等。

3.脑心综合征

部分患者伴发心电图改变,影响预后,个别患者可伴发急性心肌梗死,甚至导致突然死亡。

4.继发感染

以肺部继发炎症多见。

四、蛛网膜下腔出血的治疗

(一)一般处理及对症治疗

1.保持生命体征稳定

SAH确诊后有条件应争取监护治疗,密切监测生命体征和神经系统体征的变化;保持气道通畅,维持稳定的呼吸、循环系统功能。检查和搬动患者时,动作尽量轻。

2.降低颅内压

适当限制液体入量、防治低钠血症、过度换气等都有助于降低颅内压。临床上主要是用脱水剂,常用的有甘露醇、呋塞米、甘油果糖,也可以酌情选用清蛋白。若伴发的脑内血肿体积较大时,应尽早手术清除血肿,降低颅内压以抢救生命。

3.纠正水、电解质平衡紊乱

注意液体出入量平衡。适当补液补钠、调整饮食和静脉补液中晶体胶体的比例可以有效预防低钠血症。低钾血症也较常见,及时纠正可以避免引起或加重心律失常。

4.对症治疗

烦躁者予镇静药,头痛予镇痛药,通便,止咳等。注意慎用阿司匹林等可能影响凝血功能的非甾体类消炎镇痛药物或吗啡、哌替啶等可能影响呼吸功能的药物。痫性发作时可以短期采用抗癫痫药物如地西泮、卡马西平或者丙戊酸钠。

5.加强护理

就地诊治,卧床休息,减少探视,给予高纤维、高能量饮食,保持尿便通畅。意识障碍者可予鼻胃管,但动作应轻柔,慎防窒息和吸入性肺炎;尿潴留者留置导尿,注意预防尿路感染,采取勤翻身、肢体被动活动、气垫床等措施预防压疮、肺不张和深静脉血栓形成等并发症。如果DSA检查证实不是颅内动脉瘤引起的,或者颅内动脉瘤已行手术夹闭或介入栓塞术,没有再出血危险的可以适当缩短卧床时间。

6.预防感染

有无意识障碍均应应用。因该类患者卧床时间长,易导致坠积性肺炎。

(二)防治再出血

1.安静休息

绝对卧床4~6周,镇静、镇痛,避免一切可以引起情绪变化的因素,如生气、烦躁、兴奋、疲劳等。避免一切可引起高血压、高颅压的因素,如输液反应、突然用力、便秘、剧咳、声光刺激等。

2.调控血压

去除疼痛等诱因后,如果平均动脉压>16.7 kPa(125 mmHg)或收缩压>24.0 kPa(180 mmHg),可在血压监测下使用短效降压药物使血压下降,保持血压稳定在正常或者起病前水平。可选用钙通道阻滞剂、β受体阻滞剂或ACEI类等。

3.抗纤溶药物

为了防止动脉瘤周围的血块溶解引起再度出血,可用抗纤维蛋白溶解剂。常用6-氨基己酸(EACA),初次剂量4~6 g溶于100 mL生理盐水或者5%葡萄糖中静脉滴注(15~30分钟)后一般维持静脉滴注1 g/h,12~24 g/d,使用2~3周或到手术前,也可用氨甲苯酸(PA MBA)或氨甲环酸。抗纤溶治疗可以降低再出血的发生率,但同时也增加CVS和脑梗死的发生率,建议与钙通道阻滞剂同时使用。

4.预防血管痉挛

主要是钙通道阻滞剂:尼莫地平、尼达尔等,可口服或静脉给药,持续4周左右。

(三)防治脑动脉痉挛及脑缺血

1.维持正常血压和血容量

血压偏高给予降压治疗;在动脉瘤处理后,血压偏低者,首先应去除诱因如减或停脱水和降压药物;予胶体溶液(清蛋白、血浆等)扩容升压;必要时使用升压药物如多巴胺静脉滴注。

2.早期使用尼莫地平

其常用剂量为 10～20 mg/d,静脉滴注 1 mg/h,共 10～14 天,注意其低血压的不良反应。

3.腰穿放 CSF 或 CSF 置换术

其目的是为了缓解头痛,促进脑室扩张的恢复,促进血液吸收,减少脑血管痉挛。多年来即有人临床应用此法,但缺乏多中心、随机、对照研究。在早期(起病后 1～3 天)行脑脊液置换可能利于预防脑血管痉挛,减轻后遗症状。剧烈头痛、烦躁等严重脑膜刺激征的患者,可考虑酌情选用,适当放 CSF 或 CSF 置换治疗。注意有诱发颅内感染、再出血及脑疝的危险。

(1)适应证:蛛网膜下腔出血患者发病 3 周以内,且越早越好。蛛网膜下腔出血患者临床分级 4 级以下者,包括 4 级。第四脑室有积血者应首选。急性期 CT 显示脑室呈中等程度以上扩张者。

(2)禁忌证:蛛网膜下腔出血患者临床分级 5 级者应慎重。蛛网膜下腔出血患者 CT 分型为颅内血肿型及混合型的,血肿>3.0 cm×3.0 cm 以上者。有慢性枕大孔疝先兆者。

(3)注意事项:首次放液量不超过 3.0～4.0 mL。根据前一次腰穿测压结果及 CSF 外观颜色确定下一次腰穿间隔时间(1～7 天)及放液量(4～16 mL)。一律选用高颅压腰穿法。

(四)防治脑积水

1.药物治疗

轻度的急、慢性脑积水都应先行药物治疗,给予乙酰唑胺等药物减少 CSF 分泌,酌情选用甘露醇、呋塞米等。

2.脑室穿刺 CSF 外引流术

CSF 外引流术适用于 SAH 后脑室积血扩张或形成铸型出现急性脑积水经内科治疗后症状仍进行性加剧,有意识障碍者;或患者年老、心、肺、肾等内脏严重功能障碍,不能耐受开颅手术者。紧急脑室穿刺外引流术可以降低颅内压、改善脑脊液循环,减少梗阻性脑积水和脑血管痉挛的发生,可使 50%～80%的患者临床症状改善,引流术后尽快夹闭动脉瘤。CSF 外引流术可与 CSF 置换术联合应用。

3.CSF 分流术

慢性脑积水多数经内科治疗可逆转,如内科治疗无效或脑室 CSF 外引流效果不佳,CT 或 MRI 见脑室明显扩大者,要及时行脑室-心房或脑室-腹腔分流术,以防加重脑损害。

(五)病变血管的处理

1.血管内介入治疗

介入治疗不需要开颅和全身麻醉,对循环影响小,近年来已经广泛应用于颅内动脉瘤治疗。术前须控制血压,使用尼莫地平预防血管痉挛,动脉瘤性 SAH,Hunt 和 Hess 分级≤Ⅲ级时,多早期行 DSA 检查确定动脉瘤部位及大小形态,选择栓塞材料行瘤体栓塞或者载瘤动脉的闭塞术。颅内动静脉畸形(AVM)有适应证者也可以采用介入治疗闭塞病变动脉。

2.外科手术

(1)颅内动脉瘤:需要综合考虑动脉瘤的复杂性、手术难易程度、患者临床情况的分级等以决定手术时机。动脉瘤性 SAH 倾向于早期外科治疗;一般 Hunt 和 Hess 分级≤Ⅲ级时多主张早期(3 天内)手术行夹闭动脉瘤或者介入栓塞术。Ⅳ、Ⅴ级患者经药物保守治疗情况好转后可行延迟性手术(10～14 天)。外科治疗对于防止动脉瘤再发,减少并发症,降低死亡率具有十分重要的意义,是彻底治疗SAH的有效方法。

(2)脑血管畸形。①根据形态分类:动静脉畸形,海绵状血管瘤,静脉畸形,毛细血管扩张症,后三种于血管造影片中多不显影,故有人称隐匿性血管畸形。手术治疗的目的是防止出血和改善神经功能。②根据畸形大小分为:小型,最大径<2 cm,中型2~4 cm,大型4~6 cm,巨型>6 cm。③根据血流动力学分为:高血流量,如动静脉畸形;低血流量,如海绵状血管瘤、静脉畸形、毛细血管扩张症。

(3)立体定向放射治疗(γ刀治疗):主要用于小型AVM及栓塞或手术治疗后残余病灶的治疗。

《中国脑血管病防治指南(2005年版)》对SAH诊治的建议如下。

有条件的医疗单位,SAH患者应由神经外科医师首诊,并收住院诊治;如为神经内科首诊者,亦应请神经外科会诊,尽早查明病因,进行治疗。

SAH的诊断检查首选颅脑CT,动态观察有助了解出血吸收、再出血、继发脑损害等。

临床表现典型,而CT无出血征象,可谨慎腰穿CSF检查,以获得确诊。

条件具备的医院应争取作脑血管影像学检查,怀疑动脉瘤时须尽早行DSA检查,如患者不愿做DSA时也可先行MRA或CTA。

积极的内科治疗有助于稳定病情和功能恢复。为防再出血、继发出血等,可考虑抗纤溶药与钙通道阻滞剂合用。

(姚国防)

第十节 缺血性脑血管病

脑血管病是一种常见病,其致残率和病死率很高,居人口死亡原因中的前3位。各种原因的脑血管疾病在急性发作之前为一慢性发展过程,一旦急性发作即称为卒中或中风。卒中包括出血性卒中和缺血性卒中两大类,其中缺血性卒中占75%~90%。

一、病理生理

脑的功能和代谢的维持依赖于足够的供氧。正常人脑只占全身体重的2%,却接受心排血量15%的血液,占全身耗氧量的20%,足见脑对供血和供氧的需求量之大。正常体温下,脑的能量消耗为33.6 J/(100 g·min)(1 cal≈4.2 J)。如果完全阻断脑血流,脑内储存的能量只有84 J/100 g,仅能维持正常功能3分钟。为了节省能量消耗,脑皮质即停止活动,即便如此,能量将在5分钟内耗尽。在麻醉条件下脑的氧耗量稍低,但也只能维持功能10分钟。脑由4条动脉供血,即两侧颈动脉和两侧椎动脉,这4条动脉进入颅内后组成大脑动脉环(Willis环),互相沟通组成丰富的侧支循环网。颈动脉供应全部脑灌注的80%,两条椎动脉供应20%。立即完全阻断脑血流后,意识将在10秒之内丧失。

为了维持脑的正常功能,必须保持稳定的血液供应。正常成年人在休息状态下脑的血流量(cerebral blood flow,CBF)为每分钟每100 g脑50~55 mL[50~55 mL/(100 g·min)]。脑的各个区域血流量并不均匀,脑白质的血流量为25 mL/(100 g·min),而灰质的血流量为

75 mL/(100 g·min)。某一区域的血流量称为该区域的局部脑血流量(regional cerebral blood flow, rCBF)。全脑和局部脑血流量可以在一定的范围内波动,低于这一范围并持续一定时间将会引起不同的脑功能障碍,甚至发生梗死。

影响脑血流量稳定的因素有全身血压的变动、动脉血中的二氧化碳分压($PaCO_2$)和氧分压(PaO_2)、代谢状态和神经因素等。

(一)血压的影响

在一定范围内的血压波动不影响 CBF 的稳定,但超过这种特定范围,则 CBF 随全身血压的升降而增高或减少。这种在一定限度的血压波动时能将 CBF 调节在正常水平的生理功能称为脑血管的自动调节功能。当全身动脉压升高时,脑血管即发生收缩而使血管阻力增加;反之,当血压下降时脑血管即扩张,使血管阻力减小,最终结果是保持 CBF 稳定,这种脑血管舒缩调节脑血流量的现象称为裴立斯效应(Bayliss effect)。脑血管自动调节功能有一定限度,其上限为 20.0~21.3 kPa(150~160 mmHg),下限为 8.0~9.3 kPa(60~70 mmHg)。当全身平均动脉压的变动超出此一限度,脑血管的舒缩能力超出极限,CBF 即随血压的升降而增减。很多病理情况都可影响脑血管的自动调节功能的上限和下限,例如慢性高血压症、脑血管痉挛、脑损伤、脑水肿、脑缺氧、麻醉和高碳酸血症等都可影响 CBF 的自动调节。有的病理情况下,平均动脉压只降低30%,也可引起 CBF 减少。

(二)$PaCO_2$ 的影响

$PaCO_2$ 增高可使血管扩张,脑血管阻力减小,CBF 即增加,反之,CBF 即减少。当 $PaCO_2$ 在 3.3~8.0 kPa(25~60 mmHg)时,$PaCO_2$ 每变化 0.1 kPa(1 mmHg),CBF 即变化 4%。当 $PaCO_2$ 超过或低于时即不再随之而发生变化。严重的 $PaCO_2$ 降低可导致脑缺血。

(三)代谢的调节

局部脑血流量受局部神经活动的影响。在局部神经活动兴奋时代谢率增加,其代谢需求和代谢产物积聚,改变了血管外环境,增加局部脑血流量。

(四)神经的调节

脑的大血管同时受交感神经和副交感神经支配,受刺激时,交感神经释放去甲肾上腺素,使血管收缩,而副交感神经兴奋时释放乙酰胆碱,使血管扩张。刺激交感神经虽可使血管收缩,但对 CBF 无明显影响,刺激副交感神经影响则更为微弱。

决定缺血后果有两个关键因素:一是缺血的程度,二是缺血持续时间。在 CBF 降低到 18 mL/(100 g·min)以下,经过一定的时间即可发生不可逆转的脑梗死,CBF 水平愈低,脑梗死发生愈快,在 CBF 为 12 mL/(100 g·min)时,仍可维持 2 小时以上不致发生梗死。在 25 mL/(100 g·min)时,虽然神经功能不良,但仍可长时间不致发生梗死。在缺血性梗死中心的周边地带,由于邻近侧支循环的灌注,存在一个虽无神经功能但神经细胞仍然存活的缺血区,称为缺血半暗区,如果在一定的时限内提高此区的 CBF,则有可能使神经功能恢复。

二、病因

脑缺血的病因可归纳为以下几类:①颅内、外动脉狭窄或闭塞。②脑动脉栓塞。③血流动力学因素。④血液学因素等。⑤脑血管痉挛。

(一)脑动脉狭窄或闭塞

脑由 4 条动脉供血,并在颅底形成 Willis 环,当动脉发生狭窄或闭塞,侧支循环不良,影响脑血流量,导致局部或全脑的 CBF 减少到发生脑缺血的临界水平,即 18~20 mL/(100 g·min)以下时,就会产生脑缺血症状。一般认为动脉内径狭窄超过其原有管径的 50%,相当于管腔面积缩窄 75% 时,将会使血流量减少。认为此时才具有外科手术意义。

多条脑动脉狭窄或闭塞可使全脑血流量处于缺血的边缘状态,即 CBF 为 31 mL/(100 g·min)时,此时如有全身性血压波动,即可引发脑缺血。造成脑动脉狭窄或闭塞的主要原因是动脉粥样硬化,而且绝大多数(93%)累及颅外段大动脉和颅内的中等动脉,其中以颈内动脉和椎动脉起始部受累的机会最多。

(二)脑动脉栓塞

动脉粥样硬化斑块除可造成动脉管腔狭窄以外,在斑块上的溃疡面上常附有血小板凝块、附壁血栓和胆固醇碎片。这些附着物被血流冲刷脱落后形成栓子,被血流带入颅内动脉,堵塞远侧动脉造成脑栓塞,使供血区缺血。最常见的栓子来源是颈内动脉起始部的动脉粥样硬化斑块,被认为是引起短暂性脑缺血发作最常见的原因。大多数(3/4)颈内动脉内的栓子随血液的主流进入并堵塞大脑中动脉的分支,引起相应的临床症状。另一个常见原因是心源性栓子。多见于患有风湿性心瓣膜病、亚急性细菌性心内膜炎、先天性心脏病等患者。少见的栓子如脓毒性栓子、脂肪栓子、空气栓子等。

(三)血流动力学因素

短暂的低血压可引发脑缺血,如果已有脑血管的严重狭窄或多条脑动脉狭窄,使脑血流处于少血状态时,轻度的血压降低即可引发脑缺血。如心肌梗死、严重心律失常、休克、颈动脉窦过敏、直立性低血压、锁骨下动脉盗血综合征等。

(四)血液学因素

口服避孕药物、妊娠、产妇、手术后或血小板增多症引起的血液高凝状态;红细胞增多症、镰状细胞贫血、巨球蛋白血症引起的血黏稠度增高均可发生脑缺血。

(五)脑血管痉挛

蛛网膜下腔出血、开颅手术、脑血管造影等均可引起血管痉挛,造成脑缺血。

三、类型和临床表现

根据脑缺血后脑损害的程度,其临床表现可分为短暂性脑缺血发作(transient ischemic attack,TIA)、可逆性缺血性神经功能缺失(reversible ischemic neurological deficit,RIND)(又称可逆性脑缺血发作)、进行性卒中(progressive stroke,PS)和完全性卒中(complete stoke,CS)。

(一)短暂性脑缺血发作(TIA)

TIA 为缺血引起的短暂性神经功能缺失,在 24 小时内完全恢复。TIA 一般是突然发作,持续时间超过 10~15 分钟,有的可持续数小时,90% 的 TIA 持续时间不超过 6 小时。引起 TIA 的主要原因是动脉狭窄和微栓塞。

1.颈动脉系统 TIA

表现为颈动脉供血区神经功能缺失。患者突然发作一侧肢体无力或瘫痪、感觉障碍,可伴有失语和偏盲,有的发生一过性黑矇,表现为突然单眼失明,持续 2~3 分钟,很少超过 5 分钟,然后视力恢复。黑矇有时单独发生,有时伴有对侧肢体运动和感觉障碍。

2.椎-基底动脉系统 TIA

眩晕是最常见的症状,但当眩晕单独发生时,必须与其他原因引起的眩晕相鉴别。此外,可出现复视、同向偏盲、皮质性失明、构音困难、吞咽困难、共济失调、两侧交替出现的偏瘫和感觉障碍、面部麻木等。有的患者还可发生"跌倒发作"(drop attack)，表现为没有任何先兆的突然跌倒，但无意识丧失，患者可很快自行站起来，是脑干短暂性缺血所致。跌倒发作也见于椎动脉型颈椎病患者，但后者常于特定头位时发作，转离该头位后，脑干恢复供血，症状消失。

(二)可逆性缺血性神经功能缺失(RIND)

RIND 又称为可逆性脑缺血发作，是一种局限性神经功能缺失，持续时间超过 24 小时，但在 3 周内完全恢复，神经系统检查可发现阳性局灶性神经缺失体征。RIND 患者可能有小范围的脑梗死存在。

(三)进行性卒中(PS)

脑缺血症状逐渐发展和加重，超过 6 小时才达到高峰，有的在 1~2 天才完成其发展过程，脑内有梗死灶存在。进行性卒中较多地发生于椎-基底动脉系统。

(四)完全性卒中(CS)

脑缺血症状发展迅速，在发病后数分钟至 1 小时内达到高峰，至迟不超过 6 小时。

区分 TIA 和 RIND 的时间界限为 24 小时，在此时限之前恢复者为 TIA，在此时限以后恢复者为 RIND，在文献中大体趋于一致。但对 PS 和 CS 发展到高峰的时间界限则不一致，有人定为 2 小时，但更常用的时限为 6 小时。

四、检查和诊断分析

(一)脑血管造影

直接穿刺颈总动脉造影对颈总动脉分叉部显影清晰，简单易行，但直接穿刺有病变的动脉有危险性。穿刺处应距分叉部稍远，操作力求轻柔，以免造成栓子脱落。经股动脉插管选择性脑血管造影可进行 4 条脑动脉造影，是最常用的造影方法，但当股动脉和主动脉弓有狭窄时插管困难，颈总动脉或椎动脉起始处有病变时，插管也较困难并有一定危险性。经腋动脉选择性脑血管造影较少采用，腋动脉较少发生粥样硬化，且管径较粗并有较丰富的侧支循环，不像肱动脉那样容易造成上臂缺血，但穿刺时易伤及臂丛神经。经右侧腋动脉插管时不能显示左颈总动脉、左锁骨下动脉和左椎动脉，遇此情况不得不辅以其他途径的造影。经股动脉或腋动脉插管到主动脉弓，用高压注射大剂量造影剂，可显示从主动脉弓分出的所有脑动脉的全程，但清晰度不及选择性插管或直接穿刺造影。

脑血管造影可显示动脉的狭窄程度、粥样斑块和溃疡。如管径狭窄程度达到 50%，表示管腔横断面积减少 75%，管径狭窄程度达到 75%，管腔面积已减少 90%。如狭窄处呈现"细线征"，则管腔面积已减少 90%~99%。在造影片上溃疡的形态可表现为：①动脉壁上有边缘锐利的下陷。②突出的斑块中有基底不规则的凹陷。③当造影剂流空后在不规则的基底中有造影剂残留。但有时相邻两个斑块中的凹陷可误认为是溃疡，也有时溃疡被血栓填满而被忽略。

脑动脉粥样硬化病变可发生于脑血管系统的多个部位，但最多见于从主动脉弓发出的头—臂动脉和脑动脉的起始部，在脑动脉中则多见于颈内动脉和椎动脉的起始部。有时在一条动脉上可发生多处病变，例如在颈内动脉起始部和虹吸部都有病变，称为串列病变。故为了全面了解病情，应进行尽可能充分的脑血管造影。脑血管造影目前仍然是诊断脑血管病变的最佳方法，但可能造成栓子脱落形成栓塞，这种危险虽然并不多见，但后果严重。

(二)超声检查

超声检查是一种非侵袭性检查方法。B型超声二维成像可观察管腔是否有狭窄、斑块和溃疡;波段脉冲多普勒超声探测可测定颈部动脉内的峰值频率和血流速度,可借以判断颈内动脉狭窄的程度。残余管腔愈小其峰值频率愈高,血流速度也愈快。经颅多普勒超声(transcranial Dopplerultrasonography,TCD)可探测颅内动脉的狭窄,如颈内动脉颅内段、大脑中动脉、大脑前动脉和大脑后动脉主干的狭窄。

多普勒超声还可探测眶上动脉血流的方向,借以判断颈内动脉的狭窄程度或闭塞。眶上动脉和滑车上动脉是从颈内动脉的分支眼动脉分出的,正常时其血流方向是向上的,当颈内动脉狭窄或闭塞时,眶上动脉和滑车上动脉的血流可明显减低或消失。如眼动脉发出点近侧的颈内动脉闭塞时,颈外动脉的血可通过这两条动脉逆流入眼动脉,供应闭塞处远侧的颈内动脉,用方向性多普勒探测此两条动脉的血流方向,可判断颈内动脉的狭窄或闭塞。但这种方法假阴性很多,因此只能作为参考。

(三)磁共振血管造影(magnetic resonanceangiography,MRA)

MRA也是一种非侵袭性检查方法。可显示颅内外脑血管影像,根据"北美症状性颈动脉内膜切除试验研究"(North American symptomatic carotid end-arterectomy trial,NASCET)的分级标准,管腔狭窄10%~69%者为轻度和中度狭窄,此时MRA片上显示动脉管腔虽然缩小,但血流柱的连续性依然存在。管腔狭窄70%~95%者为重度狭窄,血流柱的信号有局限性中断,称为"跳跃征"。管腔狭窄95%~99%者为极度狭窄,在信号局限性中断以上,血流柱很纤细甚至不能显示,称为"纤细征"。目前在MRA像中尚难可靠地区分极度狭窄和闭塞,MRA的另一缺点是难以显示粥样硬化的溃疡。

文献报道MRA在诊断颈总动脉分叉部重度狭窄(>70%)的可靠性为85%~92%。与脑血管造影相比,MRA对狭窄的严重性常估计过度,由于有这样的缺点,故最好与超声探测结合起来分析,这样与脑血管造影的符合率可大为提高。如果MRA与超声探测的结果不相符,则应行脑血管造影。

(四)CT脑血管造影(CTA)

静脉注入100~150 mL含碘造影剂,然后用螺旋CT扫描和三维重建,可用以检查颈动脉的病变,与常规脑血管造影的诊断符合率可达89%。其缺点是难以区分血管腔内的造影剂与血管壁的钙化,因而对狭窄程度的估计不够准确。

(五)眼球气体体积扫描法

眼球气体体积扫描法(oculopneumoplethysmography,OPE-Gee)是一种间接测量眼动脉收缩压的技术。眼动脉的收缩压反映颈内动脉远侧段的血压。当眼动脉发出点近侧的颈内动脉管径狭窄程度达到75%时,其远侧颈内动脉血压即下降,而该侧的眼动脉压也随之下降。同时测量双侧的眼动脉压可以发现病侧颈内动脉的严重狭窄。如果两侧眼动脉压相差在0.7 kPa(5 mmHg)以上,表示病侧眼动脉压已有下降。

(六)局部脑血流量测定

测定rCBF的方法有吸入法、静脉法和动脉内注入法,以颈内动脉注入法较为准确。将2 mCi($1Ci=3.7\times10^{10}Bq$)的^{133}氙(^{133}Xe)溶于3~5 mL生理盐水内,直接注入颈内动脉,然后用16个闪烁计数器探头放在注射侧的头部不同部位,每5分钟记录1次,根据测得的数据,就可计算出各部位的局部脑血流量。吸入法和静脉注入法因核素"污染"颅外组织而影响其准确性。

rCBF检查可提供两方面的资料：①可确定脑的低灌注区的精确部位，有助于选择供应该区的动脉作为颅外-颅内动脉吻合术的受血动脉。②测定低灌注区的rCBF水平，可以估计该区的脑组织功能是否可以通过提高rCBF而得以改善。有助于选择可行血管重建术的患者和估计手术的效果。

五、治疗要领

治疗脑动脉闭塞性疾病的外科方法很多，包括球囊血管成形术、狭窄处补片管腔扩大术、动脉内膜切除术、头-臂动脉架桥术、颅外-颅内动脉吻合术、大网膜移植术及几种方法的联合等。现就其主要方法作简要介绍。

(一)头-臂动脉架桥术

适合颈胸部大动脉的狭窄或闭塞引起的脑缺血。架桥的方式有多种，应根据动脉闭塞的不同部位来设计。常用术式包括颈总-颈内动脉架桥、锁骨下-颈内动脉架桥、主动脉-颈总动脉架桥、椎动脉-颈总动脉架桥、主动脉-颈内和锁骨下动脉架桥、主动脉-颈总和颈内动脉架桥、锁骨下-颈总动脉架桥、锁骨下-锁骨下动脉架桥等。架桥所用的材料为涤纶或聚四氟乙烯制成的人造血管，较小的动脉之间也可用大隐静脉架桥。

(二)颈动脉内膜切除术

动脉内膜切除术可切除粥样硬化斑块而扩大管腔，同时可消除产生栓子的来源，经40多年的考验，证明是治疗脑缺血疾病有效的外科方法，其预防意义大于治疗意义。1986年Quest估计，美国每年约进行85 000例颈动脉内膜切除术。但我国文献中关于颈动脉内膜切除术的资料很少，可能与对此病的认识不足与检查不够充分有关。颈部动脉内膜切除术适用于治疗颅外手术"可以达到"的病变，包括乳突-下颌线(从乳突尖端到下颌角的连线)以下的各条脑动脉，其中主要为颈总动脉分叉部。

1.适应证

手术对象的选择应结合血管病变和临床情况。血管病变：①症状性颈动脉粥样硬化性狭窄大于70%。②对有卒中高危因素的患者，有症状者狭窄大于50%，无症状者狭窄大于60%的应积极行CEA。③检查发现颈动脉分叉部粥样硬化斑不规则或有溃疡者。

临床情况：①有TIA发作，犹近期内多次发作者。②完全性卒中患者伴有轻度神经功能缺失者，为改善症状和防止再次卒中。③慢性脑缺血患者，为改善脑缺血和防止发生卒中。④患者有较重的颈动脉狭窄但无症状，因其他疾病须行胸、腹部大手术，为防止术中发生低血压引发脑缺血，术前可行预防性颈内动脉内膜切除术。⑤无症状性血管杂音患者，经检查证明颈内动脉管腔狭窄严重(>80%)，而手术医师如能做到将手术死亡率+致残率保持在3%以下，则应行内膜切除术。正常颈动脉管径为5～6 mm，狭窄超过50%时即可出现血管杂音，超过85%或直径<1 mm时杂音消失。杂音突然消失提示管径极度狭窄。颈内动脉高度狭窄而又不产生症状，有赖于对侧颈动脉和椎动脉的侧支循环，该类患者虽无症状但卒中的危险性却很大。

2.多发性病变的处理原则

多发性病变指一条动脉有两处以上的病变，或两条以上的动脉上都有病变。多发性病变存在手术指征时，应遵循以下原则：①双侧颈动脉狭窄，仅一侧发生TIA，不管该侧颈动脉狭窄程度如何，先行该侧手术。②双侧颈动脉狭窄，而TIA发作无定侧症状，一般归因于后循环供血不足；如一侧颈动脉狭窄>50%，先行该侧手术，以便通过Willis环增加椎-基底动脉的供血，如一侧手术后仍有 TIA 发作,再考虑对侧手术,两次手术至少间隔 4 周。③一侧颈动脉狭窄,对侧闭塞者,TIA 往往与狭窄侧有关,只做狭窄侧手术。④颈内动脉颅内、颅外段均狭窄,先处理近侧的病变,若术后症状持续存在,或颅内段狭窄严重,可考虑颅内-颅外架桥。⑤颈动脉、椎动脉均有狭窄,先处理颈动脉的病变,若术后无效,再考虑做椎动脉内膜切除术,或其他改善椎动脉供血的手术。⑥双侧颈动脉狭窄,先处理狭窄较重侧,视脑供血改善情况决定是否处理对侧。⑦两侧颈动脉狭窄程度相等时,先"非主侧",后"主侧"。"主侧"血流量大,可通过前交通动脉供应对侧。先做非优势半球侧,可增加优势半球的侧支供血,以便下次做优势半球侧时增加阻断血流的安全性。两侧手术应分期进行,相隔时间至少 1 周。⑧颈内动脉闭塞同时有颈外动脉狭窄,疏通颈外动脉后可通过眼动脉增加颈内动脉颅内段的供血。当颈外动脉狭窄超过 50% 时,即有手术指征。

3.手术禁忌证

(1)脑梗死的急性期,因重建血流后可加重脑水肿,甚至发生脑内出血。

(2)慢性颈内动脉完全闭塞超过 2 周者,手术使血管再通的成功率和长期通畅率很低。

(3)严重全身性疾病不能耐受手术者,例如心脏病、严重肺部疾病、糖尿病、肾脏病、感染、恶性肿瘤和估计手术后寿命不长者。

4.手术并发症及防治

(1)心血管并发症:颈动脉狭窄患者多为高龄患者,常合并有冠心病、高血压等心血管疾病。术前应严格筛选,术后严格监测血压、心电图,发现问题,及时处理。

(2)神经系统并发症:术后近期卒中的原因多见于术中术后的微小动脉粥样硬化斑块栓子栓塞、术中阻断颈动脉或术后颈动脉血栓形成而致脑缺血,最严重的为术后脑出血。因而术后应严密观察血压等生命征变化,如有神经症状发生,应立即进行 CT 扫描或脑血管造影,如果是脑内出血或颈动脉闭塞须立即进行手术处理。绝大多数(>80%)神经系统并发症发生于手术后的 1~7 天,多因脑栓塞或脑缺血所致。如脑血管造影显示手术部位有阻塞或大的充盈缺损,需再次手术加以清除。如动脉基本正常,则多因脑栓塞所致,应给予抗凝治疗。

(3)切口部血肿:出血来源有软组织渗血及动脉切口缝合不严密漏血,大的血肿可压迫气管,须立即进行止血,紧急情况下可在床边打开切口以减压。

(4)脑神经损伤:手术入路中可能损伤喉上神经、舌下神经、迷走神经、喉返神经或面神经的下颌支,特别是当颈动脉分叉部较高位时,损伤交感神经链可发生霍纳综合征;手术前应熟悉解剖,手术中分离、电凝、牵拉时应注意避免损伤神经。

(5)补片破裂:多发生于术后 2~7 天,突然颈部肿胀、呼吸困难。破裂的补片多取自下肢踝前的大隐静脉,而取自大腿或腹股沟部的静脉补片则很少破裂。静脉补片不宜过宽,在未牵张状态下其宽度不要超过 4 mm。

(6)高灌注综合征:长期缺血使脑血管极度扩张,内膜切除后血流量突然增加而脑血管的自动调节功能尚未恢复,以致 rCBF 和血流速度急剧增高,可出现各种神经症状,少数发生脑内血肿,多见于颈动脉严重狭窄的患者,发生率约为 12%。对高度狭窄的患者应行术后 TCD 或 rCBF 监测,如发现高灌注状态,应适当降低血压。

(三)颅外颅内动脉吻合术

颅外颅内动脉吻合术(extracranial-intracranial arterialbypass,EIAB)的理论根据是,当颈内动脉或椎-基底动脉发生狭窄或闭塞而致脑的血流量减少时,运用颅外-颅内动脉吻合技术,使较少发生狭窄或闭塞的颅外动脉(颈外动脉系统)直接向脑内供血,使处于脑梗死灶周围的缺血半暗区和处于所谓艰难灌注区的脑组织得到额外的供血,从而可以改善神经功能,增强脑血管的储备能力,可以增强对再次发生脑栓塞的耐受力。

1. EIAB的手术适应证

(1)血流动力学因素引起的脑缺血:颈动脉狭窄或闭塞患者,有15%的病变位于颅外手术不可到达的部位,即位于乳突尖端与下颌角的连线以上的部位,这样的病变不能行颈动脉内膜切除术,但可以造成脑的低灌注状态。此外,多发性动脉狭窄或闭塞也是低灌注状态的原因。低灌注状态经内科治疗无效者是EIAB的手术指征。

(2)颅底肿瘤累及颈内动脉,切除肿瘤时不得不牺牲动脉以求完全切除肿瘤者,可在术前或术中行动脉架桥术以免发生脑缺血。

(3)梭形或巨大动脉瘤不能夹闭,须行载瘤动脉结扎或动脉瘤孤立术者。

2. EIAB的手术方式

常用的手术方式有颞浅动脉-大脑中动脉吻合术(STA-MCA)和脑膜中动脉-大脑中动脉吻合术(MMA-MCA)等。

(刘怀新)

第十一节 颅内血管畸形

颅内血管畸形是脑血管先天发育异常性病变。由于胚胎期脑血管胚芽发育障碍形成的畸形血管团,造成脑局部血管的数量和结构异常,并影响正常脑血流。可发生在任何年龄,多见于40岁以前的青年人,占60%~72%。可见于任何部位,但大脑半球发生率最高,为45%~80%,8%~18%在内囊、基底节或脑室;也有国外学者报道脑室内及其周围的血管畸形占所有血管畸形的8%,发生于颅后窝的血管畸形占10%~32%。有6%为存在两个以上同一种病理或不同种病理的多发性颅内血管畸形,有的甚至同时存在十多个互不相连的海绵状血管瘤。

由于颅内血管畸形的临床和病变的多样化,其分类意见亦不同,目前临床主要采用Russell和Rubinstein分类方法将颅内血管畸形分为四类:①脑动静脉畸形。②海绵状血管瘤。③毛细血管扩张。④脑静脉畸形。这些血管畸形的组成及血管间的脑实质不同。

一、脑动静脉畸形

脑动静脉畸形又称脑血管瘤、血管性错构瘤、脑动静脉瘘等。在畸形的血管团两端有明显的供血输入动脉和回流血的输出静脉。虽然该病为先天性疾病,但大多数患者在若干年后才表现出临床症状,通常50%~68%可发生颅内出血,其自然出血率每年为2%~4%,首次出血的病死率近10%,致残率更高。其发病率报道不一,美国约为0.14%,有学者回顾一般尸检和神经病理尸检资料,发现其发病率为0.35%~1.1%,回顾4069例脑解剖,脑动静脉畸形占4%。与动脉瘤发病率比较,国外的资料显示脑动静脉畸形比脑动脉瘤少见,综合英美两国24个医疗中心收治的脑动静脉畸形和动脉瘤患者的比率是1:6.5。

(一)病因及发病机制

在胚胎早期原始脑血管内膜胚芽逐渐形成管道,构成原始血管网,分化出动脉和静脉且相互交通,若按正常发育,动静脉之间应形成毛细血管网,如若发育异常,这种原始的动静脉的直接交通就遗留下来而其间无毛细血管网相隔,因无正常的毛细管阻力,血液直接由动脉流入静脉,使动脉内压大幅度下降,可由正常体循环平均动脉压的90%降至45%～62%,静脉因压力增大而扩张,动脉因供血增多而变粗,又有侧支血管的形成和扩大,逐渐形成迂曲缠绕、粗细不等的畸形血管团,血管壁薄弱处扩大成囊状。因畸形血管管壁无正常动静脉的完整性而十分薄弱,在病变部位可有反复的小出血,也由于邻近的脑组织可有小的出血性梗死软化,使病变缺乏支持也容易发生出血,血块发生机化和液化,再出血时使血液又流入此腔内,形成更大的囊腔,病变体积逐渐增大;由于病变内的动静脉畸形管壁的缺欠和薄弱,长期经受增大的血流压力而扩大曲张,甚至形成动脉瘤样改变。这些均构成了动静脉畸形破裂出血的因素。

(二)病理

1.分布

位于幕上者约占90%,幕下者约10%,左右半球的发病率相同。幕上的动静脉畸形大多数累及大脑皮质,以顶叶受累为最多,约占30%,其次是颞叶约占22%,额叶约占21%,顶叶约占10%。脑室、基底节等深部结构受累约占10%,胼胝体及其他中线受累者占4%～5%。幕上病变多由大脑中动脉和大脑前动脉供血,幕下者多由小脑上动脉供血或小脑前下动脉或后下动脉供血。

2.大小和形状

脑动静脉畸形的大小悬殊,巨大者直径可达10 cm以上,可累及整个大脑半球,甚至跨越中线;微小者直径在1 cm以下,甚至肉眼难以发现,脑血管造影不能显示。畸形血管团的形状不规则,血管管径粗细不等,有时细小,有时极度扩张、扭曲,甚至走行迂曲呈螺旋状。大多数表现为卵圆形、球形或葡萄状,约有40%的病例表现出典型形状,为圆锥形或楔形。畸形的血管团一般成楔形分布,尖端指向脑室壁。

3.形态学

脑动静脉畸形是一团发育异常的,由动脉、静脉及动脉化的静脉组成的血管团,无毛细血管存在,病变区内存在胶质样变的脑组织是其病理特征之一。镜下见血管壁厚薄不等,偶有平滑肌纤维多无弹力层。血管内常有血栓形成或机化及钙化,并可伴有炎性反应。血管内膜增生肥厚,有的突向管腔内,使之部分堵塞。内弹力层十分薄弱甚至缺失,中层厚薄不一。血管壁上常有动脉硬化样斑块及机化的血凝块,有的血管可扩张成囊状。静脉可有纤维变或玻璃样变而增厚,但动静脉常难以区别。

病变血管破裂可发生蛛网膜下腔出血、脑内或脑室内出血,常形成脑内血肿,偶可形成硬膜下血肿。因多次反复的小出血,病变周围有含铁血黄素沉积使局部脑组织发黄,邻近的甚至较远的脑组织因缺血营养不良可有萎缩,局部脑室可扩大;颅后窝病变可致导水管或第四脑室阻塞产生梗阻性脑积水。

(三)临床分级

脑动静脉畸形差异很大,其大小、部位、深浅及供血动脉和引流静脉均各不相同。为便于选择手术对象、手术方式、估计预后及比较手术治疗的优劣,临床上将动静脉畸形进行分级,常用的分级方法有以下几种。

Spetzler 分级法从三个方面对脑动静脉畸形评分,共分 5 级:①根据畸形团大小评分。②根据畸形团所在部位评分。③根据引流静脉的引流方式评分。将三个方面的评分相加即为相应级别,表 6-3。

表 6-3 Spetzler-Martin 的脑动静脉畸形的分级记分表

AVM 的大小	计分	AVM 部位	计分	引流静脉	计分
小型(最大径<3 cm)	1	非功能区	0	仅浅静脉	0
中型(最大径 3~6 cm)	2	功能区	1	仅深静脉	1
大型(最大径>6 cm)	3				

(四)临床表现

绝大多数脑动静脉畸形患者可表现出头痛、癫痫和出血的症状,也有根据血管畸形所在的部位表现出相应的神经功能障碍者;少数患者因血管畸形较小或是隐性而不表现出任何症状,往往是在颅内出血后被诊断,也有是在查找癫痫原因时被发现。

1. 颅内出血

颅内出血是脑动静脉畸形最常见的症状,约 50%的患者为首发症状,一般多发生在 30 岁以下年龄较轻的患者,高峰年龄较动脉瘤早,为 15~20 岁。为突然发病,多在体力活动或情绪激动时发生,也有在日常活动及睡眠中发生者。表现为剧烈头痛、呕吐,甚至意识不清,有脑膜刺激症状,大脑半球病变常有偏瘫或偏侧感觉障碍、偏盲或失语;颅后窝病变可表现有共济失调、眼球震颤、眼球运动障碍及长传导束受累现象。颅内出血除表现为蛛网膜下腔出血外,可有脑内出血、脑室内出血,少数可形成硬膜下血肿。较大的脑动静脉畸形出血量多时可引起颅压升高导致脑疝而死亡。出血可反复发生,约 50%以上患者出血 2 次,30%出血 3 次,20%出血 4 次以上,最多者可出血十余次,再出血的病死率为 12%~20%。再出血时间的间隔,少数患者在数周或数月,多数在 1 年以上,有者可在十几年以后发生,平均为 4~6 年。有报道 13%的患者在 6 周以内发生再出血。小型、隐匿型、位置深在和向深部引流的脑动静脉畸形极易出血,动静脉畸形越小,其阻力越大,易出血;位于深部的动静脉畸形的供血动脉较短,病灶内的压力大,也易出血。

与颅内动脉瘤比较,脑动静脉畸形出血的特点是出血年龄早、出血程度轻、早期再出血发生率低,出血后发生脑血管痉挛较一般动脉瘤轻,出血危险程度与年龄、畸形血管团大小及部位有关。

2. 癫痫

癫痫也是脑动静脉畸形的常见症状,发生率为 28%~64%,其发生率与脑动静脉畸形的大小、位置及类型有关,位于皮质的大型脑动静脉畸形及呈广泛毛细血管扩张型脑动静脉畸形的发生率高。癫痫常见于 30 岁以上年龄较大的患者,约有半数患者为首发症状,在一部分患者为唯一症状。癫痫也可发生在出血时,以额、顶叶动静脉畸形多见。病程长者抽搐侧的肢体逐渐出现轻瘫并短小细瘦。癫痫的发作形式以部分性发作为主,有时具有 Jackson 型癫痫的特征。动静脉畸形位于前额叶者常发生癫痫大发作,位于中央区及顶叶者表现为局灶性发作或继发性全身大发作,颞叶病灶表现为复杂性、部分性发作,位于外侧裂者常出现精神运动性发作。癫痫发生的原因主要是由于脑动静脉畸形的动静脉短路,畸形血管团周围严重盗血,使脑局部出现淤血性缺血,脑组织缺血乏氧所引起;另外,动静脉短路血流对大脑皮质的冲击造成皮质异常放电,也可发生癫痫;由于出血或含铁血黄素沉着使病变周围神经胶质增生形成致病灶;畸形血管的点燃作用尤其是颞叶可伴有远隔处癫痫病灶。

3.头痛

约60%的患者有长期头痛的病史,16%～40%为首发症状,可表现为偏头痛局灶性头痛和全头痛,头痛的部位与病灶无明显关系,头痛的原因与畸形血管扩张有关。当动静脉畸形破裂时头痛变得剧烈且伴有呕吐。

4.神经功能障碍

约40%的患者可出现进行性神经功能障碍,其中10%者为首发症状。表现的症状由血管畸形部位、血肿压迫、脑血循环障碍及脑萎缩区域而定。主要表现为运动或感觉性障碍,位于额叶者可有偏侧肢体及颜面肌力减弱,优势半球可发生语言障碍;位于颞叶者可有幻视、幻嗅、听觉性失语等;顶枕叶者可有皮质性感觉障碍、失读、失用、偏盲和空间定向障碍等;位于基底结者常见有震颤、不自主运动、肢体笨拙、出血后可发生偏瘫等;位于脑桥及延髓的动静脉畸形可有锥体束征、共济失调、听力减退、吞咽障碍等脑神经麻痹症状,出血严重者可造成四肢瘫、角弓反张、呼吸障碍等。神经功能障碍的原因主要与下列因素有关:①脑盗血(动静脉畸形部位邻近脑区的动脉血流向低压的畸形区,引起局部脑缺血称为脑盗血)引起短暂脑缺血发作,多见于较大的动静脉畸形,往往在活动时发作,其历时短暂,但随着发作次数的增加,持续时间加长,瘫痪程度也加重。②由于脑盗血或血液灌注不充分所致的缺氧性神经细胞死亡,以及伴有的脑水肿或脑萎缩引起的神经功能障碍,见于较大的动静脉畸形,尤其当病变有部分血栓形成时,这种瘫痪持续存在并进行性加重,有时疑为颅内肿瘤。③出血引起的神经功能障碍症状,可因血肿的逐渐吸收而减轻甚至完全恢复正常。

5.颅内杂音

颅内血管吹风样杂音占脑动静脉畸形患者的2.4%～38%,患者感觉自己脑内及头皮上有颤动及杂音,但别人听不到,只有动静脉畸形体积较大且部位较浅时,才能在颅骨上听到收缩期增强的连续性杂音。横窦及乙状窦的动静脉畸形可有颅内血管杂音。主要发生在颈外动脉系统供血的硬脑膜动静脉畸形,压迫同侧颈动脉杂音减弱,压迫对侧颈动脉杂音增强。

6.智力减退

智力减退可呈现进行性智力减退,尤其在巨大型动静脉畸形患者,因严重的脑盗血导致脑的弥散性缺血和脑的发育障碍。也有因频繁的癫痫发作使患者受到癫痫放电及抗癫痫药物的双重抑制造成智力减退。轻度的智力减退在切除动静脉畸形后可逆转,较重者不易恢复。

7.眼球突出

眼球突出位于额叶或颞叶、眶内及海绵窦者可有眼球突出。

8.其他症状

动静脉畸形引流静脉的扩张或其破裂造成的血肿、蛛网膜下腔或脑室内出血,均可阻塞脑脊液循环通路而引起脑水肿,出现颅内压增高的表现。脑干动静脉畸形可引起复视。在婴儿及儿童中,因颅内血循环短路,可有心力衰竭,尤其是病变累及大脑大静脉者,心力衰竭甚至可能是唯一的临床症状。

(五)实验室检查

1.脑脊液

出血前多无明显改变,出血后颅内压大多在1.92～3.84 kPa,脑脊液呈血性。

2.脑电图

多数患者有脑电图异常，发生在病变同侧者占70%～80%，如对侧血流紊乱缺血时，也可表现异常；因盗血现象，有时一侧大脑半球的动静脉畸形可表现出双侧脑电图异常；深部小的血管畸形所致的癫痫用立体脑电图可描记出准确的癫痫灶。脑电图异常主要表现为局限性的不正常活动，包括α节律的减少或消失，波率减慢，波幅降低，有时出现弥散性θ波，与脑萎缩或脑退行性改变的脑电图相似；脑内血肿者可出现局灶性β波；幕下动静脉畸形可表现为不规则的慢波；约一半有癫痫病史的患者表现有癫痫波形。

3.核素扫描

一般用^{99m}Tc或Hg作闪烁扫描连续摄像，90%～95%的幕上动静脉畸形出现阳性结果，可做定位诊断。直径在2mm以下的动静脉畸形不易发现。

(六)影像学检查

1.头颅X线平片

有异常发现者占22%～40%，表现为病灶部位钙化斑、颅骨血管沟变深加宽等，颅底平片有时可见破裂孔或棘孔扩大。颅后窝动静脉畸形致梗阻性脑积水者可显示有颅内压增高的现象。出血后可见松果体钙化移位。

2.脑血管造影

蛛网膜下腔出血或自发性脑内血肿应进行脑血管造影或磁共振血管造影(MRA)，顽固性癫痫及头痛提示有颅内动静脉畸形的可能，也应行脑血管造影或MRA。通过造影可显示畸形血管团的部位、大小及其供血动脉有无动脉瘤和引流静脉数量、方向及有无静脉瘤样扩张，畸形团内有否伴有动静脉瘘及瘘口的大小，对血管畸形的诊断和治疗具有决定性的作用，但仍有约11%的患者因其病变为小型或隐型，或已被血肿破坏或为血栓所闭塞而不能被脑血管造影发现。

一般小的动静脉畸形进行一侧颈动脉造影或一侧椎动脉造影，可显示出其全部供血动脉及引流静脉；大的动静脉畸形应行双侧颈动脉及椎动脉造影，可以了解全部供血动脉、引流静脉和盗血情况，必要时可进行超选择性供血动脉造影以了解其血管结构和硬脑膜动脉供血情况。颞部动静脉畸形常接受大脑中动脉、后动脉及脉络膜前的供血，故该处的动静脉畸形应同时做颈动脉及椎动脉造影。额叶动静脉畸形常为双侧颈内动脉供血；顶叶者多为双侧颈内动脉及椎动脉系统供血，故应行全脑血管造影。实际上为了显示脑动静脉畸形的血流动力学改变，发现多发性病灶或其他共存血管性病变，对脑动静脉畸形患者均应进行全脑血管造影。三维脑血管造影能更清楚地显示动脉与回流静脉的位置，对指导术中夹闭病灶血管十分有利；数字减影血管造影可消除颅骨对脑血管的遮盖，能更清楚地显示出供血动脉与引流静脉及动静脉畸形的细微结构。三维数字减影血管造影能进行水平方向的旋转，具有较好的立体感，有利于周密地设计手术切除方案。该方法尤其适用于椎-基底动脉系统和硬脑膜动静脉畸形的观察，也可用于检查术后的血管分布情况及手术切除的程度。

脑动静脉畸形的脑动脉造影影像是最具特征性的。在动脉期摄片上可见到一团不规则的扭曲的血管团，有一根或数根粗大的供血动脉，引流静脉早期出现于动脉期摄片上，扭曲扩张导入颅内静脉窦。半数以上的动静脉畸形还可显示出深静脉和浅静脉的双向引流。病变远侧的脑动脉不充盈或充盈不良。如不伴有较大的脑内血肿，一般脑动静脉畸形不引起正常脑血管移位。因脑动静脉畸形的动脉血不经过毛细血管网而直接进入静脉系统，故经动脉注射造影剂后立刻就能见到引流静脉。由于大量的动静脉分流，使上矢状窦、直窦或横窦内血流大量淤积而使皮质静脉淤滞,造影剂可向两侧横窦或主要向一侧横窦引流。大的动静脉畸形常有一侧或两侧横窦管径的扩大;脑膜或脑膜脑动静脉畸形,横窦扩大甚至可扩大几倍;脑动静脉畸形的血管管壁薄,在血流的压力下易于扩张,引流静脉扩张最明显,甚至局部可形成静脉瘤,静脉窦也有极度扩大。

在超选择性血管造影见到畸形血管的结构是:①动脉直接输入血管团。②动脉发出分支输入病灶;③与血流有关的动脉扩张形成动脉瘤。④不在动静脉畸形供血动脉上的动脉瘤。⑤动静脉瘘。⑥病灶内的动脉扩张形成动脉瘤。⑦病灶内的静脉扩张形成静脉瘤。⑧引流静脉扩张。

3.CT扫描

虽然不像血管造影能显示病变的全貌,但可同时显示脑组织和脑室的改变,亦可显示血肿的情况,有利于发现较小的病灶和定位诊断。无血肿者CT平扫表现出团状聚集或弥漫分布的蜿蜒状及点状密度增高影,其间为正常脑密度或小囊状低密度灶,增强后轻度密度增高的影像则更清楚;病灶中高密度处通常是局灶性胶质增生、新近的出血、血管内血栓形成或钙化所引起;病灶中的低密度表示小的血肿吸收或脑梗死后所遗留的空腔、含铁血黄素沉积等;病灶周围可有脑沟扩大等局限性脑萎缩的表现,颅后窝可有脑积水现象。有血肿者脑室可受压移位,如出血破入脑室则脑室内呈高密度影像;新鲜血肿可掩盖血管畸形的影像而难以辨认,应注意观察血肿旁的病变影像与血肿的均匀高密度影像不同,有时血肿附近呈现蜿蜒状轻微高密度影,提示可能有动静脉畸形;也有报道血肿边缘呈弧形凹入或尖角形为动静脉畸形血肿的特征。血肿周围表现出程度不同的脑水肿;动静脉畸形引起的蛛网膜下腔出血,血液通常聚集在病灶附近的脑池。如不行手术清除血肿,经1~2个月后血肿自行吸收而形成低密度的囊腔。

4.MRI及MRA

MRI对动静脉畸形的诊断具有绝对的准确性,对畸形的供血动脉、血管团、引流静脉、出血、占位效应、病灶与功能区的关系均能明确显示,即使是隐性脑动静脉畸形往往也能显示出来。主要表现是圆形曲线状、蜂窝状或葡萄状血管流空低信号影,即动静脉畸形中的快速血流在MRI影像中显示为无信号影,而病变的血管团、供血动脉和引流静脉清楚地显示为黑色。

动静脉畸形的高速血流血管在磁共振影像的T_1加权像和T_2加权像上都表现为黑色,回流静脉因血流缓慢在T_1加权像表现为低信号,在T_2加权像表现为高信号;畸形血管内有血栓形成时,T_1和T_2加权像都表现为白色的高信号,有颅内出血时也表现为高信号,随着出血时间的延长T_1加权像上信号逐渐变成等或低信号,T_2加权像上仍为高信号;钙化部位T_1和T_2加权像上看不到或是低信号。磁共振血管造影不用任何血管造影剂便能显示脑的正常和异常血管、出血及缺血等,能通过电子计算机组合出全脑立体化的血管影像,对蛛网膜下腔出血的患者是否进行脑血管造影提供了方便。

5.经颅多普勒超声(TCD)

经颅多普勒超声是运用定向微调脉冲式多普勒探头直接记录颅内一定深度血管内血流的脉波,经微机分析处理后计算出相应血管血流波形及收缩期血流速度、舒张期血流速度、平均血流速度及脉搏指数。通过颞部探测大脑中动脉、颈内动脉末端、大脑前动脉及大脑后动脉;通过枕骨大孔探测椎动脉、基底动脉和小脑后下动脉;通过眼部探测眼动脉及颈内动脉虹吸部。正常人脑动脉血流速度从快到慢的排列顺序是大脑中动脉、大脑前动脉、颈内动脉、基底动脉、大脑后动脉、椎动脉、眼动脉、小脑后下动脉。随着年龄的增长血流速度减慢;脑的一侧半球有病变则两个半球的血流速度有明显差异,血管痉挛时血流速度加快,血管闭塞时血流速度减慢,动静脉畸形时供血动脉的血流速度加快。术中利用多普勒超声帮助确定血流方向和动静脉畸形血管结构类型,区分动静脉畸形的流入和流出血管,深部动静脉畸形的定位,动态监测动静脉畸形输入动脉的阻断效果和其血流动力学变化,有助于避免术中因血流动力学变化所引起的正常灌注压突破综合征等并发症。经颅多普勒超声与CT扫描或磁共振影像结合有助于脑动静脉畸形的诊断。

(七)诊断与鉴别诊断

1.诊断

年轻人有突然自发性颅内出血者多应考虑此病,尤其具有反复发作性头痛和癫痫病史者更应高度怀疑脑动静脉畸形的可能;听到颅内血管杂音而无颈内动脉海绵窦瘘症状者,大多可确定为此病。CT扫描和经颅多普勒超声可提示此病,协助确诊和分类,而选择性全脑血管造影和磁共振成像是明确诊断和研究本病的最可靠依据。

2.应注意与下列疾病相鉴别

(1)海绵状血管瘤:是年轻人反复发生蛛网膜下腔出血的常见原因之一,出血前无任何症状和体征,出血后脑血管造影也无异常影像,CT扫描图像可显示有蜂窝状的不同密度区,其间杂有钙化灶,增强后病变区密度可略有增高,周围组织有轻度水肿,但较少有占位征象,见不到增粗的供血动脉或扩大而早期显影的引流静脉。磁共振影像的典型表现为T_2加权像上病灶呈现网状或斑点状混杂信号或高信号,其周围有一均匀的为含铁血黄素沉积所致的环形低信号区,可与脑动静脉畸形做出鉴别。

(2)血供丰富的胶质瘤:因可并发颅内出血,故须与脑动静脉畸形鉴别。该病为恶性病变,病情发展快、病程短,出血前已有神经功能缺失和颅内压增高的症状;出血后症状迅速加重,即使在出血不明显的情况下,神经功能障碍的症状也很明显,并日趋恶化。脑血管造影中虽可见有动静脉之间的交通与早期出现的静脉,但异常血管染色淡、管径粗细不等,没有增粗的供血动脉,引流静脉也不扩张迂曲,有较明显的占位征象。

(3)转移癌:绒毛膜上皮癌、黑色素瘤等常有蛛网膜下腔出血,脑血管造影中可见有丰富的血管团,有时也可见早期静脉,易与脑动静脉畸形混淆。但血管团常不如动静脉畸形那么成熟,多呈不规则的血窦样,病灶周围水肿明显且常伴有血管移位等占位征象。转移癌患者多数年龄较大,病程进展快。常可在身体其他部位找到原发肿瘤,以作鉴别。

(4)脑膜瘤:有丰富血供的血管母细胞性脑膜瘤的患者,有抽搐、头痛及颅内压增高的症状。脑血管造影可见不正常的血管团,其中夹杂有早期的静脉及动静脉瘘成分,但脑膜瘤占位迹象明显,一般没有增粗的供血动脉及迂曲扩张的引流静脉,供血动脉呈环状包绕于瘤的周围。CT扫描图像可显示明显增强的肿瘤,边界清楚,紧贴于颅骨内面,与硬脑膜黏着,表面颅骨有被侵蚀现象。

(5)血管网状细胞瘤:好发于颅后窝、小脑半球内,其血供丰富易出血,须与颅后窝动静脉畸形鉴别。血管网状细胞瘤多呈囊性,瘤结节较小位于囊壁上。脑血管造影中有时可见扩张的供血动脉和扩大的引流静脉,但较少见动静脉畸形那样明显的血管团。供血动脉多围绕在瘤的周围。CT扫描图像可显示有低密度的囊性病变,增强的肿瘤结节位于囊壁的一侧,可与动静脉畸形区别。但巨大的实质性的血管网状细胞瘤鉴别有时比较困难。血管网状细胞瘤有时可伴有血红细胞增多症及血红蛋白的异常增高,在动静脉畸形中从不见此种情况。

(6)颅内动脉瘤:是引起蛛网膜下腔出血的常见原因,其严重程度大于动静脉畸形的出血,发病年龄较大,从影像学上很容易鉴别。应注意有时动静脉畸形和颅内动脉瘤常并存。

(7)静脉性脑血管畸形:常引起蛛网膜下腔出血或脑室出血,有时有颅内压增高的征象。有时在四叠体部位或第四脑室附近可阻塞导水管或第四脑室而引起阻塞性脑积水。在脑血管造影中没有明显的畸形血管团显示,仅可见一根增粗的静脉带有若干分支,状似伞形样。CT扫描图像可显示能增强的低密度病变,结合脑血管造影可做出鉴别诊断。

(8)Moyamoya病:症状与动静脉畸形类似。脑血管造影的特点是可见颈内动脉和大脑前、中动脉起始部有狭窄或闭塞,大脑前、后动脉有逆流现象,脑底部有异常血管网,有时椎-基底动脉系统也可出现类似现象,没有早期显影的扩大的回流静脉,可与动静脉畸形鉴别。

(八)治疗

脑动静脉畸形的治疗目标是使动静脉畸形完全消失并保留神经功能。治疗方法有显微手术、血管内栓塞、放射治疗,各有其特定的适应证,相互结合可以弥补各自的不足,综合治疗是治疗动静脉畸形的趋势。综合治疗可分为:①栓塞(或放疗)+手术。②栓塞(或手术)+放疗。③栓塞+手术+放疗。不适合手术者可行非手术疗法。

1.手术治疗

(1)脑动静脉畸形全切除术:仍是最合理的根治方法,即杜绝了出血的后患,又除去了脑盗血的根源,应作为首选的治疗方案。适用于1~3级的脑动静脉畸形,对于4级者因切除的危险性太大,不宜采用,3级与4级间的病例应根据具体情况决定。

(2)供血动脉结扎术:适用于3~4级和4级脑动静脉畸形及其他不能手术切除但经常反复出血者。可使供血减少,脑动静脉畸形内的血流减慢,增加自行血栓形成的机会,并减少盗血量。但因这种手术方式没有完全消除动静脉之间的沟通点,所以在防止出血及减少盗血方面的疗效不如手术切除方式,只能作为一种姑息性手术或作为巨大脑动静脉畸形切除术中的前驱性手术时应用。

2.血管内栓塞

由于栓塞材料的完善及介入神经放射学的不断发展,血管内栓塞已成为治疗动静脉畸形的重要手段。对于大型高血流量的脑动静脉畸形;部分深在的重要功能区的脑动静脉畸形;供血动脉伴有动脉瘤;畸形团引流静脉细小屈曲使引流不畅,出血可能性大;高血流量动静脉畸形伴有静脉瘘,且瘘口较多或较大者,均可实施血管内栓塞的治疗。栓塞方法可以单独应用,也可与手术切除及其他方法合用。

3.立体定向放射治疗

立体定向放射治疗是在立体定向手术基础上发展起来的一种新的治疗方法。该方法利用先进的立体定向技术和计算机系统,对颅内靶点使用1次大剂量窄束电离射线,从多方向、多角度精确地聚集于靶点上,引起放射生物学反应而达到治疗疾病的目的。因不用开颅,又称为非侵入性治疗方法。常用的方法有γ-刀、X-刀和直线加速器。立体定向放射治疗的适用于:①年老体弱合并有心、肝、肺、肾等其他脏器疾病,凝血机制障碍,不能耐受全麻开颅手术。②动静脉畸形直径<3 cm。③病变位于丘脑、基底节、边缘系统和脑干等重要功能区不宜手术,或位于脑深部难以手术的小型动静脉畸形。④仅有癫痫、头痛或无症状的动静脉畸形。⑤手术切除后残留的小部分畸形血管。⑥栓塞治疗失败或栓塞后的残余部分。

4.综合治疗

(1)血管内栓塞治疗后的显微手术治疗(栓塞+手术)。手术前进行血管内栓塞有如下优点:①可使畸形团范围缩小,血流减少,盗血程度减轻,术中出血少,易分离,利于手术切除。②可消除动静脉畸形深部供血动脉和在手术中较难控制的深穿支动脉,使一部分认为难以手术的病例能进行手术治疗。③对并发畸形团内动脉瘤反复出血者,能闭塞动脉瘤,防止再出血。④对大型动静脉畸形伴有顽固性癫痫或进行性神经功能障碍者有较好的控制作用。⑤术前分次栓塞可预防术中及术后发生正常灌注压突破(NPPB)。采用术前栓塞可明显提高治愈率,降低致残率和病死率。一般认为栓塞后最佳手术时机是最后1次栓塞后1~2周,也有报道对大型动静脉畸形采用分次栓塞并且在最后一次栓塞的同时开始手术。

(2)放射治疗后的显微手术治疗(放疗+手术)。术前进行放疗的优点:①放疗后可形成血栓,体积缩小,使残余动静脉畸形易于切除。②放疗后动静脉畸形血管减少,术中出血少,易于操作,改善手术预后;③放疗后可把大型复杂的动静脉畸形转化成较简单的动静脉畸形,易于手术,提高成功率。④放疗可闭塞难以栓塞的小血管,留下大的动静脉瘘可采用手术和/或栓塞治疗。

(3)血管内治疗后的放射治疗(栓塞+放疗)。放疗前栓塞的优点:①使动静脉畸形范围缩小,从而减少放射剂量,减轻放疗的边缘效应且不增加出血的危险。②可闭塞并发的动脉瘤,减少了放疗观察期间和动静脉畸形血栓形成期间再出血的概率。③可闭塞对放疗不敏感的动静脉畸形伴发的大动静脉瘘。

(4)显微手术后的放射治疗(手术+放疗)。对大型复杂的动静脉畸形可先行手术切除位于浅表的动静脉畸形,然后再对深部、功能区的动静脉畸形进行放疗,可提高其治愈率,并可防止一次性切除巨大动静脉畸形发生的正常灌注压突破。

(5)栓塞+手术+放疗的联合治疗。对依靠栓塞和/或手术不能治愈的动静脉畸形可用联合治疗的方法。

5.自然发展

如对动静脉畸形不给予治疗,其发展趋势有以下几种。

(1)自行消失或缩小:该情况极为罕见,多因自发血栓形成使动静脉畸形逐渐缩小。主要见于年龄大、病灶小、单支或少数动脉供血的动静脉畸形,但无法预测哪一个病例能有此归宿,故仍须施行适合的治疗方法。

(2)保持相对稳定:动静脉畸形在一段时间内不增大也不缩小,临床上也无症状,但在若干年后仍破裂出血。

(3)不再显影:第一次出血恢复后不再发生出血,脑血管造影也不显影。主要由于动静脉畸形小,出血引起局部组织坏死使动静脉畸形本身破坏,或是颅内血肿压迫使畸形区血流减少,导致广泛性血栓形成而致。

(4)增大并反复破裂出血:这是最常见的一种结局。随着脑盗血量的不断增多,动静脉畸形逐渐增大并反复出血,增加致残率和病死率。一般认为30岁以下年轻患者的动静脉畸形易于增大,故应手术切除,一方面可预防动静脉畸形破裂,另一方面可预防其进行性增大所导致的神经功能损害,更重要的是不会失去手术治疗的机会,因为病灶增大使那些原本能手术切除的动静脉畸形变得不能切除了。

二、硬脑膜动静脉畸形

硬脑膜动静脉畸形是指单纯硬脑膜血管,包括供血动脉、畸形团和引流静脉异常,多与硬脑膜动静脉瘘同时存在,常侵犯侧窦(横窦及乙状窦)和海绵窦,也有位于直窦区者。约占颅内动静脉畸形的12%。硬脑膜动静脉畸形可分为两种,即静脉窦内动静脉畸形和静脉窦外动静脉畸形,以第一种多见。

(一)病因及发病机制

可能与以下因素有关:①体内雌激素水平改变。致使血管弹性降低,脆性增加,扩张迂曲,由于血流的冲击而容易形成畸形血管团,所以女性发病率高。②静脉窦炎及血栓形成。正常情况下脑膜动脉终止于窦壁附近,发出许多极细的分支营养窦壁硬膜并与静脉有极为丰富的网状交通,当发生静脉窦炎和形成血栓时,静脉回流受阻,窦内压力增高,可促使网状交通开放而形成硬脑膜动静脉畸形。③外伤、创伤、感染。颅脑外伤、开颅手术创伤、颅内感染等,可致静脉窦内血栓形成,发展成硬脑膜动静脉畸形或是损伤静脉窦附近的动脉及静脉,造成动静脉瘘。④先天性因素。血管肌纤维发育不良,血管弹性低易扩张屈曲形成畸形团。有学者报道,在妊娠5~7周时子宫内环境出现损害性改变,可致结缔组织退变造成起源血管异常而发生硬脑膜动静脉畸形。

(二)临床表现

1.搏动性耳鸣及颅内血管杂音

血管杂音与脉搏同步,呈轰鸣声。病灶接近岩骨时搏动性耳鸣最常见,与乙状窦和横窦有关的颅后窝硬脑膜动静脉畸形的患者约70%有耳鸣,与海绵窦有关的硬脑膜动静脉畸形中,耳鸣约占42%。有耳鸣的患者中约40%可听到杂音,瘘口小,血流量大者杂音大。

2.颅内出血

颅内出血占43%~74%,多由粗大迂曲壁薄的引流静脉破裂所致,尤其是扩张的软脑膜静脉。颅前窝及小脑幕的动静脉畸形常引流到硬脑膜下的静脉,易发生出血,可形成蛛网膜下腔出血、硬脑膜下出血、脑内血肿。

3.头痛

多为钝痛或偏头痛,也有持续性剧烈的搏动性头痛者,在活动、体位变化或血压升高时加重。海绵窦后下方区的硬脑膜动静脉畸形尚可引起三叉神经痛。其原因主要有:①静脉回流受阻、静脉窦压力增高、脑脊液循环不畅使颅内压增高。②扩张的硬脑膜动静脉对硬脑膜的刺激。③小量硬脑膜下或蛛网膜下出血刺激脑膜。④病变压迫三叉神经半月节。⑤向皮质静脉引流时脑血管被牵拉。

4.颅内压增高

其原因有:①动静脉短路使静脉窦压力增高,脑脊液吸收障碍和脑脊液压力增高。②反复少量的出血造成脑膜激发性反应。③静脉窦血栓形成造成静脉窦内压力增高。④曲张的静脉压迫脑脊液循环通路,约4%的患者有梗阻性脑积水,有3%者有视盘水肿和继发性视神经萎缩。

5.神经功能障碍

受累的脑组织部位不同其表现各异,主要有言语、运动、感觉、精神和视野障碍,有癫痫、眩晕、共济失调、抽搐、半侧面肌痉挛、小脑或脑干等症状。

6.脊髓功能障碍

发生率低,约6%。颅后窝,尤其是天幕和枕大孔区的病变可引流入脊髓的髓周静脉网,引起椎管内静脉压升高,产生进行性脊髓缺血病变。

(三)影像学检查

1.头颅X线平片

有的患者可见颅骨上血管压迹增宽,脑膜中动脉的增宽占29%。颅底位可见棘孔增大,有时病变表面的颅骨可以增生。

2.脑血管造影

表现为脑膜动脉与静脉窦之间异常的动静脉短路。供血动脉常呈扩张,使在正常情况下不显影的动脉,如天幕动脉等也能显示。病变位于颅前窝,其供血动脉为硬脑膜动脉及眼动脉之分支筛前动脉;病变位于颅中窝海绵窦附近,供血动脉可来自脑膜中动脉、咽升动脉、颞浅动脉、脑膜垂体干前支,静脉引流至海绵窦;病变位于横窦或乙状窦附近,供血动脉可来自脑膜垂体干,椎动脉硬脑膜分支、枕动脉、脑膜中动脉及咽升动脉,静脉引流至横窦或乙状窦。引流静脉有不同程度的扩张,严重者呈静脉曲张和动脉瘤样改变,一般引流静脉顺流入邻近的静脉窦,当静脉窦内压力增高后,可见逆行性软脑膜静脉引流,有时不经静脉窦直接引流,直接引流入软脑膜静脉,个别者可进入髓周的静脉网。引流静脉或静脉窦常在动脉期显影,但较正常的循环时间长。常伴有静脉窦血栓形成。对有进行性脊髓病变的患者,如脊髓磁共振影像和椎管造影见髓周静脉扩张,而脊髓血管造影阴性,应进行脑血管造影以排除有颅内动静脉畸形引起的髓周静脉所致。硬脑膜动静脉畸形者脑血管造影的表现,有3个特点:①软脑膜静脉逆行引流。②引流静脉呈动脉瘤样扩张。③向Galen静脉引流时,明显增粗迂曲。

3.CT扫描

CT扫描可见白质中异常的低密度影是静脉压增高引起的脑水肿;有交通性或阻塞性脑积水;出血者可见蛛网膜下腔出血、脑内或硬脑膜下血肿;静脉窦扩张。增强后CT可见扩张的引流静脉所致的斑片或蠕虫样血管影;有时可见动脉瘤样扩张;脑膜异常增强。三维CT血管造影可显示异常增粗的供血动脉和扩张的引流静脉及静脉窦,但对瘘口和细小的供血动脉不能显示。

4.磁共振影像

可显示脑水肿、脑缺血、颅内出血、脑积水等改变,可显示CT不能显示的静脉窦血栓形成、闭塞、血流增加等。

(四)诊断

选择性脑血管造影是目前确诊和研究该病的唯一可靠手段。选择性颈内动脉和椎动脉造影,可以除外脑动静脉畸形,并确认动脉的脑膜支参与供血的情况;颈外动脉超选择造影可显示脑膜的供血动脉及畸形团的情况,以寻找最佳治疗方法和手术途径;可了解引流静脉及其方向、畸形团大小、有无动静脉瘘和脑循环紊乱情况等。常见部位硬脑膜动静脉畸形有如下几种。

1.横窦-乙状窦区硬脑膜动静脉畸形

以耳鸣、颅内杂音和头痛最为常见,其次是颅内出血和神经功能障碍,如视力障碍、运动障碍、癫痫、眩晕、脑积水等。其供血动脉主要是来自枕动脉脑膜支、脑膜中动脉后颞枕支、咽升动脉的神经脑膜支和耳后动脉,其次是颈内动脉的天幕动脉和椎动脉的脑膜后动脉,偶尔锁骨下动脉的颈部分支也参与供血。静脉引流是经过硬膜窦或软脑膜血管,大多数患者伴有静脉窦血栓。

2.海绵状区硬脑膜动静脉畸形

以眼部症状、耳鸣和血管杂音最为常见。可有眼压升高、复视、眼肌麻痹、视力减低、突眼、视盘水肿和视网膜剥离。有时引流静脉经冠状静脉或海绵间窦进入对侧海绵窦,可使对侧眼上静脉扩张,表现为双眼结膜充血,如患侧眼上静脉有血栓形成,可使患侧眼球正常而对侧眼球充血。其供血主要来自颈外动脉,包括颈内动脉的圆孔动脉、脑膜中动脉及咽升动脉神经脑膜干的斜坡分支,也可来自颈内动脉的脑膜垂体干和下外侧干。静脉引流入海绵窦,软脑膜静脉引流较少见,约占10%。

3.颅前窝底硬脑膜动静脉畸形

颅前窝底硬脑膜动静脉畸形很少见。临床症状以颅内出血最常见,常形成额叶内侧脑内血肿,尚有眼部症状,由于眼静脉回流障碍变粗,出现突眼、球结膜充血、眼压增高、视野缺损和眼球活动障碍;如果病灶破坏嗅沟骨质,破裂后进入鼻腔,可有癫痫和鼻出血的症状;亦常见耳鸣和血管杂音。其供血动脉主要是筛前、后动脉及其分支,其次是脑膜中动脉、颞浅动脉和颌内动脉等。

4.小脑幕缘区硬脑膜动静脉畸形

常见的症状是颅内出血、脑干和小脑症状及阻塞性脑积水,有的患者因髓周静脉压力高而产生脊髓症状,少见耳鸣和颅内杂音。其供血动脉主要是脑膜垂体干的分支天幕动脉、颈外动脉的脑膜中动脉和枕动脉;此外还有大脑后动脉天幕支、小脑上动脉天幕支、脑膜后动脉、咽升动脉、脑膜副动脉、颈外动脉下外侧干也参与供血。引流静脉多为软脑膜静脉,也可经 Galen 静脉、脑桥静脉和基底静脉引流,部分可引流入髓周静脉网。约 57% 的软脑膜静脉发生瘤样扩张。

5.上矢状窦和大脑凸面区硬脑膜动静脉畸形

上矢状窦和大脑凸面区硬脑膜动静脉畸形很少见,常见症状是头痛,其次是颅内出血,也可有失明、失语、癫痫、杂音、偏瘫等症状。主要供血动脉是脑膜中动脉、枕动脉和颞浅动脉的骨穿支,眼动脉和椎动脉的脑膜支。经软脑膜静脉引流进入上矢状窦,引流静脉大多有曲张。

(五)治疗

硬脑膜动静脉畸形的治疗原则是永久、完全地闭塞动静脉瘘口,目前尚无理想的方法处理所有的病变。常用的治疗方法有保守治疗、颈动脉压迫、血管内治疗、手术切除、放射治疗及联合治疗。

1.保守观察或颈动脉压迫法

病变早期再出血率较低、症状轻、畸形团较小者,可行保守治疗,轻者可自愈。也可应用颈动脉压迫法,以促进血栓形成。压迫方法是用手或简单的器械压迫患侧颈总动脉,30 分钟/次,3 周可见效。压迫期间注意观察有无脑缺血引起的偏瘫及意识障碍。

2.血管内治疗

血管内栓塞已成为主要的治疗途径,除颅前窝底区病变外,所有部位的硬脑膜动静脉畸形都可应用血管内栓塞方法治疗。栓塞途径有经动脉栓塞、经静脉栓塞和联合动静脉栓塞。经动脉栓塞适用于以颈外动脉供血为主,供血动脉与颈内动脉、椎动脉之间无危险吻合,或虽有危险吻合,但用超选择性插管可避开;颈内动脉或椎动脉的脑膜支供血,应用超选择性插管可避开正常脑组织的供血动脉,也可经动脉栓塞。经静脉栓塞的适应证是对窦壁附近硬脑膜动静脉畸形伴有多发动静脉瘘,动脉内治疗无效者;静脉窦阻塞且不参与正常脑组织引流者。

3.手术切除

手术切除适用于有颅内血肿者;病变伴有软脑膜静脉引流或已形成动脉瘤样扩张,有破裂可能者;有颈内动脉和椎动脉颅内分支供血者;硬脑膜动静脉瘘和脑动脉畸形共存者。开颅翻开骨瓣时要十分小心,因在头皮、颅骨及硬脑膜间有广泛异常的血管,或是硬脑膜上充满了动脉化的静脉血管,撕破后可引起大出血。常用的手术方法有:①引流静脉切除术,适用于病变不能完全切除或病变对侧伴有主要引流静脉狭窄时。②畸形病变切除术,适用于颅前窝底、天幕等部位的硬脑膜动静脉畸形。③静脉窦切除术,适用于横窦-乙状窦区术,且静脉窦已闭塞者。④静脉窦孤立术。⑤静脉窦骨架术等。

4.放射治疗

常规放疗及立体定向放射治疗仅作为栓塞或手术后的辅助治疗,或用于手术或栓塞有禁忌或风险较大者;畸形团较小也可用放射治疗,放疗可引起血管团内皮细胞坏死、脱落、增生等炎症反应,使管壁增厚闭塞。

5.联合治疗

硬脑膜动静脉畸形的供血常很复杂,有时单一的治疗方法很难达到目的,可采用联合治疗方法,如栓塞+手术、栓塞+放疗、手术+放疗等。

6.其他方法

其他方法包括颈外动脉注入雌激素使血管闭塞及受累静脉窦的电血栓形成。

三、海绵状血管瘤

海绵状血管瘤是由众多结构异常的薄壁血管窦聚集构成的团状病灶,也称海绵状血管畸形。可发生在中枢神经系统任何部位,但以大脑半球为最多见,72%~78%位于幕上,其中75%以上在大脑半球表面;20%左右位于幕下,7%~23%位于基底结、中脑及丘脑等深部结构;位于脑室系统者占3.5%~14%;也有位于脊髓的报道。在医学影像学应用之前,对该病的认识是在出现并发症而手术或尸检时发现。其发病率较低,可见于任何年龄,文献中报道,最小者是4个月,最大者是84岁,以20~40岁多见,无明显性别差异。海绵状血管瘤多数为多发,基因学和临床研究提示该病有家族史,并且家族性患者更易出现多发病灶,也可与其他类型的脑血管畸形同时存在。

(一)病理

海绵状血管瘤外观呈紫红色,为圆形或分叶状血管团,剖面呈海绵状或蜂窝状,血管壁无平滑肌或弹力组织,由单层内皮细胞组成,多数有包膜。病灶内可含有新旧出血、血栓、钙化或胶原间质,不含脑组织,有时病灶周边可呈分叶状突入邻近脑组织内,病灶周围脑实质常有含铁血黄素沉积、巨噬细胞浸润和胶质增生;少数可能有小的低血流供血动脉和引流静脉。病灶大小0.3~4.0 cm,也有报道其直径大于10 cm者。病灶大小可在很长时间内无变化,但也有报道病灶随时间而增大,并可能与病灶出血、血栓、钙化和囊肿有关。

(二)临床表现

1.癫痫

癫痫是病灶位于幕上患者最常见的症状,发生率约为62%。病灶位于颞叶、伴钙化或严重含铁血黄素沉积者癫痫发生率较高。有报道估计,单发海绵状血管瘤的癫痫发生率为1.51%,多发者为2.48%。各种癫痫类型都可出现。癫痫的发病原因多认为是由于病灶出血、栓塞和红细胞溶解,造成周围脑实质内含铁血黄素沉积和胶质增生,对正常脑组织产生机械或化学刺激而形成癫痫灶所致。

2.出血

几乎所有的海绵状血管瘤病灶均伴亚临床微出血,有明显临床症状的出血相对较少,为8%~37%。幕下病灶、女性尤其孕妇、儿童和既往有出血史者有相对高的出血率。首次明显出血后再出血的概率明显增加,每人年出血率为4.5%,无出血者每人年出血率仅为0.6%,总的来看,每人年出血率为0.7%~1.1%。出血可局限在病灶内,但一般多在海绵状血管瘤周围脑实质内,少数可破入蛛网膜下腔或脑室内,可有头痛、昏迷或偏瘫。与脑动静脉畸形比较,海绵状血管瘤的出血多不严重,很少危及生命。

3.局灶性神经症状

局灶性神经症状常表现为急性或进行性神经缺失症状,占16%～45.6%。位于颅中窝的病灶,向前可侵犯颅前窝,向后侵犯岩骨及颅后窝,向内可侵犯海绵窦、下丘脑、垂体和视神经,表现有头痛、动眼神经麻痹、展神经麻痹、三叉神经麻痹、视力减退和眼球突出等前组脑神经损伤的症状。患者可有肥胖、闭经、泌乳或多饮多尿等下丘脑和垂体损害的症状。

4.头痛

头痛不多见,主要因出血引起。

5.无临床症状

无任何临床症状或仅有轻度头痛,据近年的磁共振扫描统计,无症状的海绵状血管瘤占总数的11%～14%,部分无症状者可发展为有症状的病变,Robinson等报道40%的无症状患者在半年至2年后发展为有症状的海绵状血管瘤。

(三)影像学检查

1.颅骨X线平片检查

颅骨X线平片检查表现为病灶附近骨质破坏,无骨质增生现象。可有颅中窝底骨质吸收、蝶鞍扩大、岩骨尖骨质吸收及内听道扩大等;也有高颅压征象;部分病灶有钙化点,常见于脑内病灶。

2.脑血管造影

由于海绵状血管瘤的组织病理特点,血管造影很难发现该病,可能与病灶内供血动脉细小血流速度慢、血管腔内血栓形成及病灶内血管床太大、血流缓慢使造影剂被稀释有关。多表现为无特征的血管病变,动脉相很少能见到供血动脉和病理血管;静脉相或窦相可见病灶部分染色。如果缓慢注射造影剂使动脉内造影剂停留的时间延长,可增强病变血管的染色而发现海绵状血管瘤。颅中窝底硬脑膜外的海绵状血管瘤常有明显的染色,很像是一个脑膜瘤,但从影像学特点分析,脑膜瘤在脑血管造影动脉期可早染色及可见供血动脉,有硬脑膜血管和头皮血管增多、扩张。

3.CT扫描

脑外病灶平扫时表现为边界清楚的圆形或椭圆形等密度或高密度影,也可呈混杂密度影。有轻度增强效应,有时可见环状强化,周围无水肿。脑内病变多显示为边界清楚的不均匀高密度影,常有钙化斑注射对比剂后有轻度增强或不增强。如病灶较小或等密度可漏诊。在诊断海绵状血管瘤上CT扫描的敏感性和特异性低,不如磁共振成像。

4.MRI

MRI检查具有较高的敏感性和特异性,是目前确诊和评估海绵状血管瘤的最佳检查方法。典型的表现是在T_2加权像上有不均一高强度信号病灶,周围伴有低密度信号环,应用顺磁性造影剂后,病灶中央部分有强化效应,病灶周围无明显水肿,也无大的供血或引流血管。当伴有急性或亚急性出血时,显示出均匀高信号影。如有反复多次出血,则病灶周围的低信号环随时间而逐渐增宽。应该注意的是有时海绵状血管瘤与脑动静脉畸形在鉴别诊断上很困难,一些磁共振影像上表现得非常典型的海绵状血管瘤病灶,实际上是栓塞的脑动静脉畸形或是具有海绵状血管瘤与脑动静脉畸形混合性病理特征的脑血管畸形。Zimmerman等指出,海绵状血管瘤的出血一般不进入脑室或蛛网膜下腔,而隐匿性或小的脑动静脉畸形的出血常进入脑脊液循环系统。因为真正的脑动静脉畸形无包膜,出血常向阻力最小的方向突破而进入脑脊液,海绵状血管瘤出血常进入病灶中的血管窦腔内而不进入周围的脑组织或脑室系统,仔细观察出血的情况有助于诊断。

(四)治疗

1.保守治疗

保守治疗适用于偶然发现的无症状的患者;有出血但出血量较少不引起严重神经功能障碍者;仅发生过1次出血,且病灶位于深部或重要功能区,手术风险大者;以癫痫发作为主,用药能控制者;不能确定多发灶中是哪个病灶引起症状者及年龄大体质弱者。在保守期间应注意症状及病灶的变化情况。

2.手术切除

手术指征是有明显出血;有显著性局灶性神经功能缺失症状;药物不能控制的顽固性癫痫;单发的无症状的年轻患者,或是准备妊娠的青年女性,其病灶位置表浅或是在非重要功能区者。

3.放射治疗

应用γ-刀或X-刀治疗,可使病灶缩小和减少血供,但易出现放射性脑损伤的并发症。目前仅限于手术难于切除的或位于重要功能区的有明显症状者,并应适当减少周边剂量以防止放射性脑损伤。

四、脑静脉畸形

脑静脉畸形又称为脑静脉性血管瘤或发育性静脉异常。认为在胚胎发育时的意外导致脑引流静脉阻塞,侧支静脉代偿增生,或为脑实质内的小静脉发育异常所致。可发生在静脉系统的任何部位,约70%位于幕上,多见于额叶,其次是顶叶和枕叶,小脑病灶占27%,基底结和丘脑占11%。好发年龄在30~40岁,男性略多于女性。

(一)病理

脑静脉畸形常合并脑动静脉畸形、海绵状血管瘤、面部血管瘤等。大体见病变主要位于白质,由许多异常扩张的髓样静脉和1条或多条扩张的引流静脉两部分组成,髓样静脉起自脑室周围区,贯通脑白质,在脑内有吻合;中央引流静脉向大脑表面浅静脉系统或室管膜下深静脉系统引流;幕下病灶多直接引流到硬膜窦。镜下见畸形血管完全由静脉成分构成,少有平滑肌和弹力组织,管壁也可发生透明样变而增厚;静脉管径不规则,常有动脉瘤样扩张。扩张的血管间散布有正常脑组织,这是该病的特点,不同于脑动静脉畸形和海绵状血管瘤,脑动静脉畸形的血管间为胶质化的脑组织,海绵状血管瘤的血管间无脑组织。

(二)临床表现

大多数患者很少有临床症状,症状的发生主要依病灶的部位而定,主要临床症状如下。

1.癫痫

癫痫是最常见的症状,幕上病灶发生最多,主要表现为癫痫大发作。

2.局限性神经功能障碍

可有轻度偏瘫,可伴有感觉障碍。

3.头痛

以幕上病灶最常见。

4.颅内出血

发生率为16%~29%,蛛网膜下腔出血多于脑内血肿,幕下病变的出血率比幕上病变的出血率高,尤其小脑最多,并且易发生再出血。

(三)影像学检查

1.脑血管造影

病灶在动脉期无表现,只在静脉期或毛细血管晚期显影,表现为数条细小扩张的髓静脉呈放射状汇聚成1条或多条扩张的引流静脉,引流静脉再经皮质静脉进入静脉窦,或向深部进入室管膜下系统。这种表现分别被描述为"水母头""伞状""放射状"或"星状"改变。动脉期和脑血流循环时间正常。如果不发生颅内血肿,不会引起血管移位。

2.CT扫描

平扫的阳性率较低,最常见的影像是扩张的髓静脉呈现的高密度影。增强扫描后阳性率明显提高,引流静脉呈现为粗线状的增强影指向皮质和脑深部,其周无水肿和团块占位,有时可表现为圆点状病灶。CT扫描的特异性不高,诊断意义较小,但可于定位及筛选检查,对早期出血的诊断较磁共振优越。

3.磁共振成像

表现类似CT扫描,但更清晰。在T_1加权像上病灶呈低信号,在T_2加权像上多为高信号,少数为低信号。

(四)治疗

大多数脑静脉畸形患者无临床症状,出血危险小,自然预后良好。对有癫痫和头痛者可对症治疗,如有反复出血或较大血肿者,或难治性癫痫者应考虑手术治疗。该病对放射治疗反应不佳,经治疗后病灶的消失率低且可引起放射性脑损伤。

五、毛细血管扩张

毛细血管扩张症又名毛细血管瘤或毛细血管畸形,是一种临床上罕见的小型脑血管畸形,是由于毛细血管发育异常所引致。该病大多在尸检时被发现,其发现率为0.04%~0.15%,无性别差异。

(一)病理

发病部位以脑桥基底部最常见,发生在小脑者多见于齿状核和小脑中脚处,其次是大脑半球皮质下或白质深部,亦可见于基底节。病灶表现为红色边界清楚的小斑块,无明显供血动脉。镜下见血管团是许多细小扩张的薄壁毛细血管,管腔面覆盖单层上皮,管壁无平滑肌和弹力纤维。管腔径大小不等,扩张的血管间有正常脑组织,是与海绵状血管瘤的根本区别。其邻近组织少有胶质增生,无含铁血黄素和钙沉积。

(二)临床表现

一般无临床症状,只有在合并其他脑血管病,如出血或癫痫时进行检查而被发现。多数表现是慢性少量出血,很少见大出血,但因其好发部位在脑桥,可产生严重症状,乃至死亡。

(三)影像学检查

脑血管造影、CT扫描可无异常表现,磁共振成像上有学者报道表现为低信号,但也有的学者认为在不增强的磁共振成像上也无异常表现。目前看该病在影像学检查方面尚无特异性表现。

(四)治疗

一般无须治疗,若有出血或癫痫可视病情决定对症或手术治疗。

(马伟元)

第十二节 脑动脉硬化症

脑动脉硬化症是指在全身动脉硬化的基础上,脑部血管的弥漫性硬化、管腔狭窄及小动脉闭塞,供应脑实质的血流减少,神经细胞变性而引起的一系列神经与精神症状。本病发病年龄大多在50岁以上。脑动脉硬化的好发部位多位于颈动脉分叉水平,而颈总动脉的起始部很少发生。

一、病因及发病机制

该病病因尚未完全明了,大多数学者认为与下列因素有关。

(一)脂质代谢障碍和内膜损伤

脂质代谢障碍和内膜损伤是导致动脉粥样硬化最早和最主要的原因。早期病变发生于内膜,大量中性脂肪、胆固醇由血浆中移出而沉积于血管壁的内膜上形成粥样硬化斑块。

(二)血流动力学因素的作用

脂质进入和移出内膜的速度经常处于动态的平衡。但在动脉分叉处、弯曲处、动脉成角、转向处或内膜表面不规则时,可影响血液的流层,使血液汹涌而形成旋涡流、湍流,由于高切应力和湍流的机械性损伤,致使内膜进一步损伤。血浆中的脂质向损伤的内膜移动占优势,致使高浓度的乳糜微粒及脂蛋白多聚在这一区域,加速动脉粥样硬化的发生及发展。

(三)血小板聚集作用

近年来应用扫描电子显微镜的研究发现,血小板易在动脉分叉处聚集,血小板与内皮细胞的相互作用而使内膜发生损伤,血小板在内皮细胞损伤处容易黏附,继而聚集,其结果是血小板血栓形成。

(四)高密度脂蛋白与动脉粥样硬化

高密度脂蛋白(HDL)与乳糜微粒(CM)及极低密度脂蛋白(VLDL)的代谢途径有密切关系。现已发现动脉粥样硬化患者血清高密度脂蛋白降低,故认为高密度脂蛋白降低可导致动脉粥样硬化。

(五)高血压与动脉粥样硬化

高血压是动脉粥样硬化的重要因素,患有高血压时,由于血流冲击,使动脉壁承受很强的机械压力,可促进动脉粥样硬化的发生和发展。

二、病理生理

动脉硬化早期,在动脉的内膜上出现数毫米大小的黄色脂点或出现数厘米长的黄色脂肪条。病变进一步发展则形成纤维斑块,斑块表面可破溃形成溃疡出血,亦可形成附壁血栓,可使动脉管腔变细甚至闭塞。

三、临床表现

(一)早期

脑动脉粥样硬化发展缓慢,呈进行性加重,早期表现类似神经衰弱,患者有头痛、头胀、头部压紧感,还可有耳鸣、眼花、心悸、失眠、记忆力减退、烦躁及易疲倦等症状,头晕、头昏、嗜睡及精神状态的改变。逐渐出现对各种刺激的感觉过敏,情绪易波动,有时激动、焦虑、紧张、恐惧、多疑,有时又出现对周围事物无兴趣、淡漠及颓丧、伤感,对任何事情感到无能为力、不果断。并常伴有自主神经功能障碍,如手足发冷、局部出汗,皮肤划纹征阳性。脑动脉粥样硬化时可引起脑出血,临床上可发生眩晕、昏厥等症状,并可有短暂性脑缺血发作。

(二)进展期

随着病情的进展,患者可出现许多严重的神经精神症状及体征,其临床表现有以下几类。

(1)动脉硬化性帕金森病:患者面部缺乏表情,发音低而急促,直立时身体向前弯,四肢强直而肘关节略屈曲,手指震颤而呈搓丸样,步伐小而身体向前冲,称为"慌张步态"。其他症状尚有出汗多,皮脂溢出多,言语障碍、流口水多、吞咽费力等。少数患者晚期可出现痴呆。

(2)脑动脉硬化痴呆:患者缓慢起病,呈阶梯性智能减退,早期患者可出现神经衰弱综合征,逐渐出现近记忆力明显减退,而人格、远记忆力、判断、计算力尚能在一段时间内保持完整。患者情绪不稳,易激惹、喜怒无常、夜间可出现谵妄或失眠,有时出现强哭、强笑或情绪淡漠,最后发展为痴呆。

(3)假性延髓性麻痹:其临床特征为构音障碍、吞咽困难,饮水呛咳,面无表情,轻度情绪刺激表现为反应过敏及不能控制的强哭、强笑或哭笑相似而不易分,这种情感障碍系病变侵犯皮质丘脑阻塞所致。

(4)脑神经损害:脑动脉硬化后僵硬的动脉可压迫脑底部的脑神经而使其功能发生障碍,如双鼻侧偏盲、三叉神经痛性抽搐、双侧展或面神经瘫痪,或引起一侧面肌痉挛等症状。

(5)脑动脉硬化:神经系统所出现的体征临床上可出现一些原始反射,如强握反射、口舌动作等。同时可伴有皮质高级功能的障碍,如语言障碍、吐词困难,对词的短暂记忆丧失,命名不能、失用,亦出现体像障碍、皮质感觉障碍,锥体束损害及脑干、脊髓损害的症状。另外,还可出现括约肌功能障碍,如尿潴留或失禁,大便失禁等。脑动脉硬化症还可引起癫痫发作,其发作形式可为杰克森(Jackson)发作、钩回发作或全身性大发作。

四、辅助检查

(一)血生化测定

患者血胆固醇增高,低密度脂蛋白增高,高密度脂蛋白降低,血三酰甘油增高,血β-脂蛋白增高,90%以上的患者表现为Ⅱ或Ⅳ型高脂血症。

(二)数字减影

动脉造影可显示脑动脉粥样硬化所造成的动脉管腔狭窄或动脉瘤病变。脑动脉造影显示动脉异常弯曲和伸长。动脉内膜存在有动脉粥样硬化斑,使动脉管腔变的不规则,呈锯齿状,最常见于颈内动脉虹吸部,亦可见于大脑中、前、后动脉。

(三)经颅多普勒检查

根据所测颅内血管的血流速度、峰值、频宽、流向,判断出血管有无狭窄和闭塞。

(四)CT 扫描及 MRI 检查

CT 及 MRI 可显示脑萎缩及多发性腔隙性梗死(图 6-12、图 6-13)。

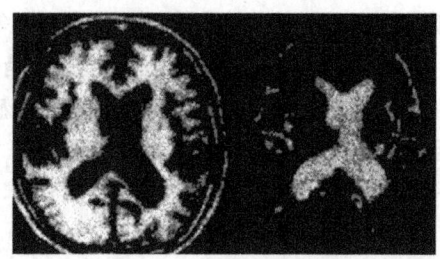

图 6-12 弥漫性脑萎缩 T_1 及 T_2 加权像,脑室系统扩大脑沟池增宽,左侧明显

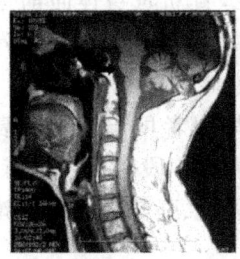 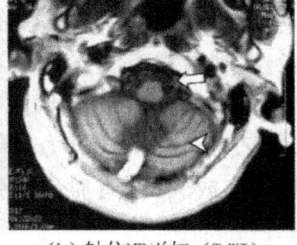 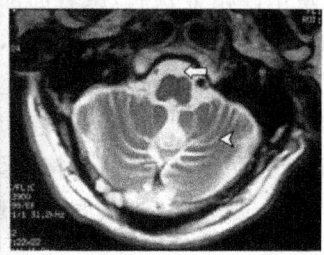

(a)矢状位MR平扫(T_1WI)　　(b)轴位MR平扫(T_1WI)　　(c)轴位MR平扫(T_2WI)

图 6-13 脑桥小脑萎缩

男,52岁,双下肢无力、走路不稳 1 年,二便功能障碍 2 个月。(a)~(c)显示小脑体积变小,脑沟增宽加深(▷),脑桥变细(➡),桥前池明显增宽(⇨),第四脑室扩大。诊断为橄榄脑桥小脑萎缩

(五)眼底检查

40%左右的患者有视网膜动脉硬化症,表现为动脉迂曲,动脉直径变细不均,动脉反光增强,呈银丝样改变及动静脉交叉压迹等。

五、诊断

(1)年龄在 45 岁以上。

(2)初发高级神经活动不稳定的症状或脑弥漫性损害症状。

(3)有全身动脉硬化,如眼底动脉硬化Ⅱ级以上或主动脉弓增宽及颞动脉或桡动脉较硬及冠心病等。

(4)神经系统阳性体征如腱反射不对称,掌颏反射阳性及吸吮反射阳性等。

(5)血清胆固醇增高。

(6)排除其他脑病。

上述 6 项为诊断脑动脉硬化的最低标准。可根据身体任何部位的动脉硬化症状,如头部动脉的硬化,精神、神经症状呈缓慢进展,伴以短暂性脑卒中样发作,或有轻重不等的较广泛的神经系统异常。有脑神经、锥体束和锥体外系损害,并除外颅内占位性病变,结合实验室检查可以做出临床诊断。

六、鉴别诊断

本病应与以下疾病相鉴别。

(一)神经衰弱综合征

脑动脉硬化发病多在 50 岁以后,没有明显的精神因素,临床表现以情感脆弱、近记忆减退为

突出症状。此外,表现为思维活动迟钝,工作能力下降,眼底动脉硬化及血脂明显增高均可与神经衰弱鉴别。

(二)老年性痴呆

脑动脉硬化症晚期可出现痴呆,故应与老年性痴呆相鉴别(表6-4)。

表6-4 脑动脉硬化性痴呆与老年性痴呆的鉴别

项目	脑动脉硬化性痴呆	老年性痴呆
发病年龄	50~75岁	70~75岁
病理改变	多发性脑微梗死灶	脑组织中老年斑与神经纤维缠结
高血压动脉硬化	常有,病起决定性作用	或无,不起决定性作用
情感障碍	脆弱,哭笑无常	淡漠,反应迟钝
人格改变	有,相对较完整	迅速衰退
记忆力	有,近事遗忘	十分突出,远近事记忆均障碍
定向力	有	时间、地点、人物定向均差
智能障碍	选择性或镶嵌性衰退	全面衰退
自知力	保持较久	早期丧失
定位特征	常有,明显	无特异性
进展情况	阶梯或进展	迅速加重而死亡

(三)颅内占位性病变

颅内占位性病变如脑瘤、转移瘤、硬脑膜下血肿。颅内占位性病变常缺乏血管硬化的体征,多伴有进行性颅内压增高及脑脊液蛋白高的表现。CT扫描或MRI检查可加以鉴别。

(四)躯体性疾病

躯体性疾病如营养障碍、严重贫血、内分泌疾病、心肺疾病伴缺氧和二氧化碳潴留、肾脏疾病伴尿毒症、慢性充血性心力衰竭、低血糖、脑积水等,均应加以鉴别。以上各种疾病可根据临床特征、辅助检查加以鉴别。

七、治疗

(一)一般防治措施

(1)合理饮食:食用低胆固醇、低动物性脂肪食物,如瘦肉、鱼类、低脂奶类。提倡饮食清淡,多食富含维生素C(新鲜蔬菜、瓜果)和植物蛋白(豆类及其制品)的食物。

(2)适当的体力劳动和体育锻炼:对预防肥胖,改善循环系统的功能和调整血脂的代谢有一定的帮助,是预防本病的一项积极措施。

(3)生活要有规律:合理安排工作和生活,保持乐观,避免情绪激动和过度劳累,要有充分的休息和睡眠,在生活中不吸烟、不饮酒。

(4)积极治疗有关疾病如高血压、糖尿病、高脂血症、肝肾及内分泌疾病等。

(二)降低血脂

高脂血症经用体育疗法、饮食疗法仍不降低者,可选用降脂药物治疗。

(1)氯贝丁酯(安妥明):0.25~0.5 g,3次/天,口服。病情稳定后应酌情减量维持。其能降低三酰甘油,升高高密度脂蛋白。少数患者可出现荨麻疹或肝、肾功能变化,需定期检查肝肾功能。

(2)二甲苯氧庚酸(吉非罗齐,诺衡):300 mg,3 次/天,口服。其效果优于氯贝丁酯,有降低三酰甘油、胆固醇,升高高密度脂蛋白的作用。不良反应同氯贝丁酯。

(3)普鲁脂芬(非诺贝特):0.1 g,3 次/天,口服。它是氯贝丁酯的衍生物,血尿半衰期较长,作用较氯贝丁酯强,能显著降低三酰甘油和血浆胆固醇,显著升高血浆高密度脂蛋白。不良反应较轻,少数病例出现血清谷丙转氨酶及血尿素氮暂时性轻度增高,停药后即恢复正常。原有肝肾功能减退者慎用,孕妇禁用。

(4)普罗布考(丙丁酚):500 mg,3 次/天,口服。能阻止肝脏中胆固醇的乙酰乙酸生物合成,降低血胆固醇。

(5)亚油酸:300 mg,3 次/天,口服,或亚油酸乙酯 1.5~2 g,3 次/天,口服。其为不饱和脂肪酸,能抑制脂质在小肠的吸收与合成,影响血浆胆固醇的分布,使其较多地向血管壁外的组织中沉积,降低血管中胆固醇的含量。

(6)考来烯胺(消胆胺):4~5 g,3 次/天,口服。因其是阴离子交换树脂,服后与胆汁酸结合,断绝胆酸与肠-肝循环,促使肝中胆固醇分解成胆酸,与肠内胆酸-同排出体外,使血胆固醇下降。

(7)胰肽酶(弹性酶):每片 150~200 U,1~2 片,3 次/天,口服。服 1 周后见效,8 周达高峰。它能水解弹性蛋白及糖蛋白等,能阻止胆固醇沉积在动脉壁上,并能提高脂蛋白脂酶活性,能分解乳糜微粒,降低血浆胆固醇。无不良反应。

(8)冠心舒:20 mg,3 次/天,口服。其是从猪十二指肠提取的糖胺多糖类药物,能显著地降低血浆胆固醇和三酰甘油,促进纤维蛋白溶解,抗血栓形成。对一过性脑缺血发作、脑血栓、椎-基底动脉供血不足等有明显疗效。

(9)吡卡酯(安吉宁,吡醇氨酯):250~500 mg,3 次/天,口服。6 个月为 1 个疗程。能减少血管壁上胆固醇的沉积,减少血管内皮损伤,防止血小板聚集。不良反应较大,有胃肠道反应,少数病例有肝功能损害。

(10)月见草油 1.2~2 g,3 次/天,口服。本品是含亚油酸的新药,为前列腺素前体,具有降血脂,降胆固醇,抗血栓作用。不良反应小,偶见胃肠道反应。

(11)多烯康胶丸:每丸 0.3 g 或 0.45 g,每次 1.2~1.5 g,3 次/天,口服。为我国首创的富含二十碳五烯酸(EPA)和二十二碳六烯酸(DAH)的浓缩鱼油。其含 EPA 和 DAH 达 70% 以上,降低血三酰甘油总有效率为 86.5%,降低血胆固醇总有效率为 68.6%,并能显著抑制血小板聚集和阻止血栓形成,长期服用无毒副反应,而且疗效显著。

(12)甘露醇烟酸酯片:400 mg,3 次/天,口服。是我国生产的降血脂、降血压的新药。降血三酰甘油的有效率达 75%,降舒张压的有效率达 93%,使头痛、头晕、烦躁等症状得到改善。

(13)其他维生素 C、B 族维生素、维生素 E、烟酸等药物。

(三)扩血管药物

扩血管药物可解除血管运动障碍,改善血循环,主要作用于血管平滑肌。

(1)盐酸罂粟碱:可改善脑血流,60~90 mg,加入 5% 葡萄糖液或右旋糖酐-40 500 mL 中静脉滴注,1 次/天,7~10 天为 1 个疗程。或 30~60 mg,1~2 次/天,肌内注射。

(2)己酮可可碱:0.1 g,3 次/天,口服。除扩张毛细血管外,还增进纤溶活性,降低红细胞上的脂类及黏度,改善红细胞的变形性。

(3)盐酸倍他啶、烟酸、山莨菪碱、血管舒缓素等均属常用扩血管药物。

(四)钙通道阻滞剂

其作用机制有:①扩张血管,增加脑血流量,阻滞 Ca^{2+} 跨膜内流。②抗动脉粥样硬化,降低胆固醇。③抗血小板聚集,减低血黏度,改善微循环。④保护细胞,避免脑缺血后神经元细胞膜发生去极化。⑤维持红细胞变形能力,是影响微循环中血黏度的重要因素。

(1)尼莫地平:30 mg,2~3 次/天,口服。

(2)尼卡地平:20 mg,3 次/天,口服,3 天后渐增到每天 60~120 mg,不良反应为少数人思睡、头晕、倦怠、恶心、腹胀等,减量后即可消失,一般不影响用药。而肝肾功能差和低血压者慎用,颅内出血急性期、妊娠、哺乳期患者禁用。

(3)地尔硫䓬(硫氮草酮):30 mg,3 次/天,口服。不良反应为面红、头痛、心动过速、恶心、便秘、个别患者有转氨酶暂时升高。孕妇慎用,心房颤动、心房扑动者禁用。注意不可嚼碎药片。

(4)氟桂利嗪:5~10 mg 或 6~12 mg,1 次/天,顿服。不良反应为乏力、头晕、嗜睡、脑脊液压力增高,故颅内压增高者禁用。

(5)桂利嗪(脑益嗪):25 mg,3 次/天,口服。

(五)抗血小板聚集药物

因为血小板在动脉粥样硬化者体内活性增高,并释放平滑肌增生因子使血管内膜增生。升高血中半胱氨酸,导致血管内皮损伤,脂质易侵入内膜,吞噬大量的低密度脂蛋白的单核巨噬细胞,在血管壁内转化为泡沫细胞,而形成动脉粥样硬化病变,因此抗血小板治疗是防治脑血管病的重要措施。

(1)肠溶阿司匹林(乙酰水杨酸):50~300 mg,1 次/天,口服,是花生四烯酸代谢中环氧化酶抑制剂,能减少环内过氧化物,降低血栓素 A_2 合成。

(2)二十碳五烯酸:1.4~1.8 g,3 次/天,口服。它在海鱼中含量较高,是一种多烯脂肪酸。在代谢中可与花生四烯酸竞争环氧化酶,减少血栓烷 A 的合成。

(3)银杏叶胶囊(或银杏口服液):能扩张脑膜动脉和冠状动脉,使脑血流量和冠脉流量增加,并能抗血小板聚集,降血脂及降低血浆黏稠度,达到改善心脑血循环的功能。银杏叶胶囊 2 丸,3 次/天,口服。银杏口服液 10 mL,3 次/天,口服。

(4)双嘧达莫(潘生丁):50 mg,3 次/天,口服。能使血小板环磷腺苷增高,延长血小板的寿命,抑制血小板聚集,扩张心脑血管等。

(5)藻酸双酯钠:0.1 g,3 次/天,口服。也可 0.1~0.2 g 静脉滴注。具有显著的抗凝血、降血脂、降低血黏度及改善微循环的作用。

(六)脑细胞活化剂

脑动脉硬化时,可引起脑代谢障碍,导致脑功能低下,为了恢复脑功能和改善临床症状,常用以下药物。

(1)胞磷胆碱:0.2~0.5 g,静脉注射或加用 5%~10%葡萄糖后静脉滴注,5~10 天为 1 个疗程。或 0.1~0.3 g/d,分 1~2 次肌内注射。它能增强与意识有关的脑干网状结构功能,兴奋锥体束,促进受伤的运动功能的恢复,还能增强脑血管的张力及增加脑血流量,增强细胞膜的功能,改善脑代谢。

(2)甲磺双氢麦角胺(舒脑宁)1 支(0.3 mg),1 次/天,肌内注射,或 1 片(2.5 mg),2 次/天,口服。其为最新脑细胞代谢机能改善剂。它能作用于血管运动中枢,抑制血管紧张,促进循环功能,能使脑神经细胞的机能再恢复,促使星状细胞摄取充足的营养素,使氧、葡萄糖等能量输送到脑神经细胞,从而改善脑神经细胞新陈代谢。

(3)素高捷疗:0.2~0.4 g,1 次/天,静脉注射,或加入 5％葡萄糖中静脉滴注,15 天为 1 个疗程。可激发及加快修复过程。在供氧不足的状态下,改善氧的利用率,并促进养分穿透入细胞。提高与能量调节有关的代谢率。

(4)艾地苯醌(维伴):30 mg,3 次/天,口服。能改善脑缺血的脑能量代谢(包括激活脑线粒体、呼吸活性、改善脑内葡萄糖利用率),改善脑功能障碍。

(刘怀新)

第十三节　烟　雾　病

烟雾病是指一组原因不明的颅底动脉进行性狭窄以致闭塞,导致颅底出现异常血管网为特点的脑血管疾病。临床上儿童及青少年以脑缺血、梗死为特征,成人则常以颅内出血为首发症状。

一、发现与命名

烟雾病即脑血管 moyamoya 病。1955 年首先由日本的清水和竹内报道此病,1966 年铃木等根据脑血管造影时所见的血管形态学上的表现,即脑基底部的异常血管网很像吸烟时吐出的烟雾,故命名为"烟雾病"。其命名是根据脑血管造影时的血管形态学上的改变,即表现为颈内动脉虹吸部末端及大脑前或大脑中动脉近端的狭窄、闭塞并伴有脑基底部的异常血管的形成。文献报道中关于此病的命名很多,比较混乱。文献中曾用过的名称有"脑底毛细血管扩张症""脑底动脉环闭塞症""烟雾综合征""颅底异常血管网症""脑底动脉闭塞伴毛细血管扩张""特发性脑底动脉闭塞症""韦利环发育不全""多发性进行性颅内动脉环闭塞""脑血管血栓性闭塞伴异网循环""颈内动脉发育不全伴假性血管瘤""自发性脑底动脉闭塞症""双侧颈内动脉形成不全症""脑底部双侧颈内动脉血管瘤样畸形""异网 Rete mirable",以及"Nishimoto-Takeuchi-kudo 病"等 20 余种叫法。其中以日本学者铃木命名的"烟雾病"应用最广。

二、流行病学

由于本病最先由日本人报道,当时日本学者认为此病是日本民族所特有的疾病,后来欧美、东南亚、大洋洲、朝鲜等国家亦相继报道此病。1968 年 Simon 报道 1 例 10 岁法国儿童患有烟雾病,1969 年 Taveras 在美国报道 11 例,1970 年 Urbanek 在捷克报道 1 例儿童患者。1973 年 Lee 首次报道了 11 例发生在香港中国人的病例,以后国内李树新于 1977 年报道了 4 例。此病不仅发生在日本人,而且高加索人、法国人等白种人,以及黑人和中国黄种人都有发生。由此看来,此病遍布全世界各地。近年来国内北京、上海、山东、河南、武汉、安徽、辽宁、河北、内蒙古等地也都有了报道。由于此病的确诊依靠脑血管造影,到目前为止尚无法对其发病率作出客观的估计。尽管如此,文献报道已说明此病并非是少见的脑血管疾病。

三、病因学

迄今,有关此病的病因尚不完全清楚,并且各个学者对此病的观点也不一致,概括起来有以下两种观点。

(一)先天性脑血管畸形

认为此病是先天性脑血管畸形的根据有:①脑底畸形血管团不见于正常造影片,属于异常血管。②此病以儿童为多见,且无明确的病因可寻。③有些病例合并其他先天性脑血管病,如脑动脉瘤或脑血管畸形。④有报道此病具有家族性。西本曾报道8例(4对)患者为血缘关系,1976年工藤统计母子或同胞的发病率似乎较高,铃木二郎于1983年报道此病在日本人7%有家族史,鸣海新还报道了一个血族结婚的家族中有一兄二妹三人发病,欧洲也有家族史报道,并在一对孪生子中发生此病。故认为有遗传倾向。⑤所表现的异常血管网与胚胎6周时胎儿脑血管形成过程的阶段相似。⑥脑血管造影及尸解表明颈内动脉呈均匀地狭窄,无节段性狭窄等表现。国内刘多三1980年报道3例烟雾病尸解结果,他发现在Willis主干动脉内膜及外膜均有少量单核细胞浸润,因此,他认为这是一种先天性颅底动脉环发育不全伴有后天的某些血管的慢性炎症,致使血管内腔狭窄和闭塞,或免疫性血管反应与炎症的结果,使侧支循环建立。

(二)后天性多病因性疾病

其根据为:①脑血管造影的动态变化、临床症状、病程在一定时间内呈进行性发展,尤其是儿童,病程的进展倾向更大。②有许多疾病可导致此病,例如脑膜炎、非特异性动脉炎、多发性神经纤维瘤病、放射线、外伤、梅毒、螺旋体病、结核性脑膜炎、脑瘤、颅内感染、视神经胶质瘤、老年性动脉粥样硬化症及视交叉部肿瘤等均可导致类似的病理改变。③脑血管的异常血管网的特殊变化是由于脑底动脉闭塞后形成的侧支循环代偿供血的结果。国内多数学者认为此病是一种先天性疾病。1986年刘群对5例烟雾病尸解作了血管组织免疫化学染色,均在血管壁上发现有大量IgG抗体沉着,认为此病为某种变态反应性疾病。铃木报告10例中7例有扁桃体炎,3例分别有结核性脑膜炎、头枕部疖肿及咽部脓肿等。Stock man曾报告7例镰状细胞性贫血的患者合并此病。Suzuki报道日本高山族人群发病率高,认为是过敏性动脉炎所致。

四、病理学与发病机制

(一)病理解剖学

烟雾病的病理解剖变化主要有以下三种改变。

1.大脑基底部的大血管闭塞或极度狭窄

颈内动脉分叉部、大脑前动脉和大脑中动脉起始部、脑底动脉环管腔狭窄、闭塞。受损的动脉表现为细小、内皮细胞增生、内膜明显增厚,内弹力层增厚而致使动脉管腔狭窄或闭塞,中膜肌层萎缩、薄弱与部分消失,可有淋巴细胞浸润。狭窄闭塞的颈内动脉病理改变为:内弹力层高度屈曲,部分变薄,部分断裂,部分分层,部分增厚;内膜呈局限性离心性增厚,内膜内有平滑肌细胞,胶原纤维和弹力纤维;中层明显变薄,多数平滑肌细胞坏死、消失。就闭塞性血管的病变性质而言,有的符合先天性动脉发育不全,有的为炎性或动脉硬化性改变,有的为血栓形成。例如钩端螺旋体病引起者为全动脉炎。

2.异常血管网

主要位于脑底部及基底核区。表现为管壁变薄、扩张,数量增多,易破裂出血等。异常血管网为来自 Willis 环前、后脉络膜动脉、大脑前动脉、大脑中动脉和大脑后动脉的扩张的中等或小的肌型血管,这些血管通常动静脉难辨,狭窄的异常血管网小动脉的内膜可见有水肿、增厚,中层弹力纤维化,弹力层变厚、断裂,导致血管屈曲、血栓形成闭塞。扩张的小动脉可表现为中层纤维化,管腔变薄,弹力纤维增生,内膜增厚等,有时内弹力层断裂,中层变薄,形成微动脉瘤而破裂出血。随着年龄的增大,扩张的血管可进行性变细,数量减少,狭窄动脉增加。

3.脑实质内继发血液循环障碍的变化

表现为出血性或缺血性及脑萎缩等病理改变。

电镜下观察证明烟雾病是一种广泛的影响脑血管的疾病。最明显的变化就是平滑肌细胞的变性、坏死、消失和内弹力层的破坏。

(二)病理生理学

当血管狭窄、闭塞发生时,侧支循环也在逐渐形成。侧支循环增多并相互吻合成网状,管腔显著扩张形成异常血管网。异常血管网作为代偿供血的途径。当脑底动脉环闭塞时,脑底动脉环作为一个有力的代偿途径已失去作用,因此,只有靠闭塞部位近端发出的血管,通过扩张、增生进行代偿供血。这些代偿作用的异常血管网可延续形态及走行大致正常的大脑前、中动脉。如果血管闭塞的部位继续向近侧端发展,就可能使异常血管网的起源处闭塞,从而导致异常血管网的消失。因此,异常血管网的形成是特定部位闭塞的特殊代偿供血的形式,而不是本质的东西,它可见于 Willis 环的前部,也可见于其后部。如果闭塞继续发展而闭塞了异常血管网的起始点,或闭塞部位在起点的近端,那么可没有异常血管的出现。

(三)发病机制

血管中层平滑肌细胞的破坏、增生与再破坏、再增生,反复进行可能是烟雾病发病的形态学基础。

当血管狭窄或闭塞形成时,侧支循环逐渐建立,形成异常血管网,多数异常血管网是一些原始血管的增多与扩张形成的。当血管闭塞较快以至于未形成足够的侧支循环进行代偿供血时,那么,临床上就表现为脑缺血的症状。若血管闭塞形成后,其近端压力增高,造成异常脆弱的、菲薄的血管网或其他异常血管破裂,临床上就出现颅内出血的症状。当颅内大动脉完全闭塞时,侧支循环已建立,病变就停止发展。由于病变的血管性质不同,病变的程度不一,侧支循环形成后在长期血流障碍的作用下,新形成的血管又可发生病变,故其临床症状可表现为反复发作或交替出现。

五、临床表现

(一)发病年龄

本病好发于儿童与青少年,亦可见于成人。文献中报道最小年龄为 4 岁,最大年龄为 65 岁,以 10 岁以下及 30~40 岁为两个高发年龄组,分别占 50% 与 20% 左右。有人报道 40 例病例中,10 岁以前发病者占 25%,30~40 岁发病者占 17.5%。

(二)性别

文献中报道男女比例不一,有人报道男性略高于女性,有人报道女性略多于男性。我们综合文献报道 1 082 例,其中男性 468 例,女性 614 例,男女之比为 1∶1.31,女略多于男。

(三)种族

至于种族上的差异,目前尚无确切的资料说明。起初曾认为本病是日本民族所特有的疾病,但是,后来已见于全世界各地、各种民族。但以报道例数来说,以亚洲的报道最多,其中又以日本报道占多数,迄今我国文献中已报道400余例,而欧美国家总是1例或几例报道。是否本病在种族上有差异,尚待于进一步研究。

(四)分组

由于本病少年与成人患者的临床表现有明显的差别,为分析方便有人将之分为两组,即少年组与成年组。有关分组年龄的标准目前尚未统一。有人以小于15岁作为少年组,大于16岁为成年组,还有人以小于19岁为少年组,大于20岁为成年组。少年组以缺血性表现为主,约95%的患儿表现为脑缺血症状,少年组以脑缺血为主要表现者占78.7%,以出血为主要表现者仅占5%;而成年组以脑出血为主要表现者占65%,以脑缺血为主要表现者仅占24.8%。

(五)临床症状与体征

本病没有特征性的临床症状与体征,大致可分为缺血性与出血性两组表现,而缺血性表现与一般颅内动脉性缺血表现相似,出血组也无异于一般的颅内出血。

1.缺血性表现

约46%的患者出现脑缺血的症状与体征。且常发生在少年组,15岁以下者约95%以脑缺血为首发症状,这是由于烟雾状的血管狭窄、闭塞,是造成脑梗死的原因,这种脑梗死多为多发性的。其脑缺血可表现为:早期为一过性短暂性脑缺血发作(TIA),约20%的患者出现,以后多次反复发作后,随着血管狭窄的进一步发展导致闭塞,即可出现永久性脑缺血性表现。常表现为进行性智力低下、癫痫发作(9%)、轻偏瘫(92%)、头痛、视力障碍、语言障碍、不自主运动、精神异常、感觉障碍、脑神经麻痹、眼球震颤、四肢痉挛、颈部抵抗感等,这些表现可以作为首发症状出现,也可随疾病的发展伴随产生,也可呈反复发作,且每次发作多数相同,肢体瘫痪可交替出现。这些临床表现与颈内动脉狭窄的程度、累及的范围及代偿性侧支循环建立是否完善有关。临床上发病常以发作性肢体无力或轻偏瘫多见,以头痛、呕吐起病者亦不少见,少数患者可以惊厥起病伴意识丧失,醒后偏瘫。儿童起病多较轻,易反复发作,可遗有后遗症。病程多2~3年或更长些,亦有患者表现为类脑瘤征象。

2.出血性表现

约41%的患者可表现出血性症状与体征。颅内出血表现为蛛网膜下腔出血、脑内出血或脑室内出血,其中以蛛网膜下腔出血多见(60%)。颅内出血是导致烟雾病患者死亡的主要原因。出血性表现多发生在成人组,约半数以上成人初发为蛛网膜下腔出血。其临床表现与一般颅内出血类似,即突然出现不同程度的头痛、头晕、意识障碍、偏瘫、失语、痴呆等。成年组中可发现囊状动脉瘤,主要位于基底动脉分叉处,也可见于侧脑室边缘,瘤颈多在2~6 mm。因此,动脉瘤破裂也是烟雾病出血的重要原因之一,并且动脉瘤可以复发。烟雾病患者出现动脉瘤的发生率约为14%。成人起病多较重,复发少,恢复较好。常见的脑实质出血部位依次为丘脑、基底核、中脑、下丘脑、脑桥和脑叶。血肿常常破入脑室内(28.6%~60%)。烟雾病出血造成的脑实质损害常常能得到完善恢复,因此,后遗症较少。

按照其发病的形式可将烟雾病分为三型,即①卒中型;②渐进型;③反复发作型。这对临床诊断参考具有一定的指导意义。按照临床上可以观察到的病变过程可将其分为三期:①颅内动脉闭塞期;②侧支循环期;③神经症状期。事实上这三期没有严格的分界,而且相互交错或同时发生,只是为了临床上便于叙述而人为地分期而已。

六、辅助检查

(一)一般化验检查

多无特异性改变。一般化验检查包括血常规、血沉、抗"O"、C反应蛋白、粘蛋白测定、结核菌素试验及血清钩端螺旋体凝溶试验等。血常规多数患者白细胞计数在 $10×10^9/L$ 以下;血沉可稍高,多数正常;抗"O"可稍高,亦可正常;若患者系结核性脑膜炎所致,结核菌素皮试可为强阳性;若为钩端螺旋体病引起,血清钩端螺旋体凝溶试验可为阳性。

(二)脑脊液检查

脑脊液的化验检查与其他脑血管疾病相似。儿童多为缺血型表现,脑脊液检查一般正常,腰穿压力亦可正常。如有结核性脑膜炎,患者的脑脊液则呈结核性脑膜炎反应,即脑脊液细胞数增多,糖与氯化物降低,蛋白增高。如为钩端螺旋体病所致,患者脑脊液钩端螺旋体免疫反应可为阳性。若有破裂出血,腰穿脑脊液检查可出现血性脑脊液或脑脊液中有血凝块。若出血后24小时腰穿脑脊液呈红色,脑脊液中可见有均匀的红细胞,24小时以后脑脊液呈棕黄色或黄色,1~3周后黄色消失。脑脊液中的白细胞升高,早期为中性粒细胞增多,后期以淋巴细胞增多为主,这是血液对脑膜刺激引起的炎症反应。蛋白含量亦可升高,通常在1 g/L左右,脑脊液压力多在1.57~2.35 kPa。

(三)脑电图

一般无特异性变化。无论是出血患者还是梗死患者,其脑电图的表现大致相同,均表现为病灶侧或两侧慢波增多,并有广泛的中、重度节律失调。根据异常电脑图产生的不同波形、不同部位可分为三种类型:①大脑后半球形:以高幅单向阵发性的或非阵发性的δ波为主,局限在大脑后半球,以缺血明显侧占优势;②颞中回型:以中高幅、持续性的δ波和θ波为主,局限于颞叶的中部,亦是以缺血明显侧占优势;③散发型:呈弥散性低中幅的θ波。过度换气可诱发慢波,提高脑电图诊断的阳性率。过度换气诱发慢波的机制,可能与脑组织血液供应的动态变化及脑部动脉血的pH变化有关。

(四)脑血管造影术

脑血管造影是确诊此病的主要手段,其脑血管造影表现的特点如下。

1.双侧颈内动脉床突上段和大脑前、中动脉近端有严重的狭窄或闭塞

以颈内动脉虹吸部 C_1 段的狭窄或闭塞最常见,几乎达100%,延及 C_2 段者占50%,少数患者可延及 C_3、C_4 段。而闭塞段的远端血管形态正常。双侧脑血管造影表现基本相同,但两侧并非完全对称。少数病例仅一侧出现上述血管的异常表现。一般先始于一侧,以后发展成双侧,先累及Willis环的前半部,以后发展到其后半部,直至整个动脉环闭塞,造成基底核、丘脑、下丘脑、脑干等多数脑底穿通动脉的闭塞,形成脑底部异常的血管代偿性侧支循环。

2.在基底核处有显著的毛细血管扩张网

在基底核处有显著的毛细血管扩张网即形成以内外纹状体动脉及丘脑动脉、丘脑膝状体动脉、前后脉络膜动脉为中心的侧支循环。

3.有广泛而丰富的侧支循环形成

其包括颅内、外吻合血管的建立。其侧支循环通路有以下三类:①当颈内动脉虹吸部末端闭塞后,通过大脑后动脉与大脑前、中动脉终支间吻合形成侧支循环;②未受损的动脉环及虹吸部的所有动脉分支均参与基底核区的供血,构成侧支循环以供应大脑前、中动脉所属分支,因此,基底核区形成十分丰富的异常血管网是本病的最重要的侧支循环通路;③颈外动脉的分支与大脑表面的软脑膜血管之间吻合成网。

根据连续血管造影观察及脑底部血管的动力学变化,将烟雾病分为六期。

(1)Ⅰ期:颈内动脉分叉处狭窄期。脑血管造影仅见颈内动脉末端和/或大脑前、中动脉起始段有狭窄,其他血管正常。

(2)Ⅱ期:异常血管网形成期。此期可见脑底部大血管狭窄发展,烟雾状血管出现,所有的主要脑血管扩张。

(3)Ⅲ期:异常血管网增多期。此期脑底部的烟雾状血管增多、增粗,大脑前、中动脉充盈不良。

(4)Ⅳ期:异常血管网变细期。此期烟雾状血管变细,数目减少,可发现大脑后动脉充盈不良。

(5)Ⅴ期:异常血管网缩小期。此期烟雾状血管进一步减少,所有主要的脑动脉均显影不良或不显影。

(6)Ⅵ期:异常血管网消失期。此期烟雾状血管消失,颈内动脉系统颅内段全不显影,脑血循环仅来自颈外动脉或椎动脉系统。

另外,1983年铃木二郎报道了其他两种形式的烟雾病。①筛部烟雾病:烟雾状血管位于眶内,其侧支循环途径为:颌外动脉→眼动脉→筛前动脉(筛部烟雾病)→额叶底软脑膜血管。这种形式的烟雾病多见儿童,成人少见。②头盖部烟雾病:头盖部烟雾状血管来自脑膜中动脉和颞浅动脉经硬脑膜的吻合,所有的吻合血管部位均与骨缝一致。

(五)CT 扫描

烟雾病在 CT 扫描中可单独或合并出现以下几种表现。

1.多发性脑梗死

这是由于不同部位的血管反复闭塞所致,多发性脑梗死可为陈旧性,亦可为新近性,并可有大小不一的脑软化灶。

2.继发性脑萎缩

继发性脑萎缩多为局限性的脑萎缩。这种脑萎缩与颈内动脉闭塞的范围有直接关系,并且颈内动脉狭窄越严重,血供越差的部位,脑萎缩则越明显。而侧支循环良好者,CT上可没有脑萎缩。脑萎缩好发于颞叶、额叶、枕叶,2~4周达高峰,以后逐渐好转。其好转的原因可能与侧支循环建立有一定的关系。

3.脑室扩大

约半数以上的患者出现脑室扩大,扩大的脑室与病变同侧,亦可为双侧,脑室扩大常与脑萎缩并存。脑室扩大与颅内出血有一定的关系,严重脑萎缩伴脑室扩大者,以往没有颅内出血史,而轻度脑萎缩伴明显脑室扩大者,以往均有颅内出血史。这可能是蛛网膜下腔出血后的粘连,影响了脑脊液的循环所致。

4.颅内出血

61.6%~77.3%的烟雾病患者可发生颅内出血。以蛛网膜下腔出血最多见,约占60%,脑室内出血也较常见,占28.6%~60%,多合并蛛网膜下腔出血,其中30%的脑室内出血为原发性脑室内出血。此乃菲薄的异常血管网破裂所致。脑内血肿以额叶多见,形状不规则,大小不一致。邻近脑室内者,可破裂出血,血肿进入脑室。邻近脑池者可破裂后形成蛛网膜下腔出血。

5.强化 CT 扫描

强化 CT 扫描可见基底动脉环附近的血管变细,显影不良或不显影。基底核区及脑室周围可见点状或弧线状强化的异常血管团,分布不规则。

(六)MRI

MRI 可显示烟雾病以下病理形态变化:①无论陈旧性还是新近性脑梗死均呈长 T_1 与长 T_2,脑软化灶亦呈长 T_1 与长 T_2。在 T_1 加权像上呈低密度信号,在 T_2 加权像上则呈高信号。②颅内出血者在所有成像序列中均呈高信号。③局限性脑萎缩以额叶底部及颞叶最明显。④颅底部异常血管网因流空效应而呈蜂窝状或网状低信号血管影像。

七、诊断与鉴别诊断

(一)诊断

烟雾病是指包括病变部位相同、病因及临床表现各异的一组综合征。烟雾病这一诊断仅是神经放射学诊断,不是病因诊断,凡病因明确者,应单独将病因排在此综合征之前。仅根据临床表现是难以确诊此病的,确诊有赖于脑血管造影,有些患者是在脑血管造影中无意发现而确诊的。凡无明确病因出现反复发作性肢体瘫痪或交替性双侧偏瘫的患儿,以及自发性脑出血或脑梗死的青壮年,不论其病变部位位于幕上还是幕下,均应首先考虑到此病的可能,并且均应行脑血管造影。至于病因诊断,除详细询问病史外,尚需要其他辅助检查如血常规、脑脊液血清钩端螺旋体凝溶试验、结核菌素皮试等。由于脑电图及 CT 检查均没有特异性,故早期诊断比较困难。

(二)鉴别诊断

此病需要与脑动脉粥样硬化、脑动脉瘤或脑动静脉畸形相鉴别。一般根据临床表现及脑血管造影的改变多不难鉴别。

1.脑动脉硬化

因脑动脉硬化引起的颈内动脉闭塞患者多为老年,常有多年的高血压、高血脂史。脑血管造影表现为动脉突然中断或呈不规则狭窄,一般无异常血管网出现。

2.脑动脉瘤或脑动静脉畸形

对于烟雾病出血引起的蛛网膜下腔出血时,应与动脉瘤或脑动静脉畸形相鉴别。脑血管造影可显示出动脉瘤或有增粗的供血动脉、成团的畸形血管和异常粗大的引流静脉,无颈内动脉狭窄、闭塞和侧支循环等现象。故可资鉴别。

八、治疗

(一)急性期

对于出血组患者除脑实质内血肿较大造成脑受压者需要外科手术清除血肿,以及伴有意识障碍的脑室内出血可考虑脑室引流外,一般情况下在急性期多采用保守治疗,治疗措施与其他脑血管病类似。但应当指出,此病的基本病理表现为缺血,对临床出现梗死者,因异常血管网的存在,随时有发生出血的可能,故应考虑到缺血与出血并存的特点,决定具体治疗方法。

1.一般治疗

制动,加强营养和护理,严密观察病情的变化等。

2.病因治疗

对于病因明确者,要同时针对病因进行治疗,例如,钩端螺旋体感染所致者,应首先应用大剂量青霉素治疗;如为结核性脑膜炎所致,应及时给予抗结核药物治疗;合并动脉瘤或脑动静脉畸形者,应考虑手术治疗。

3.控制脑水肿、降低颅内压

无论是发生脑出血还是脑梗死,都会继发出现血管性脑水肿,造成急性颅内压升高,严重者可发生脑疝而死亡。应恰当应用脱水药物。常用的脱水药物有20%甘露醇,用法为每次1~2 g/kg,每4~6小时一次,连用1周左右,根据病情变化加以调节用量。亦可用复方甘油注射液,此药降低颅内压后无反跳现象,一般为每次250~500 mL,每6~12小时一次。心肾功能不全者可用呋塞米,每次0.5~1 mg/kg,每6~8小时一次。另外,亦可采用地塞米松、低温疗法等。

4.扩血管药物的应用

恰当合理地应用脑血管扩张剂是有益的,但有些情况下不宜采用。①脑梗死急性期,在脑水肿出现之前,在发病后24小时之内可适当应用脑血管扩张剂。②发病3周后脑水肿已消退,亦可适当应用脑血管扩张药物。③对于出血患者在发病后24小时~2周内,存在脑水肿和颅内压增高时或有血压下降合并颅内占位性病变等,均禁用脑血管扩张药物。常用血管扩张剂有5%小苏打,每次5~6 mL/kg,静脉滴注,每天一次,或应用罂粟碱每次1~1.5 mg/kg,加于5%葡萄糖内静脉滴注,每天一次,1~2周为1个疗程。亦可用川芎嗪注射液20~40 mg加于5%葡萄糖内静脉滴注,每天一次,7~10天为1个疗程。烟酸25~50 mg,每天2~3次口服等。

5.中药治疗

脑血管闭塞属中医"中风"范畴,按照中医的辨证论治原则,中风属于本虚标实,上盛下虚的证候。急性期虽有本虚,但常以风阳、痰热、腑实、血瘀的"标实"症状为突出;又因风挟浊邪、蒙蔽心窍,壅塞清阳之府,故"上盛"症状亦较明显。按中医急则治其标的原则。应先祛邪为主,可用平熄肝风、清化痰热、活血通络、通腑泄热等治法。

(二)恢复期

1.超声治疗

发病后,若患者意识障碍较重,颅内压明显增高,暂不做超声治疗,经过脱水等治疗后,意识清楚和精神较好时(发病10天后)可采用超声治疗。若患者无意识障碍应及早采用颅脑超声治疗。

超声部位可选耳前上区、前中区。声强用7.5~15.0 kW/m^2,每天一次,每次20分钟,连续5~10天为1个疗程。休息2~5天再行第二疗程。

2.体疗

对于恢复期患者,加强功能锻炼是很重要的。应该注意早锻炼。既要持之以恒又要循序渐进,根据病情选择锻炼方法。

3.其他疗法

可试用针灸、推拿及离子透入等方法,促进功能恢复。

(三)手术治疗

多数病例呈进行性发展,颅内出血是预后不良的原因之一。目前尚无可靠的内科方法控制本病的病情进展,预防出血,因此,寻找外科途径就显得十分必要了。

1.手术适应证

一般认为病程相对较短,病变范围小,尚未出现不可逆神经症状者可考虑手术治疗或经内科治疗后仍反复发作或疗效不佳者,亦可考虑手术治疗。但是以缺血发作为主的小儿病例最适于外科治疗,成人病例术后常再出血,因此,是否手术尚无定论。

2.手术方法

目前手术方式主要有以下四类。

(1)非吻合搭桥术:此类术式不做血管吻合,手术极为简单,效果亦不次于吻合术,尤适于小儿病例。常用的术式包括:①颞肌-血管联合术:此术式首先由 Henshen 设计并应用,可与颞浅动脉-大脑中动脉吻合术联合应用。此手术方式亦有不足之处,例如手术也可能破坏已形成的侧支循环,颞肌压迫脑表面、减少局部血流,粘连广泛者可致癫痫发作,咀嚼时肌肉收缩会牵动脑组织,新生血管生长缓慢不能迅速改善血运,不能解决大脑前、后动脉供血区的问题。另外,术中是否切开蛛网膜观点不一,有人认为切开蛛网膜可促进粘连及新生血管的增生;但亦有人反对,认为切开后脑脊液外溢,可导致脑血流动态的改变及并发硬膜下血肿等。②颞浅动脉贴敷术:对于行吻合术失败者可采用此术式。其他类似的手术方式还有脑-硬膜-动脉血管联合术、脑-肌肉-动脉血管联合术等。其优点是先前存在的侧支循环损伤小,头皮凹陷不明显,不影响外貌,手术时间短,产生的神经症状少。③硬膜翻转贴敷术:即将带有脑膜中动脉的硬膜外面敷盖于脑表面。④其他组织贴敷术:如帽状腱膜及皮下组织覆盖脑表面等。

(2)颅内外血管吻合搭桥术:主要为颞浅动脉-大脑中动脉吻合术及脑膜中动脉-大脑中动脉吻合术。1972年 Yasargil 首次应用颞浅动脉-大脑中动脉吻合术治疗此病,以后许多学者采用此类手术方式。术后患者的缺血症状均有不同程度的改善,但是颞浅动脉-大脑中动脉吻合术尚存在一些问题:①患者脑表面血管细而壁薄,吻合困难;②大脑中动脉皮层支常有闭塞;③可能破坏术前已形成的源于颞浅及脑膜中动脉的侧支循环;④大脑前动脉及大脑后动脉血供不充分,受血区域症状改善不明显;⑤吻合时暂时阻断皮层动脉可能会造成新的梗死;⑥手术后1年吻合口可能会逐渐狭窄或闭塞。其他类似的手术方式有耳后动脉-大脑中动脉吻合术、枕动脉-大脑中动脉吻合术、颞浅动脉-小脑上动脉吻合术、枕动脉-小脑上动脉吻合术,以及颅外动脉-移植血管-颅内动脉吻合术等。

(3)大网膜颅内移植术:由 Karasawa 于1980年首先采用此法治疗该病。又分带蒂大网膜颅内移植术和带血管游离大网膜颅内移植术两种,两者各有利弊。此手术方式适用于颅内外动脉吻合术或移植血管吻合术失败者,以及颅内皮层动脉广泛闭塞者。

(4)颈交感神经切除术:铃木于1975年首先采用颈部血管周围交感神经剥离及上颈部交感神经切除术治疗本病。在他的报告中,手术效果为成人好转率是47.1%,15岁以下患者好转率为61.3%,双侧手术者更佳。但术后随访发现部分患者造影呈进行性加重,与临床症状改善矛盾,故尚待于进一步探索。

3.术式选择与手术疗效评价

一般认为在脑血管造影、CT扫描及脑血流图等充分检查的基础上,注意预防各种并发症,各类手术方式均可一试。术式在小儿以非吻合搭桥术为首选,其他术式均可试用或分组联合应用;成人多用颞浅动脉-大脑中动脉吻合术加颞肌-血管联合术。

各项检查表明术后患者脑血流量\脑氧消耗量均明显改善,所有的手术病例在半年左右临床症状明显改善。颅内外血管吻合搭桥术与非吻合搭桥术在疗效上几乎无显著差别。

4.术后并发症

(1)慢性硬膜下血肿:可能与脑梗死部位高度脑萎缩及使用阿司匹林等抗血小板制剂有关。

(2)吻合部脑内血肿:可能与吻合受血动脉壁菲薄破裂及术后高血压有关。

(3)缺血症状:可能与受血动脉过细,吻合困难,颞肌压迫脑组织,吻合时血流暂时阻断,原有侧支循环被破坏及术中低碳酸血症等因素有关。

(4)其他不良反应:术后可引起头痛、癫痫等。

九、预后

本病的预后多数情况下取决于疾病的自然发展,即与发病年龄、原发病因、病情轻重、脑组织损害程度等因素有关。治疗方法是否及时恰当,亦对预后有一定影响。一般认为其预后较好,死亡率较低,后遗症少。小儿死亡率为1.5%,成人为7.5%。30%的小儿患者可遗有智能低下,成人颅内出血者死亡率高,若昏迷期较快度过,多数不留后遗症。从放射学观点来看,其自然病程多在1年至数年,一旦脑底动脉环完全闭塞,当侧支循环已建立后,病变就停止发展,因此,总的来说,其预后尚属乐观。

(刘怀新)

第七章 脊髓疾病

第一节 脊髓损伤

一、脊髓损伤的定义与分类

(一)定义

脊髓损伤(spinal cord injury,SCI)是指由于外界直接或间接因素导致脊髓损伤,在损害的相应节段出现各种运动、感觉和括约肌功能障碍,肌张力异常及病理反射等的相应改变。

脊髓损伤的程度和临床表现取决于原发性损伤的部位和性质。脊髓损伤是脊柱骨折的严重并发症,由于椎体的移位或碎骨片突出于椎管内,使脊髓或马尾神经产生不同程度的损伤。胸腰段损伤使下肢的感觉与运动产生障碍,称为截瘫,而颈段脊髓损伤后,双上肢也有神经功能障碍,为四肢瘫痪,简称"四瘫"。

(二)病理生理

脊髓损伤后病理过程分为3期。①急性期:伤后立即出现组织破裂、出血,数分钟即出现水肿,1～2小时肿胀明显,出血主要在灰质,毛细管内皮肿胀,致伤段缺血、代谢产物蓄积,轴突变性、脱髓鞘。②中期:损伤中心区坏死碎片被巨噬细胞移除,胶质细胞和胶原纤维增生。③晚期:大约半年后,胶质细胞和纤维组织持续增生,取代正常神经组织,完全胶质化。

病理上按损伤的轻重可分为脊髓震荡、脊髓挫裂伤和出血、脊髓压迫、脊髓横断伤。

1.脊髓震荡

脊髓震荡与脑震荡相似,是最轻微的脊髓损伤。脊髓遭受强烈震荡后立即发生弛缓性瘫痪,损伤平面以下感觉、运动、反射及括约肌功能全部丧失。因在组织形态学上并无病理变化发生,只是暂时性功能抑制,在数分钟或数小时内即可完全恢复。

2.脊髓挫伤与出血

脊髓挫伤与出血为脊髓的实质性破坏,外观虽完整,但脊髓内部可有出血、水肿、神经细胞破坏和神经传导纤维束的中断。脊髓挫伤的程度有很大的差别,轻的为少量的水肿和点状出血,重者则有成片挫伤、出血,可有脊髓软化及瘢痕的形成,因此预后极不相同。

3.脊髓压迫

骨折移位,碎骨片与破碎的椎间盘挤入椎管内,可以直接压迫脊髓,而皱褶的黄韧带与急速形成的血肿亦可以压迫脊髓,使脊髓产生一系列脊髓损伤的病理变化。及时去除压迫物后,脊髓的功能可望部分或全部恢复;如果压迫时间过久,脊髓因血液循环障碍而发生软化、萎缩或瘢痕形成,则瘫痪难以恢复。

脊髓压迫可分为原发性脊髓损伤与继发性脊髓损伤。前者是指外力直接或间接作用于脊髓所造成的损伤,后者是指外力所造成的脊髓水肿、椎管内小血管出血形成血肿、压缩性骨折及破碎的椎间盘组织等形成脊髓压迫所造成的脊髓的进一步损害。

(1)原发性脊髓损伤。①脊髓休克:当脊髓与高位中枢断离时,脊髓暂时丧失反射活动的能力而进入无反应状态的现象称为脊髓休克。临床上主要指脊髓损伤的急性期,表现为弛缓性瘫痪,出现肢体瘫痪、肌张力减低、腱反射消失、病理反射阴性,休克期一般持续2~4周,随后肌张力逐渐增高,腱反射活跃,出现病理反射,但是脊髓功能可能无恢复。②脊髓挫伤:血管损伤;神经细胞损伤;神经纤维脱髓鞘变化。有不同程度瘫痪表现,有后遗症,程度不同,表现不同。③脊髓断裂:伤后4小时断端灰质出血、坏死,白质无改变;24小时断端中心损害,白质开始坏死;伤后72小时达到最大程度,3周病变结束成为瘢痕。

(2)继发性脊髓损伤。①脊髓水肿:创伤性反应、缺氧、压迫均可造成脊髓组织水肿,伤后3~6天最明显,持续15天。②脊髓受压:移位的椎体、骨片、破碎的椎间盘均可压迫脊髓组织,及时解除压迫后,脊髓功能有可能全部或大部恢复。③椎管内出血:血肿可压迫脊髓。

4.脊髓断裂(脊髓横断伤)

脊髓的连续性中断,可为完全性或不完全性。不完全性常伴有挫伤,又称挫裂伤。脊髓断裂后恢复无望,预后恶劣。

(三)病因分类

脊髓损伤是因各种致病因素(外伤、炎症、肿瘤等)引起的脊髓的横贯性损害,造成损害平面以下的脊髓神经功能(运动、感觉、括约肌及自主神经功能)的障碍。脊髓损伤可根据病理情况、致病因素及神经功能障碍情况进行分类。

1.外伤性脊髓损伤

外伤性脊髓损伤是因脊柱脊髓受到机械外力作用,包括直接或间接的外力作用造成脊髓结构与功能的损害。脊柱损伤造成了稳定性的破坏,而脊柱不稳定是造成脊髓损伤,特别是继发性损伤的主要原因。

(1)直接外力:刀刃刺伤脊髓或子弹、弹片直接贯穿脊髓,可造成开放性的脊髓损伤。石块或重物直接打击于腰背部,造成脊柱骨折而损伤脊髓。

(2)间接外力:交通事故、高处坠落及跳水意外时,外力多未直接作用于脊柱、脊髓,但间接外力可引起各种类型不同的脊柱骨折、脱位,导致脊髓损伤。间接外力作用是造成脊柱、脊髓损伤的主要原因。

2.非外伤性脊髓损伤

非外伤性脊髓损伤的发病率难以统计,有的学者估计与外伤性脊髓损伤近似。非外伤的脊髓损伤的病因很多,Burke与Murra将非外伤性脊髓损伤的原因分为两类。

(1)发育性病因:发育性病因包括脊柱侧弯、脊椎裂、脊椎滑脱等。脊柱侧弯中主要是先天性脊柱侧弯,易引起脊髓损伤;而脊椎裂主要引起脊髓栓系综合征。

(2)获得性病因:获得性病因主要包括感染(脊柱结核、脊柱化脓性感染、横贯性脊髓炎等)、肿瘤(脊柱或脊髓的肿瘤)、脊柱退化性、代谢性、医源性等疾病。

(四)临床分类

1.完全性脊髓损伤

损伤后在病理上损伤平面的神经组织与上级神经中枢的联络完全中断。临床上表现为损伤的神经平面以下:①深、浅感觉完全丧失,包括鞍区感觉。②运动功能完全丧失。③深、浅反射消失。④大小便功能障碍,失禁或潴留。急性脊髓损伤的早期,常常出现脊髓休克,主要表现为肢体瘫痪、肌张力减低、腱反射消失、病理反射阴性。休克期长短各异,短则 2 周,长则可达 2 个月。休克期过后,损伤平面以下脊髓功能失去上运动神经元的抑制,表现出损伤平面以下肌张力增高、腱反射亢进、病理征阳性,即痉挛性瘫痪。但是患者仍然表现为全瘫,不能自主活动,感觉障碍,括约肌功能障碍。

2.不完全性脊髓损伤

损伤后损伤平面以下感觉与运动功能,或者括约肌功能不完全丧失。如损伤平面以下可以无运动功能,但是存有感觉,包括鞍区感觉,也可以保留部分肌肉的运动功能。而无感觉功能。包括以下 4 个类型:脊髓半侧损伤综合征(Brown-Sequard 综合征)、中央型脊髓损伤、前侧型脊髓损伤、脊髓后部损伤。

(1)脊髓半侧损伤综合征:常见于颈椎或胸椎的横向脱位损伤,亦可见于锐器刺伤半侧脊髓,损伤了同侧的下行运动纤维(皮质脊髓束),也损伤了对侧传过来上行的感觉束(丘脑脊髓束)。临床表现为伤侧平面以下运动功能及深感觉障碍,对侧浅感觉和皮肤痛、温觉障碍。

(2)中央型脊髓损伤综合征:常见于颈椎后伸损伤和颈椎爆裂性骨折,脊髓受到前后方挤压,导致中央部位缺血(或出血)损伤,而周边相对保留。临床表现为运动感觉障碍,上肢瘫痪症状较下肢重,近端重于远端;圆锥部位神经功能大多保留,浅感觉多保留。

(3)前侧型脊髓损伤综合征:常见于颈椎爆裂骨折或者颈椎后伸损伤,损伤了脊髓前部,而脊髓后方未受到损伤。临床表现为损伤平面以下深感觉、位置觉保存,浅感觉和运动功能受到不同程度的损伤。

(4)脊髓后侧损伤:较少见,常见于椎板骨折向内塌陷压迫脊髓后部,而前侧脊髓未受到损伤,临床表现为脊髓深感觉障碍或者丧失,运动功能保留或轻度障碍。

3.无骨折脱位脊髓损伤

(1)颈椎无骨折脱位脊髓损伤:颈椎无骨折脱位脊髓损伤多见于中老年人,跌倒或者交通意外等导致头部碰撞,致头颈部过伸(或者过度屈曲)损伤。这类患者通常既往有颈椎病史或颈椎管狭窄的病理基础。临床多为不全性脊髓损伤的表现,严重时也可能出现完全性脊髓损伤。因为患者既往有颈椎病史,所以部分患者有肌张力增高、腱反射亢进、病理征阳性的上运动神经元损伤的表现。MRI 能够显示狭窄的椎管和脊髓损伤的表现。儿童在车祸伤或者高处坠落伤时,颈椎过度屈曲和拉伸,也可能出现脊髓损伤,但是较少见。

(2)胸椎无骨折脱位的脊髓损伤:胸椎无骨折脱位的脊髓损伤主要发生于儿童和青壮年,多数因为严重的外伤、碾压伤和砸伤直接作用于胸腰部脊髓导致损伤,也可见于儿童的过度训练致伤。临床表现为损伤平面以下的脊髓功能障碍,多数为完全性脊髓功能障碍,可能与损伤时脊髓直接受损、脊髓血管缺血、脊髓内压力增高有关。

4.圆锥损伤

脊髓圆锥在第一腰椎平面水平,故腰第一腰椎体骨折脱位是圆锥损伤最常见的原因。损伤后出现鞍区、肛周、阴茎的感觉障碍,肛门括约肌和尿道括约肌功能障碍,球海绵体反射、肛门反射消失,患者出现大小便功能障碍。

5.马尾神经损伤

第二腰椎以下为马尾神经损伤,由于马尾神经相对耐受性好,而且是周围神经,故损伤的表现多数为损伤神经的支配区感觉、运动功能障碍或者大小便功能障碍。

二、脊髓损伤病理机制

目前普遍认为急性脊髓损伤包括原发和继发损伤两个阶段。既然原发性损伤已经发生,那么对于到医院治疗的患者。医师的目的就在于尽最大可能减少继发性损伤。

在原发损伤基础上发生的多种因素参与的序列性组织自毁性破坏的过程称为继发性损伤。脊髓继发损伤是脊髓组织对创伤所产生的组织反应,组织反应可加重脊髓原发损伤。其程度取决于原发损伤的大小,一般不会超过原发损伤的程度。

(一)脊髓原发与继发损伤的定义

1.脊髓原发损伤

脊髓原发损伤指受伤瞬间外力或骨折脱位造成脊髓的损伤。根据损伤的程度,临床可见脊髓组织破碎或断裂,亦可见脊髓外形完整,但由于血管和组织细胞损伤,常导致出血、血管闭塞、循环障碍、组织细胞水肿等。

2.脊髓继发损伤

脊髓继发损伤指组织遭受外力损伤后,组织细胞对创伤发生的系列反应与创伤的直接反应分不开,包括出血、水肿、微循环障碍等。此外,还包括组织对创伤发生的生化分子水平反应等,如钙通道改变、自由基蓄积、神经递质内源性阿片增加、细胞凋亡加快、一氧化氮及兴奋性氨基酸增加等。组织的这些变化,使该处的组织细胞受到损伤,加重损伤。对继发损伤的两点说明:①继发损伤是在组织受伤后发生的生化分子水平的反应,是在受伤的生活组织中发生,组织破碎、细胞死亡,则无从发生反应。②脊髓原发损伤程度决定脊髓继发损伤程度。组织受伤重,其组织反应也重;组织受伤轻,其组织反应也轻。

(二)完全脊髓损伤的原发与继发损伤

1.完全脊髓损伤的组织病理学改变

在实验中,完全脊髓损伤模型的脊髓组织并未破裂,但损伤不可逆转。伤后30分钟,可见伤段脊髓灰质出血,有多个出血灶;伤后6小时,灰质中神经细胞退变、坏死;伤后12小时,轴突退变,白质出血,灰质开始坏死;伤后24小时,白质也坏死,致该节段脊髓全坏死,失去神经组织,以后则由吞噬细胞移除坏死组织,并逐渐由胶质组织修复,大约6周,达到病理组织改变的终结。这一完全脊髓损伤的过程是进行性加重的过程。

Tator将此过程分为损伤期、继发反应损伤期和后期。

Kakulas(1999年)将人体完全脊髓损伤的组织病理学改变归纳为3期。①早期:即急性期,伤后即刻发生组织破裂出血,数分钟出现水肿,1~2小时肿胀明显。出血主要在灰质,尚存的毛细血管内皮细胞肿胀,伤段血供障碍,细胞缺血坏死,轴突溃变。②中期:即组织反应期,在伤后数小时开始,代谢产物蓄积,白细胞从血管壁中移出成吞噬细胞,移除坏死组织及发生一系列生化改变,24小时胶质细胞增多,断裂轴突溃变,5~7天胶质增生。③晚期:即终期,坏死组织移除后遗留囊腔,胶质增生,有的囊腔内有胶质细胞衬里,有的伤段脊髓完全胶质化,约6个月后组织改变结束。

在临床上,24~48小时内手术常见的脊髓伤段改变:脊髓和硬膜断裂、硬膜破口、豆腐状脊髓组织溢出,说明脊髓伤段碎裂。亦可见脊髓和硬膜的连续性存在,伤段硬膜肿胀,触之硬,硬膜下脊髓呈青紫色出血、苍白缺血或脊髓稍肿胀,外观近于正常,背侧血管存在。

2.继发损伤与原发损伤的关系

发生完全脊髓损伤后,继发损伤的反应主要在脊髓伤段的两端紧邻生活组织处,可发生退变甚至坏死。如脊髓断裂或碎裂节段原始有2 cm长度者,由于两端组织坏死,坏死长度可达3 cm。

(三)不全脊髓损伤的原发与继发损伤

1.不全脊髓损伤的病理组织学改变

不论实验观察、Kakulas人体不全脊髓损伤解剖所见,还是临床手术所见,不全脊髓损伤后脊髓伤段外观正常或稍肿胀,早期可见灰质中出血灶,从伤后即刻至伤后24小时,出血灶虽有所扩大,但未导致大片白质出血;晚期可见囊腔形成。严重的不全脊髓损伤,灰质发生坏死,部分白质保存;轻度不全脊髓损伤,灰质中神经细胞退变,大部分白质保存。因此,不全脊髓损伤多可恢复,但不能完全恢复。

2.不全脊髓损伤的继发损伤

在脊髓伤段及其邻近部位可发生继发损伤的组织反应,由于脊髓组织原发损伤轻,其组织反应也轻,继发损伤的程度也轻,并未超过脊髓原发损伤程度。这主要表现在:①在组织学上,伤后24小时,未见组织损伤加重。②继发损伤的动物实验模型均为不全脊髓损伤,伤后未治疗均有脊髓功能恢复,未见加重成完全脊髓损伤。③临床治疗的不全脊髓损伤,如治疗得当,患者均有不同程度恢复。

(四)继发性损伤的发生机制

研究较多的参与机制有血管机制、自由基学说、氨基酸学说、钙介导机制、电解质失衡及炎症等。

1.血管学说

在所有脊髓二次损伤机制中,血管学说的地位相对重要。其中比较明确的机制有微循环障碍、小血管破裂出血、自动调节功能丧失及氨基酸介导的兴奋毒性作用。脊髓损伤后损伤区域局部血流量立即降低,此时若不经治疗,则会出现进行性加重的缺血。脊髓损伤后进行性缺血的确切机制还不清楚,目前认为全身性因素及局部因素均参与了这一过程。严重脊髓损伤导致交感神经兴奋性降低,血压下降,从而使脊髓不能得到有效的局部血液供应。有学者通过实验性脊髓损伤后发现,损伤后几小时内脊髓血流量进行性下降,可持续24小时,且以脊髓灰质最为明显。他们经过病理学检查提示损伤区早期中央灰质出血,之后范围逐渐扩大并向周围蔓延,伤后24~48小时出血区及其周围白质发生与周围界限清楚的创伤后梗死。有研究显示,有强烈而持久缩血管作用的内皮素(ET)可能在急性脊髓损伤的继发性损伤中起重要作用,而利用药物改善局部血流,随着血流的恢复,坏死面积及功能丧失均明显减少。

2.自由基学说

脊髓损伤后由于局部缺血、缺氧,导致能量代谢障碍,兴奋性氨基酸积聚,自由基的增加,通过脂质过氧化损伤细胞膜的结构、流动性和通透性,使 Na^+/K^+-ATP 酶活性下降,细胞能量代谢失常,细胞内钙超载,最终导致组织坏死和功能丧失。普遍认为脊髓损伤急性期产生的自由基是引起继发性坏死的主要原因。自由基对细胞膜双磷脂结构进行过氧化作用,生成多种脂质过氧化物,损伤细胞膜,并引起溶酶体及线粒体的破裂。脊髓损伤后内源性抗氧化剂明显减少或耗竭,基础及临床研究认为预先给予抗氧化剂如维生素 E、MP 等可明显减轻组织损害。

3. 电解质失衡学说

电解质的平衡对于维持机体生理功能有极为重要的作用,而脊髓损伤后局部内环境破坏,引起离子失衡,诱发脊髓的继发性损害。Ca^{2+} 是脊髓继发损伤连锁反应过程中的重要活性离子之一,发挥着极大的作用。脊髓损伤后,脊髓局部血流量进行性下降,脊髓缺血、缺氧,组织细胞膜上的 Ca^{2+} 通道超常开放,Ca^{2+} 大量内流并聚集在细胞内,而细胞内钙超载,会激活多种蛋白酶及磷脂酶 A_2,经过一系列生化反应,产生大量自由脂肪酸,通过脂质过氧化反应损害细胞器及膜结构,致细胞自溶,后者复又加重微循环障碍,形成恶性循环。

脊髓损伤后病理生理变化是一个由多种因素参与的复杂过程,众多机制均起作用。随着脊髓损伤基础与临床研究的不断深入,对损伤机制的不断明确,最终会探索出比较完善的脊髓损伤治疗方案,进一步改善患者的预后。

三、脊髓损伤诊断与治疗

(一)脊髓损伤的临床表现

在脊髓休克期间表现为受伤平面以下出现弛缓性瘫痪,运动、反射及括约肌功能丧失,有感觉丧失平面及大小便不能自解,2~4 周后逐渐演变成痉挛性瘫痪,表现为肌张力增高、腱反射亢进,并出现病理性锥体束征。

胸段脊髓损伤表现为截瘫,颈段脊髓损伤则表现为四肢瘫,上颈椎损伤的四肢瘫均为痉挛性瘫痪,下颈椎损伤的四肢瘫由于脊髓颈膨大部位和神经根的毁损,上肢表现为弛缓性瘫痪,下肢仍表现为痉挛性瘫痪。

(二)脊髓损伤的神经学检查

1. "瘫痪"的定义和术语

(1)四肢瘫:指由于椎管内的颈段脊髓神经组织受损而造成颈段运动和/或感觉的损害或丧失。四肢瘫导致上肢、躯干、下肢及盆腔器官的功能损害,即功能受损涉及四肢。但本术语不包括臂丛损伤或者椎管外的周围神经损伤造成的功能障碍。

(2)截瘫:指椎管内神经组织损伤后,导致脊髓胸段、腰段或骶段(不包括颈段)运动和/或感觉功能的损害或丧失。截瘫时,上肢功能不受累,但是根据具体的损伤水平,躯干、下肢及盆腔脏器可能受累。本术语包括马尾和圆锥损伤,但不包括腰骶丛病变或者椎管外周围神经的损伤。

(3)四肢轻瘫和轻截瘫:不提倡使用这些术语,因为它们不能精确地描述不完全性损伤,同时可能错误地暗示四肢瘫和截瘫,仅可以用于完全性损伤。相反,用 ASIA 残损分级较为精确。

(4)皮节:指每个脊髓节段神经的感觉神经(根)轴突所支配的相应皮肤区域。

(5)肌节:指受每个脊髓节段神经的运动神经(根)轴突所支配的相应一组肌群。

(6)感觉平面:通过身体两侧(右侧和左侧)各 28 个关键点(图 7-1)的检查进行确定。根据身体两侧具有正常针刺觉(锐或钝区分)和轻触觉的最低脊髓节段进行确定。身体左右侧可以不同。

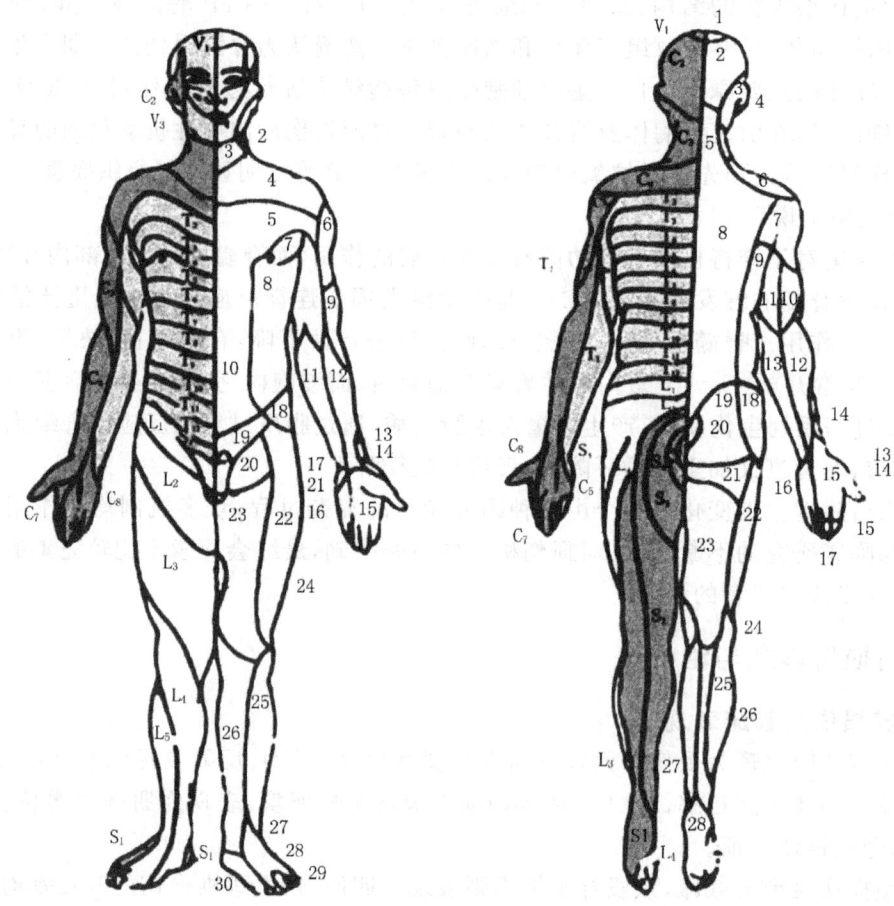

图7-1 感觉关键点示意图

2.感觉检查

感觉检查的必查部分是检查身体左右侧各28个皮节的关键点($C_2 \sim S_{4\sim5}$)。关键点应为容易定位的骨性解剖标志点。

3.运动检查

肌肉的肌力分为6级。

0级:完全瘫痪。

1级:可触及或可见肌收缩。

2级:去重力状态下全关节活动范围(ROM)的主动活动。

3级:对抗重力下全ROM的主动活动。

4级:肌肉特殊体位的中等阻力情况下进行全ROM的主动活动。

5级(正常):肌肉特殊体位的最大阻力情况下全ROM的主动活动。最大阻力根据患者功能假定为正常的情况进行估计。

5^*级(正常):假定抑制因素(即疼痛、废用)不存在情况下,对抗重力和足够阻力情况下全ROM的主动活动,即认为正常。

应用上述肌力分级法检查的肌肉(双侧)如下。选择这些肌肉是因为它们与相应节段的神经支配相一致,至少接受2个脊髓节段的神经支配,每块肌肉都有其功能上的重要性,并且便于仰卧位检查。

C_5 屈肘肌(肱二头肌、肱肌)。

C_6 伸腕肌(桡侧伸腕长和短肌)。

C_7 伸肘肌(肱三头肌)。

C_8 中指屈指肌(指深屈肌)。

T_1 小指外展肌(小指外展肌)。

L_2 屈髋肌(髂腰肌)。

L_3 伸膝肌(股四头肌)。

L_4 踝背伸肌(胫前肌)。

L_5 足拇长伸趾肌(足拇长伸肌)。

S_1 踝跖屈肌(腓肠肌和比目鱼肌)。

4.Frankel脊髓损伤分级法

目前临床上应用较多的还有Frankel脊髓损伤分级法(表7-1)。

表7-1 Frankel脊髓损伤分级法

等级	功能状况
A	损伤平面以下深、浅感觉完全消失,肌肉运动功能完全消失
B	损伤平面以下运动功能完全消失,仅存某些包括骶区感觉
C	损伤平面以下仅有某些肌肉运动功能,无有用功能存在
D	损伤平面以下肌肉功能不完全,可扶拐行走
E	深、浅感觉,肌肉运动及大小便功能良好,可有病理反射

(三)脊髓损伤的诊断

在临床上诊断并不很困难。根据患者提供的病史、症状,经过全面系统的神经功能检查,再结合X线片、CT和MRI等影像学资料,以及诱发电位辅助检查,可得出完整的结论。

1.合适的固定

防止因损伤部位的移位而产生脊髓的再损伤。一般先用颌枕吊带牵引或持续的颅骨牵引。

2.减轻脊髓水肿和继发性损害

(1)地塞米松:10~20 mg静脉滴注,连续应用5~7天后,改为口服,每时3次,每次0.75 mg,维持2周左右。

(2)甘露醇:20%甘露醇250 mL静脉滴注,每天2次,连续5~7次。

(3)甲泼尼龙冲击疗法:每千克体质量30 mg剂量一次给药,15分钟静脉注射完毕,间隔45分钟后,再以5.4 mg/(kg·h)维持。脊髓损伤3小时内维持23小时。脊髓损伤3~8小时内维持47小时。

(4)高压氧治疗:据动物实验,伤后2小时进行高压氧治疗效果最好,这显然不适合于临床病例根据实践经验,一般伤后4~6小时内应用也可收到良好的效果。

3.促进神经恢复药物

(1)神经营养因子(NTFs):目前临床较为常用的为鼠神经生长因子(恩经复)18 μg肌内注射,1次/天,4周1个疗程。

(2)神经节苷脂(Ganglioside,GM-1):每天 20~40 mg,遵医嘱一次或分次肌内注射或缓慢静脉滴注。在病变急性期(尤急性创伤):每天 100 mg,静脉滴注;2~3 周后改为维持量,每天 20~40 mg,一般 6 周。

4.手术治疗

手术治疗的目的是解除对脊髓的压迫、减轻神经的水肿和恢复脊椎的稳定性。手术的途径和方式视骨折的类型和致压物的部位而定。如果外伤后诊断明确,有明确的骨折脱位压迫神经,原则上无绝对手术禁忌证的情况下急诊手术,可以尽可能挽救患者的神经功能,即便患者神经严重损伤,估计无恢复的希望,也可以稳定脊柱,便于术后护理,大大减少术后并发症。

5.陈旧性脊髓损伤的治疗

实际上是陈旧性脊椎损伤合并脊髓损伤。临床上超过 2 周甚至 3 周,除非手术切开,已不能通过间接整复骨折脱位者为陈旧性脊椎骨折脱位合并脊髓损伤。

陈旧性脊髓损伤分为稳定型和不稳定型,功能障碍主要由不稳定所致。不稳的发生可以是急性、亚急性或慢性,并可引起临床症状和影像学异常进行性加重。不稳定型损伤伴有临床症状者一般需要手术治疗,其目的:①解除疼痛症状。②改善神经功能。③维持脊柱稳定性,在可能情况下纠正畸形。

四、早期药物治疗与预后评估

(一)脊髓损伤与早期药物治疗的关系

1.脊髓损伤早期药物治疗

治疗的时间窗非常短暂。从病理组织改变看,伤后 12 小时灰质坏死,24 小时伤段脊髓坏死,因此用甲泼尼龙(MP)治疗的时间应控制在伤后 8 小时之内,此时组织的反应已开始,用药可减轻继发损伤。

2.完全脊髓损伤早期药物治疗效果

美国国家急性脊髓损伤研究所(NASCIS Ⅲ)对 499 例脊髓损伤进行治疗,其中完全脊髓损伤占51.5%,分别用 MP 24 小时、48 小时和 tirilazadmesylate(TM)治疗,在 6 个月时,按 ASIA 运动评分,MP 24 小时组为 1.7 分,MP 48 小时组为 4.6 分,TM 组在两者之间,可见完全脊髓损伤,早期药物治疗的效果非常有限,仅有 1 块肌肉功能有所恢复。

据临床观察,完全脊髓损伤早期药物及手术治疗后,颈脊髓损伤可见到 1 个神经根恢复,胸腰段可见腰丛神经根恢复,而胸脊髓伤未恢复。这也说明完全脊髓损伤的药物治疗效果有限。这是因为脊髓已受到完全程度的损伤,继发损伤的作用已经很小。在颈脊髓,同序数神经根是从同序数颈椎的上缘离开颈椎,当颈椎骨折致脊髓损伤时,同序数颈脊髓与其神经根不在损伤的中心而在损伤的上部,损伤相对较轻,故可能恢复。在胸腰段,腰丛(L_2~L_4)的脊髓在 T_{12} 平面内,L_1 椎体平面为骶髓,当 T_{12}、L_1 骨折脱位时,L_1 骨折,T_{12} 向前脱位,损伤了 T_{12}、L_1 之间的 L_5 与骶髓及其间的腰丛神经根。因为神经根为纤维组织,较脊髓更耐受损伤,所以当脊髓完全损伤时,神经根不一定完全损伤。另外,由于 L_2~L_4 脊髓在 T_{12} 椎管内,它们同时向前移位,不一定损伤,故 L_2~L_4 神经根有可能恢复。

3.不全脊髓损伤早期药物治疗效果

NASCIS Ⅲ对 48.5%的不全脊髓损伤患者进行治疗,治疗后 6 个月 ASIA 运动评分:MP 24 小时组为 25.4 分,MP 48 小时组为 28.9 分,TM 组在两者之间,较完全脊髓损伤好。这主要由于脊髓损伤较轻、可逆,抑制继发损伤,有利于脊髓功能恢复。我们在临床中见到较重的不完全脊髓损伤患者(仅保留骶区肛门感觉,上下肢伤平面以下皆瘫),经 MP 24 小时治疗及手术减压后 1 年,上下肢感觉和运动均恢复,排尿功能正常,但遗留病理反射。需要说明的是,虽然在实验研究中许多继发损伤因素分别被抑制后,脊髓功能恢复较对照组佳,但在临床中许多继发损伤因素被抑制后并未见到功能改善,这可能与继发损伤的因素多而我们仅抑制其中一部分,且所占比例或所起作用又较小有关。因此,治疗脊髓继发损伤应采用多方法联合治疗。

(二)脊髓损伤的预后

一般情况下,完全性四肢瘫患者如果损伤超过 1 个月时感觉和运动仍完全丧失,则下肢运动功能几乎没有恢复的可能。也有学者认为患者伤后完全性截瘫 48 小时而无丝毫恢复者,其功能将永久丧失。完全性脊髓损伤患者的大部分神经恢复发生在损伤后 6~9 个月,损伤后 12~18 个月则为进一步恢复的平台期,随后恢复的速度则迅速下降。不完全性截瘫患者损伤 1 个月后肌力 1 或 2 级的肌肉在 1 年后有 85% 肌力提高到 3 级。故目前的临床上,不管是颈椎还是腰椎或者胸椎,对于不完全瘫痪的患者预后较为乐观,而完全性瘫痪的患者,L_2 以下的损伤,可能有部分恢复,也可能由于神经损伤严重无任何恢复。

五、干细胞治疗

(一)干细胞概述

1.干细胞的研究现状

在现代医学高度发达的今天,脊髓损伤(spinal cord injury,SCI)仍然令脊柱外科和神经外科医师们感到十分困惑。实际上能够供给医师们使用的医疗手段非常有限,目前针对脊髓损伤的治疗手段主要以激素冲击、手术减压固定、各类营养神经治疗、远期康复锻炼为主,但对脊髓损伤均不能获得理想的治疗效果。当前,科学家们和医疗工作者们普遍将脊髓损伤的治疗寄希望于再生医学,即干细胞治疗。

干细胞是存在于胚胎和成体中的一类特殊细胞,它能长期地自我更新,在特定的条件下具有分化形成多种终末细胞的能力。

干细胞研究自 1967 年第一次用于骨髓移植治疗造血功能障碍起,直至 1998 年美国成功地在人类胚胎干细胞体外培育后,才使干细胞研究上了一个新台阶。随后在 21 世纪之初,干细胞研究曾连续两年被美国 Science 杂志评为十大科学进展之一,并被推举为 21 世纪最重要的十项研究领域之首,位居"人类基因组测序"这一浩大工程之前。目前,干细胞相关技术的研究已经成为各国科技竞争的焦点,而在我国颁发的国家"十一五"规划纲要中,也明确提出重点支持干细胞研究。随着干细胞领域的新知识和研究方法地不断涌现,最终将产生针对脊髓损伤、肿瘤、心脏病、糖尿病,以及影响人类健康的许多其他疾病的崭新的治疗手段。科学的历史已经证明,关于干细胞的研究最终将为人类健康带来无限的益处,最终我们将构建出新的、可供安全移植到患者体内的器官,而干细胞的研究无疑会为这项突破作出巨大贡献。

2.干细胞的定义及分类

干细胞是指同时兼具自我更新能力和产生分化细胞能力的一类细胞,这类细胞可经培养进行不定期分化,并产生特化细胞。

依据分化潜能的大小,可将干细胞分为 3 种类型:一是单能干细胞(也称专能干细胞),这类干细胞只能向一种类型或密切相关的两种类型的细胞分化,如神经干细胞;二是全能干细胞,此类细胞具有分化为完整个体的能力,如胚胎干细胞;三是多能干细胞,这类细胞具有分化为多种细胞组织的潜能,但不具备发育为完整个体的能力,如骨髓间充质干细胞。初步研究表明:在脊髓中移植入这些全能干细胞或多能干细胞后,能够在宿主体内存活、迁移,与宿主组织整合,并可根据所处的局部环境发生分化,一般先分化成神经元祖细胞和胶质祖细胞,然后再分化成神经元和胶质细胞。科学家希望移植的干细胞可替代损伤、死亡的神经元,重建神经元回路,并在损伤部位的近端和远端间起连接中断作用。此外,还希望可通过基因修饰使干细胞表达外源性基因,然后将其移植到受损部位,使它们分泌大量的治疗性神经营养因子,以防止神经元死亡并促进神经再生。

(二)干细胞治疗脊髓损伤的机制

随着对干细胞了解的日益深入,研究发现干细胞移植治疗脊髓损伤,对不完全脊髓损伤可加快神经恢复时间,利于患者早期功能锻炼,减轻社会及家庭压力,而针对完全性脊髓损伤,虽然不能完全修复损伤脊髓,但可以使脊髓损伤平面下降,提高患者生活质量。因此,进一步开展干细胞治疗脊髓损伤研究具有重要意义。

1.脊髓损伤的病理机制

脊髓损伤后,血-脊髓屏障被破坏,局部缺血、缺氧,多种炎性因子进入损伤区域,触发细胞坏死和凋亡等级联效应。在损伤残存的神经细胞的同时,还会造成脊髓创伤区边缘脊髓组织的损伤,因此预防继发损伤是早期治疗的重要内容。从病理生理机制角度分析,脊髓损伤后出现的局部微环境改变也是造成神经系统再生失败的重要原因。脊髓损伤后局部微环境的变化包括:①损伤造成神经细胞死亡,脊髓屏障破坏造成脊髓内环境失衡。②细胞毒性物质造成缺血-再灌注损伤。③损伤后多种抑制性因子表达于细胞表面。④反应性胶质细胞大量增殖,所形成的胶质瘢痕及再生抑制分子阻止了轴突再生和跨越损伤区。

2.干细胞的选择及治疗脊髓损伤的机制

(1)神经干细胞:神经干细胞(NSC)可通过以下几方面修复脊髓损伤。①NSC及分化后产生的神经元和胶质细胞可以分泌多种神经营养因子,改善损伤脊髓局部微环境,促进轴突再生;同时它们还能产生多种细胞外基质,填充脊髓损伤后遗留的空腔,为轴突的再生提供支架。②补充缺失的神经元和胶质细胞。③使残存脱髓鞘的神经纤维髓鞘化,以恢复神经纤维结构的完整性。但神经干细胞分离提纯困难,成本高,不利于临床推广。

(2)胚胎干细胞:胚胎干细胞(ES细胞)是来源于胚泡分化5天后的内细胞团,最早用于治疗脊髓损伤。在一定条件下,ES细胞可诱导分化成为神经前体细胞及有生理功能的神经细胞,当移植到健全或损伤的中枢神经系统后,可以与宿主细胞整合,修复重建损伤的神经组织。同时,脊髓损伤的环境除了产生某种细胞因子,刺激ES细胞迁移外,同时也能使ES细胞存活,并按微环境的诱导,分化成为神经细胞,分泌相关细胞因子,以继续促进损伤脊髓功能的恢复,防止继发性脊髓损伤的发生。但这些细胞移植入宿主体内后除分化成神经前体细胞外,还能分化成多种其他类型的前体细胞,使移植部位容易形成类似畸胎瘤的副产品,并且ES细胞涉及伦理学、法律及组织相容性和胚胎的来源问题,其临床应用目前还受到限制。

(3)骨髓间充质干细胞:骨髓间充质干细胞(MSCs)来源广泛,取材方便,具有强大的增生能力,在体外长期培养过程始终保持其多向分化潜能,在适宜的条件下能分化为神经元及神经胶质细胞,还可分泌多种神经营养因子如神经生长因子、脑源性神经营养因子、胶质细胞源性神经营养因子,且异基因移植中不存在免疫排斥反应,也不涉及医学伦理问题,因此当前全世界应用于临床治疗的干细胞移植主要为MSCs。MSCs可来源于骨髓、脐带及脐血。骨髓MSCs含量低，10^4或10^5个骨髓单个核细胞含有1个MSCs，患者要经历采髓过程，还需要等待3周左右体外培养扩增；人脐血含有MSCs，但传代培养困难，不易大量获得；人脐带含有丰富的MSCs，在体外能够大量扩增，还可将其冻存，应用前复苏，短时间内即可收获足够量的细胞。有学者比较骨髓、脐带、脐血获得的MSCs，这3种来源的MSCs具有同样的MSCs表面分子表达，而脐带MSCs与脐血MSCs不表达与移植排斥相关的HLA DR，在混合淋巴细胞检测中呈免疫抑制，并抑制T细胞增生。异体移植该细胞可产生免疫耐受性，表明其为一类免疫缺陷细胞，异基因移植不会发生免疫排斥反应。基于上述，目前临床应用细胞移植主要为这3种MSCs。

(4)脐血干细胞：脐血干细胞来源广泛，具有免疫原性低、可塑性强、体外诱导分化好等特点，有很好的应用前景。近来研究表明，脐血干细胞在体外培养或体内移植后可分化成神经干细胞，并可促进神经损伤动物的功能恢复。Saporta等给脊髓压伤的大鼠模型经静脉进行了脐血单个核细胞移植，5天后观察到移植组的功能改善明显。细胞免疫学检测发现，移植细胞多聚集于损伤区周围，并表达神经细胞标志。王连仲等采用自体骨髓干细胞联合脐血单个核细胞治疗胸段慢性脊髓损伤患者，提示改善ASIA残损分级和运动感觉功能，并可部分促进慢性脊髓损伤的恢复。脐血干细胞修复脊髓的机制不仅是分化、替代损伤的神经元，还可能通过分泌神经营养因子和调节自体免疫过程来实现神经保护功能。

(三)干细胞临床移植方式

1.脊髓损伤部位原位移植

在脊髓损伤手术治疗中，将干细胞直接移植到损伤区周围，可促进神经细胞功能的改善和恢复。但要把握手术时机极为关键，尤其是急诊手术。由于临床上多需要二次手术，局部种植虽然提高了移植物抵达受损部位的数量，但可能会增加脊髓二次损伤及感染率，还有可能给患者增加痛苦和经济负担。如通过增加移植细胞数量，使经椎管内移植拥有局部种植的治疗效果，可减少移植带来的附加损伤，优化移植方式。Geffner等将骨髓基质干细胞经局部种植、椎管内移植、静脉移植等途径用于治疗52例脊髓损伤患者，其结果提示多种移植途径均安全、可行，并能提高脊髓损伤患者的生活质量。

2.脑脊液途径移植

选择合适时机进行干细胞移植，通过椎体穿刺将干细胞注入脑脊液中，干细胞会迁移至脊髓损伤部位，并修复受损的神经细胞。此种方法简便易行，可重复性好。大量研究发现，将异体骨髓间充质干细胞(BMSCs)移植至SCI大鼠蛛网膜下腔后，大鼠后肢运动功能恢复明显，且在一定时间内不引起机体排斥反应，损伤区脊髓空洞中可见新生轴突，且移植的BMSCs表达神经元或胶质源标记物，体感诱发电位亦有改善。移植的BMSCs细胞可以迁移至损伤的胸髓区，BMSCs可以通过血管间隙向脊髓实质内浸润，部分BMSCs可分化为Nestin阳性、不成熟的神经元或胶质细胞。采用SPIO纳米颗粒可有效标记BMSCs，利用MRI行活体示踪研究，发现蛛网膜下腔移植的BMSCs可迁移到脊髓损伤区域。Satake等发现标记的BMSCs多聚集在损伤中心区，占整个损伤节段的60%以上。而Nishida等采用磁性标记系统示踪发现，由于外磁场的磁力作用，大量BMSCs聚集于脊髓表面。有研究比较了腰椎穿刺经蛛网膜下腔途径和静脉途径移植细胞的不同，发现前者有更多的细胞迁移到损伤区。关于细胞移植次数问题，Li等研究发现：多次移植可以促进脊髓神经功能恢复，且以3次为宜。Yoshihara等发现骨髓源性的单核细胞(BM-MNCs)可用于自体移植，来源便捷且不需要培养，损伤后1小时将BM-MNCs移植入脑脊液中,急性期有神经保护及抗凋亡作用;移植1周后肢体功能恢复较对照组高;而后期可减少脊髓空洞形成。临床试验也证明BMSCs蛛网膜下腔注射移植是安全的。

3.静脉途径移植

经静脉注射使骨髓间充质干细胞通过血液循环到达损伤脊髓,进而发挥治疗作用,是一种更为便捷的方法。这种方法的优点是有广泛分布的潜能,具有传送大量细胞的能力,对神经组织的干扰比较小,并有重复应用的可行性。但也存在不利因素,如需要通过血-脑屏障,存在栓塞和并发症的可能。经尾静脉移植时,还存在肝脏的首过代谢,有毒害肝脏的潜在危险。同时经尾静脉移植时,干细胞要"长途跋涉",并要经过其他的组织器官,其中包括肝脏等,这样可能对干细胞造成了一定数量的破坏和局部分化,使得到达缺血部位的神经组织的干细胞数量少于直接移植。在骨髓间充质干细胞移植治疗脊髓脱髓鞘疾病中,大鼠脊髓局部注射和经静脉注射两种移植方法都可使脱髓鞘轴突发生不同程度的再髓鞘化。无论是局部注射或静脉注射,再髓鞘化的程度与注射细胞的数量呈正相关。但若要获得相同的再髓鞘化效果,则静脉注射的细胞数量需要比局部注射提高两个数量级。经LacZ转染的骨髓间充质干细胞静脉注射,证明了参与再髓鞘化的细胞包括少突胶质细胞Schwann细胞,且均来自移植细胞。Vaquero等比较了局部注射和尾静脉注射两种方法对于脊髓损伤后3个月的大鼠的治疗效果,BBB评分结果提示静脉注射动物的运动功能恢复是肯定的,但相比于局部注射而言,起效时间延迟近3个月。

4.干细胞治疗的最佳时机及治疗次数

(1)移植时间:选择合适的移植时间有利于受损神经系统再生,并促进移植干细胞的存活、迁移及向神经元分化。但目前对于脊髓损伤后细胞移植时机的选择仍未达成共识。一些学者认为脊髓损伤后的急性炎症反应及产生的大量神经毒性物质不利于移植物的存活、增殖、分化,故主张在脊髓损伤后一两周进行干细胞移植。Okano等提出SCI后干细胞移植的最佳时间应选择在损伤后1～2周,在此期间进行移植,既可解除急性期各种炎性因子对移植细胞的损害,又可避免慢性期胶质瘢痕对轴突再生的干扰。也有学者认为脊髓损伤近期局部炎症对移植物影响不大,且在损伤后急性炎症反应期进行移植,可能通过改变损伤后脊髓的内部环境,阻断某些恶性循环,从而减轻脊髓损伤早期即出现大量神经细胞凋亡,并能减轻脊髓继发性损伤,故认为损伤后近期是神经干细胞植入的合适时机。

(2)移植次数:移植次数增加会增加达到受损组织的干细胞数量,提高治疗效果,但同时有可能导致二次损伤,加重患者的痛苦和经济负担,还可能造成医疗资源的浪费。Li等用骨髓间充质干细胞治疗大鼠脊髓损伤中发现,骨髓间充质干细胞多次移植比单次移植更能促进脊髓损伤的恢复和神经功能的改善,但最佳次数为3次,超过3次后并不随着移植次数的增加而提高神经功能的改善情况。所以,选择合适的移植次数是必要的,不仅可达到最佳疗效,还可优化配置医疗资源。

(四)临床应用效果和评估

1.脊髓损伤的发病率

随着交通及建筑事业的发展,全球脊髓损伤(SCI)的发病率有逐年增加的趋势,根据近年的统计,SCI在英美两国的年发病率分别为12人/百万人口和30～32人/百万人口,全世界SCI每年发生率是15～40例/百万。由于神经组织的自我修复能力非常有限,脊髓损伤后造成的神经功能障碍很难恢复,大多数SCI患者遗留完全性或不完全性的"四瘫"或"截瘫",生活不能自理,给家庭和社会带来巨大的经济负担。而目前公认的大量激素在急性期脊髓损伤的冲击疗法的确是可以明显改善受损神经功能后期恢复,但是由于激素的不良反应和其严格的治疗时间窗,使其治疗受到很大的限制。

2.临床应用现状

近年来随着干细胞研究的进展,干细胞不仅可以在体外扩增,其在特定的条件下还能分化成各种成体细胞,并且维持其在体内的部分生物学特性,因此使干细胞移植治疗脊髓损伤成为可能。在治疗脊髓损伤的实验和临床研究中,研究者采取了一系列干预措施,就目前的资料看,骨髓间充质干细胞是比较理想的移植材料。实验表明在动物脊髓损伤的模型中,MSCs向病变部位组织渗透融合,一些移植的MSCs在新的环境下表达神经细胞表型,替代损伤细胞,重建神经通路,达到恢复神经功能的目的。MSCs分泌的各种神经营养因子如神经生长因子、脑源性神经营养因子、胶质细胞源性神经营养因子,支持神经细胞生存,诱导内源性神经细胞再生,促进神经纤维在损伤部位再生,通过细胞间的接触、可溶性细胞因子分泌,抑制T淋巴细胞活性,调节炎性反应。

Sykova等将自体骨髓间充质干细胞移植入7例急性脊髓损伤和13例慢性脊髓损伤的患者体内,采用ASIA评分、Frankel评分,记录运动和感觉诱发电位及MRI等方式作为观察指标,随访2年,认为骨髓间充质干细胞移植安全、有效,且干细胞移植的最佳时间在脊髓损伤后第9天左右,此时局部的微环境比较适合神经干细胞的生长和分化。Moviglia等报道了骨髓间充质干细胞治疗2例慢性脊髓损伤的初步临床结果,移植后并接受Vojta和Bobath神经康复,1例19岁男性T_8节段截瘫患者,6个月后运动平面恢复到S_1,感觉平面恢复到S_4水平;另1例为21岁女性C_3、C_5水平损伤,治疗前为四肢瘫,治疗6个月后运动和感觉平面恢复到T_5水平。解放军463医院于2003年开始逐步应用干细胞移植治疗脊髓损伤,至2008年8月已治疗400余例脊髓损伤患者,通过随访发现,不完全性脊髓损伤患者针刺觉评分、轻触觉评分、运动评分均有明显改善,完全性脊髓损伤患者针刺觉评分、轻触觉评分、运动评分均无明显变化。空军总医院对2008年1月至2010年10月收治的22例脊髓损伤患者给予MSCs鞘内注射治疗,发现13例有效,9例无效。不完全性脊髓损伤患者有效率达81.25%,完全性脊髓损伤的6例患者均无效。本院于2009年开始把骨髓间充质干细胞应用于临床研究和治疗,到目前已治疗脊髓损伤患者51例,其中有29例均有不同程度的神经功能的恢复,但其中15例完全性脊髓损伤患者基本无效。

结合近几年脊髓损伤国内外干细胞治疗效果随访发现,对于不完全性脊髓损伤患者,干细胞治疗均可获得一定疗效,细胞移植时间越早(损伤后7天内),临床疗效越显著,而完全性脊髓损伤的治疗效果相对较差。

3.总结与展望

脊髓损伤研究一直是神经科学研究热点,特别是细胞移植,从动物实验到临床取得了阶段性成果。MSCs来源丰富、取材方便、容易分离纯化和体外扩充增殖,自体移植克服了伦理学争议,无免疫排斥反应,可进行基因修饰后移植。MSCs具有诱导分化为神经细胞的潜能,并且能在中枢神经组织里迁移和整合,为治疗脊髓损伤展示了一种全新和理想的方法。动物实验及临床初步应用中也有报道MSCs移植对脊髓损伤治疗有效并且是安全的。

但MSCs移植治疗脊髓损伤的研究只是一个起步,还有很多的基础理论和应用技术问题需要解决:①目前取得这些成果都是在啮齿类动物模型上取得的结果,不能完全代表人类,还有待在灵长类动物或人体上得到证实。②MSCs在体内增殖、分化的机制及如何控制MSCs在体内按需求增殖、分化的条件尚不明了,如何既控制其过度增殖而避免肿瘤的发生,又能在适当的时候启动所需要的途径进行分化,还有待进一步研究。MSCs移植后在体内迁移并分化成神经样细胞,但是这些细胞是否具有神经细胞的功能,能否与健存的神经细胞形成突触联系并传导神经电信号,尚需进一步证实。③如何诱导干细胞向脊髓修复所需要的方向转化或分化,促进轴突再生形成功能性桥接也没有解决。④各种方法中再生轴突的数量、长度、类型有限,与远端的精确对接问题没有得到解决。在临床工作中发现仍无法控制和调控干细胞在体内的生长和分化,而且在临床统计数据中对照组的不确定性和评定标准的确定,临床工作中移植时机的把握、移植方式的选择等尚缺乏标准,仍然是一个难题。

六、脊髓损伤的展望

脊髓损伤的发病率高,给患者和家属带来严重的身体负担和经济负担,也消耗了大量的医疗资源。目前,对于脊髓损伤的治疗是全世界迫切需要解决的问题。从研究损伤的机制,到干细胞治疗,到转基因治疗,投入了大量的人力和资金。另外,为了脊髓损伤的康复治疗,各种先进的支具也逐渐得到研究发展。我们相信,经过不断地完善和改进,伴随着科学技术的发展,在治疗脊髓损伤上必将取得更大的突破,使更多的截瘫患者站起来成为可能。

(甄 岩)

第二节 脊髓动静脉畸形

一、概述

脊髓动静脉畸形(spinal cord arteriovenous malformation,SCAVM)也被称为脊髓动静脉性血管病变(spinal cord arteriovenous lesions,SCAVLs),是指动、静脉间存在短路的脊髓血管病变,为先天胚胎发育异常所致,占脊柱疾病的2%~4%。脊髓动静脉畸形可分为脊髓髓内动静脉畸形(intramedullary arteriovenous malformations,AVMs)和硬膜内髓周动静脉瘘(subdural perimedullary arteriovenous fistulas,PMAVF)。

脊髓髓内动静脉畸形是指由脊髓动脉供血,位于脊髓髓内的畸形血管团。脊髓髓内动静脉畸形与在神经胚形成期间的异常有关,与神经纤维瘤病、脊髓拴系综合征、Rendu-Osler-Weber、Klippel-Trenaunay-Weber及Parkes-Weber综合征有关。SCAVM常伴发神经纤维瘤病及动脉瘤,20%~44%的病例可伴发动脉瘤,并引起出血。该病较硬脊膜动静脉瘘发病率低,占脊髓血管病的36%~45%,是第二常见的脊髓血管病。男性患者稍多于女性,出现症状最常见的年龄是30~50岁。脊髓AVM位于颈髓的约为30%,胸腰段脊髓的约占70%,与脊髓各段的体积在整个脊髓的占比相对应。圆锥AVM是脊髓AVM的特殊类型。圆锥AVM通常范围较大,有多支供血动脉,常与脊髓拴系综合征伴发。

硬膜内髓周动静脉瘘由Djindjia等于1977年首先描述,由脊髓前和/或脊髓后动脉与脊髓前、后静脉的直接交通,病灶(瘘口)位于脊髓表面,由1支或数支脊髓前、后动脉分支供血,并不存在畸形血管团,病变可位于脊髓的任意节段,常位于脊髓胸腰段结合处,以圆锥和马尾居多。该病一般多发于青年患者,无明显性别差别。

二、病理与病理生理

脊髓动静脉畸形的发病机制主要有 5 种：①盗血，SCAVM 形成动静脉间短路，使正常脊髓组织供血减少而致病；②动静脉间短路直接导致脊髓静脉压高，致使脊髓静脉回流减少、脊髓充血，血液淤滞；③较强的动脉血压作用于发育不全的畸形血管，导致其破裂出血，压迫或血管痉挛效应促使脊髓血供障碍；④畸形血管团或扩张的引流静脉形成占位效应，压迫脊髓；⑤少数 SCAVM 诱发血栓形成，致使周围脊髓组织供血障碍或静脉回流受阻。

（一）脊髓髓内动静脉畸形的病理生理

脊髓髓内动静脉畸形的特征是缺乏毛细血管床的动静脉直接连接，由于其循环特征为低阻力循环，动脉端压力直接传导至静脉端，从而引起高流量的血管畸形，所以其压力低于正常的供血动脉但高于正常的引流静脉。

根据畸形血管团的形态可分为髓内球形动静脉畸形（glomus arteriovenous malformations，GAM）和髓内幼稚型动静脉畸形（juvenile arteriovenous malformation，JAM）。球形 AVM 由脊髓动脉供血，畸形血管团位于脊髓髓内或软膜内的，局限呈球形，多为脊髓前、后动脉分支供血，引流静脉为正常脊髓静脉；幼稚型 AVM 主要见于 15 岁以下儿童，又被称为青少年型 AVM。该型病灶范围广，充满受累节段之椎管内，与正常脊髓组织混杂在一起，畸形血管团可有多个供血动脉和引流静脉，脊髓前、后动脉均可参与畸形血管团和正常脊髓的双供血。

（二）硬脊膜下髓周动静脉瘘的病理生理

Gueguen 和 Merland 等将硬脊膜下髓周动静脉瘘分为 3 个亚型：Ⅰ型（小型瘘）由单支细长的动脉供血，单支静脉引流，引流静脉轻度扩张，血流缓慢；Ⅱ型（中型瘘）由 1~2 支动脉供血，供血动脉明显扩张扭曲，引流静脉也明显扩张，血循环加速；Ⅲ型（巨型瘘）由多根粗大动脉供血，引流静脉显著扩张，血液循环更快。血液盗流造成的脊髓血流动力学改变是本病的主要病理生理学特征。由于动静脉血的短路，脊髓节段内的血液向压力较低的瘘口处分流，造成脊髓缺血，髓内血流速度减缓，引流静脉的扩张可造成对脊髓的压迫症状，本病造成的髓内出血较为少见。

三、临床表现

脊髓动静脉畸形的症状可以是急性的、也可以是进展性的，大多数的症状进展相对急性。出血是最常见的症状，与出血相关的死亡率可达到 10%~20%。儿童较成年患者更容易以出血为就诊症状，与脑 AVM 相比，脊髓 AVM 的再出血率高于前者。在初次的出血后，第 1 月内的再出血率为 10%，第 1 年的再出血率为 40%。若没有出血症状，静脉淤血也可导致其他症状。SCAVM 其他常见症状：截瘫、感觉障碍、根痛及膀胱、直肠括约肌功能障碍；其他少见症状有小儿高流量 SCAVM 可出现心衰，反复出血者可表现为脑膜刺激征、脑积水及高颅压等，使其表现不典型，影响早期诊断。少数硬膜内血管畸形可伴其他部位血管畸形，如脑血管畸形、胸腔血管畸形、皮肤血管瘤、椎体血管瘤等。圆锥 AVM 可表现为脊髓病或神经根病等。

硬膜内髓周动静脉瘘大多表现为缓慢进行性加重的圆锥及马尾的脊髓神经根症状，也有部分以自发性蛛网膜下腔出血起病。

四、辅助检查

(一)髓内动静脉畸形

1.磁共振(MRI)

MRI可以无创、直观、全面地了解病灶及脊髓受损情况,其高度敏感,能够发现几乎所有的脊髓AVM,并能发现血管造影不能显影的隐匿型髓内动静脉畸形。典型脊髓AVM MRI表现:点、团、索状混杂的无信号区(流空),T_2加权图像上有高信号的脑脊液影对比,流空征象更为明显。较小的SCAVM,T_1WI为混杂信号,T_2WI为高低信号不等的改变(慢性血肿与水肿相间)。亚急性出血在T_1加权像上呈高信号,病变附近脊髓增粗,T_2信号变化可表示因静脉淤血导致的脊髓水肿。T_1和T_2加权可见血管巢周围的低信号区(对应血色素沉积),以及多发的血管流空(轴位)和迂曲扩张的血管结构(矢状位和冠状位),对应供血动脉和引流静脉。极少数患者,因其既无特异的临床表现,又无临床医师较为熟悉的典型MRI征象,故常使诊断延误。因此对于临床上表现为慢性进行性脊髓功能障碍、MRI T_2WI图像上显示高信号,而无低信号,并有血管流空影的患者,也应行脊髓血管DSA,以免将SCAVLs引起的静脉充血性脊髓病误诊为脊髓炎或脊髓髓内肿瘤。

2.磁共振血管成像(MRA)

采用不同时相成像和三维重建成像的MRA,可以较好地显示供血动脉、引流静脉、畸形血管或瘘口。用MRA作为本病的筛选检查,可增强检测的敏感性。另外,用MRA进行术后随访、评估治疗效果,具有简易、无创等优点。

3.脊髓血管造影(DSA)

脊髓血管造影是诊断脊髓AVM的金标准,可以准确观察病变的供血动脉、引流静脉、有无动脉瘤及有无并发其他血管病变的情况,是制订治疗方案的基础,目前仍不能被其他方法所取代。对疑诊病例,应作选择性全脊髓血管DSA,以免因漏插脊髓血管(因病灶有时会有远距离供血)或因显影效果差、影响判断而造成漏诊。其不足是有创,不宜反复随访,不能显示脊髓受累情况,部分髓内AVM不能显影而成为隐匿型。

4.脊髓碘油(水)造影及造影后脊髓CT检查

通过显示蚯蚓状充盈缺损,对脊髓AVM有初步了解,但阳性率不高。现已很少应用。

(二)硬脑膜下髓周动静脉瘘

硬脑膜下髓周动静脉瘘辅助检查:①腰穿脑脊液检查正常;②X片见椎管扩大;③脊髓造影可见异常血管影,可出现梗阻或充盈缺损,但脊髓直径正常;④MRI图像上病变可见大的流空影;⑤脊髓血管造影是诊断髓周动静脉瘘的金标准,对制定治疗方案有重要意义。脊髓血管造影可显示瘘口部位、大小、供血动脉、引流静脉及循环时间等。

五、诊断与鉴别诊断

(一)脊髓AVM的诊断与鉴别诊断

1.诊断

脊髓AVM的临床表现多样,其高流量病变表现为蛛网膜下腔出血和急性脊髓综合征,其低流量病变表现为因静脉高压引起的脊髓病变综合征。过去的辅助检查为椎管造影,典型表现为"虫袋征"和脊髓增粗。还可进行CT椎管造影检查,可判断AVM位于髓内或髓外,并可发现病变引起的骨质改变。目前,脊髓 MRI 可以准确地显示病变,但其诊断的金标准仍然是全脊髓血管造影,该检查可以为治疗提供血管构筑学等关键性依据。

2.鉴别诊断

脊髓 AVM 可与脊髓髓内海绵状血管瘤、脊髓感染等进行鉴别诊断。

(1)脊髓髓内海绵状血管瘤:当隐匿性脊髓 AVM 在 MRI 出现环状低信号而无血管流空影时,易被误诊为脊髓髓内海绵状血管瘤。可以根据脊髓 MRI 进行鉴别。如 T_1WI、T_2WI 有小的不规则高信号者,应首先考虑隐匿性血管畸形。若病变环状低信号影或车轮状异常信号影很明显,可考虑脊髓髓内海绵状血管瘤的诊断。

(2)急性脊髓炎:当脊髓 AVM 患者突然出现出血等急性脊髓功能障碍时,可被误诊为急性脊髓炎。如行 MRI 检查未出现明显的血管影,仅表现为轻度脊髓肿胀,则会更加倾向于急性脊髓炎的诊断。这些病例如经标准的内科治疗后复查,症状改善,且 MRI 示脊髓肿胀减轻,脊髓变细,则考虑急性脊髓炎。如脊髓肿胀无改善,或复查 MRI 发现椎管内异常血管影者,考虑脊髓 AVM 等血管性病变,可行脊髓血管造影,明确诊断。

(二)髓周动静脉瘘的诊断与鉴别诊断

1.诊断

根据患者缓慢进行性加重的圆锥及马尾的脊髓神经根症状及体征,辅以脊柱平片骨质破坏及 MRI 脊髓表面的血管扩张影像,可考虑本病,但最终确诊有赖于脊髓血管造影。

2.鉴别诊断

髓周动静脉瘘一般要与脊髓髓内肿瘤、脊髓 AVM 鉴别。

(1)脊髓髓内肿瘤:当局限性或弥漫性髓周动静脉瘘患者出现进行性脊髓功能障碍,MRI 示局限性脊髓增粗,伴髓内出血、水肿时,若血管流空影不明显,往往误诊为脊髓髓内胶质瘤。另一种情况,当病变存在动脉瘤样或静脉瘤样扩张,且存在血栓形成,导致脊髓受压时,也可误诊为脊髓髓内肿瘤。其鉴别要点主要是分析脊髓 MRI,当脊髓肿胀区域内可疑存在血栓形成的血管影,或在 T_1WI 上发现低信号血管流空影,在 T_1WI 增强图像上发现细点状强化血管影时,应行全脊髓血管造影,明确诊断。

(2)脊髓 AVM:髓周动静脉瘘与脊髓 AVM 的 MRI 影像均显示脊髓增粗和脊髓内外的血管流空影,DSA 亦可见多支供血动脉、多瘘口、多支引流静脉,其根本区别为脊髓 AVM 的供血动脉和引流静脉之间存在畸形血管团,而髓周动静脉瘘的供血动脉和引流静脉之间是直接交通。

六、治疗

(一)髓内动静脉畸形的治疗

不同类型的 SCAVM 应取不同的治疗态度与方法。治疗方法包括手术、栓塞两种。SCAVM 可因脊髓静脉高压、畸形血管破裂出血、血栓形成、动静脉盗血和扩张畸形血管的占位压迫等因素,或直接压迫、破坏脊髓,或引起脊髓缺血、软化,从而导致严重的脊髓功能障碍,故及时、正确的治疗十分重要。

SCAVM 文献中有球型与幼稚型之分,通常认为,球型 AVM,若供血动脉较细长扭曲或为隐匿型 AVM,适宜手术治疗。若供血动脉较粗直,选用栓塞治疗既可避免手术对脊髓组织的损伤,又能栓塞病灶。青少年型 AVM,最少见,病灶广泛,多根粗大动脉供血,手术及栓塞治疗效果均不理想。Spetzler 建议手术与介入结合进行,方法是先多次栓塞小供血动脉,再用不可脱球囊临时阻断脊髓前动脉,手术全切除病灶,为此病治疗提供了经验。目前也有专家指出,只要在MR和DSA上显示病灶局限和集中的,都可施行手术治疗:对于畸形灶位于背侧或背外侧、血供主要来自脊髓后动脉的,可直接施行手术;对于畸形灶位于腹外侧、优势血供来自脊髓腹侧、特别是源自病灶对侧时,可先行栓塞治疗,将优势供血动脉、特别是源自腹侧或对侧的供血动脉栓塞后再行手术治疗,以减少手术风险。手术前,要仔细复习MR与DSA,以清晰了解畸形灶在脊髓纵向与横向上的部位,所有供血动脉的来源、走向和进入畸形灶的部位,以及引流静脉、特别是优势引流静脉近畸形端的部位,制订正确的手术方案与步骤。

手术治疗能直接切除或闭合病灶。效果确切永久,不受供血动脉行程影响,能去除占位性病灶对脊髓的压迫。其缺点:相对创伤大,有可能损伤周围脊髓组织或术中畸形血管破裂出血,供血动脉或瘘口有时辨认困难。为克服这些缺点,已有学者开展术中脊髓血管造影、术中血管内临时阻断供血动脉、术中感觉诱发电位监测等技术,有利于识别病灶、保护正常脊髓组织及控制出血。

1.手术治疗

一般采用标准的椎板切开术,至少暴露病变上下各一个节段椎体,从脊髓后正中沟进入。SCAVM手术时,首先切开蛛网膜,确定畸形灶的确切部位,并根据血管的部位、色泽、粗细、形态、管壁厚薄与张力情况等,判断畸形灶周围血管是供应动脉还是引流静脉。通常色泽偏红、管径较细、走行较直、管壁较厚和张力较大且有搏动的是供血动脉,而颜色暗红、走行迂曲、管壁较薄的为引流静脉。继而根据DSA提供的信息,探寻各主要供血动脉,分别在其接近畸形灶处离断之;在降低畸形血管张力后,用低功率双极电凝,边皱缩边分离畸形血管,最后离断引流静脉,切除畸形灶。切除隐匿性SAVM时,宜在病灶最表浅处切开脊髓,进入血肿腔,沿畸形血管周围分离切除之,或如切除脊髓髓内肿瘤那样,沿血肿包膜分离,将畸形灶和继发的小血肿一并切除。由于这类SAVM无明显供血动脉,分离切除时通常不会引起麻烦的出血。

近年来,部分病例手术时,应用超声多普勒检测血管杂音的部位、音调和音强变化,以探寻畸形灶或瘘口,判断供血动脉(分别于临时阻断某血管的前后,用超声多普勒测定病灶部位的血管杂音,如在血管阻断后杂音强度降低的,提示该血管为供血动脉,如杂音强度无变化,提示该血管为引流静脉),并于术中评估畸形灶切除程度或瘘口闭合情况。

手术时,除应掌握前述的手术方法外,还应注意以下几点:①切忌在未离断大部分供血动脉前电凝引流静脉,以免引起畸形灶难以控制的出血,妨碍手术正常进行。②脊髓血管畸形的供血动脉也和脑血管畸形一样,有终末动脉供血型和侧向分支供血型两种,前者供血动脉可以离断,因其只供应畸形灶而不供应脊髓;后者供血动脉主干(即影像学上的供血动脉)则不能离断,因其只是发出更为细小的动脉(即真正的供血动脉)供应畸形灶,而动脉主干还发支供应脊髓,如果损伤这些动脉主干,会影响脊髓的正常血供,引起脊髓功能障碍。③需自髓外向髓内方向分离、切除畸形灶,只有当畸形灶与脊髓组织界面十分清楚时,分离、切除畸形灶才可不断深入进行;如难以分离出理想界面,就不宜强求手术切除的彻底性,以免损伤功能脊髓组织。至于隐匿性SAVM,则应视病灶在脊髓横断面上的部位而定,病灶接近脊髓后外侧表面时,宜取后正中入路切除病灶;病灶位于脊髓腹侧表面,宜取前外侧入路切除病灶;若病灶位于脊髓中央或位于脊髓腹侧表面但无明显临床症状者,宜暂行观察。如能早期获得解剖根除,才可望获得较好的长期疗效。对于完全位于脊髓腹侧、血供丰富、手术切除十分困难的SAVM,以及以前手术未能切除的残留畸形灶,可酌情施行栓塞治疗或放射外科治疗。

2.介入治疗

血管内栓塞治疗始于1972年,由Djindjia首先应用。随着导管逐渐变细变软,栓塞材料改进,目前已广泛应用,其优点是创伤小、恢复快,供血动脉易于寻找,可及时了解治疗后病灶的改变。缺点:①SCAVM供血动脉较细长弯曲时导管难以达到病灶,使栓塞困难;②栓子随血液流动有异位栓塞危险;③介入栓塞病变血管,即使部分栓塞,均可有效减轻症状,但是因复发较频繁,需定期复查脊髓造影。早期的栓塞材料多见于使用固体栓子如干燥硬膜线段、lvalon及微球等,目前应用液体栓塞剂(ONYX,GLUBRAN)直接注入病灶,疗效可靠。栓塞时微导管尽可能靠近病变血管巢进行栓塞。介入栓塞还可用于辅助手术,术前栓塞主要的供血动脉有利于手术治疗,尤其是对于有多支供血动脉的病变,如圆锥AVM等。

介入栓塞治疗适应证:SCAVM供血动脉粗,微导管能达到病灶或瘘的前端者。反之,微导管不能插至病灶或瘘口,则不宜选用栓塞治疗。为预防异位栓塞的发生,已有学者提出栓塞治疗应注意如下几点。①选用安全的栓塞途径,如同时有脊髓前、后动脉供血,则首选经脊髓后动脉。②若使用固体栓子,栓子直径不能小于100 μm,因脊髓动脉常发出直径小于100 μm的沟联合动脉,这些动脉在造影时不能显影,使用小于100 μm栓子有时可能致使这些动脉栓塞。③栓塞应分次进行,不能企图一次将所有畸形血管闭塞,因栓塞后常伴有继发性血栓形成,要留有余地。④栓塞过程中进行脊髓功能监测,如脊髓感觉、运动诱发电位等,对防止并发症的发生有重要意义。目前通过合理选择栓塞治疗可以使大部分的SCAVM患者得到好转或治愈。

(二)髓周动静脉瘘(PMAVF)的治疗

1.手术治疗

Ⅰ型PMAVF供血动脉细长,宜手术治疗,禁忌栓塞。对于由脊髓前动脉供血的小的瘘一般考虑手术切除,因为脊髓前动脉微导管到位难度大,可以使用电凝闭塞瘘口。术中确定PMAVF瘘口困难时,可用超声多普勒探寻瘘口和术中评估瘘口闭塞是否满意。Ⅱ型瘘有1~2支供血动脉,手术夹闭瘘口较安全,若选用栓塞,有时易引起脊髓前后动脉的栓塞,须慎用;对于供应动脉迂曲、导管不能到达瘘口、特别是瘘口位于脊髓背侧与两侧、手术易于显露者,可采取手术治疗。

2.介入治疗

介入治疗是Ⅲ型PMAVF的首选治疗方法。对于供血动脉较短,走行较直,管径较大,导管能顺利到达瘘口,特别是瘘口位于脊髓腹侧者,由脊髓前后动脉供血的病变,适宜栓塞治疗。对于大的多瘘口,多根粗大供血动脉,高流量,手术暴露困难,易出血,首选栓塞治疗。栓子可用球囊、弹簧圈或液体栓塞剂(ONYX,GLUBRAN),弹簧圈和液体栓塞剂效果较好、且安全可靠。必要时可联合手术治疗。

七、预后与展望

未经治疗的髓内AVM自然病程尚不清楚。由脊髓病变的进展和继发的出血引起的症状会进行性加重,这在31%~71%的多年随访患者中得到了验证。手术对于致密型动静脉畸形的效果好于弥散型动静脉畸形。手术后神经症状改善率为40%~87%。无变化为53%~10%。较术前加重为3%~7%,功能良好率约为86%。约2/3的患者遗留慢性钝痛综合征。介入治疗完全闭塞率为24%~53%,短期及长期并发症发生率均为10.6%~14%,术后约20%的患者出现症状恶化。术后患者神经功能的恢复主要取决于术前功能障碍持续的时间和程度。不论手术还是介入治疗,如治疗及时,许多患者在术后均可能有明显的症状改善或痊愈;但如果治疗延误,患者在2~3年内可发展至不逆转的严重功能障碍,预后很差。

(庞春晓)

第三节 硬脊膜动静脉瘘

一、病因学

硬脊膜动静脉瘘(spinal dural arteriovenous fistula,SDAVF)是一种能治愈的脊髓血管畸形,指供应硬脊膜或神经根的一条或多条动脉在椎间孔处穿过硬膜时,与脊髓引流静脉(根静脉)的直接交通通道,是一种常见的脊髓血管畸形,约占所有脊髓动静脉畸形的70%。1926年,Foix和Alajouanine首次报道了这种疾病所致脊髓损伤的晚期病理形态,称之为Foix-Alajouanine综合征。他们认为这是一种"亚急性坏死性脊髓炎"。该病的血管病理学基础直至50年后才由Kendall和Logue认识清楚。它是指硬脊膜在椎间孔平面出现动静脉间的微小瘘口(约140 μm)所致的一系列异常改变,其临床表现没有特异性,常呈隐匿性发病。患者从发病到被明确诊断的时间平均为15个月。往往患者就诊时即有不同程度的功能障碍,延误了最佳的治疗时间,因此,早期诊断、早期治疗显得非常重要。

二、流行病学

硬膜AVF是最常见的脊髓血管病,大概占65%~80%,男性多见,病变多见位于脊髓胸腰段,以T_7~T_9最常见。

硬膜AVF占脊髓AVM的55%~80%,好发于男性,男女发病率之比为7:1,多于40岁后发病,出现症状的时间平均为60岁,范围28~83岁之间,以中老年男性多见。该病目前被认为是一种后天获得性疾病,多发生在下胸段和腰段,其中T_7、T_8、T_9是最常见的病变节段。85%的病变在T_6以下。

三、病理与病理生理

多数AVM可通过血管造影明确其供血动脉、血管团或瘘口及引流静脉的形态,但硬膜AVF有时因病灶太小,血管造影难以清楚显示其血管行程,Mc Cucheor等将手术切下之6例T_6~T_{12}范围内硬膜血管畸形的整块病灶,包括附近的硬膜、神经根及硬膜袖等,进行显微解剖研究,即用稀硫酸钡插管注入与病灶有关的硬膜动脉及脊髓静脉,同时进行连续高清晰度X线照片,发现有数根发自肋间动脉及腰动脉的中小型动脉分支会聚至病灶(瘘口)处,这些供血动脉在硬膜中先分为2~3支,后分支小血管吻合1~3次,并缠绕成索状动脉袢,最后经或不经毛细血管丛直接与一根脊髓静脉相通。研究结果从显微解剖上证明,硬膜血管畸形实际为动静脉瘘,由多根动脉供血,一根静脉引流,也可解释硬膜AVF经栓塞后为何会有再通可能。简单来说,就是病灶(瘘口)主要位于神经根附近的硬脊膜上,由肋间动脉或腰动脉的硬膜支供血,引流静脉为脊髓表面静脉。Anson和Spetler主张将此型分为两个亚型:Ⅰa为单根动脉供血,Ⅰb为多根动脉供血。

SDAVF的病因尚未明确,现认为是多因素造成的。国外也有文献认为是脊髓空洞、外伤和手术造成的。现已证实,在腰骶部的动脉和静脉之间存在着流速缓慢、低流量、高压力的瘘口,引流到髓周蛛网膜下腔的静脉系统。由于引流静脉与脊髓冠状静脉丛交通,压力可传递到冠状静脉丛,使动静脉压力梯度下降,导致髓内血管扩张和组织压升高。这种血管内压力的变化,向邻近的脊髓实质传递,使脊髓水肿逐渐加重,甚至造成脊髓脱髓鞘或坏死。大部分患者脊髓水肿是慢性起病,严重的坏死或急性起病的很少见。约有1%的SDAVF患者,临床表现为蛛网膜下腔出血,其确诊时间相对较短。高位脊髓节段硬膜动静脉分流,特别是在颅颈交界区,有可能引起蛛网膜下腔出血。因此,对有蛛网膜下腔出血而脑血管造影阴性者,需要考虑是否有延-颈髓交界区SDAVF。目前,多数学者认为,脊髓静脉高压是SDAVF的主要病理生理学机制。

四、临床表现

SDAVF多见于中老年男性,表现为自下向上缓慢进展的脊髓感觉、运动和括约肌功能障碍。一般症状呈进行性加重,常继发出现步态、运动系统及感觉症状异常,如脊髓运动神经元受累,可出现肢体软瘫或硬瘫。患者可出现用力后症状加重(神经源性跛行)或当体位改变时症状加重。如不经治疗,可在1~4年内完全截瘫。早期常被认为是多发的神经根病或前角运动神经元病,到确诊时,患者往往已完全丧失了自主活动的能力。

五、辅助检查

确诊本病的最好方法是选择性脊髓血管造影。因它能清晰地显示病变处的异常血管和在蛛网膜下腔内扩张迂曲的血管。脊髓血管造影是诊断瘘口位置、辨别供血动脉和评价静脉引流的金标准。因临床体征的平面是脊髓水肿的反应,与瘘口的位置可完全不一致。为了确定瘘口位置,所有供应硬膜的供血动脉都必须造影。80%~90%的SDAVF分布在胸髓的下部和腰髓的上部,在肋间动脉和腰动脉注射对比剂,大部分情况下能找到瘘口。如果水肿位于颈髓,应该通过在主动脉弓上(锁骨下、椎动脉、肋颈干、甲状颈干和颈外动脉)置管寻找颈部瘘的来源。

其次,MRI检查也是脊髓DAVFs重要的筛查手段之一,MRI图像上T_2像及增强后T_1像,病变脊髓表现高信号,有明显的脊髓水肿表现。MRI可以作为筛选的手段,它可以提供很多有诊断意义的信息,如有无髓周扩张血管、脊髓充血水肿及脑脊液循环障碍。现代高场强MRI的发展,使充血扩张的冠状静脉和正常增宽的蛛网膜下腔冠状静脉丛更易区分。正常的静脉表面光滑,很少有扭曲,而充血的冠状静脉丛表面粗糙有结节,血管多扭曲。据报道,大约有90%的MRI T_2加权像中蛛网膜下腔出现血管流空影,强化后期方出现扩张迂曲的静脉。计算机断层血管造影(computer tomography angiography,CTA)技术在确定瘘口的节段方面很有前景。

六、诊断与鉴别诊断

(一)诊断

根据患者进行性加重的脊髓功能障碍的病史和体征,结合脊髓MRI和脊髓血管造影可确诊本病。尤其对于中年以上男性出现进行性的双下肢感觉运动障碍,更应进行脊髓MRI和脊髓血管造影检查。脊髓血管造影是诊断脊髓DAVFs的金标准,一般可先行胸腰段脊髓血管检查再行骶部,如未发现病变需再行全脑血管造影。

(二)鉴别诊断

脊髓 DAVFs 一般要与脊髓 AVM 和脊髓髓周动静脉瘘(PMAVF)、脊髓积水症、椎间盘突出鉴别。

1.脊髓 AVM 和脊髓髓周动静脉瘘(PMAVF)

因脊髓 DAVFs 与脊髓 AVM 临床表现相似,MRI 表现都是血管流空影像,故可能出现误诊。脊髓 DAVFs 因脊髓水肿,其 MRI 影像可不增粗或轻微增粗,血管流空影在脊髓周围,DSA 示根髓动脉的硬脊膜支与根髓静脉间直接交通,通常仅一个瘘口,很少出现动脉瘤样和静脉瘤样扩张,故有别于脊髓 AVM 和脊髓髓周动静脉瘘。

2.脊髓积水症

脊髓 DAVFs 患者表现为慢性进行性脊髓功能障碍,在 MRI 上出现脊髓中央腔化且无明显血管流空影时,可被误诊为脊髓积水症。两者的鉴别:当患脊髓积水症时,往往存在 Arnold-Chiari 畸形,脊髓中央的空腔大而明显。脊髓 DAVFs 患者多无 Arnold-Chiari 畸形,脊髓中央的空腔呈细管状,椎管内往往可见细点状血管影,以此可以鉴别。

3.椎间盘突出

当脊髓 DAVFs 患者表现为上下肢的麻木、疼痛、乏力,X 线检查有椎间隙狭窄等退行性变时,如患者脊髓的血管流空影不明显,往往被误诊为椎间盘突出。两者的鉴别:椎间盘突出时,多呈间歇性发作,外伤诱因明显,疼痛剧烈,呈放射性,定位准确,但运动障碍轻微。脊髓 DAVFs 多为渐进性发病,无明显诱因,脊髓功能障碍进行性加重,MRI 示脊髓水肿,有时可见血管流空影,此时可进一步行脊髓血管造影,明确诊断。

七、治疗

手术及介入治疗都能有效治疗此病。手术治疗效果较为确切,但损伤较大,栓塞治疗创伤较小,两者各有利弊。

(一)手术治疗

SDAVF 应首选手术治疗。手术的目的与成功的关键是准确定位和闭塞瘘口,以及切断或闭塞瘘口处的引流静脉近端,但不能广泛切除引流静脉,否则会加重脊髓功能障碍,因为引流静脉也参与脊髓血液的回收。绝大多数瘘口位于脊神经后根硬脊膜袖口的上下或背侧附近,故手术闭塞瘘口操作简单、疗效可靠;但有时瘘口位于神经根的腹侧,需切开蛛网膜、分离神经根,仔细探查方能发现;当供血动脉起始部与瘘口部位远离充血性脊髓病变区域时,应根据 DSA 提供的信息,即在显示瘘口的部位,施行瘘口闭塞术。具体操作:术中暴露两个节段的椎板,充分暴露病变处神经根,至中线处打开硬膜并向两侧牵开;充分暴露硬膜处的根引流静脉,予以电凝阻断。术中判断手术成功的标志是怒张的引流静脉塌陷、颜色变暗红、超声多普勒检测病变区血管杂音消失。对于因各种原因造成病情急剧恶化、甚至完全性软瘫的患者,也应积极准备,施行急诊手术,往往能收到意想不到的效果。手术后病情没有改善的病例多是那些术前呈慢性进行性神经功能障碍较为严重的病例,可能与较长时期充血性脊髓病变导致脊髓不可逆性变性有关。这同样提示,对 SDAVF 早诊早治尤为重要。对有手术禁忌者,可试行介入治疗。

(二)介入治疗

对于该病的治疗还有不同的观点,有人认为,SDAVF 可首选介入治疗,只有当栓塞物(ONYX 等)不能弥散至引流静脉近端时,才考虑手术治疗。介入治疗时,需栓塞瘘口,并保留引流静脉的通畅,栓塞剂一般选择是 GLUBRAN 及 Onyx 胶,在栓塞过程中,只有当栓塞物到达引流静脉的近段时,栓塞才能最有效,否则有再次复发的可能。

八、预后与展望

本病预后取决于就诊时的神经功能缺失情况。随着对本病的病理解剖和病理生理学的深入了解,以及 MRI、DSA 技术的发展,使得诊断和治疗水平有了很大的提高。而且通过 MRI、增强 MRI 和 CTA 更易于对这种患者进行筛选。然而该病发展缓慢,症状不典型,就诊时脊髓损伤已经很重,故目前往往治疗效果欠佳。如何改善患者术后功能,尚有待进一步研究。

(庞春晓)

第八章

神经系统肿瘤

第一节 颅内脂肪瘤

原发于颅内的脂肪瘤(ICLs)是中枢神经系统较为少见的良性肿瘤,由脂肪组织发生,随着神经影像学的发展,对本病的报道日渐增多。

一、概述

颅内脂肪瘤在临床上发病率较低,Kazner 等在 3 200 例颅内肿瘤患者中通过 CT 检查发现了 11 例颅内脂肪瘤,约占 0.34%。颅内脂肪瘤可发生于各年龄组,无性别差异。可发生于颅内任何部位,但多见于中线周围,以胼胝体区多见。Maiuri 回顾了文献中的全年龄组 203 例,发现最常见的位置是胼胝体的体部,占 64%;位于四叠体池和环池的占 13%;位于漏斗及视交叉区的占 13%;位于脑桥小脑角的占 6%;位于侧裂的占 3%。颅内脂肪瘤常合并有其他中枢神经系统畸形,如胼胝体发育不全、透明隔缺如、脊柱裂、脑膨出、脑膜脑膨出、小脑蚓部发育不全、脑皮质发育不良等。

颅内原发的脂肪瘤,其发生机制仍存在着争议,有多种理论:①胚胎间质细胞的移位。②软脑膜脂肪细胞过度增生。③软脑膜上结缔组织的脂肪瘤化生。④增生的神经胶质细胞的脂肪变性。⑤神经管闭合时,隶属于中胚层的脂肪细胞被卷入其中。⑥胚胎形成过程中,原始脑膜的残留和异常分化,神经嵴向间质衍化的结果。多数学者倾向于认同最后一种理论,认为颅内脂肪瘤为一种先天性畸形,而非真正的肿瘤。Truwit 提出:起源于神经嵴的原始脑膜间充质组织在胚胎发育过程中常常被程序化地溶解和吸收,由此产生蛛网膜下腔;胼胝体的生长、发育是从其嘴部向压部开始的,如果其背侧的原始脑膜不被溶解吸收,而是分化成脂肪组织,阻碍了蛛网膜下腔的发生,也导致了相邻的胼胝体的严重发育不良,形成较大的脂肪瘤;在胚胎发育后期,胼胝体前部已大部分发育,如果与背侧胼胝体沟相邻的原始脑膜溶解、吸收和分化成蛛网膜下腔发生障碍,形成较小的脂肪瘤,位于胼胝体体部背侧,呈狭带状或呈 C 形绕在胼胝体压部;处于胚胎发育较晚阶段,脂肪瘤常伴有胼胝体发育不良或轻微畸形,从而在组织发生学上肯定了颅内脂肪瘤是原始脑膜间充质异常分化形成。

二、病理学

大体标本：脂肪瘤大小不一，可小如豆粒或大如香蕉。形状有卵圆形、细线状或柱状。瘤体呈金黄或黄白色，外面可有纤维结缔组织囊包绕，质地较韧，囊壁及周围脑组织可有不规则钙化。

镜下检查：肿瘤是由细纤维分隔的成熟脂肪细胞组成，周围由薄层纤维囊包裹，细胞核位于周边，有时可见齿状胞核，细胞间质为结缔组织，其内还可含有部分神经组织和血管结构，没有上皮样结构。

三、临床表现

半数以上的颅内脂肪瘤无明显症状，少数颅内脂肪瘤可在相应部位的头皮下有脂肪堆积。肿瘤多为检查时偶然发现，部分患者虽有症状，但无明显特异性。癫痫是颅内脂肪瘤最常见的症状，尤其是胼胝体脂肪瘤的患者癫痫发生率可达60%以上，绝大部分始于15岁以前，几乎均是限局性发作，有的发作频繁，药物难以控制。癫痫发生的原因可能是由于瘤体周围脑组织发生胶质变性对脑组织的刺激，也有可能与胼胝体联合纤维被阻断有关。除癫痫外，还可伴有智力低下、精神障碍、行为异常、性格改变、痴呆及记忆力减退等，有的儿童出现生长迟滞。其他部位的脂肪瘤多表现为该部位的一般占位性病变的症状和体征，如靠近脑室周围的脂肪瘤可引起梗阻性脑积水症状，脑桥小脑角区脂肪瘤可引起面、听神经及后组脑神经受累、脑干受压的表现。

四、影像学

颅内脂肪瘤的CT和MRI扫描表现较有特征性，具有重要的诊断价值。典型的颅内脂肪瘤在CT上表现为中线附近、均一的脂肪样低密度影，边界清楚，其CT值为-100~-50 Hu，增强后病灶不强化，亦无明显占位效应和周围脑组织水肿，常可伴有线状或点状钙化。由于颅骨在脑实质内产生伪影，时常影响肿瘤的检出，特别是位于脑干及其周围池内较小脂肪瘤的检出有较大困难。

MRI表现上，病变主要分布于中线及其附近部位，并常伴有胼胝体发育不良等先天性畸形。不同部位其形态表现多样。病灶边缘清晰，无占位效应和瘤周水肿带，可显示棘状突起或锯齿样改变，沿脑沟、脑池生长，这是颅内脂肪瘤的特征性表现。脂肪瘤具有短的T_1弛豫值和长的T_2弛豫值，增强后无强化。在STIR序列中脂肪瘤中的脂肪完全被抑制，呈低信号，该序列为脂肪成分的定性提供了准确可靠的诊断手段。

五、诊断及鉴别诊断

多数脂肪瘤无症状，常为偶然发现。因其影像学特点较典型，诊断并不困难，但需与畸胎瘤、皮样囊肿、表皮样囊肿及蛛网膜囊肿相鉴别。脂肪瘤因不含有脱屑的上皮组织及其他的组织成分，故在CT和MRI上表现为均质性，而畸胎瘤和皮样囊肿因有多种组织成分共存，影像学上很少表现为均质性。此外，皮样囊肿及表皮样囊肿病灶虽然在CT上呈低密度，但CT值高于脂肪瘤组织。病变好发部位不同：畸胎瘤和皮样囊肿多位于第三脑室后方。表皮样囊肿常见于脑桥小脑角区、鞍区、第四脑室等部位，多沿脑池延伸生长。蛛网膜囊肿好发于侧裂、枕大池等部位。

六、治疗

目前，对于颅内脂肪瘤是否需要手术治疗仍然存在着争议，多数学者不主张直接手术切除肿瘤，其理由在于：①脂肪瘤与毗邻神经组织粘连紧密，且常包裹周围脑神经和血管，手术难以全切除病灶，勉强全切除常造成严重的神经功能损害。②肿瘤为良性，且生长缓慢，很少引起致命性的颅内压增高。③肿瘤所表现出的症状、体征并不完全是由脂肪瘤本身引起，可能为伴发的其他先天性畸形所致（额骨缺损，胼胝体发育不良等），手术切除后并不能明显改善症状和体征。

因此，对于无临床症状的患者，应密切随访，不需立即手术治疗。对于引起明显邻近结构受压表现的，如阻塞室间孔引起脑积水、脑桥小脑角区肿瘤引起神经损害表现或出现癫痫症状、经药物治疗无法控制者的患者，可考虑行手术切除。而对于伴有脑积水的可行分流术以缓解症状。

手术应以减轻病灶对邻近结构的压迫为主要目的，强调显微操作，不必强求全切除，因其为良性病变，生长缓慢，即使部分切除也可获得较长时期的症状缓解。Kiymaz 认为位于重要功能区或者与周围重要血管、神经关系密切（如胼胝体、鞍区、脑桥小脑角、脑干背侧等处）的脂肪瘤，手术很难达到全切除，如果为了达到全切除目的，可能会过度牵拉或损伤重要的血管及神经，以致遗留严重的并发症。对于切除后仍有癫痫的患者，需要继续服抗癫痫药物治疗。

七、预后

本病属良性病变，预后良好。Baeesa 及 Jallo 认为由于脂肪瘤属于良性肿瘤，生长缓慢，部分或大部切除后常能获得长时间的缓解。过去因手术例数少，效果不一，近年来手术效果较前有较明显的改善，Baeesa 报道了 2 例儿童脑干背部脂肪瘤（1 例位于四叠体，1 例位于延髓背侧），均采用显微外科手术进行减压治疗；手术以后，术前症状均消失，其中 1 例脑积水症状也得到了缓解。有学者报道的手术切除胼胝体脂肪瘤 7 例，其中对 2 例有顽固性癫痫发作的患者采取了胼胝体切开，肿瘤全切 3 例（42.9%），术后除了 3 例短期有轻度并发症（缄默、轻瘫）外，其余 4 例恢复良好，6 例随访 1~3 年，术前癫痫、头痛、幻听、精神呆滞等症状完全消除。

（饶　江）

第二节　少突胶质细胞瘤

少突胶质细胞瘤占脑胶质瘤的 4%~12.4%，占颅内肿瘤的 2.6%，由少突胶质细胞形成，平均年龄 40 岁。男性占 60%。90% 位于幕上，其中 10% 左右由丘脑长出，突入侧脑室或第三脑室；其余位于大脑白质内，半数位于额叶。肿瘤生长缓慢，病程较长。有时可见肿瘤钙化。肿瘤虽呈浸润性生长，但肉眼边界清楚，有利于手术切除。切除后复发较慢。复发后再切除仍可获较好效果。

一、病理

肿瘤多位于皮质下，侵犯皮质和邻近的软脑膜；部位较深的可侵及脑室壁。亦可通过胼胝体侵至对侧。肿瘤多实质性，边界光整，可与正常脑组织分开，但无包膜，质地脆软，切面灰红色，常有钙化。有些肿瘤有黏液样变，质地如胶冻样。较大的肿瘤中心常有囊腔形成，也可有坏死，但多不显著。肿瘤钙化是少突胶质瘤的形态特点之一，钙盐多沉积在肿瘤的周边部分，比较均匀，不太致密。周围脑水肿较轻。

镜检下,肿瘤与四周脑组织分界不清,呈浸润性生长。细胞极丰富,形状均匀一致。胞核圆形,染色深。胞质少而透亮或染浅伊红色,胞膜清楚,故胞核似置于空盒之内。银染色能见少而短的细胞突起。细胞排列成条索状或片状。其中可杂有星形细胞或室管膜细胞。血管较多,可有内膜增生和血管周围结缔组织增生。血管壁可有钙化。典型少突胶质细胞瘤的组织学特点:①细胞密集,大小一致,细胞质呈空泡状,肿瘤细胞呈"蜂房"状排列在一起。②细胞核位于空泡状细胞质的中央,大小一致,分化良好,细胞核内染色质丰富,故胞核染色极浓。③常可见到肿瘤细胞之间有球形或不规则形钙化物沉着,甚至可以形成大病灶状钙化。④肿瘤血管丰富,但均为细小的毛细血管,分支穿插于肿瘤细胞之间,瘤组织内很少见到粗大血管分布。⑤有时肿瘤细胞围绕血管生长而形成酷似假菊花团形态,注意同室管膜瘤相鉴别。

有的肿瘤分化不良,细胞及核形状不规则,核分裂较常见,称为间变性或恶性少突胶质细胞瘤,或称少突胶质母细胞瘤。少突胶质细胞瘤和少突胶质母细胞瘤的不同之处在于,后者的组成细胞是少突胶质母细胞,与少突胶质细胞比较,少突胶质母细胞分化程度低,形状较圆,核较大而染色较浅,胞质较多,核分裂象常见。有时有巨细胞形成,血管内皮细胞增生及大片组织坏死。这类肿瘤并不少见,约占少突胶质细胞系肿瘤的1/4。少突胶质细胞瘤是否恶性变,形成胶质母细胞瘤,意见尚不一致。也许后者起源于混在少突胶质细胞瘤内的星形细胞。

二、临床表现

少突胶质瘤生长很慢,病程较长。症状取决于病变部位。自出现症状至就诊时间平均2~3年,侵入脑室阻塞脑脊液循环者则病程较短。

(一)癫痫发作

癫痫发作为最常见的症状,见于52%~79%的病例,并常以此为首发症状。

(二)精神症状

精神症状亦较常见。精神症状常见于额叶患者,尤其是广泛浸润,沿胼胝体向对侧额叶扩展者,以情感异常和痴呆为主。

(三)偏瘫和偏侧感觉障碍

偏瘫和偏侧感觉障碍较常见,占1/3,是由于肿瘤侵犯运动和感觉区所引起。

(四)颅内压增高症状

颅内压增高症状一般出现较晚,见于55%的患者除头痛、呕吐外,视力障碍和视盘水肿者约占1/3。间变型肿瘤生长较快,临床特征与胶质母细胞瘤相似。

三、辅助检查

(一)头颅X线平片

头颅X线平片约半数可见钙化,有的报告高达69%,呈絮状、片状或索条状。

(二)气脑、脑室和脑血管造影

造影检查一般只能定位,显示的影像与其他胶质细胞瘤相似。但血管造影几乎看不到肿瘤血管影。

(三)CT扫描

CT扫描多显示为低密度影,70%可见钙化,50%有周围脑水肿,但不广泛,注射造影剂后多数有不规则的影像增强。

(四) MRI

MRI 示长 T_1 长 T_2 信号,周围水肿易与肿瘤区分,若肿瘤内有较大的钙化,呈低信号。发生间变或恶性少突神经胶质瘤可有异常对比增强。在显示多灶性少突胶质瘤方面,MRI 优于 CT。

四、治疗

以外科手术切除为主,手术方法和原则与其他脑胶质瘤相同。术后进行放射治疗和化学治疗。由于肿瘤呈浸润性生长,术后几乎都要复发,但间隔时间较长。复发后再手术,仍能获得较满意的效果。

(刘怀新)

第三节 多形性胶质母细胞瘤

多形性胶质母细胞瘤过去称为多形性成胶质细胞瘤。由于这种肿瘤的细胞形态复杂,并非单独含有成胶质细胞,为了避免与极性成胶质细胞瘤混淆,目前广泛使用多形性胶质母细胞瘤这个名称(简称胶母细胞瘤),需要注意的是,在胚胎发育中,并无胶质母细胞这种细胞。所谓胶母细胞瘤,只是这种肿瘤的称谓。按 Kernohan 的分类,属胶质细胞瘤Ⅳ级。其起源细胞可能是各种胶质细胞,但在瘤内已不再能找到起源细胞的原型。

胶母细胞瘤是最常见的脑胶质瘤之一,占脑胶质瘤的 25%～50%,也是最恶性的一种。患者的年龄多较大,85% 介于 40～70 岁;男性较多见,占 55%～65%。成人胶母细胞瘤多位于额、顶、颞叶,枕叶少见,儿童多位于脑干。病程较短,肿瘤呈浸润性生长,生长迅速,手术切除肿瘤后复发较快。其预后是脑胶质瘤中最差的一种,是颅内肿瘤治疗上的一个重要研究课题。

一、病理

胶母细胞瘤体积常较大,多起源于脑白质中,大脑的前半部是好发部位,特别常见于额叶,颞叶次之,枕叶少见。肿瘤常沿神经纤维或血管方向呈浸润性生长,常侵犯几个脑叶。可侵犯大脑皮质,并可与硬膜粘连,或侵及深部结构,胼胝体常成为肿瘤跨越中线的桥梁。当额、顶、枕叶的胶母细胞瘤经胼胝体侵犯到对侧大脑半球时,冠状切面内肿瘤具有蝴蝶形的分布范围。或侵及脑室壁,并可突入脑室内。突出脑表面或突入脑室者,瘤细胞可随脑脊液播散,个别的可向颅外转移至肺、肝、骨或淋巴结。颞叶胶母细胞瘤常侵犯基底核。基底核和丘脑的胶母细胞瘤常经中间块侵入对侧丘脑,或经底丘脑和大脑脚侵入中脑。小脑的胶母细胞瘤较少见。

肉眼所见肿瘤边界常较光整,但实际瘤细胞浸润的区域远远超过这一边界。较表浅的胶母细胞瘤常侵犯和穿过大脑皮质并与硬脑膜黏着,手术易被误认为脑膜瘤。深在者常穿过室管膜突入脑室中。瘤的切面形状多不规则;有酱红色的肿瘤区、灰黄色的坏死区和暗红色的出血区,并可有囊肿形成(个数和大小不一),有的瘤腔中含有乳白色黏稠液体,易误认为脓液,但在镜检下没有脓细胞,仅为粉末状坏死物质。瘤组织柔软易碎,血供丰富,易出血,分化较好的区域质地较韧。周围脑组织明显水肿和肿胀,边界不清。

镜检见组成细胞有多种。①多角形细胞:不同大小和形状,聚集成堆而无特殊排列。分裂象多而不正常。②梭形细胞:有细长突起,状如成胶质细胞,交织成束,有时排列成假栅栏样,放射形指向中央坏死区,细胞内有胶质纤维。③星形母细胞:常围绕血管呈假菊花样。④多核巨细胞:常与多角形细胞混杂,大概是异常核分裂的产物。⑤星形细胞:常位于肿瘤的周边部分,可能是肿瘤周围正常脑组织中的星形细胞发展而成。

胶母细胞瘤的一个形态特点是瘤内血管改变:①主要影响小血管,特别是微血管。②血管增多扭曲,状如肾小球,称肾小球化。③血管内膜显著增生,突入管腔形成小堆,并可见核分裂象,有些血管甚至被增生内膜所阻塞。这种病态血管易于形成血栓,造成肿瘤的部分坏死。

生长特性:①胶母细胞瘤有沿白质中的神经束生长到远处的倾向,例如沿额顶束自额叶长到同侧顶叶,沿胼胝体长到对侧大脑半球,沿钩束自额叶长到颞叶等。②肿瘤侵入脑室后,可经脑脊液转移接种于远处脑室壁上和蛛网膜下腔。这种转移灶并不多见。③多中心性生长,有4.9%~20%的胶母细胞瘤,由几个独立的瘤中心组成。个别瘤中心常聚集在一处,有些在肿瘤主体邻近有卫星灶形成。肿瘤中心相互远离(在不同脑叶或两个大脑半球)的病例较少见,仅占全部肿瘤的2.5%。

二、临床表现

胶母细胞瘤恶性程度很高。患者就医前的病程常在1年以内,其中1个月内者占30%,3个月内者占60%,6个月内者占70%,偶尔也有病程较长者,超过2年者仅占7%。这可能是由于肿瘤以较良性的类型开始,后演变为胶母细胞瘤。

在临床方面,除病程较短,症状发展较快外,并无特异的症状群。①颅内压增高:由于肿瘤增长迅速并有广泛脑水肿,颅内压增高症状明显。几均有头痛,大多有呕吐及视盘水肿,并多有视力减退。②癫痫:25%~30%患者有癫痫发作。③精神症状:肿瘤多位于额叶,故常有精神症状,表现为淡漠、迟钝、智力减退、甚至痴呆等。④脑局灶症状:依肿瘤所在部位产生相应的症状,约一半患者有不同程度的偏瘫,亦常有偏侧感觉障碍、失语、偏盲等。儿童的胶母细胞瘤常发生在脑干,早期症状为脑神经麻痹(常为多发性)和长束征症状,由导水管阻塞引起的颅内压增高症状出现于晚期。个别由于瘤内出血可表现为卒中样发病。

三、辅助检查

(一)脑脊液检查

除压力增高外可有蛋白量及白细胞数增多。特殊染色有时可见瘤细胞。

(二)放射性核素

局部放射性核素浓集较明显,见于90%以上病例。

(三)头颅平片

头颅平片多显示颅内压增高征,少数由于病程短无颅内压增高表现。有的可见松果体钙化移位。

(四)脑室造影

脑室造影可显示脑室有明显受压移位,有的可见充盈缺损。额叶肿瘤有的可压迫阻塞室间孔,致两侧脑室不通。

(五)脑血管造影

脑血管造影可见脑血管受压移位。约50%显示肿瘤病理血管,粗细不匀,形式扭曲不整,呈细小点状或丝状,或扩张呈窦样,或有动静脉瘘早期静脉充盈。

(六)CT 扫描

CT 扫描显示为形状不规则、边缘不整齐影像,多数为混杂密度,少数为高密度。瘤内有囊腔者显示有低密度区。周围脑水肿广泛,脑室移位显著。注射对比剂后影像增强,呈结节状或环状增强。

(七)MRI

由于肿瘤发生间变,细胞密度及多形性增加,肿瘤血管增多,瘤内大片坏死并出血,T_1 加权图像上呈混杂信号,以低信号为主,间以更低信号或高信号,反映了瘤内坏死或出血;T_2 加权图像上呈高信号,强度不均匀,间有许多曲线状或圆点状低信号区,代表肿瘤血管;在长 TR 短 TE(质子密度加权)图像上,肿瘤信号低于周围水肿信号,但肿瘤内部坏死区信号高于周围水肿信号;在 T_2 加权图像上,肿瘤内部坏死区其信号强度近乎周围水肿信号强度,瘤体信号强度相对减低。

四、治疗与预后

以手术治疗为主,切除肿瘤方法与星形细胞瘤相似,但无法做到全部切除,可尽量切除肿瘤,或同时做内或外减压术。肿瘤约 1/3 边界比较清楚,手术可做到肉眼全切除,另外 2/3 呈明显浸润性,如位于额叶前部、颞叶前部、枕叶者,可将肿瘤连同脑叶一并切除,这样效果较好。位于脑干,基底神经节及丘脑的肿瘤可在显微镜下切除,手术同时可做外减压术。术后给予放射治疗及化学治疗。术后症状复发时间一般不超过 8 个月,生存时间大多不过一年。术后同步放射化学治疗可延长生存期。

(刘怀新)

第四节 星形细胞瘤

星形细胞瘤是最常见的脑胶质瘤之一,占全部脑胶质瘤的 17%~39.1%。根据病理及临床特点的不同,又可将此类肿瘤分为分化良好型及分化不良型两类,前者较多。在成年人中,星形细胞瘤多见于、顶、颞叶,少见于枕叶;儿童则常发生于小脑半球,也可见于蚓部、脑干、丘脑、视神经、脑室旁等部位。这种肿瘤主要由成熟的星形细胞构成。可浸润性生长,也可边界完整。临床上病程较长。浸润性生长的星形细胞瘤难用手术完全切除,但术后复发较慢。边界完整的星形细胞瘤手术可完全切除,全切除后能获痊愈。

一、病理

根据病理形态,星形细胞瘤可分为三种类型,即原浆型、纤维型(又分为弥漫型和局灶型两种)和肥胖细胞型。原浆型和纤维型常混合存在,不易截然分开。

(一)原浆型星形细胞瘤

原浆型星形细胞瘤是最少见的一种类型。属分化良好型星形细胞瘤。多位于颞叶。部位表浅,侵犯大脑皮质,使受累脑回增宽、变平。肉眼观察:肿瘤呈灰红色质软易碎。切面呈半透明均匀胶冻样。深部侵入白质，边界不清。肿瘤内部常因缺血及水肿而发生变性，形成单个或多个囊肿，囊肿的大小和数目不定，其四周是瘤组织也可一大的囊肿壁内有一小的瘤结节。

在镜检下，肿瘤由原浆型星形细胞构成，胞质丰富呈均匀一致的粉红色，可以见到胞质突起。核圆形，大小一致，位于肿瘤细胞中心或偏一侧，有时可以见到核小体，核分裂少见。细胞形态和分布都很均匀，填充于嗜伊红间质中。后者状如蛛网，无胶质纤维。很少见到肿瘤血管增生现象，较纤维型星形细胞瘤生长活跃。

(二) 纤维型星形细胞瘤

纤维型星形细胞瘤是常见类型。属于分化良好型星形细胞瘤。见于中枢神经系统的任何部位，以及各种年龄的患者。在儿童和青年中，较多见于小脑、脑干和下丘脑，在成人中多见于大脑半球。肿瘤中有神经胶质纤维，这是与原浆型的主要区别，并使肿瘤质韧且稍具弹性，有橡皮感。弥漫纤维型星形细胞瘤的切面呈白色，与周围脑白质不易区别，邻近皮质常被肿瘤浸润；色泽变灰变深，与白质的分界模糊。肿瘤中心可有囊肿形成，大小数目不定。局灶纤维型的边界光整，主要见于小脑，常有囊肿形成。有时囊肿巨大，使肿瘤偏于囊肿一侧，成为囊壁上的一个结节。这时囊肿实际不属于肿瘤。手术时只要将瘤结节切除，就已将瘤组织全部去除。有些囊肿位于肿瘤内，囊肿四周是肿瘤组织。

在镜检下，肿瘤细胞分化良好，如正常的星形细胞，形状、大小和分布都不均匀。细胞质很少或看不到，散在分布，细胞核大小相差不大，圆或椭圆形，核膜清楚，核内染色质中等。肿瘤内血管内皮细胞和外膜细胞增生，有时可以见到点状分布的钙化灶。间质中有丰富的神经胶质纤维，交叉分布于瘤细胞之间。

(三) 肥胖细胞型星形细胞瘤

这类肿瘤生长较快。属分化不良型星形细胞瘤。比较少见，占脑星形细胞瘤的1/4，多发生在大脑半球。肿瘤呈灰红色，切面均匀，质软。呈浸润性生长，但肉眼能见肿瘤边界。瘤内可有小囊肿形成。

镜检下见典型的肥胖细胞，体积肥大，呈类圆形或多角形，突起短而粗。分布致密，有时排列在血管周围，形成假菊花状。胞质均匀透明，略染伊红。细胞核卵圆形较小往往被挤到细胞的一侧，染色较浓。神经胶质纤维局限于细胞体周围。间质很少。

为便于临床掌握星形细胞瘤分化程度，Kernohan建议将星形细胞瘤按其组织细胞学分化程度分为四级。这种分级方法，尽管有一定的缺点，但有利于病理及临床的联系。

Ⅰ级：分化良好的瘤细胞。排列疏散均匀，细胞大小较一致，有的甚至与正常的组织细胞相似。

Ⅱ级：细胞较多，排列较密，部分细胞大小不等，形状不整，无核分裂象。

Ⅲ～Ⅳ级：明显恶性，细胞密集，分化程度低，核分裂象较多或细胞大小不等，形状不整，呈多形性胶质母细胞瘤的改变，有的可见瘤巨细胞。

二、临床表现

高分化星形细胞瘤恶性度不高，生长缓慢。开始时症状很轻，进展亦缓慢，自出现症状至就诊时间较长，平均两年左右，有的可长达10年，可因囊肿形成而使病情发展加快，病程缩短，个别的可在一个月以内。一般位于幕下者出现颅内压增高较早，病程较短。症状取决于病变部位和肿瘤的病理类型和生物学特性。

各部位星形细胞瘤的症状表现有所不同。

(一)大脑半球星形细胞瘤

1.分类

(1)局灶原纤维型星形细胞瘤:占大脑星形细胞瘤的半数。性别分布相等。住院时平均年龄约35岁,以21~50岁为多见,占全数的70%。病变部位以额叶为多见(40%),其次是颞叶(10%)。病程2~4年。

(2)浸润性纤维型星形细胞瘤:占大脑星形细胞瘤的20%。性别分布相等。以31~40岁为多见(占60%)。病变分布在颞、额、额顶诸叶的各占40%、30%、20%。平均病程3.5年。

(3)肥胖细胞型星形细胞瘤:占大脑星形细胞瘤的25%。男性占60%。住院时年龄大致平均分布于21~50岁间(共占全数的75%)。病变在额叶最多(40%),其次是颞叶(20%)。病程平均2年。

2.临床症状

(1)癫痫:约60%有癫痫发作,较生长快的其他神经胶质瘤为多见,肿瘤接近脑表面者易出现癫痫发作,一部分患者以癫痫发作为主要症状,可于数年后才出现颅内压增高症状及局部症状。癫痫发作形式与肿瘤部位有关,额叶肿瘤多为大发作,中央区及顶叶肿瘤多为局限性发作,颞叶肿瘤可出现沟回发作或精神运动性发作。

(2)精神症状:额叶范围较广泛的肿瘤或累及胼胝体侵及对侧者,常有精神症状,表现为淡漠、迟钝、注意力不集中、记忆力减退、性格改变,不知整洁、欣快感等。少数颞叶、顶叶肿瘤亦可有精神症状。

(3)神经系统局灶性症状:依肿瘤所在部位可出现相应的局部症状,在额叶后部前中央回附近者,常有不同程度的对侧偏瘫。在优势半球运动性或感觉性言语区者,可出现运动性或感觉性失语症。在顶叶者可有感觉障碍,特别是皮质感觉障碍。在顶叶下部角回及缘上回者,可有失读、失算、失用及命名障碍等。在颞枕叶累及视传导通路者可有幻视或视野缺损和偏盲。约1/5患者无局部症状,大多为肿瘤位于额叶前部颞叶前部"静区"者。

(4)颅内压增高症状:一般出现较晚。位于大脑半球非重要功能区的肿瘤,颅内压增高可为首发症状。少数患者可因肿瘤内囊肿形成或出血而急性发病,且颅内压增高症状较严重。

(5)其他:个别患者因肿瘤出血可表现为蛛网膜下腔出血症状。

(二)丘脑星形细胞瘤

1.丘脑性"三偏"症状

常有对侧感觉障碍,深感觉较浅感觉明显;丘脑性自发性疼痛并不常见;累及内囊时常伴有对侧轻偏瘫。丘脑枕部肿瘤可出现病变对侧同向偏盲。

2.共济失调

小脑红核丘脑系统受损者,可出现患侧肢体共济失调。

3.精神症状及癫痫发作

丘脑肿瘤时常出现精神症状(约占60%),表现为淡漠、注意力不集中、幼稚、欣快、激动或谵妄等,少见强迫性哭笑。约1/3患者可出现癫痫。

4.颅内压增高症状

约2/3患者出现,多在早期出现,为肿瘤侵犯第三脑室影响脑脊液循环所致。

5.其他症状

肿瘤向下丘脑发展时内分泌障碍较为突出,如影响到四叠体可出现瞳孔不等大,眼球上视障碍,听力障碍或耳鸣等症状。侵及基底核可有不自主运动。

(三)小脑星形细胞瘤

小脑星形细胞瘤占星形细胞瘤的1/4。3/5位于小脑蚓部和第四脑室,2/5位于小脑半球。儿童或青少年多见,平均年龄14岁,男女之比为2:1。病程取决于病变部位:蚓部和第四脑室者引起脑积水,平均病程7个月;小脑半球者平均病程1.5年。

1.颅内压增高

为最常见的症状,出现较早,头痛、呕吐、视盘水肿。

2.后颅窝和小脑症状

位于小脑半球者表现患侧肢体共济运动失调,以上肢较明显,并有眼球震颤,肌张力降低、腱反射减弱等,位于蚓部者主要表现身体平衡障碍,走路及站立不稳。小脑肿瘤可有构音障碍及暴发性语言。亦常有颈部抵抗及强迫头位。晚期可出现强直性发作。常因急性严重颅内压增高引起,表现为发作性的去皮质强直,发作时意识短暂丧失,全身肌肉紧张,四肢伸直,呼吸缓慢,面色苍白,冷汗,一般数秒或数十秒即缓解。其发生原因可由于肿瘤直接压迫或刺激脑干,或小脑上蚓部通过小脑幕切迹向幕上疝出,引起脑干暂时性缺氧所致。

(四)脑干星形细胞瘤

脑干星形细胞瘤占星形细胞瘤的2%。70%的患者年龄在20岁以下。男女之比为3:2。病变多位于脑桥,常侵及两侧脑干。早期出现患侧脑神经麻痹,如位于中脑可有动眼及滑车神经麻痹,在脑桥可有外展及面神经麻痹,在延髓可有面部感觉障碍及后组脑神经麻痹。同时出现对侧肢体运动及感觉障碍。肿瘤发展累及两侧时,则出现双侧体征。颅内压增高症状在中脑肿瘤出现较早,脑桥肿瘤出现较晚且较轻。

(五)视神经星形细胞瘤

视神经星形细胞瘤多见于儿童,亦见于成人。视神经呈梭形肿大,可发生于眶内或颅内,亦可同时受累,肿瘤呈哑铃形。发生于颅内者可累及视交叉,甚至累及对侧视神经及同侧视束。如继续增长可向第三脑室前部或向鞍旁发展。主要表现为患侧眼球突出,大多向外向下,视力减退。一般无眼球运动障碍。发生于颅内者可有不规则的视野缺损及偏盲。多产生原发性视神经萎缩,有的亦可出现视盘水肿。晚期可出现垂体下丘脑功能障碍。

三、辅助检查

(一)腰椎穿刺

多数脑脊液压力增高,白细胞计数多在正常范围,部分病例蛋白定量增高。

(二)头颅X线平片

约80%患者显示颅内压增高征,15%~20%可见肿瘤钙化。视神经肿瘤可见视神经孔扩大,并可致前床突及鞍结节变形。

(三)脑室造影

幕上肿瘤显示脑室移位或并有充盈缺损。小脑肿瘤表现第三脑室以上对称扩大,导水管下段前曲,第四脑室受压移位。脑干肿瘤表现导水管及第四脑室上部向背侧移位。

(四)脑血管造影

显示血管受压移位,肿瘤病理血管少见。

(五)CT 扫描

大多显示为低密度影像,少数为等密度或高密度影像,边缘不规则,如有囊肿形成则瘤内有低密度区,周围常有脑水肿带,但较轻,脑室受压移位,亦多较轻,注射对比剂后肿瘤影像多增强。一般Ⅰ级星形细胞瘤为低密度病灶,与脑组织分界清楚,占位效应常显著;Ⅱ～Ⅲ级星形细胞瘤多表现为略高密度、混杂密度病灶或囊性肿块,可有点状钙化或肿瘤内出血。Ⅳ级星形细胞瘤显示略高或混杂密度病灶,病灶周围水肿相当明显,境界不清。增强扫描,Ⅰ级星形细胞瘤无或轻度强化,Ⅱ～Ⅳ级星形细胞瘤明显强化,呈形态密度不一的不规则或环状强化。

(六)放射性核素扫描

可显示肿瘤区放射性核素浓集,但浓度常较低,影像欠清晰。

(七)MRI

MRI呈长T_1、长T_2信号,信号强度均匀,由于血-脑脊液屏障受损不明显,周围水肿较轻,占位效应相对轻,肿瘤边界不清,不易与周围水肿鉴别。在T_2加权像甚至不易区别肿瘤的结构,但对肿瘤出血较CT显示为佳,同时由于蛋白渗出有时可见肿瘤在T_1加权像呈稍高斑片样信号异常。若做Gd-DTPA增强扫描,肿瘤多无对比增强。星形细胞瘤在T_1加权像呈混杂信号,以低信号为主,有时呈高信号表现,体现了瘤体内坏死或出血。T_2加权像表现为高信号,信号强度一般不均匀。

四、治疗及预后

治疗以手术切除为主。幕上者根据肿瘤所在部位及范围,作肿瘤切除术、脑叶切除或减压术。大脑半球表浅部位的星形细胞瘤手术切除范围要适度,以不产生偏瘫、失语、昏迷,而又能达到减压目的为限。大脑半球深部星形细胞瘤可作颞肌下减压术。视神经瘤经前额开颅,打开眶顶及视神经管,切除肿瘤。视神经交叉和第三脑室星形细胞瘤作手术切除时,要避免损伤下丘脑。脑干肿瘤小的结节性或囊性者可在显微技术下作切除术。脑干星形细胞瘤引起阻塞性脑积水者,可作脑脊液分流手术,解除颅内压增高。多数学者认为脑干外生性肿瘤或位于延颈髓交界处的肿瘤可行手术治疗。国内王忠诚提出脑干内局限性的星形细胞瘤应争取切除。浸润性的实质性小脑星形细胞瘤的手术原则与大脑半球表浅部肿瘤相似。小脑肿瘤一般作后颅窝中线切口,切除肿瘤。局灶性囊性的小脑星形细胞瘤如有巨大囊腔和偏于一侧的瘤结节,只要将瘤结节切除即可,囊壁不必切除。

多数星形细胞瘤难以做到全部切除,术后可给予化学治疗及放射治疗,以延长生存及复发时间。对大脑半球Ⅰ～Ⅱ级星形细胞瘤是否行术后放疗有争议。Leibel分析发现对未能全切除的Ⅰ～Ⅱ级星形细胞瘤手术加放疗的5年存活率为46%,而单纯手术者仅19%。但也有学者认为对Ⅰ～Ⅱ级星形细胞瘤术后放疗不能改善预后。对良性星形细胞瘤主张放疗的人认为可单纯行瘤床放疗,剂量30～45 Gy,疗程为6周。一般不主张预防性脊髓放疗。化疗的作用和治疗方案的选择目前尚处于摸索阶段,应用价值还有争议。

平均复发时间为2年半,复发者如一般情况良好,可再次手术。但肿瘤生长常加快,有的肿瘤逐渐发生恶性变,再次复发时间亦缩短。

术后平均生存3年左右。5年生存率为14%～31%,幕下者较幕上者疗效为好,5年生存率达50%～57%。如能完全切除肿瘤,可恢复劳动能力并长期生存,有报告术后生存已达18年者。经手术与放射综合治疗的患者,五年生存率为35%～54%。

影响其预后相关因素包括年龄、肿瘤大小、部位、组织学类型、病史长短及治疗等多个方面,而以肿瘤组织学性质、治疗情况等尤为重要。影响儿童Ⅰ～Ⅱ级半球星形细胞瘤预后的主要因素是年龄,婴幼儿就诊时肿瘤一般较大,患儿的一般情况不好,因而手术耐受性差,手术危险性相对较大龄儿童高,预后也不如大龄儿童。巨大的肿瘤手术难于切除,而且手术损伤较大,预后不能令人满意。Mercuri随访29例儿童星形细胞瘤5～27年,发现囊性星形细胞瘤预后最好。此外,病史较长,有癫痫发作及肿瘤有钙化者预后相对较好,因为这类肿瘤生长缓慢,瘤细胞分化较好,复发率较低。手术切除程度和术后是否放疗也是影响预后的主要原因之一。不论良、恶性星形细胞瘤只要能够达到全切除或近全切除,其术后生存期均明显长于部分切除肿瘤者。

(刘怀新)

第五节 脑 膜 瘤

一、概述

脑膜瘤系起源于脑膜的中胚层肿瘤,目前普遍认为脑膜瘤主要来源于蛛网膜的帽细胞,尤其是那些形成蛛网膜绒毛的细胞,可以发生在任何含有蛛网膜成分的地方。

脑膜瘤曾有不同的命名,如蛛网膜成纤维细胞瘤,硬膜内皮瘤,脑膜成纤维细胞瘤,沙样瘤,血管内皮瘤,硬膜肉瘤,脑膜间皮瘤等。20世纪初,Cushing认为凡发生于蛛网膜颗粒的蛛网膜绒毛内皮细胞的肿瘤统称为脑膜瘤。

脑膜瘤切除术始于18世纪。1887年美国报道首次成功地切除颅内脑膜瘤。20世纪初,Cushing根据病理改变不同将脑膜瘤分为不同类型。

(一) 发病率

脑膜瘤的人群发生率为2/10万,约占颅内肿瘤总数的20%,仅次于脑胶质瘤(占40%～45%),居第二位。发病高峰年龄为30～50岁,约占全部脑膜瘤的60%。脑膜瘤在儿童中少见。小的无症状的脑膜瘤常在老年人尸检中发现。近20年来随着CT及MRI技术的发展,脑膜瘤的发生率有所升高,许多无症状的脑膜瘤多为偶然发现。多发性脑膜瘤并非罕见,不少文献中报道有家族史,同时鲜有合并神经纤维瘤(病)、胶质瘤、动脉瘤等。

(二) 病因

脑膜瘤的发生可能与颅脑外伤,病毒感染等因素有关,亦可能与体内特别是脑内环境的改变和基因变异有关。这些因素的共同特点是使染色体突变,或使细胞加速分裂,致使通常认为细胞分裂速度很慢的蛛网膜细胞加快了细胞分裂速度。这可能是细胞变性的早期阶段。

近年来研究证实,脑膜瘤的染色体异常最常见是第22对染色体缺乏一个基因片段。基因片段的缺失,影响细胞的增生、分化和成熟,从而导致肿瘤的发生。

(三)病理学特点

脑膜瘤多呈不规则球形或扁平形生长。颅底部脑膜瘤多呈扁平形。有包膜表面光滑或呈分叶状,与脑组织边界清楚。瘤体剖面呈致密的灰白色或暗红色,多呈肉样,富有血管,偶有小的软化灶,有时瘤内含有钙化颗粒。其邻近的颅骨常受侵犯表现有增生,变薄或破坏甚至肿瘤组织侵蚀硬脑膜及颅骨,而突于皮下。肿瘤大小不一,瘤体多为球形、扁平形、锥形或哑铃形。

按显微镜下的组织结构和细胞形态的不同,目前将脑膜瘤分为7种亚型。

1.内皮型

肿瘤由蛛网膜上皮细胞组成。细胞的大小形态变异较大,有的细胞很小呈梭形,排列紧密;有的细胞很大,胞核圆形,染色质少,可有1~2个核仁,胞质丰富均匀,细胞向心形排列呈团状或条索状,无胶原纤维,细胞间血管很少,是临床上最常见的类型。

2.成纤维细胞型

瘤细胞呈纵排列,由成纤维细胞和胶原纤维组成,细胞间有大量粗大的胶原纤维,常见砂粒小体。

3.砂粒型

瘤组织内含有大量砂粒体,细胞排列呈漩涡状,血管内皮肿胀,呈玻璃样变性、钙化。

4.血管母细胞型

有丰富的血管及很多血窦,血管外壁的蛛网膜上皮细胞呈条索状排列,胶原纤维很少;肿瘤生长快时,血管内皮细胞较多,分化不成熟,常可导致血管管腔变小或闭塞。

5.异行型或混合型

此型脑膜瘤中含有上述四种成分,不能确定是以哪种成分为主。

6.恶性脑膜瘤

肿瘤开始可能属良性,而以后出现恶性特点,有时发生颅外转移,多向肺转移,亦可以经脑脊液在颅内种植转移。脑膜瘤生长较快,向周围组织内生长,常有核分裂象,易恶变成肉瘤。

7.脑膜肉瘤

临床上少见,多见于儿童,肿瘤位于脑组织中,形状不规则,边界不清,呈浸润生长,瘤内常有坏死出血及囊变。瘤细胞有三种类型,即多形细胞,纤维细胞,梭状细胞,其中以纤维型恶性程度最高。

(四)发病部位

脑膜瘤是典型的脑外生长的颅内肿瘤,其好发部位与蛛网膜绒毛分布情况相一致。总的可分为颅盖(大脑凸面,矢状窦旁,大脑镰旁),颅底(嗅沟,鞍结节,蝶骨嵴,颅中窝,横窦区和小脑脑桥角)和脑室内。据统计,大约50%的颅内脑膜瘤位于矢状窦旁,位于矢状窦前2/3者占大部分,多发性脑膜瘤占0.7%~5.4%。

(五)临床表现

脑膜瘤的临床表现是病程进展缓慢,自首发症状出现到手术,可达数年。有人报道脑膜瘤出现中期症状平均约2.5年。由于初期症状不明显,容易被忽略,所以肿瘤实际存在时间可能比估计的病程更长,甚至终生无临床症状,直到尸检时意外发现肿瘤存在。说明脑膜瘤的临床过程比较良性。

脑膜瘤的临床表现可归为两大类,即颅内压增高及肿瘤局部压迫的脑部症状。

1.颅内压增高症状

如头痛,呕吐,视力和眼底改变等,是脑膜瘤最常见的症状,可分为阵发性、持续性、局限性和弥散性等不同类型。一般早期为阵发性头痛,病程进展间隔时间变短,发病时间延长,最后演变为普遍性。有时患者眼底水肿已很严重,甚至出现继发性视神经萎缩,而头痛既不剧烈,又无呕吐,尤其在高龄患者,颅内压增高症状多不明显。

2.局部症状

取决于肿瘤生长部位。颅盖部脑膜瘤经常表现为癫痫,肢体运动障碍和精神症状。颅底部脑膜瘤以相应的脑神经损害为特点,如视野缺损,单侧或双侧嗅觉丧失,视盘原发萎缩,一侧眼球活动障碍,继发性三叉神经痛等。在老年人,以癫痫发作为首发症状多见。

3.脑膜瘤对颅骨的影响

脑膜瘤极易侵犯颅骨,进而向颅外生长。可表现为局部骨板变薄,破坏或增生,若穿破颅骨板侵蚀到帽状腱膜下,局部头皮可见隆起。

(六)特殊检查

1.头颅X线平片

由于脑膜瘤与颅骨的密切关系,极易引起颅骨的改变,头颅X线平片定位出现率可达35%,颅内压增高症可达70%以上,局限性骨质以破坏和增生同时存在是脑膜瘤特征性改变,其发生率约100%。偶尔瘤内含砂粒体或钙化可见到斑点状或团块状致密影。肿瘤压迫颅骨内板,板障及外板可显示局部变薄和膨隆,有些颅底片可见蝶鞍的凹陷,骨质边缘的侵蚀、卵圆孔和视神经管扩大。肿瘤穿破颅骨可见骨质破坏、骨质硬化和局部肿块穿过颅骨外板可产生太阳光样骨针。多数脑膜瘤通过其与硬脑膜附着处获得脑外动脉的供血,当脑膜动脉供血增多,平片上可见颅骨内板上脑膜动脉的沟纹增粗、增深、迂曲;当肿瘤由脑膜中动脉供血且血流增多时,可见单侧棘孔扩大,脑膜中动脉远端分支增粗,与主干的径线相近,失去分支逐渐变细的特征;如脑膜瘤由较多的颅骨穿支动脉供血,可见增生的小动脉在颅骨形成多个小圆形透光区;脑膜瘤引起板障静脉异常增多时,可见板障内许多扭曲、增粗的透光区。

2.脑血管造影

在CT临床应用以前,脑血管造影是诊断脑膜瘤的主要方法。近几年来数字减影技术和超选择血管造影,对证实脑膜瘤血管结构,肿瘤血供程度,重要脑血管移位,以及肿瘤与重要的硬脑膜窦的关系,为术前检查提供了有利的条件,亦为减少术中出血提供了有力的帮助。

由于脑膜瘤为多中心肿瘤,坏死囊变者很少,脑血管造影能对多数较大的脑膜瘤做出肯定的诊断。脑膜瘤的脑血管造影表现如下。

(1)肿瘤中心血管影:脑的血供特点为动脉在肿瘤中心分支,经过丰富的毛细血管网,血液回流到包膜上的静脉。表现为动脉期瘤内出现较细的异常小血管网,可为帚状或放射状,位于瘤体中心,由硬脑膜附着处的脑膜动脉或颅外动脉的分支引入,以颈外动脉造影显示较佳;也可为半圆形网状血管影,分布于瘤体的外层,内由脑动脉分支供给。以颈内动脉造影显示较清楚。在微血管期至静脉期,肿瘤多表现为明显的染色,呈圆形或半圆形高密度肿块影,基底贴近颅骨,显示出肿瘤的位置、大小和范围。肿块的周围可见粗大迂曲的静脉环绕,此为肿瘤包膜的导出静脉,勾画出肿瘤的轮廓。

(2)来源于脑外的供血:脑膜瘤可为脑内供血,也可为脑外供血,或脑内外双重供血。脑血管造影发现肿瘤脑外供血或脑内外双重供血是脑膜瘤的重要特征。脑内动脉供应肿瘤的外围,肿瘤的中心常由脑外动脉的分支、即颅内的脑膜动脉和颅外的颞浅动脉和枕动脉等供应。当疑为脑膜瘤时，应做颈总动脉造影或分别做颈内、颈外动脉造影，如肿瘤有颅外动脉供血，几乎都为脑膜瘤。

(3)肿瘤循环慢于脑循环：约有50%的脑膜瘤表现为瘤内有大量造影剂潴留，形成较长久的肿瘤染色，即为迟发染色。瘤区脑皮质的引流静脉常晚于其他处皮质静脉显影。

(4)邻近脑血管受压移位：肿瘤所在的部位受压被推移，邻近的血管呈弧形聚拢、包绕，勾画出肿瘤的轮廓。

3.脑室造影

脑膜瘤由于本身肿块的占位及脑水肿改变，可压迫相应部位的脑室和蛛网膜下腔，使该部位受压变窄、移位变形；也可使脑脊液循环通路受阻，引起梗阻部位以上的脑室扩大，不同部位的肿瘤又有其不同的特点：①脑室受压变形。脑膜瘤愈接近脑室则压迫愈明显，甚至完全闭塞。若肿瘤已突入脑室，则表现为脑室内有充盈缺损。②脑室扩大：若肿瘤压迫、阻塞脑室，必然产生阻塞部位以上的脑室扩大，鞍区脑膜瘤向后上生长，可使室间孔狭窄甚至梗阻，使双侧侧脑室对称性扩大。③脑室移位：移位的程度与占位病变的大小、脑水肿的程度有相应关系。④蛛网膜下腔变形：由于脑膜瘤本身的占位效应，使脑池受压变窄、闭塞或移位，或由于脑外积水出现局部脑池的扩大。

4.CT

脑膜瘤平扫表现为一边缘清楚的肿块，圆形或卵圆形，少数为不规则形。多数为高密度，有时为等密度，偶尔为低密度。多数密度均匀，瘤体内可有大小不等的低密度区，这些低密度区多为肿瘤的囊变坏死区，少数为胶原纤维化区、陈旧出血或脂肪组织。瘤内钙化发生率大约为15%，表现为肿瘤边缘弧形或瘤内斑点状钙化，当肿瘤内含砂粒体很多且都发生钙化时可显示为整个肿瘤钙化，呈致密的钙化性肿块。注射造影剂后多数肿瘤明显强化，CT值常达60 Hu以上，少数轻微强化。平扫密度均匀者一般呈均匀性强化，平扫显示之低密度区无明显增强，一般平扫密度较高者强化较明显。增强后肿瘤的边界明显变清楚。少数肿瘤边缘有一环形的明显强化区，可能为肿瘤的包膜血供较丰富或肿瘤周围的静脉血管较多之故。

(1)肿瘤周围的低密度区：多数脑膜瘤周围出现环形低密度区，形成的主要原因是肿瘤周围脑组织的水肿，也可能为周围软化灶、扩大的蛛网膜下腔、包绕肿瘤的囊肿和脱髓鞘所致。通常将肿瘤周围的低密度区称为水肿区。脑膜瘤周围的水肿程度与肿瘤的部位和病理类型有关，而与肿瘤大小无关，矢状窦旁、大脑镰和大脑凸面的脑膜瘤水肿较明显，而近颅底及脑室内的脑膜瘤水肿较轻或无水肿。临床上一般将窄于2 cm的水肿称为轻度水肿，宽于2 cm的水肿为重度水肿。

(2)提示肿瘤位于脑外的征象：该征象对脑膜瘤的定性诊断有重要意义。①白质塌陷征：脑膜瘤生长在颅骨内板下方，并嵌入脑灰质，使灰质下方的白质受压而变平移位，白质与颅骨内板之间的距离加大，这一征象是病变位于脑外的可靠征象，称白质塌陷征。②广基与硬脑膜相连：脑膜瘤多以广基与硬脑膜相连，因此肿瘤外缘与硬脑膜连接处常为钝角，而脑内肿瘤邻近硬膜时，此角为锐角。③骨质增生：脑膜瘤附着部位的颅骨内板增厚、毛糙或颅骨全层均增厚，分不清内板板障及外板。颅骨改变一般发生在硬脑膜附着处，亦可离肿瘤一定距离，这可能与肿瘤造成局部血管扩张和血液淤滞刺激成骨细胞有关。④邻近脑沟、脑池的改变：肿瘤所在的脑沟脑池闭塞，而邻近的脑沟脑池扩大。⑤静脉窦阻塞：脑膜瘤可压迫、侵及邻近静脉窦，或形成血栓，致静脉窦不强化或出现充盈缺损。

(3)脑膜瘤的组织学类型与CT表现：如能根据其CT表现做出肿瘤亚型的判断，对肿瘤治疗方法的选择和预后的估计有着重要意义。但是目前尚不能肯定CT表现与组织学类型有特定的关系，部分学者认为CT表现与肿瘤类型有某种程度的联系，另一些学者认为两者联系不大。

(4)常见部位脑膜瘤的CT表现：脑膜瘤属脑外生长的肿瘤，多为单发，少数可多发。由于各部位结构和解剖不同，邻近结构不同，故除具备脑膜瘤一般特点外，有其各自特征性表现：如大脑凸面脑膜瘤，肿瘤基底与颅骨相连，局部骨质常有明显增生，可伴有骨质破坏。最常见于额、顶及颞枕区，周围常有轻中度水肿，占位效应明显，可引起脑室及中线移位。冠状位扫描有助于显示肿瘤与颅骨及邻近结构的关系。

5.磁共振头颅扫描

磁共振扫描(MRI)对脑膜瘤的定位定性诊断明显优于CT。MRI可显示脑膜瘤邻近结构的受压、变形与移位，位于颅底的肿瘤冠状位可清晰显示。通常，脑膜瘤在T_1加权像呈稍低或等信号；在T_2加权像呈稍高信号或等信号，约20%的脑膜瘤在T_2加权像呈低信号。肿瘤的MRI信号均匀性与肿瘤大小及组织学类型有关，若肿瘤较小，尤其是纤维型，上皮型脑膜瘤，其信号往往是均匀的。若肿瘤较大，属于砂粒型，血管母细胞型，尤其是肿瘤内发生囊变、坏死时，其信号强度不均匀。肿瘤内的囊变、坏死部分产生长T_1长T_2信号；纤维化、钙化部分出现低信号；富血管部分呈典型的流空现象。与脑血管造影所见相吻合，脑膜瘤引起的周围水肿在MRI呈长T_1长T_2表现，以T_2加权像最明显。有30%~40%的脑膜瘤被低信号环所包绕，其介于肿瘤与灶周水肿之间，被称为肿瘤包膜，在CT上显示为低密度晕，在MRI的T_1加权像呈低信号环，包绕瘤周围的小血管、薄层脑脊液、胶质增生等均是肿瘤包膜形成的原因。这是脑外肿瘤的特征性表现。对于小的无症状脑膜瘤水肿不明显，尤其是在靠近颅顶部者；多发性脑膜瘤的小肿瘤；有时增强MRI扫描也难以发现。但脑膜瘤极易增强，经注射(Gd-DTPA)造影剂，就可以充分显示。同时增强扫描不仅可区分肿瘤与水肿，而且可进一步识别肿瘤内部结构包括瘤体的灌注、血供及有无囊变、坏死。MRI被列为首选检查方法。

(七)诊断

(1)根据病史长，病情进行缓慢的特点及查体出现的定位体征，进行CT或MRI检查。

(2)肿瘤在CT上的密度及MRI的信号强度，以及其增强后的表现，是脑膜瘤的诊断依据。

(3)典型的脑膜瘤CT表现为等密度或稍高密度，有占位效应。MRI T_1像上约2/3的肿瘤与大脑灰质信号相同，约1/3为低于灰质的信号。在T_2加权像上，约一半为等信号或高信号，余者为中度高信号，或混杂信号。肿瘤内坏死、出血或钙化等可出现异常信号。脑膜瘤边界清楚，呈圆形、类圆形或不规则分叶形，多数瘤周存在一环形或弧形的低信号区，强化或增强后呈均匀明显强化。

(八)治疗

1.手术治疗

脑膜瘤绝大部分位于脑外，有完整包膜，如能完全切除是最有效的治疗手段。随着显微手术技术的发展，手术器械如双极电凝，超声吸引器，以及颅内导航定位及X刀、γ刀的应用和普及，脑膜瘤的手术效果不断提高，绝大多数患者得以治愈。

(1)术前准备：①由于脑膜瘤血运丰富，体积往往较大，有时黏附于邻近的重要结构，功能区及大血管，手术难度较大。因此术前影像检查是必不可少的。除CT扫描外，特殊部位的脑膜瘤进行 MRI 检查是必需的,术前对肿瘤与周围脑组织的毗邻关系做到充分了解,对术后可能发生的神经系统功能损害有所估计。对血供丰富的脑膜瘤,脑血管造影也是不可缺少的。②术前对患者的一般状态及主要脏器功能充分了解,若有异常术前应予尽快纠正,对于个别一时难以恢复正常者,可延缓手术。③肿瘤接近或位于重要功能区,或有癫痫发作,要在术前服用抗癫痫药物,有效地控制癫痫发作。④肿瘤较大伴有明显的脑组织水肿,术前适当应用脱水及激素类药物,对减轻术后反应是非常重要的。

(2)麻醉:采用气管内插管全身麻醉,控制呼吸,控制性低血压,对于血供丰富的脑膜瘤,可采用过度换气的办法,降低静脉压,使术中出血减少。

(3)手术原则。①体位:根据脑膜瘤的部位,侧卧位、仰卧位、俯卧位都是目前国内常采用的手术体位。头部应略抬高,以减少术中出血。许多医院采用坐位,特别是切除颅后窝的脑膜瘤,但易发生空气栓塞。②切口:切口设计,应使肿瘤恰好位于骨窗的中心,周边包绕肿瘤即可,过多的暴露肿瘤四周的脑组织是不必要的。③骨瓣:颅钻钻孔后以线锯或铣刀锯开颅骨,骨瓣翻向连接肌肉侧,翻转时需将内板与硬脑膜及肿瘤的粘连剥离。对于顶枕部凸面的脑膜瘤骨瓣翻转时可取下,手术结束关颅前再复位固定,可减少出血。④硬脑膜切口:可采用 U 形、"+"字形或放射状切口。若硬脑膜已被肿瘤侵蚀,应以受侵蚀的硬脑膜为中心至正常边缘略向外 2~3 mm,将侵蚀及瘤化的硬脑膜切除,四周硬脑膜放射状切开,待肿瘤切除后,用人工脑膜或帽状腱膜修补硬脑膜。⑤对于表浅肿瘤,周围无重要血管或静脉窦,可沿肿瘤周边仔细分离,将肿瘤切除。对于体积较大的肿瘤,单纯沿肿瘤四周分离,有时比较困难,应先在瘤内反复分块切除,使瘤体缩小后再向四周分离。此时应用显微镜及超声吸引器是十分有益的,可减少不必要的牵拉,术中应用激光(CO_2 和 Nd:YAG 激光)使脑膜瘤的全切或根除深部脑膜瘤得以实现。

(4)术后处理:①在一些有条件的医院,术后患者最好放在重症监护病房(ICU)。ICU 是医院内的特殊病房,配心电、呼吸及颅内压各种监护装置,有人工呼吸机、除颤及各种插管抢救设备。在这样的环境下,脑膜瘤术后的患者会平稳地度过危险期,对患者的治疗及抢救是高质量的,病情稳定后,再转入普通病房。②合理选用抗生素,预防感染。③应用降低颅内压药物。脑膜瘤切除术后会出现不同程度的脑水肿。术后给予甘露醇、呋塞米、高渗葡萄糖和激素等对于减轻和消除脑水肿是十分必要的。④给予脑细胞代谢剂及能量合剂。⑤抗癫痫治疗。对于脑膜瘤患者,位于或靠近大脑中央前后区的患者,特别是对术前有癫痫发作的患者,术后应给予抗癫痫治疗,在术后麻醉清醒前给予肌内注射苯巴比妥钠,直至患者能口服抗癫痫药物为止。

2.放射治疗

良性脑膜瘤全切除效果最好,由于位置不同仍有一些脑膜瘤不能全切除。这种情况就需要手术后加放射治疗。1982年 Carella 等对 43 例未分化的脑膜瘤放射治疗并随访 3 年未见肿瘤发展。Wara 等对未全切除的脑膜瘤进行放射治疗,5 年后的复发率为 29%,未经放射治疗者复发率为 74%。以上资料表明,手术未能全切除的脑膜瘤术后辅以放射治疗,对延长肿瘤的复发时间及提高患者的生存质量是有效的。放射治疗特别适合于恶性脑膜瘤术后和未行全切除的脑膜瘤。

伽马刀(γ 刀)治疗:适用于直径小于 3 cm 的脑膜瘤。γ 刀与放射治疗一样,能够抑制肿瘤生长。γ 刀治疗后 3~6 个月开始出现脑水肿,6 个月至 2 年才能出现治疗结果。X 刀(等中心直线加速器)适用于位置深在的脑膜瘤,但直径一般也不宜大于 3 cm。

(九)脑膜瘤的复发

脑膜瘤复发的问题,迄今为止尚未得到解决。首次手术后,若在原发部位有肿瘤组织残留,有可能发生肿瘤复发。肿瘤残存原因有两方面:一是肿瘤局部浸润生长,肿瘤内或肿瘤的周围有重要的神经、血管,难以全部切除;二是靠近原发灶处或多或少残存一些肿瘤细胞。有人报道脑膜瘤复发需5~10年,恶性脑膜瘤可在术后几个月至1年内复发。Jaskelained等随访657例脑膜瘤,20年总复发率为19.5%。处理复发性脑膜瘤目前首选方法仍然是手术治疗,要根据患者的身体素质、症状和体征及肿瘤的部位,决定是否进行二次手术。术后仍不能根治,应辅以放射治疗等措施,延长肿瘤复发时间。

(十)预后

脑膜瘤预后总体上比较好,因为脑膜瘤绝大多数属于良性,即使肿瘤不能全切除,只要起到局部减压或降低颅内压的作用,患者仍可维持较长的生存时间,从而使之有再次或多次手术切除的可能。有人报告脑膜瘤术后10年生存率为43%~78%。脑膜瘤的根治率取决于手术是否彻底,后者主要与肿瘤发生部位有关。如矢状窦和大脑镰旁脑膜瘤向窦腔内侵犯时,除非位于矢状窦前三分之一或肿瘤已完全阻塞窦腔,否则不易完全切除肿瘤。颅底部扁平生长的脑膜瘤,也会给肿瘤全切除带来实际困难。恶性脑膜瘤同其他系统恶性肿瘤一样易复发,虽然术后辅以放射治疗或γ刀及X刀治疗,其预后仍较差。总之影响脑膜瘤预后的因素是多方面的,如肿瘤大小、部位、肿瘤组织学、手术切除程度等。手术后死亡原因主要与术前患者全身状况差,未能全切除肿瘤,术中过分牵拉脑组织,结扎或损伤重要血管等均有关系。

二、矢状窦旁脑膜瘤

矢状窦旁脑膜瘤是指基底位于上矢状窦壁的脑膜瘤,其瘤体常突向一侧大脑半球,肿瘤以一侧多见,也可以向两侧发展。临床上常见的肿瘤生长方式有以下几种:①肿瘤基底位于一侧矢状窦壁,向大脑凸面生长,肿瘤主体嵌入大脑半球内侧;②肿瘤同时累及大脑镰,基底沿大脑镰延伸,肿瘤主体位于一侧纵裂池内;③肿瘤由矢状窦旁向两侧生长,跨过上矢状窦并包绕之。矢状窦旁脑膜瘤常能部分或全阻塞上矢状窦腔,肿瘤常侵蚀相邻部位的硬脑膜及颅骨,使颅骨显著增生,向外隆起。

(一)发病率

矢状窦旁脑膜瘤是临床上最常见的脑膜瘤类型之一,占颅内脑膜瘤的17%~20%。国内外不同研究机构报道的矢状窦旁脑膜瘤的发生率相差较多,原因是有些学者将靠近上矢状窦的一部分大脑镰旁和大脑凸面脑膜瘤也归于矢状窦旁脑膜瘤。矢状窦旁脑膜瘤在窦的不同部位发生率也不尽相同,以矢状窦的前1/3和中1/3最为多见。国内的报道中,位于上矢状窦前1/3的肿瘤占46.6%,中1/3占35.4%,后1/3占18.0%。发病高峰年龄在31~50岁,男性患者略多于女性。

(二)临床表现

矢状窦旁脑膜瘤生长缓慢,早期肿瘤体积很小时常不表现出任何症状或体征,只是偶然影像学检查时发现,或仅在尸检中发现。随着肿瘤体积增大,占位效应明显增强,并逐渐压迫邻近脑组织或上矢状窦,影响静脉回流,逐渐出现颅内压增高、癫痫和某些定位症状或体征。

癫痫是本病的最常见症状,临床上有半数以上的患者以此为首发症状。肿瘤的位置不同,癫痫发作的方式也略有不同。位于矢状窦前1/3的肿瘤患者常表现为癫痫大发作,中1/3的肿瘤患者常表现为局灶性发作,或先局灶性发作后全身性发作;后1/3的肿瘤患者癫痫发生率较低,可有视觉先兆后发作。

颅内压增高症状也很常见,多因肿瘤的占位效应及阻塞上矢状窦和回流静脉引发静脉血回流障碍造成的,尤其是肿瘤发生囊变或伴有瘤周脑组织水肿时。表现为头痛、恶心、呕吐、精神不振,甚至出现视力下降,临床检查可见视盘水肿。

患者的局部症状虽然比较少见,但有一定的定位意义。位于矢状窦前1/3的肿瘤患者,常可表现为精神症状,如欣快,不拘礼节,淡漠不语,甚至痴呆,性格改变等。矢状窦中1/3的肿瘤患者可出现对侧肢体无力,感觉障碍等,多以足部及下肢为重,上肢及面部较轻。若肿瘤呈双侧生长,可出现典型的双下肢痉挛性瘫痪,肢体内收呈剪状,应与脊髓病变引发的双下肢痉挛性瘫痪相鉴别。后1/3的肿瘤患者常因累及枕叶距状裂,造成视野缺损或对侧同向偏盲。双侧发展后期可致失明。

有些患者还可见肿瘤部位颅骨突起。

(三)诊断

头颅X线片在本病的诊断上有一定意义,在CT/MRI应用以前,颅骨平片可确定约60%的上矢状窦旁脑膜瘤。表现有局部骨质增生或内板变薄腐蚀,甚至虫蚀样破坏;血管变化可见患侧脑膜中动脉沟增深迂曲,板障静脉扩张,一些肿瘤可见钙化斑。

CT或MRI扫描是本病诊断的主要手段。CT扫描可显示出上矢状窦旁圆形、等密度或高密度影,增强扫描时可见密度均匀增高,基底与矢状窦相连。有些患者可见瘤周弧形低密度水肿带。另外,CT扫描骨窗像可显示颅骨改变情况。MRI与CT相比,在肿瘤定位和定性方面均有提高。肿瘤在T_1加权像上多为等信号,少数为低信号;在T_2加权像上则呈高信号、等信号或低信号;肿瘤内部信号可不均一;注射Gd-DTPA后,可见肿瘤明显强化。MRI扫描还可清楚地反映肿瘤与矢状窦的关系。

脑血管造影可见特征性肿瘤染色和抱球状供血动脉影像。在CT/MRI广泛应用的今天,脑血管造影则更多地被用来显示肿瘤的供血情况。在造影的动脉期可见肿瘤的供血动脉,位于矢状窦前1/3和中1/3的肿瘤主要由大脑前动脉供血,后1/3肿瘤主要由大脑后动脉供血,还可见脑膜中动脉及颅外血管供血。在造影的静脉期和窦期,可见相关静脉移位,有时可见上矢状窦受阻塞变细或中断,这对于术前准备及术中如何处理矢状窦有很大帮助。

(四)手术治疗

矢状窦旁脑膜瘤的生长情况比较复杂,因此术前准备需要更加充分。术前行脑血管造影,了解肿瘤的供血情况及上矢状窦、回流静脉的通畅与否对手术有一定的指导作用。有些患者需同时行肿瘤主要供血动脉栓塞术,再手术切除肿瘤,以减少术中出血。另外,术前需详细了解肿瘤所在部位的解剖关系,了解肿瘤与上矢状窦,大脑镰和颅骨的关系。

一侧生长的矢状窦旁脑膜瘤可采用一侧开颅,切口及骨窗内缘均抵达中线。为避免锯开骨瓣或掀起骨瓣时矢状窦及周围血管撕裂引起大出血,尤其是肿瘤侵透硬脑膜和侵蚀颅骨并与之粘连紧密时,可在矢状窦一侧多钻数孔,用咬骨钳咬开骨槽的办法代替线锯锯开,并轻轻分离与颅骨的粘连,可以减少血管及矢状窦撕裂的机会。矢状窦旁脑膜瘤血供丰富,术中止血和补充血容量是手术成功的关键因素之一。除了术前可行供血动脉栓塞外,术中还可采取控制性低血压的方法。矢状窦表面出血可用吸收性明胶海绵压迫止血,硬脑膜上的出血可以用电凝或压迫的方法,也可开颅后先缝扎脑膜中动脉通向肿瘤的分支。双侧生长的肿瘤可采用以肿瘤较大一侧为主开颅,切口及骨瓣均过中线。肿瘤与硬脑膜无粘连或粘连比较疏松时,可将硬脑膜剪开翻向中线,如粘连紧密则要沿肿瘤周边剪开硬脑膜。对于体积较小的肿瘤,可仔细分离肿瘤与周围脑组织的粘连,在显微镜下沿肿瘤包膜和蛛网膜层面分离瘤体,由浅入深,逐一电凝渗入肿瘤供血的血管,并向内向上牵拉瘤体,找到肿瘤基底,予以分离切断,常可将肿瘤较完整地取出。

对于体积较大的肿瘤,尤其是将中央沟静脉包绕在内的肿瘤,为避免损伤中央沟静脉及邻近的大脑皮质功能区,可沿中央沟静脉两侧切开肿瘤并将之游离后,再分块切除肿瘤。术中应尽量保护中央沟静脉及其他回流静脉,只有在确实完全闭塞时方可切除。

对残存于矢状窦侧壁上的肿瘤组织有效而又简单易行的方法就是电灼,电灼可以破坏残留的肿瘤细胞,防止复发,但要注意电灼时不断用生理盐水冲洗,防止矢状窦内血栓形成。若肿瘤已浸透或包绕矢状窦,前1/3的上矢状窦一般可以结扎并切除,中、后1/3矢状窦则要根据其通畅与否决定如何处理。只有在术前造影证实矢状窦确已闭塞,或术中夹闭矢状窦15分钟不出现静脉淤血,才可考虑切除矢状窦,否则不能结扎或切除。也可以将受累的窦壁切除后用大隐静脉或人工血管修补。也有学者认为窦旁脑膜瘤次全切除术后肿瘤复发率较低,尤其在老年患者中,肿瘤生长缓慢,即使复发后,肿瘤会将矢状窦慢慢闭塞,建立起有效的侧支循环,再行二次手术全切肿瘤的危险性要比第一次手术小得多。

肿瘤受累及的硬脑膜切除后需做修补,颅骨缺损可根据情况行一期或延期手术修补。

(五)预后

矢状窦旁脑膜瘤手术效果较好。术中大出血和术后严重的脑水肿是死亡的主要原因。只要术中避免大出血,保护重要脑皮质功能区及附近皮质静脉,就能降低手术死亡率和致残率。肿瘤全切后复发者很少,但累及上矢状窦又未能全切肿瘤的患者仍可能复发,复发率随时间延长而升高,术后辅以放疗可以减少肿瘤复发的机会。

近年来,采用显微外科技术,有效地防止了上矢状窦、中央沟静脉及其他重要脑结构的损伤,减少了手术死亡率和致残率,提高了肿瘤全切率。

三、大脑凸面脑膜瘤

大脑凸面脑膜瘤系指大脑半球外侧面上的脑膜瘤,主要包括大脑半球额、顶、枕、颞各叶的脑膜瘤和外侧裂部位脑膜瘤,在肿瘤和矢状窦之间有正常脑组织。肿瘤多呈球形,与硬脑膜有广泛的粘连,并可向外发展侵犯颅骨,使骨质发生增生、吸收和破坏等改变。

(一)发病率

大脑凸面脑膜瘤在各部位脑膜瘤中发病率最高,约占全部脑膜瘤的1/3(25.8%~38.4%)。大脑前半部的发病率比后半部高。

(二)临床表现

因肿瘤所在的部位不同而异,主要包括以下几个方面。

1.颅内压增高症状

颅内压增高症状见于80%的患者,由于肿瘤生长缓慢,颅内高压症状一般出现较晚。肿瘤若位于大脑"非功能区",如额极,较长时间内患者可只有间歇性头痛,头痛多位于额部和眶部,呈进行性加重,随之出现恶心、呕吐和视神经盘水肿,也可继发视神经萎缩。

2.癫痫发作

额顶叶及中央沟区的凸面脑膜瘤可致局限性癫痫,或由局限性转为癫痫大发作。癫痫的发作多发生于病程的早期和中期,以癫痫为首发症状者较多。

3.运动和感觉障碍

运动和感觉障碍多见于病程中晚期,随着肿瘤的不断生长,患者常出现对侧肢体麻木和无力,上肢常较下肢重,中枢性面瘫较为明显。颞叶的凸面脑膜瘤可出现以上肢为主的中枢性瘫痪。肿瘤位于优势半球者尚有运动性和感觉性失语。肿瘤位于枕叶可有同向偏盲。

4.头部骨性包块

因肿瘤位置表浅,易侵犯颅骨,患者头部常出现骨性包块,同时伴有头皮血管扩张。

(三)诊断

颅骨 X 线片常显示颅骨局限性骨质增生或破坏,脑膜中动脉沟增宽,颅底片可见棘孔也扩大。

1.脑血管造影

脑血管造影可显示肿瘤由颈内、颈外动脉双重供血,动脉期可见颅内肿瘤区病理性血管,由于肿瘤血运丰富,静脉期肿瘤染色清楚,呈较浓的片状影,具有定位及定性诊断的意义。

2.CT 和 MRI 检查

CT 可见肿瘤区高密度影,因肿瘤血运丰富,强化后影像更加清楚,可做定位及定性诊断。MRI 图像上,肿瘤信号与脑灰质相似。T_1 加权像为低到等信号,T_2 加权像为等或高信号,肿瘤边界清楚,常可见到包膜和引流静脉,亦可见到颅骨改变。

(四)鉴别诊断

大脑凸面各不同部位的胶质瘤,一般生长速度较脑膜瘤为快。根据其所处大脑凸面部位的不同,症状各异,但其相应症状的出现,都早于而且严重于同部位的脑膜瘤。额极部的胶质瘤在早期很难与同部位的脑膜瘤相区别,但是一旦其临床症状出现,则进展速度快。颅骨平片检查颅骨一般无增生破坏情况,也无血管沟纹增多或变宽。脑血管造影显示相应部位的血管位移。

(五)治疗与预后

大脑凸面脑膜瘤一般都能手术完全切除,且效果较好。与肿瘤附着的硬脑膜及受侵犯的颅骨亦应切除,以防复发。但位于功能区的脑膜瘤,术后可能残留神经功能障碍。

(甄 岩)

第六节 神经纤维瘤

一、病理及分型

(一)病理

神经纤维瘤病是一种染色体显性遗传的疾病,病理特点为神经外胚层结构的过度增生和肿瘤形成,伴有中胚层组织的发育异常。

(二)分型

病理分 5 种类型:①局部神经纤维瘤病,以丛状神经纤维瘤为特征。②全身表浅皮肤的神经纤维瘤病,有些瘤结节像软纤维瘤,多数瘤结节是神经纤维瘤性增生。③内脏型周围神经干的神经纤维瘤和神经鞘瘤,通常皮肤病变不明显。④中枢型脑神经和脊神经的神经纤维瘤和神经鞘瘤,常伴发听神经鞘瘤,而且多数是双侧性。⑤多发性神经纤维瘤合并脑肿瘤,如脑膜瘤、视神经胶质瘤,偶尔伴有其他器官的肿瘤或畸形。

发病年龄从新生儿到老年人,不少病例幼年时症状不明显,到了成年期才出现症状。

二、临床表现

本病男性多见,表现为多发性皮肤结节、肿瘤块及奶油咖啡色素斑,周围神经干串珠状神经纤维瘤增粗,局部神经纤维瘤性橡皮病伴有轻度思维障碍或癫痫。有人将神经纤维瘤病分为两个独立的类型,即神经纤维瘤病Ⅰ型和Ⅱ型。

三、辅助检查

(一)头颅 X 线检查

头颅 X 线平片可见颅裂和脊椎裂,颅底和眼眶骨缺损,脊柱侧弯等畸形。

(二)CT 和 MRI 检查

CT 和 MRI 显示多发神经纤维瘤的瘤体,如双侧听神经鞘瘤、颅内脑膜瘤和胶质瘤。CT 对颅骨和脊柱的发育缺陷,如眼眶及蝶骨大翼的缺损,岩骨的发育不全和内听道扩大均能显示清晰。

四、诊断

(一)神经纤维瘤病Ⅰ型

有下面两个以上体征即可确诊:①皮肤有 6 个或 6 个以上牛奶咖啡色素斑,在成人其直径大于 15 mm,在儿童须大于 5 mm。②2 个以上各种类型的神经纤维瘤或一个丛状神经纤维瘤。③腋下或腹股沟皮肤有散在雀斑。④有 2 个以上虹膜错构瘤。⑤视神经胶质瘤。⑥有明确骨病变,如脊柱裂,蝶骨发育异常。

(二)神经纤维瘤病Ⅱ型

有以下一种情况即可诊断:①经 CT 或 MRI 确诊为双侧听神经鞘瘤。②家族(父母、同胞兄弟、姐妹)有神经纤维瘤病Ⅱ型的病史,同时有下列之一者,单侧听神经鞘瘤患者年龄小于 30 岁;伴有下列两种情况,神经纤维瘤、脑膜瘤、胶质瘤、神经鞘瘤或青少年晶状体混浊。

五、治疗

(一)手术治疗

神经纤维瘤病Ⅱ型主要为双侧听神经鞘瘤。通常被认为是良性或非恶性肿瘤,其治疗计划可根据确诊时肿瘤大小、生长类型、患者年龄及听力状况决定。

1.治疗策略

首先要预防因脑干受压或颅内压增高引起的生命危险,其次要考虑至少保留一侧的听力。因此,对于小的内听道肿瘤或肿瘤累及脑桥小脑角,可行听力保存肿瘤全切术;对于唯一听力耳的小听神经瘤,或双侧较大的肿瘤手术难以保存听力者,可先行非手术观察;波动性或进行性听力下降的患者可经中颅窝径路内耳道减压,乙状窦后径路部分肿瘤切除术;听力保存无望可采用非听力保存肿瘤全切除术;对小听神经瘤也可行γ刀治疗,但易引起纤维化粘连,导致再次手术困难。

2.手术方式

有枕下入路、颅中窝入路与经迷路入路。前两种术式易保留听力,后一种术式不保留听力。手术应先从威胁生命大的一侧开始,应尽量保留听力。对较大的听神经瘤,为避免脑干受刺激出现术后中枢性呼吸衰竭,可仅行部分肿瘤切除。目前,为了避免手术致听力进一步受损和面瘫,推荐使用神经电生理监测。

(二)非手术治疗

由于神经纤维瘤病Ⅱ型的特殊性,非手术治疗是临床医师的一种重要选择,包括仔细随访观察、立体放射外科治疗和化学治疗。保守治疗的适应证:①高龄患者,肿瘤巨大,手术危险性大。②肿瘤已造成听力损失但不对生命构成威胁。③仍有残余听力的大型肿瘤。④有其他手术禁忌证。

(刘广标)

第七节 神经鞘瘤

神经鞘瘤是椎管内最常见肿瘤,绝大多数位于髓外硬膜下,可以通过常规的椎板切开及显微技术得到很好的切除,对于受累及的神经根需要切断方能达到全切除。少部分病变波及椎间孔及椎旁软组织,术中暴露范围有时需要扩大到硬膜内外及其椎管外附属结构,应考虑到脊柱内固定技术。极少数神经鞘瘤呈恶性改变,手术切除后需要辅助放疗以巩固疗效及达到长期控制肿瘤复发的目的。

一、神经鞘的解剖

中枢神经系统向周围神经系统过渡变化的组织学结构改变发生在 Obersteiner-Redlich 区。在此处,中枢神经系统的基质支持细胞如星形细胞、少枝胶质细胞、小胶质细胞亦由组成周围神经的雪旺氏细胞、神经元周细胞及纤维细胞所替代。周围神经在横截面上,是有许多成束的纤维组织,谓之神经束。在每一神经束内,每一单个神经纤维均由雪旺氏细胞包裹。雪旺氏细胞镶嵌在一层疏松的结缔组织上,称为神经内膜,其细胞膜被基膜包裹,在神经损伤时,基膜即成为轴突再生及髓鞘再形成的模板,引导神经再生。每一神经束周围均有另外一层结缔组织包裹,称之为神经周膜,其作半透膜屏障作用,类似中枢神经系统的血-脑屏障。雪旺氏细胞有助于调节神经束内的体液交换,并防止绝大多数免疫细胞进入神经内膜。神经外膜是一层致密的结缔组织,将多个神经束包绕一体,组成周围神经。供应神经的营养血管均行走在神经外膜层里。在椎间孔部位,神经根袖套处硬膜与脊神经的外膜相融合。每一个节段的神经前根及后根的神经小枝,在鞘内行走过程中缺少神经外膜,比周围神经更加娇嫩。

二、神经鞘瘤的分类

神经鞘瘤的概念一直存有争议。现代有关神经鞘瘤的分类包括两种良性类型,雪旺氏细胞瘤和神经纤维瘤。虽然雪旺氏细胞和神经纤维瘤均被认为是起源于雪旺氏细胞,但它们仍表现出独立的组织学及其大体形态学的特征。

(一) 雪旺氏细胞瘤

雪旺氏细胞瘤是最常见的神经鞘瘤。可发生于任何年龄组,但以 40~60 岁为高峰发病年龄组。无明显性别差异。虽然可以发生在周围神经的任何部位,但最常见部位是第Ⅷ对脑神经的前庭神经部分和脊神经感觉根。

脊神经鞘瘤趋向于呈球状,包膜完整,完全占据神经小枝的起源部位。在硬膜外,特别是神经周围部,神经由神经周膜和神经外膜支持,肿瘤形状直接与其所在的空间相适应,如在椎间孔部位,可以呈球形,哑铃形。由于含有脂肪类物质,外观呈黄色,较大的肿瘤经常呈囊性变。组织学上,雪旺氏细胞瘤经典的分为 Antonni A 和 B 型。Antonni A 型,细胞致密排列成束状,多为双极细胞,胞核呈纺锤形,细胞质界限不分明,这些细胞平行成行排列,间隔区为无核的苍白的细胞质分布。Antonni B 型,细胞相对不规则,含有更圆更加浓缩的细胞核,背景呈现空泡样及微囊改变,偶见多核聚细胞和泡沫样脂肪沉积的巨噬细胞,血管过度增生常存在,但这并不意味恶性行为。免疫组化检查显示,雪旺氏细胞瘤因含 S-100 蛋白和 Leu-7 抗原,常浓染。

(二) 神经纤维瘤

神经纤维瘤常见于多发性神经纤维瘤病 1 型(NF1)患者。发生于椎管硬膜内时,像雪旺氏细胞瘤,最常起源于脊神经感觉根。在硬膜外,其比雪旺氏细胞瘤更少形成囊变,经常表现为受累脊神经梭形膨大,呈串状的神经纤维瘤可波及多个邻近的神经小枝。由于神经纤维瘤经常广泛分布于神经纤维上,因此要完全保留受累神经功能,完全切除肿瘤往往极为困难。神经纤维瘤常由菱状雪旺氏细胞,编织成束排列,细胞外基质中富含胶原及黏多糖。在 Antonni A 区常缺乏规则的细胞构型,可见散在的轴突,成纤维细胞及其神经周围细胞亦常可见。免疫组化常见 S-100 蛋白强阳性反应。

(三) 恶性神经鞘瘤

目前恶性周围神经鞘瘤的概念是指包涵一组起源于周围神经的一组不同类的肿瘤,有明确的细胞恶性变的证据,如多形性细胞、非典型细胞核及异形体,高度有丝分裂指数、坏死形成及血管增生等。组织学形态多变,可以包括菱形、箭尾形及其上皮样等不同细胞构型,亦偶见定向分化为横纹肌肉瘤、软骨肉瘤、骨肉瘤。组织化学染色 S-100、Leu-7 抗原及其髓基蛋白的反应亦是不稳定的。在超微结构水平,某些肿瘤显示出形成不良的微管及其雪旺氏细胞线性排列形成的基板结构。主要的鉴别诊断应考虑细胞型雪旺氏细胞瘤、纤维肉瘤、恶性纤维组织细胞瘤、上皮样肉瘤和平滑肌肉瘤等。

三、神经鞘瘤的分子生物学表现

相当多的观点认为肿瘤的发生及生长主要系基因水平的分子的改变所形成。许多癌症形成被认为是由于正常肿瘤抑制基因丢失及其癌基因激活所致。两种类型的神经纤维瘤病已被广泛研究。遗传学研究认为 NF1 和 NF2 基因分别定位于第 17 号和 22 号染色体长臂上。两种类型的神经纤维瘤病均以常染色体显性遗传,具有高度的外显率。NF1 发生率大约为 1/4 000 出生次,其中一半为散在病例,由更新的突变所引起。除脊神经纤维瘤外,NF1 临床表现包括咖啡色素斑、皮肤结节、骨骼异常、皮下神经纤维瘤、周围神经丛状神经瘤,并发某些儿童常见肿瘤,如视神经及下丘脑胶质瘤、室管膜瘤。椎管内神经纤维瘤远比发生在椎管外的神经纤维瘤少。NF1 基因编码的神经元纤维,是属于 GTP 酶激活蛋白家族的分子(220-KD)。GTP 蛋白由其配体激活参与 ras 癌基因的下调。目前推断 NF1 基因突变导致变异的基因产物形成，从而不能有效地引起 GTP 的脱氧反应，因此，促进 ras 基因上调，加强了生长因子通路的信号，最终导致 NF1 肿瘤的特征产物出现，形成了 NF1 肿瘤。

NF2 首次被公认独特的肿瘤类型始发于 1970 年。其发生率相当于 NF1 的 10%。双侧听神经瘤是其定义的特征，但其他脑神经、脊神经和周围神经的雪旺氏细胞瘤亦很常见。皮肤表现较少发生，与 NF1"周围性"相比较，NF2 似乎更加"中枢性"。NF2 基因编码的蛋白质似乎是介导细胞外基质和细胞内构架之间的相互作用，有助于调节细胞分布与迁徙。这种肿瘤抑制功能的丧失似乎是隐性特征，需要在每个 NF2 等位基因上含有匹配的突变。零星发生的雪旺氏细胞瘤及脑膜瘤常在 22 号染色体上产生细胞行为异常。肿瘤形成的确切机制至今仍在研究中。Lothe 的新近研究表明某些恶性周围神经鞘瘤的形成是与 17 号染色体短臂上的 TP53 肿瘤抑制基因的失活相关。

四、临床表现和诊断

椎管内神经鞘瘤的患者常表现出局部疼痛、根性症状及与病变大小部位相关的脊髓损害综合征。由神经鞘瘤所引起的神经根性损害与脊柱退行性变所致的损害临床上难以分辨。因为肿瘤经常位于椎管的侧方，脊髓半横贯综合征（Brown-Sequard 综合征）相对常见，大约 50% 的神经鞘瘤发生于胸段脊柱，其余分布在颈段至腰骶部椎管内。男女性别无明显差异，症状通常发生在 40~60 岁年龄组。产生症状至建立诊断平均时间为 2 年。当神经鞘瘤发生在年轻患者或者有多个病变时，应该高度怀疑存在神经纤维瘤的可能。在磁共振影像上，神经鞘瘤 T_1 加权像常表现为等密度，T_2 加权像为高密度。注入强化剂后，病变明显增强，边界清楚。侵袭性和破坏性变化不是肿瘤的特点，其存在提示有恶性倾向或其他诊断可能。MRI 能够构化出肿瘤与脊柱和毗邻关系。在颈椎部位，肿瘤和椎动脉的关系十分重要，因此可以在常规的 MRI 检查同时，加做 MRA 显示血管特征。如果 MRI 及 MRA 诊断仍不明确，或需要进行术前栓塞椎动脉，仍需要进行有创的脊髓血管造影检查。这些措施很少需要实施，但当处理恶性神经鞘瘤时，有时应考虑。虽然 CT 检查总体上比 MRI 包含的信息量要少，但在显示肿瘤钙化及其脊柱的骨性解剖结构时，仍具有优越性。这些检查优势在鉴别神经鞘瘤与脊膜瘤或起源于骨结构的肿瘤时尤为重要。在测量椎弓根大小，椎管直径及其椎体高度为植入硬件进行脊柱内固定时，CT 断层常为必需的检查。平片检查虽然能发现 50% 的患者有异常表现，但已不作为椎管神经鞘瘤的常规检查。放射学异常发现，如脊柱侧弯、椎间孔扩大、椎弓根或椎板变薄及椎体塌陷等，常缺乏特异性。

对硬膜内肿瘤，主要的鉴别诊断是脊膜瘤。脊膜瘤常好发于胸椎部位。但发病率女性明显高于男性。肿瘤很少生长至神经孔，并表现出椎旁肿块。对于肿瘤中心位于神经孔或椎旁软组织的病变，鉴别诊断应考虑到起源于交感链或背根神经节的神经节细胞瘤、神经母细胞瘤、副神经节细胞瘤或起源于局部的癌及肉瘤向心性扩展等病变。

五、外科治疗

（一）患者选择

从手术切除的角度看，仔细分析硬膜内外、椎旁及其多个节段的定位是十分必要的。术前得出准确结论有时比较困难，但这些考虑有助于外科医师决定是否扩大手术暴露或计划分期手术及其联合入路等。对于无症状的偶然通过影像学检查发现的肿瘤，通常采取系列的临床及放射学跟踪监测,这种情况在 NF2 患者中较为常见。较大的肿瘤压迫脊髓变形或在监测之下进行性增大,尽管患者无症状,但仍应该考虑手术治疗。除非特殊例外情况,有症状的肿瘤患者,应该考虑手术治疗。迄今认为良性脊神经鞘瘤对放疗和化疗均无效果,手术为最佳选择。

(二)硬膜内肿瘤

绝大多数神经鞘瘤表现为硬膜下髓外病变,没有硬膜外扩展。通过常规的椎板切开,硬膜下探察,显微技术切除,肿瘤均能得到全切除。可采用俯卧位,这种姿势可以保证血流动力学稳定,减少脑脊液的流失,手术助手易于参与等优点。对于巨大的颈髓部位的肿瘤,在运送患者过程中,要特别注意姿势,防止引起脊髓损伤。鼓励在清醒状态下使用纤维光导引导下行麻醉诱导,患者俯卧位时,应保持颈椎中立位。笔者习惯使用三钉头架固定头颅,防止眼球及其面部在较长时间的操作中受压。胸部和腹部中央应该悬空保持最佳通气状况并减少硬膜外静脉丛的压力。在颈部操作过程中,手术床的头部轻度提高,有助于静脉回流。使用能透放射线的手术床便于在行胸椎及腰椎的操作过程中使用术中透视进行术中肿瘤定位及其放置脊柱植入材料。在脊柱暴露的过程中,使用适量的肌松剂是有益的,但在分离邻近的神经组织时,应避免使用肌松剂,便于评估自发的肌肉收缩及其术中刺激所诱发的反应。术中监测感觉及运动诱发电对处理巨大的肿瘤有损害脊髓功能的潜在危险时具有一定价值。

在切开椎板之前准确的术中定位十分重要。在颈椎,由于第 2 颈椎棘突特别明显,定位不存在困难。在下颈椎水平及脊柱的其他水平,术中拍片或透视,识别标志为:第 1 肋或第 12 肋或腰骶联合部,比较术野中的节段水平与术前的定位是否相附和。椎板切除范围应该在嘴侧及尾侧涵盖整个肿瘤。脊椎侧块及其关节面连接应保留,除非需要做椎间孔探察时,才有可能做部分切除。较小的病变,位于椎管侧方者,可以通过单侧椎板切开,完成肿瘤的切除。在剪开硬膜之前,准确充分对硬膜外止血,便于有效使用手术显微镜。硬膜切开范围,应超过肿瘤两极,仔细的缝合固定将有利于硬膜外的止血。尽量减少对脊髓的牵拉及旋转。用较小的棉片分别置入肿瘤两极处的硬膜下腔。减少硬膜下腔的刺激。神经鞘瘤的起源是背侧感觉根,肿瘤不断生长,侵入侧方及侧前方的硬膜下腔,蛛网膜产生粘连增厚反应,包裹肿瘤,应尽力保留蛛网膜的完整。

一般很容易找到肿瘤与脊髓的界面,而在分离肿瘤与脊神经前根的界面时,当肿瘤巨大时,比较困难。背侧神经根进入肿瘤,需要切断之,偶尔可引起神经功能缺失。较大的肿瘤或粘连紧的肿瘤可以使用吸引、电凝、超声波及激光等技术,先做瘤内切除,再分离肿瘤与脊髓之间的粘连。通过不断改变瘤内瘤外的操作,即使较大的肿瘤亦易切除。在颈椎操作过程中,术者应注意保护嘴侧副神经的脊神经根,这些神经根往往位于肿瘤的前面。当证实肿瘤全切除后,获得绝对的硬膜下止血,严密缝合硬膜,通常可能需要自身筋膜作为硬膜修补,获得较为轻松的缝合。

呈哑铃状生长的肿瘤进入神经孔,通常需要较为广泛的暴露,甚至切除部分或全部的关节面。硬膜切开,可呈"T"型,暴露受累的神经根及其硬膜,某些病例,通过显微分离可以将受累的和未受累的神经束分离开,尤其对于侵犯臂丛或马尾神经的肿瘤,应仔细分离存在重要功能的神经根。术中使用神经刺激器直接刺激神经根,有助于对有功能的神经辨认。虽然有部分学者认为对受累的神经根如有重要功能,可采取保守的措施,保留神经根,但由于存在肿瘤复发的可能,因此在术前对于存在神经潜在损伤的危险时,应该对患者充分解释,力争全切除。对需要硬膜内外切除肿瘤,术后硬膜缝合是一大挑战,严密的缝合难以达到。有时在神经根出口水平的硬膜袖套处近端增厚,通常不需要缝合。此时可以通过游离的筋膜组织附上纤维蛋白胶粘贴在硬膜缺损处,其余层次的缝合一定要对位良好,防止术后脑脊液漏,如果术中修补特别薄弱,则可以放置腰部引流管数天。

起源于 C_1 和 C_2 神经根的神经鞘瘤由于其与椎动脉的关系，常出现特殊并发症，椎动脉走行在寰椎横突孔，在 C_1 侧块后方的椎动脉切迹内走行，在枕骨大孔区硬膜内进入颅内。颈神经根向远端行走通过横突，通过椎动脉内侧，神经根和椎动脉的近端极易受损，术前应该重点评估，尤其在 C_1 和 C_2 水平，椎动脉常被肿瘤包裹，单纯后正中暴露，有时控制近心端椎动脉比较困难。可以考虑放置球囊导管于椎动脉近心端，然后切除侧块的尾侧部，暴露病变部位的椎动脉内侧，从而便于控制近端椎动脉。

(三) 椎旁肿瘤和椎管内外肿瘤

硬膜下和椎间孔内肿瘤通过椎板切除和椎间孔切开均能有效地获得手术切除。肿瘤侵及颈部、胸腔或后腹膜时需要前侧方、侧方、或扩大的侧后方入路进行。如果较大的硬膜下肿瘤同时合并存在椎旁肿瘤，则可考虑联合入路或分期手术切除之。一般而言，对绝大多数病例，笔者选择常规后正中入路首先切除硬膜内病变，这样保证脊髓和神经根能和残留的肿瘤分开，这样可减少随后的椎管外肿瘤手术切除时所造成的牵拉损伤。

在上颈椎，椎旁肿瘤没有显著压迫前方的椎动脉时，可以通过旁正中切口暴露中心为 C_1 和 C_2 棘突和横突中点，做 C_1 的半侧椎板切开术，暴露椎动脉的 C_0 至 C_1 段，对 C_1 神经根的病变，应联合较小的开颅，其前界为乙状窦侧方。对于肿瘤位于椎动脉前方者，从后方切除肿瘤，有较大的损害椎动脉的危险，故应选择侧方入路。可选用耳后"S"形切口，中心位于 C_1 至 C_2 横突。胸锁乳突肌应从乳突尖部离断，并向前方牵引。应该仔细分辨和保护副神经。椎动脉位于颈内静脉和胸锁乳突肌之间。

对胸椎椎间孔外的较大肿瘤，可以通过前侧方经胸腔入路，胸膜外入路或改良的肋骨横突切除后路进行肿瘤切除，虽然对相邻的胸膜要仔细保护，如果有所损伤，常规不需要放置胸管，除非合并相应部位的肺损伤时，导致了气胸，应做胸腔闭式引流。如果胸膜破损，应予以缝合或修补，这样做可以减少胸腔 CSF 漏。进入椎体内的肿瘤内容物可以使用剥离子将其完全刮除。由于一侧肋骨切除合并一侧椎旁切除及关节突切除，易形成侧弯畸形，因此，需要做后路钩棒或螺钉棒内固定术，恢复相应部位的脊柱稳定性。如果后路需要双侧暴露，则后路固定是必需的。

腰椎旁病变可以采用后腹膜外入路，但由于椎旁肌肉深在，髂骨覆盖，对腰骶部肿瘤的暴露显得较为困难。通过对椎旁肌肉的仔细分离能够保证其内侧及侧方均能牵引开，并且切除部分髂嵴骨质等措施，均能增加暴露。笔者比较赞同采用直接后路暴露椎管内及椎间孔内外呈哑铃形的肿瘤，做手术切除，对于较大的椎旁肿物，采用联合的常规的后腹膜入路。通常首先进行后正中入路操作及其完成相应的脊柱稳定固定术。然后将患者去除消毒敷料，重新摆体位，侧屈俯位，保持椎旁病变位于最高点。这一入路可以直视上、中腰椎区域病变。如果切除第 12 肋，将有助于暴露 L_1 椎体和膈肌附着点结构。腰大肌向后游离，便于显露椎体前侧方和椎间孔，腰丛通常位于腰大肌深面，如果椎旁肌肉与肿瘤粘连紧密或者分离困难，通常容易引起神经损伤。如果肿瘤浸润在腰大肌，则通过囊内切除与囊外分离，阻断肿瘤与腰大肌的粘连结构。术中神经电刺激对于鉴别因肿瘤压迫变薄或拉长的神经组织与肌纤维组织有一定价值。

神经鞘瘤亦可位于骶管内或骶管前。原发于骶管内病变可通过后路骶管椎板切除，暴露肿瘤。肿瘤充满整个骶管并不常见，如果这样，则术中对未侵犯的神经根辨认和保留非常困难。术中直接电刺激和括约肌肌电图将有助于保护上述所及的神经组织。如果 S_2 到 S_4 神经根，至少一侧保留完整，则膀胱及直肠括约肌功能将有维持的可能。较小的骶骨远端病变可以通过后路经骶骨入路切除。在正中切开骶骨椎板后,识别并切除骶管内病变成分,然后切断肛尾韧带,这样便可以用手指分离远端骶前间隙,在分离好骶尾部肌肉后,切除尾骨与远端骶骨,用手指钝性分离,游离肿瘤与直肠结构基底周围的疏松组织,然后根据肿瘤大小和特征进行整块切除或块状切除。

(四)恶性神经鞘瘤

当脊柱脊髓发生恶性神经鞘瘤(MPNST)侵犯时,控制肿瘤的目的通常难以达到。如前所述,MPNST可以散发,或为放疗的后期并发症,多达50%的病例发生于NF。脊柱MPNST的外科治疗目的主要为姑息性治疗,缓解疼痛和维持功能,然而由于肿瘤具有局部恶性破坏倾向,因此最佳治疗措施仍为大部切除加局部放疗。化疗无肯定疗效。患者的生存率为数月到一年。

(刘营营)

第八节 中枢神经细胞瘤

一、概述

神经细胞瘤是少见的颅内肿瘤,近年来报道逐渐增多,约占颅内肿瘤0.1%。Bailey和Cushing脑瘤组织学分类属于来源于原始髓上皮的神经细胞肿瘤,按Kernohan肿瘤分类归于神经星形细胞瘤Ⅰ级。世界卫生组织中枢神经系统肿瘤分类属于来自神经细胞的肿瘤,该肿瘤发病年龄一般在15~52岁,多发生在20~35岁中青年人,男女比例近乎相等。国外资料男女之比为11:9,国内资料男女之比为0.86:1。

二、病理

肿瘤主要部分位于侧脑室内,边界清楚,部分附着侧脑室壁,也可起源于透明隔和胼胝体,也可与额叶附着或侵蚀额叶,随着肿瘤生长可进入第三脑室阻塞中脑导水管或进入第四脑室,肿瘤阻塞室间孔、第三脑室或中脑导水管时均可引起脑室扩大,产生梗阻性脑积水。神经节细胞瘤由神经系统中最成熟的细胞形成,常位于第三脑室或大脑白质中央区,肿瘤质地坚实。神经胶质细胞瘤由神经节细胞和胶质细胞构成,肿瘤质地坚实,生长缓慢。神经母细胞瘤,肿瘤边界清楚,呈分叶状,质坚实,切面呈颗粒状,常有坏死、出血及囊变。

光镜下,肿瘤细胞大小均匀,类似少枝胶质瘤蜂窝状结构,并在血管周围形成玫瑰花样结构及散在钙化点,肿瘤与邻近组织易于区别。如果有核分裂象、肿瘤坏死或血管内皮增生,则提示肿瘤恶变。透射电镜可见神经分泌颗粒、突触、微管和轴突等神经细胞样结构。免疫组织化学检查显示神经细胞特异性烯醇酶和神经突触囊泡膜钙结合糖蛋白阳性。

三、临床表现

因肿瘤位于侧脑室内,患者主要表现为颅内压增高症状。发病初期临床症状不明显,少数患者有轻度头痛或不适、头晕、目眩,随着肿瘤生长头痛逐渐加重,头痛频繁,持续时间增长。当肿瘤生长阻塞室间孔或进入第三脑室阻塞中脑导水管时,患者转为持续性头痛、恶心、频繁呕吐,伴有视物不清甚至失明。部分患者因肿瘤累及额叶产生反应迟钝、摸索现象、强握反射阳性等额叶症状，可有嗅觉异常或嗅觉丧失和幻觉等。肿瘤位于侧脑室体部三角区时，部分患者可有偏瘫或偏身感觉障碍。也有报道以肿瘤卒中引起蛛网膜下腔出血或闭经发病。除视盘水肿外，多数患者无神经系统定位体征，少数患者可有肢体肌力减弱、偏身感觉障碍和病理征阳性。

四、辅助检查

（一）CT 检查

肿瘤位于一侧脑室内或位于透明膈，呈略高不均匀密度影，肿瘤边界清楚，约半数以上可见瘤体点状钙化。当钙化灶较大时 X 线片也可见到。肿瘤可阻塞室间孔或进入第三脑室阻塞中脑导水管，出现梗阻性脑积水。增强扫描可见瘤体不均匀增强。

（二）MRI 检查

肿瘤在 T_1WI 呈等信号，T_2WI 为等或高信号。增强扫描可有轻度增强。可见肿瘤与侧脑室壁或透明隔相附着，可伴有梗阻性脑积水。

五、诊断与鉴别诊断

对以颅压高起病的中青年侧脑室内肿瘤患者，特别是 CT 或 MRI 扫描显示肿瘤伴有点状钙化者应考虑脑室内神经细胞瘤。本病影像学上很难与脉络丛乳头状瘤、室管膜瘤、脑室内脑膜瘤、星形细胞瘤和少枝胶质细胞瘤相区别。

（一）脉络丛乳头状瘤

肿瘤密度多不均匀，钙化更明显，肿瘤与脉络丛结构混为一体，致脉络丛增大，肿瘤可有显著强化。由于脑脊液分泌增多，常见交通性脑积水，脑积水程度较重。

（二）室管膜瘤

肿瘤囊变率高，钙化率低，强化后轻度不均匀强化。

（三）侧脑室脑膜瘤

脑室内脑膜瘤好发于侧脑室三角区，形态规则，表面光滑，密度均匀，增强扫描明显强化。

（四）少枝胶质细胞瘤

脑室内的少肢胶质细胞瘤在发病年龄、性别、光镜病理检查方面都难与神经细胞瘤相鉴别，其诊断依据主要依靠电镜或免疫组织化学检查。电镜下可见肿瘤细胞有神经细胞样结构或免疫组织化学显示特异性神经细胞抗原阳性。

六、治疗及预后

中枢神经细胞瘤的治疗原则为手术切除结合术后放疗。手术切除肿瘤的目的在于解除梗阻性脑积水，由于中枢神经细胞瘤对放疗极为敏感有效，结合术后放疗可获得长期生存。根据肿瘤偏向一侧脑室位置，可取左额或右额开颅中线旁弧形切口，骨瓣成形，从较宽的两个桥静脉之间，经纵裂入路切开胼胝体到侧脑室。首先将脑脊液吸除，并将透明隔切开 0.5 cm，对侧脑脊液也同时吸除，然后将肿瘤切除。如果肿瘤较大，累及第三脑室或第四脑室，该处瘤组织不可强行切除，否则将增加术中危险和术后神经功能损害。也可根据肿瘤在侧脑室内位置取左额或右额皮质造瘘入侧脑室行肿瘤切除术。如果患者术后脑积水不能解除应行侧脑室—腹腔分流术。因肿瘤对放疗敏感，术后患者应常规行直线加速器等放疗。放射剂量一般取 40～60 Gy。

由于肿瘤在脑室壁附着处存在着浸润生长的可能性,单纯手术将肿瘤全切不能有效防止肿瘤复发。Yasargi 报道,中枢神经细胞瘤用单纯手术全切,患者均在 3 年内复发,而结合术后放疗,即使肿瘤部分切除,多数患者可得到长期治愈效果。Barbosa 等总结 20 例中枢神经细胞瘤,除 3 例手术死亡外;其余 17 例患者随访观察均未见肿瘤复发,随访时间最长者约 12 年。国内学者报道 13 例侧脑室神经细胞瘤,其中对 6 例术后放疗患者进行 1~8 年随访未见肿瘤复发。其中 1 例术中只做活检术,放疗后肿瘤完全消失,随访 2 年,亦无肿瘤复发。而另 1 例术后未放疗,15 个月后肿瘤复发。

(王洪财)

第九节 脊 膜 瘤

脊膜瘤发病率位居椎管内肿瘤的第二位,占椎管内肿瘤的 10%~15%。多见于中年人,好发年龄为 40~60 岁,青年人发病率低,儿童极少见。男女比例 1:4。脊膜瘤多发生在胸段(81%),其次是颈段(17%),腰骶部较少(2%)。绝大多数脊膜瘤位于髓外硬膜内,约 10% 生长在硬脊膜内外或完全硬脊膜外。脊膜瘤多位于脊髓的背外侧,上颈段及枕骨大孔的腹侧或侧前方亦为常发部位,基底为硬脊膜。常为单发,个别多发。脊膜瘤绝大多数是良性肿瘤。

一、病理

脊膜瘤起源于蛛网膜内皮细胞或硬脊膜的纤维细胞,尤其是硬脊膜附近神经根周围的蛛网膜帽状细胞。肿瘤包膜完整,以宽基与硬脊膜紧密附着。肿瘤血运来自硬脊膜,血运丰富。瘤体多呈扁圆形或椭圆形,肿瘤组织结构较致密硬实,切面呈灰红色。

常见肿瘤亚型。①内皮型:由多边形的内皮细胞嵌镶排列而成,有时可见有旋涡状结构,多起源于蛛网内皮细胞。②成纤维型:是由梭形细胞交错排列组成,富有网状纤维和胶原纤维,有时可见有玻璃样变,多起源于硬脊膜的纤维细胞。③砂粒型:在内皮型或纤维型的基础上散在多个砂粒小体。④血管瘤型:瘤组织由大量形态不规则的血管及梭形细胞构成,血管壁透明变性,内皮细胞无增生现象,丰富血管基质中见少量肿瘤性脑膜细胞巢。

二、临床表现

其特点为:①生长缓慢,早期症状不明显。②首发症状多为肢体麻木,其次是乏力,根性痛居第三位。③晚期临床表现与神经纤维瘤类似。

三、辅助检查

(一) 腰椎穿刺及脑脊液检查
脑脊液蛋白含量中度增高。压颈试验出现蛛网膜下腔梗阻。

(二) X 线平片
X 线平片的表现与神经纤维瘤基本相似,但脊膜瘤的钙化率比神经纤维瘤高,因此,有的可发现砂粒状钙化。

(三) CT

CT 平扫时肿瘤为实质性,密度稍高于正常脊髓,多呈圆形或类圆形,边界清楚,瘤内可有钙化点为其特点,肿瘤均匀强化。椎管造影 CT 扫描可见肿瘤处蛛网膜下腔增宽,脊髓受压向对侧移位,对侧蛛网膜下腔变窄或消失。

(四) MRI

MRI 检查具有重要的定位、定性诊断价值。MRI 平扫的矢状位或冠状位显示肿瘤呈长椭圆形,T_1 加权像多呈等信号或稍低信号,边缘清楚,与脊髓之间可有低信号环带存在。T_1 加权像信号均匀,稍高于脊髓,钙化显著时信号也可不变质。肿瘤均匀强化,多有"硬脊膜尾征"为其特征性表现(图 8-1A、B)。

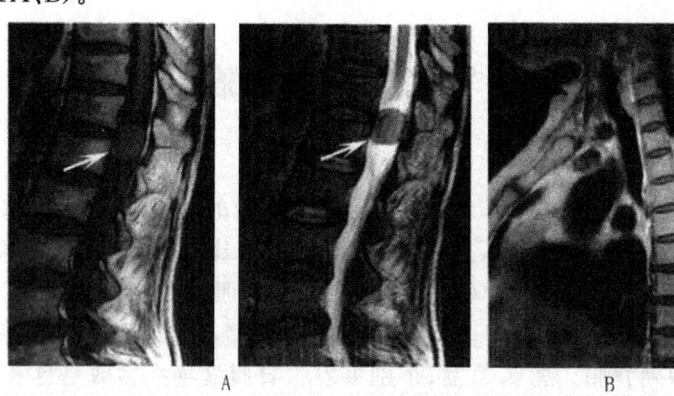

图 8-1 脊膜瘤
A.平扫 MRI 表现;B.强化 MRI 表现

四、诊断

中年以上妇女缓慢出现肢体麻木无力,应及时行辅助检查,明确诊断,以防误诊。

五、治疗

手术切除为首选治疗。

手术时应注意:①肿瘤附着的硬脊膜应一并切除,可防止复发。②应先断其基底,以减少出血。③脊髓腹侧肿瘤,应先行包膜内分块切除,肿瘤体积缩小后再切除包膜。

手术后并发症与神经纤维瘤相同。

六、预后

脊膜瘤为良性肿瘤,完全切除后,预后良好。

(胥 敏)

参考文献

[1] 李明军.现代神经外科治疗精要[M].北京:中国纺织出版社,2022.
[2] 杨军.神经外科诊疗基础与手术实践[M].北京:中国纺织出版社,2021.
[3] 何锦华.神经外科疾病治疗与显微手术[M].北京:科学技术文献出版社,2020.
[4] 李晓飞.实用神经外科学[M].北京:中国纺织出版社,2022.
[5] 赵宗茂,丛璐璐,刘津,等.功能神经外科疾病诊疗规范与典型病例分析[M].哈尔滨:黑龙江科学技术出版社,2021.
[6] 姬云翔,叶小帆,钟伟健.神经外科治疗精要与微创技术应用[M].开封:河南大学出版社,2020.
[7] 王文鹏,陈德强,李宗枝,等.外科医师临床必备[M].哈尔滨:黑龙江科学技术出版社,2022.
[8] 王琦.神经外科疾病诊断与手术实践[M].哈尔滨:黑龙江科学技术出版社,2021.
[9] 李勇.神经外科常见病诊治进展[M].昆明:云南科技出版社,2020.
[10] 张振兴,宋小峰.神经外科脑血管疾病诊疗[M].北京:科学技术文献出版社,2021.
[11] 程勇,吴英昌,李成林,等.外科疾病诊断与手术[M].青岛:中国海洋大学出版社,2022.
[12] 周焜.神经外科常见病症临床诊治[M].北京:中国纺织出版社,2020.
[13] 孙义程.临床神经外科疾病诊治与手术[M].北京:科学技术文献出版社,2021.
[14] 夏佃喜.临床神经外科诊疗[M].长春:吉林科学技术出版社,2019.
[15] 陈会召,伍军,赵东升,等.神经外科疾病诊断与手术精要[M].长春:吉林科学技术出版社,2020.
[16] 杨东红.临床外科疾病诊治与微创技术应用[M].北京:中国纺织出版社,2021.
[17] 刘兆才.神经外科疾病临床诊疗[M].长春:吉林科学技术出版社,2019.
[18] 王义彪.临床神经外科实践指南[M].天津:天津科学技术出版社,2020.
[19] 徐冬,肖建伟,李坤,等.实用临床外科疾病综合诊疗学[M].青岛:中国海洋大学出版社,2021.
[20] 邓昌武.现代神经外科诊疗学[M].长春:吉林科学技术出版社,2019.
[21] 孟胜利.神经外科诊断与治疗精要[M].哈尔滨:黑龙江科学技术出版社,2020.
[22] 刘小雷.实用外科疾病诊疗思维[M].北京:科学技术文献出版社,2021.
[23] 马新强.神经外科诊疗基础与手术实践[M].昆明:云南科技出版社,2019.

[24] 潘继明.神经外科临床理论与实践[M].北京:科学技术文献出版社,2020.

[25] 安宏伟.神经外科疾病学[M].天津:天津科学技术出版社,2020.

[26] 王文杰,谈山峰,罗洪海,等.现代神经外科疾病诊治[M].开封:河南大学出版社,2021.

[27] 李盛善.实用神经外科诊断与治疗[M].北京:科学技术文献出版社,2020.

[28] 李兴泽.神经外科临床诊疗方法[M].北京:科学技术文献出版社,2019.

[29] 杨涛.精编神经外科疾病临床诊疗学[M].长春:吉林科学技术出版社,2019.

[30] 单波.现代神经外科临床诊治[M].北京:科学技术文献出版社,2020.

[31] 杨涛.精编神经外科诊疗基础与技巧[M].长春:吉林科学技术出版社,2019.

[32] 郭良文.临床常见神经外科疾病学[M].汕头:汕头大学出版社,2019.

[33] 沈风彪.神经外科诊断治疗精要[M].南昌:江西科学技术出版社,2020.

[34] 董孟宁.临床神经外科疾病诊治学[M].长春:吉林科学技术出版社,2019.

[35] 李先强,焉兆利,李海芹.神经外科疾病诊治实践[M].天津:天津科学技术出版社,2020.

[36] 冷景兴,刘诗衡,向晖.颞下经小脑幕入路显微手术治疗高血压脑干出血的临床效果[J].中国当代医药,2022,29(16):126-128.

[37] 谢超,李煜华,杨正刚.颅内压监测下阶梯减压术治疗重症颅脑损伤的临床疗效[J].中南医学科学杂志,2022,50(3):438-441.

[38] 李伟,戴嵬,杨咏波,等.血管内联合显微外科手术治疗颅内动静脉畸形的临床疗效[J].中华神经外科杂志,2021,37(6):572-576.

[39] 祝剑虹,丁可,董国俊,等.烟雾病血管吻合术后早期颅高压的产生和治疗策略[J].东南国防医药,2022,24(4):373-376.

[40] 田婷,李晓光.脊髓损伤再生修复中的问题与挑战[J].中国组织工程研究,2021,25(19):3039-3048.